W0304999

SUSAN POWTER

Ohne Diät geht's auch!

Fitneß, Atmen, Essen

Wie sich Susan Powter
von über 100 Pfund befreite

WILHELM HEYNE VERLAG
MÜNCHEN

HEYNE RATGEBER
08/5226

Umwelthinweis:
Dieses Buch wurde auf chlor- und säurefreiem Papier gedruckt.

Copyright © 1993 by Susan Powter Corporation
Copyright © für die deutschsprachige Ausgabe 1994
by Buchgemeinschaft Donauland Kremayr & Scheriau, Wien,
Bertelsmann Club GmbH, Rheda-Wiedenbrück,
und den angeschlossenen Buchgemeinschaften
Taschenbuchlizenzausgabe Wilhelm Heyne Verlag GmbH & Co. KG,
München, http://www.heyne.de
mit freundlicher Genehmigung des Verlags Zabert Sandmann,
München
Printed in Germany 1999
Umschlaggestaltung: Atelier Bachmann & Seidel, Reischach
Umschlagillustration: Superbild/Bernd Ducke
Satz: Schaber Satz- und Datentechnik, Wels
Druck und Bindung: Presse-Druck Augsburg

ISBN 3-453-14462-7

Danksagung

Als erster muß ich Rusty Robertson danken. Wenn Sie jemals das beste Geschäft in Ihrem Leben abschließen wollen und möchten, daß das ehrlich, integer und mit Engagement geschieht, dann wenden Sie sich an sie. Sie ist die Beste. Sie ist meine zweite Hälfte, und ohne sie hätte ich praktisch nichts auf die Beine gestellt.

Sally Wilkins hat von dem Augenblick an, als ich sie traf, alles organisiert, was ich brauchte. Ohne Sally würde ich in einer Gummizelle sitzen, mich im Kreis drehen und vor mich hin lallen, was alles noch zu erledigen ist. Vielen Dank, Sally, du hast dafür gesorgt, daß ich klar im Kopf und ehrlich geblieben bin; ich liebe dich sehr.

Ethel LaBranch hat mich auf Vordermann gebracht und so hübsch gemacht, wie es nur ging. Wenn Sie mich im Fernsehen sehen und ich sauber und ordentlich aussehe, dann dank Ethel. Die Karten, Geschenke und Danksagungen, die rechtzeitig und mit einem Gruß ankommen – ich schäme mich, zugeben zu müssen, daß sie von Ethel kommen, nicht von mir. Wenn ich einen Scheck auf ein Konto ausschreibe, das ich drei Monate zuvor aufgelöst habe, dann haut Ethel mich jedesmal raus. Wenn ich dreiundsechzig Jahre alt bin, möchte ich genauso schön, sexy und gelassen sein wie Ethel.

Die Mitarbeiter im Studio: Leute, ihr arbeitet wie der Teufel, um das Niveau dieses Programms zu halten. Ihr habt ganz hervorragende Arbeit geleistet. Dieses Studio ist mein Leben, und wenn ich einmal auswärts bin und weiß, daß ihr euch um unsere Klientinnen kümmert, bin ich beruhigt. Das ist sehr, sehr wichtig für mich. Ich danke euch.

Debbie Workman, unsere Trainingsphysiologin: Du hast die richtige Entscheidung getroffen, und ich weiß, daß das nicht leicht war. Hier gehörst du hin – mit deiner Ehrlichkeit und deinem unbedingten Willen, so vielen Menschen wie möglich die richtigen Informationen zu geben. Mehr brauchst du nicht, um mit uns weiterzumachen. Willkommen!

Den Mitarbeitern von RPR: Ihr habt euch um meine Verbindungen, meine Faxe und meine Post gekümmert, wann immer es nötig war. Vielen, vielen Dank.

Ich danke Jan Miller, meiner Agentin, die einfach in die Unterhaltung über Hüte und Zum-Klo-Gehen einstieg, als ob dies an jenem Tag völlig normal gewesen wäre.

Und, last not least, Bob Asahina. Rusty und ich marschierten in sein Büro, lockten ihn aus der Reserve, sprachen über Hüte und Zum-Klo-Gehen – und er kapierte es. Er kapierte sofort. Solche Leute mag ich. Bob, Bob, das ist mir einer, wenn er's nicht kann, dann kann es keiner ... jedenfalls nicht Bücher herausgeben. Es gibt nicht viele Leute, die überhaupt irgend etwas so gut können.

Dieses Buch ist gewidmet...

Der Frau in New Jersey, die ›wie eine Mutter‹ zu mir ist. Ich weiß, sie ist stolz auf mich.
Der tobenden Rothaarigen, die mir glaubt und mich liebt, und für die ›Nein‹ niemals eine Antwort ist.
Der romantischen Seele einer Freundin, die den Fall akzeptiert, wenn er ihr gefällt.
Der wunderbaren, witzigen Frau, die sich an einem Strafzettel vorbeiredete; sie begriff alles und glaubte an mich.
Der magischen Frau, die Gottesanbeterinnen sammelt.
Dem Schlagzeuger, der jemanden mit sehr trauriger Augen sah und daran glaubte, daß darunter noch etwas anderes sei.
Dem Mann, der vorschlug, ich solle die gelben Seiten lesen, und der Frau, die ihn liebt.
Der Frau in Pelham, die prophezeite: »Wenn man dich je fürs Reden bezahlen würde, dann würdest du eine Menge Geld verdienen.«
All den Leuten, die mir sagten, ich würde es nie schaffen – es war genau die Motivation, die ich brauchte.
Der Frau, die klarer sieht als die meisten von uns und die lernt, es auszudrücken – sie ist eine solche Bereicherung.
Dem Grund, weshalb ich lebe: Damien und Kiel.
Menschen verhalten sich verkehrt, wenn sie nichts zu verlieren haben. Ich habe jetzt in meinem Leben so viel zu verlieren, daß ich mich endlich richtig verhalte.
Ihr alle habt an mich geglaubt und mich bedingungslos geliebt.
Die meisten Menschen bekommen nicht so viel Liebe in einem Leben.
Ich bin euch so dankbar. Ich liebe euch und danke euch allen!

Inhalt

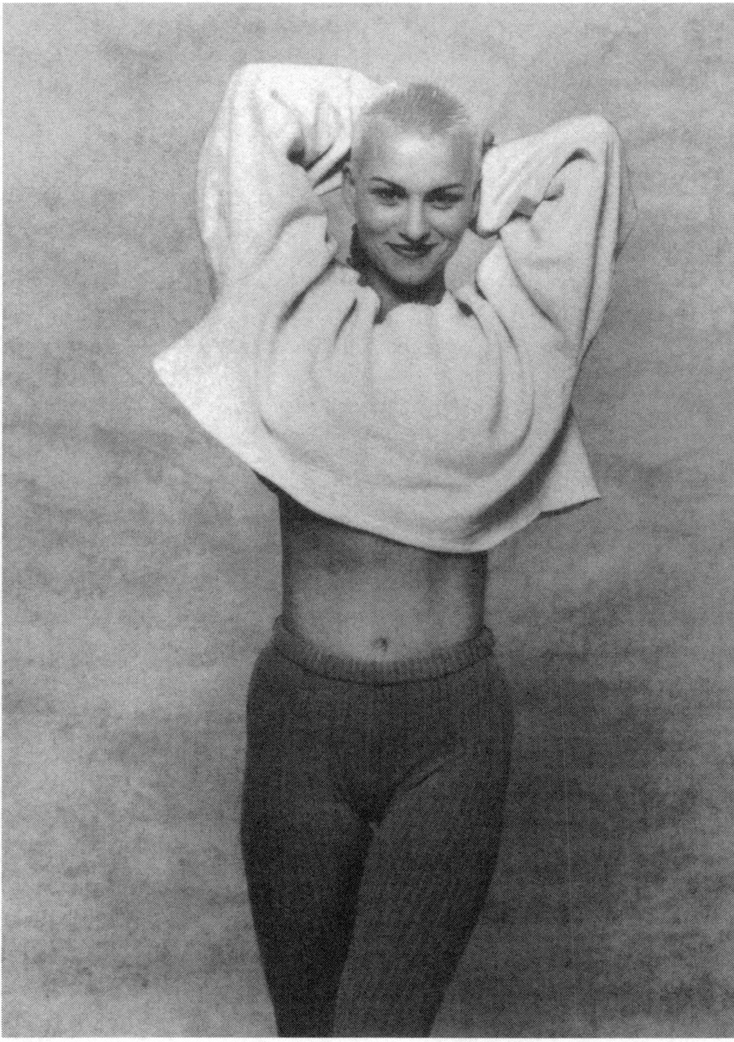

*Bonnie Schiffman. Aus dem Video ›Schlank, stark & gesund mit Susan Powter‹ (von *Vision Entertainment).*

So sehe ich heute aus.

Einleitung

Männer haben Stimmungen,
Frauen ihre Periode.

Ich bin nicht zornig, verdammt noch mal.
Ich bin engagiert.
Ich bin engagiert und will diese Botschaft jeder Frau auf dieser Erde bringen. Ich bin engagiert und will dem Irrsinn ein Ende machen.
Dem Irrsinn des Hungerns, der Entbehrung und der Zerstörung unserer Selbstachtung zum Wohle des Schlankseins. Dem Irrsinn, der das Leben von Millionen Frauen beeinträchtigt und sogar zerstört hat. Wer würde nicht voller Zorn ein Ende des Irrsinns fordern, wenn er an Betty denkt, deren Zähne keinen Zahnschmelz mehr hatten und die mit einem Bruch ins Krankenhaus eingeliefert wurde, weil sie sich so oft übergeben hatte?
Oder an Julie, die ein angeborenes Leiden hatte. Nach mehreren Bauchoperationen und dreißig Jahre später kam sie in mein Studio und wog fast 114 Kilo; der Fettanteil in ihrem Körper war so hoch, daß er in keiner Tabelle mehr zu finden war – und das, nachdem sie jede Diät unter der Sonne ausprobiert hatte und damit gescheitert war.
Oder nehmen wir Teresa. Sie verlor mit einer Schnelldiät unter ärztlicher Anleitung fast 115 Pfund. Sie verlor dieses Gewicht so schnell, daß die Haut ihr vom Körper hing. Ihre Lösung? Schönheitsoperationen, nach denen sie riesige Narben unter beiden Armen und an den Innenseiten der Schenkel hatte. Als ich Teresa begegnete, hatte sie schreckliche Angst. Sie legte gerade wieder Gewicht zu – wie 98 Prozent von uns nach solchen Flüssigkeits-Schnellprogrammen. Ihr Arzt hatte vergessen, ihr zu erzählen, daß die Chancen schlecht für sie standen und sie am Ende mit großen Dehnungsstreifen am ganzen Körper dastehen könnte, wenn sie wieder zunahm.

Meine Leidenschaft (und mein Ärger) rühren daher, daß ich selbst ›all das‹ durchgemacht habe. Ich bin eine 118 Kilo schwere Hausfrau gewesen, die ihr Leben nicht mehr überschaute und Angst hatte, die körperliche und seelische Schmerzen litt, die jede denkbare Diät ausprobierte und – wie Julie – damit scheiterte. Scheitern bedeutete, nicht in der Lage zu sein, die Kontrolle wiederzuerlangen, die ich so dringend benötigte, bedeutete die Auflösung meiner Ehe und meine Rolle als Alleinerzieherin, bedeutete all die Gefühle, die sich einstellten, wenn ich sah, wie mein Leben kopfüber in den Abgrund führte. Mitten in meinem Abstieg erzählte mir jemand, daß alle schlimmen Erfahrungen ein neues Leben und Wachstum mit sich bringen. Nun, die Feststellung, daß ich für diese metaphysische Weisheit nicht gerade offen war, wäre sicher eine Untertreibung. Ich habe immer Probleme mit solch abstrakten Feststellungen: »Ich weiß, daß ich hieran wachsen werde, aber jetzt tut es gerade höllisch weh, und ich brauch' etwas zum Betäuben, und ob es nun Essen ist oder Aspirin ... bringt es her!«

Überall, wo ich hingehe, sprechen die Leute mich an – ich bin eben sehr leicht zu erkennen. Es ist nicht so, daß sie mich ansehen und sagen: »Irgend etwas an Ihnen erinnert mich an die Dame von der ›Home Show‹, lassen Sie mich einen Moment nachdenken« – und dann sagen: »Hey, Sie sind die Frau, die mit dicken Leuten spricht!« Stimmt nicht, ich spreche mit jedem, der keine Treppe hochgehen kann, ohne nach Luft zu schnappen; es spielt keine Rolle, ob sie spindeldürr sind, sie sind nicht fit. Niemand ist fit, der nicht in Oberkörper, Bauch oder Extremitäten die notwendige Kraft hat, sich aufrecht zu halten. Niemand mit einem ungesunden Anteil an Körperfett – ob das nun 10 Prozent oder 50 Prozent sind – ist fit. Oder der nicht biegsam genug ist. Ich spreche nicht mit ›dicken‹ Leuten; ich spreche mit jedem, der besser aussehen und sich besser fühlen und der die Qualität seines Lebens verbessern möchte. Mit jedem.

Ich bin keine Ärztin und keine Ernährungswissenschaftlerin, ich bin keine Expertin für Diät oder für Fitneß. Ich bin eine Hausfrau, die sich alles selbst zurechtgelegt hat, die das System durchbrochen hat. Die es ihnen gezeigt hat.
Die Amerikanische Medizinische Vereinigung und die Diät- und Fitneßindustrie haben mich jahrelang an der Nase herumgeführt und mir das Gefühl gegeben, ich müßte studiert haben, um alles zu kapieren – als ob das Ganze einfach zu kompliziert für meinen kleinen Verstand wäre und ich ihre Hilfe brauchen würde, um es zu verstehen. Sie machten mir weis, ich hätte nicht genügend Disziplin, Motivation und Selbstkontrolle, um auch nur für kurze Zeit eine Diät befolgen zu können. Leute, das hättet ihr nicht mit mir machen sollen!
Meine Lebensweise brachte mich langsam geistig und körperlich um. Ich fühlte mich schrecklich. Ich hatte jede Krankheit, die man in Büchern finden kann. Ich wog 118 Kilo, ich litt unter Depressionen und wurde deswegen behandelt, und ich haßte mein Aussehen und wie ich mich fühlte. Ich konnte nicht weiterhin so leben, mich so fühlen und so aussehen. Meine Motivation war Verzweiflung. Herumzusitzen und darauf zu warten, daß ein Herzanfall, zu hoher Blutdruck, Knochengewebeschwund oder sonst eine Krankheit mir den Garaus machen würden, war eine Sache; nur wenige Minuten entspannt sitzen zu können, war das eigentliche Problem: es war unbequem und es tat weh. Ich konnte warten, bis alles noch schlimmer würde, oder ich konnte meine Lebensweise ändern. Das ist ein angstmachender Gedanke, wenn man die Möglichkeiten betrachtet, die einem die Amerikanische Medizinervereinigung, die Diätindustrie und die Fitneßindustrie anbieten. Geschmackloses, langweiliges und kompliziert zuzubereitendes Essen – nichts mehr, was schmeckt. Kalorienarme Ich-muß-unbedingt-abnehmen-Mixgetränke, -Pillen und -Pülverchen. Sie sind vielleicht ein humorvoller Mensch, aber man sagt Ihnen, daß Sie außerdem an masochistischen Gymnastikübungen teilzunehmen haben, die Ihnen am Ende nur einen Wadenkrampf einbringen und bei denen Sie sich fühlen wie ein ungelenker Fettsack.

Wenn ich mir diese Optionen ansehe, habe ich Verständnis für Äußerungen wie diese:
»Auf mein Eisbein verzichten? Das Leben wär' nicht mehr lebenswert!«
»Ich ess' nicht den Rest meines Lebens dieses Karnickelfutter!«
»Soll ich etwa auch so ein Gesundheitsapostel werden?«
»Ich hab' keine Zeit für diesen Unsinn.« Wenn einem nichts weiter angeboten wird als geschmackloses Tiefkühl- oder Instantessen, das sich ›Diät‹ nennt und einem angeblich ›guttut‹, ist es kein Wunder, wenn man jeder möglichen Veränderung mit Angst, Vorsicht und Mißtrauen begegnet.
Jede Diät, die ich ausprobierte, war ein Fehlschlag, und jeder Fehlschlag führte zum nächsten. Wenn eine Diät nicht funktionierte, ging ich sofort zu einer anderen über – zu Flüssigkeitsentzug, Pillen, Mixgetränken, Diätriegeln oder was mir sonst noch als Problemlösung angepriesen wurde. Der Grund, weshalb ich mir einbildete, eine Diät unterscheide sich von der anderen, war der gleiche, der uns alle, die wir abzunehmen versuchen, veranlaßt, Jahre damit zuzubringen, von einem Hungerplan zum nächsten zu wechseln: er heißt Verzweiflung.
Ich hätte alles getan (und ich meine wirklich alles), um besser auszusehen und mich besser zu fühlen, um schlank zu sein. Wenn jemand mir erzählt hätte, ich könnte ein für allemal dünn sein, wenn ich mir den rechten Arm abnehmen ließe – ich hätte ihn mir selbst und ohne Narkose abgeschnitten. Wenn es auf dieser Erde eine wirksame Diät gäbe, ich hätte sie gefunden, Sie hätten sie gefunden – wir haben alle das gleiche unternommen. Am Ende wären wir über die Antwort gestolpert: die eine Diät, die funktioniert, und es gäbe auf diesem Planeten nicht eine dicke Person mehr. Laut den amerikanischen ›Zentren für Krankheitsüberwachung‹ sind mehr als 34 Millionen Menschen in den USA zu dick: Sie stehen also damit nicht allein da, dies ist eine nationale Epidemie. Gemeinsam geben wir 5 Milliarden US-Dollar aus (ich vermute, wir haben alle ein wenig zuviel Geld) und versuchen (das entscheidende Wort hier ist ›versuchen‹) immer und

immer und immer wieder, Gewicht zu verlieren. Aber 98 Prozent von uns legen das Gewicht wieder zu, das wir verloren haben. Die Chancen also stehen schlecht, Leute: Dies ist keine kluge Investition! Ihr gebt uns euer Geld, und wir geben euch irgendeine gefriergetrocknete, widerwärtig schmeckende Ersatznahrung. Ihr werdet schlecht gelaunt und unglücklich sein und keine Energie mehr haben. Es wird zunächst tatsächlich funktionieren: Ihr werdet für eine kurze Zeit ein wenig Gewicht verlieren; aber wie die anderen 98 Prozent der Leute, die dieses Programm ausprobiert haben, werdet ihr dieses Gewicht wieder zulegen und uns nach wenigen Monaten wieder brauchen.

Man muß kein Arzt, Ernährungswissenschaftler oder Diätexperte sein, um festzustellen: Dies ist kein gutes Geschäft.

Aber seien Sie nicht entmutigt: Sie haben die Antwort in Ihren Händen; lesen Sie also weiter.

> *Die Aerobic-Industrie hat mich erniedrigt, die Diät-Industrie hat mich hungern lassen, und die Medizin-Industrie hat mich mit Pillen ruhiggestellt! Ich habe beschlossen: Es reicht! Es muß einen besseren Weg geben!*

Macht dem Irrsinn ein Ende! handelt davon, wie ich das System durchbrochen habe. Wie ich ihm auf die Schliche kam und zu reden begann. Ich habe eine Geschichte zu erzählen. Das gleiche gilt für Tausende von Frauen wie mich. Sie verändern ihr Aussehen und ihr Befinden. Manchmal ist das sehr lustig und oft ist es sehr traurig. Aber während wir unsere Geschichten miteinander teilen, beginnen wir zu begreifen, daß die Mühe, die es kostet, wenn wir es richtig anpacken, um den Irrsinn in unserem Leben zu beenden, immer geringer sein wird als all das Geld, die Zeit und die Selbstachtung, die für endlose Diäten, Ernährungspläne, Pillen, Mixgetränke, Instantnahrung und Schnellkuren verschwendet werden.

Den Irrsinn in meinem Leben zu stoppen, war mehr als ein physisches Unterfangen; es war eine emotionale Reise.

Ich habe dabei einige Fehler gemacht; es gab auf diesem Weg viel Schmerz, Zorn und Frustration.
Ich habe das alles genauso aufgeschrieben, wie es passiert ist, und ich habe Ihnen genau erzählt, wie ich damit umgegangen bin. Haben Sie Geduld mit mir: Wenn Sie manchmal den Eindruck haben, mein Zorn könnte von diesen Seiten springen und bei Ihnen einziehen, machen Sie sich keine Sorgen. Seitdem ist einiges geheilt worden, und genau davon handelt dieses Buch.
BEENDET DEN IRRSINN! IST DIE ANTWORT, die Lösung des Problems, dem sich Millionen von uns gegenübersehen: Der Tatsache, daß wir unser Aussehen und unser Befinden hassen, daß wir endlose Diäten machen, daß wir Hunger und Entbehrung erleben, daß unsere Selbstachtung an jedem Tag in unserem Leben verletzt wird. Dies ist ein Buch für Frauen und über Frauen, die gesund werden. Es handelt von den Tausenden von Frauen, die dem Irrsinn in ihrem Leben ein Ende gemacht haben, und es kann von Ihnen handeln und davon, wie Sie ihn in Ihrem Leben beenden. Wie Sie mit den Diäten aufhören und weshalb Sie nie wieder eine Diät machen sollten. Wie Sie schlank, stark und gesund werden. Wie Sie lernen, Ihr Aussehen und Ihr Befinden wieder zu mögen, und wie Sie eine Grundlage des Wohlbefindens aufbauen, die Ihr Aussehen und Ihr Befinden ein für allemal verändern. Was könnte wohl wichtiger sein als das?

> *Immer wieder habe ich zu hören bekommen: »Susan, niemand wird dir zuhören. Erstens: Du bist eine Frau. Zweitens: Du bist intelligent. Drittens: Du bist eigensinnig. Viertens: Du lehnst dich gegen das System auf. Und fünftens: DU BIST KAHL.« Man hat mir gesagt, ich würde jede Frau in diesem Land beleidigen. Ich bin so froh, daß ich nicht hingehört habe.*

Während der letzten Jahre habe ich im ganzen Land mit jeder nur denkbaren Gruppe gesprochen. Diese einstündigen, vierstündigen und halbtägigen Seminare haben mir klargemacht, daß wir vielleicht unterschiedliche Lebensweisen, Vorlieben und Meinungen haben, daß aber jede Frau besser aussehen und sich besser fühlen möchte. Niemand wacht gern jeden Morgen auf und fühlt sich schlecht und so müde, daß er kaum durch den Tag kommt; und zwängt sich in diese Übergrößen – in dem Bewußtsein, daß es noch schlimmer kommen wird; und hat jeden Schmerz und jedes Leiden, die in einem Buch zu finden sind, und probiert jede Lösung aus, die ihm angeboten wird – und scheitert.

Meine Seminare sind keine zornigen Ereignisse, bei denen gegen Männer gewütet wird und BHs verbrannt werden.

Das interessiert mich nicht.

Es sind sehr engagierte, sehr kostbare Stunden, die mit dem Besprechen und Lösen jener Probleme zugebracht werden, die viele von uns so verletzt haben. Lösen der Probleme, nicht Behandeln der Symptome.

Ich spreche zu Frauen über Frauen, weil ich eine Frau bin. Wer könnte besser verstehen, was diese übergewichtigen Frauen fühlen, als jemand, der dies schon durchgemacht hat? Ich habe Größe 22 getragen, kartonweise Babypuder für die schmerzenden, rauhen Schenkel und Oberarmunterseiten gekauft; ich habe den Schmerz gefühlt, wenn ich nicht mitreiten, nicht mitrennen, nicht Ball spielen, nicht mitschwimmen konnte (daran hinderte mich nur, daß ich mich zu sehr genierte; der Herr weiß, daß ich besser im Wasser treiben konnte als die übrigen Muttis). Daß ich all die Dinge nicht tun konnte, die meine Kinder gern mit ihrer Mutter getan hätten.

Ich kann Ihnen verraten, daß die Veränderung meiner Lebensweise und die Verbesserung meiner Fitneß mir mehr Kontrolle über mein Leben und mehr Alternativen gegeben haben. Ich werde mit Ihnen die Geschichten von einigen der Tausenden von Frauen teilen, die – wie ich – gleichsam von den Toten wiederauferstanden sind.

Ich werde Ihnen zeigen, wie Sie die Belastbarkeit Ihres Herzens verbessern – ohne eine dieser widerwärtigen Übungen; wie Sie Ihren Oberkörper, Ihren Bauch und Ihre Beine kräftigen – ganz gleich, wie lange es her ist, daß Sie einen Muskel gesehen oder gefühlt haben; wie Sie Ihr Körperfett verringern – selbst wenn es eine völlig andere

Person ist, die Sie loswerden müssen; und wie Sie gesund werden. Wie Sie gut leben können und dabei mehr Nahrung zu sich nehmen, als Sie sich jetzt vorstellen können. Wie Sie nie wieder eine Diät machen werden. Denn das ist vorbei: Hunger, Entbehrung und langsamer Selbstmord.

Ich habe eine ganze Menge über die Diätindustrie zu sagen. Ich weiß, weshalb all das Kalorienzählen, Messen, Wiegen, all die Drinks und Pülverchen nichts bewirken. Wenn Sie dieses Buch gelesen haben, werden Sie es ebenfalls wissen. Wir alle, die wir Diäten ausprobiert haben – und diejenigen von Ihnen, die es immer noch tun – wissen was für ein Gefühl das ist, wenn man sich schier zu Tode hungert. Denn nichts anderes sind Diäten: Hunger und Entbehrung. Und davon kann niemand leben – niemand kann das Leben mit Hungern meistern.

Was die Fitneßindustrie betrifft: Ich bin in den ›besten‹ Fitneßstudios des Landes gewesen, und ich kann mich nur wundern, daß es in einigen nicht Hunderte von Toten am Tag gibt. Ein Affe könnte die Genehmigung erwerben zu unterrichten, was in diesen Kursen angeboten wird: gefährliche Bewegungen, keine Abwechslung, Fließband-Fitneß, bei der die Leute die Beine werfen, springen und hüpfen, bis sie umfallen.

Das ist nicht Fitneß, das ist Irrsinn.

Fitneß ist für jeden – oder sollte es sein. Für jede Altersstufe, jede körperliche Verfassung, jede körperliche Situation. Jeder kann fit werden. Sie können gesund werden. Sie können Ihren Körper verändern, indem Sie die Belastbarkeit Ihres Herzens verbessern, Ihre Muskelkraft erhöhen, Ihr Körperfett verringern, Ihre Gelenkigkeit erhöhen und ein insgesamt besseres Fitneßniveau erreichen. Das hat nichts zu tun mit Willenskraft, mit Verhaltensänderung, Kontrolle oder Motivation. Es ist keine Zauberei im Spiel, und es hat nichts mit Diätmachen zu tun.

Beendet den Irrsinn! ist ein Prozeß, der einfach zu begreifen und in Ihrem Leben anzuwenden ist. Sie werden lernen, wie wichtig es ist zu ESSEN. Ohne Nahrung können Sie nicht funktionieren. Wie wichtig es ist zu ATMEN. Ohne Sauerstoff sterben Sie. Wie einfach und wie wichtig es ist, sich zu BEWEGEN. Keine schnelle Musik, keine verrückte Choreographie, kein Aufundabhüpfen wie ein Irrer – und das alles im Namen der Fitneß. Essen, Atmen und Bewegung innerhalb Ihrer eigenen Lebensweise, auf Ihrem eigenen Fitneßniveau und nach Maßgabe Ihrer eigenen Vorstellungen von Gesundheit sind die Antwort.

Vergessen Sie Gesundheit. Tun Sie es nicht deswegen. Das war niemals meine Motivation. Ich habe keine 60 Kilo abgenommen, um ein gesundes Herz zu haben. Ich wollte besser aussehen als die Freundin meines Exmannes, und heute ist meine Motivation, so auszusehen und mich so zu fühlen, wie ich aussehen und mich fühlen will. Gesund zu werden ist ein Nebeneffekt von Essen, Atmen und Sichbewegen. Vielleicht sind Sie nicht ganz so oberflächlich wie ich; aber wenn Sie es sind, dann genieren Sie sich nicht: Es gibt viele von uns.

Tun Sie es nicht wegen der Gesundheit; tun Sie es, um Ihr Aussehen und Ihr Befinden zu mögen. Tun Sie es für Ihre Schenkel und dafür, sich sexy und hübsch zu finden. Tun Sie es, um es all denen zu zeigen, die glauben, Sie könnten es nicht schaffen. Ganz gleich, aus welchem Grund Sie's tun: Tun Sie's einfach.

Wir sind gemeinsam auf einer interessanten Reise. Dieses Selbsthilfe- und Motivationsbuch ist keine Schritt für Schritt zur endgültigen Antwort führende Sammlung guter Ratschläge.

Es ist ein Buch, ein Rezept und ein wenig auch ein persönliches Tagebuch. Ich möchte im weiteren Verlauf Ihr Herz und Ihren Verstand beschäftigen. Von Zeit zu Zeit werden Sie vielleicht wütend sein, traurig, hoffnungsvoll, und manchmal werden Sie sich fürchten. Meine Veränderung, über die Sie gleich lesen werden, gab mir eine Stimme für Gefühle, die ich zuvor nicht hatte ausdrücken können. Vielleicht passiert das auch Ihnen.

Ich brauche Ihre Hilfe. Ich vertraue auf Ihre Geduld – bleiben Sie bei mir, hören Sie mich bis zu Ende an, denn es kann sein, daß Sie während des Lesens bemerken wie sich Ihre Geschichte mit der meinen vermischt.

Wir werden bis zu den Antworten gelangen, denn darum geht es hier: Daß Sie die Informationen bekommen, die Sie brauchen, um Ihr Leben zu verändern. Wenn wir dort angekommen sind, werden Sie es auf dem gleichen Wege geschafft haben wie ich. Aber ich verspreche, daß es für Sie weniger schmerzhaft sein wird.

Wissen ist nicht Macht; die richtigen Informationen zu bekommen und zu lernen, wie man sie in seinem Leben anwendet – das ist Macht.

Wenn wir zu den Rezepten kommen, dann werden es die Ihrigen sein; denn die einzige Möglichkeit, den Prozeß der Veränderung zu Ihrem eigenen zu machen, besteht darin, daß Sie ihn begreifen... lesen Sie also weiter.

Dieses Buch handelt nicht von der Vollkommenheit. Gesundheit und Fitneß als Selbstzweck zu leben, ist nichts für mich; aber ich treffe durchaus jeden Tag Entscheidungen, die in meinem Leben eine enorme Rolle spielen. Mag sein, daß Sie nicht bereit sind, einige Dinge zu ändern. Das liegt ganz bei Ihnen; dies ist kein Alles-oder-nichts-Geschäft. Aber es gibt einige Dinge, die wir nicht länger ignorieren können.

Wir sind nicht gesund. Die meisten von uns sind geradezu wandelnde Tote. Wir haben nicht genügend Sauerstoff in unseren Körpern, um über den Tag zu kommen. Unsere Muskeln haben sich zurückgebildet, unsere Blutwerte befinden sich im kritischen Bereich, und wir schleppen Tonnen von überflüssigem Fett mit uns herum. Wir sind körperlich krank. Es gibt heutzutage vieles, was den Menschen Sorgen macht: die gesellschaftlichen und ökologischen Probleme, für deren Lösung wir Millionen aufwenden. Wir geben Geld aus, halten Demonstrationen ab, wir reden und streiten uns – während wir einzeln sterben. Wir sterben an Sauerstoff- und Bewegungsmangel und werden von Fett erdrückt.

Fünfundachtzig Prozent aller Krankheiten können direkt auf die Lebensweise zurückgeführt werden. Selbst wenn Ihre Gesundheit nicht Ihre wichtigste Sorge ist, ist diese Tatsache doch wichtig. Nicht Ihr genetisches Erbe, Ihre Lebensweise bestimmt stärker als alles andere Dauer und Qualität Ihres Lebens. (Nun ja, wir wollen auch das

Schicksal nicht ganz aus den Augen verlieren; wenn jener Schwerlaster um die Ecke kommt mit Ihrem Namen drauf, dann spielen noch einige andere Dinge eine Rolle als Genetik oder die Frage, wie Sie sich ernähren.) Aber davon einmal abgesehen: Wir haben viel mehr unter Kontrolle, als die meisten von uns sich klarmachen.

Ihre Lebensweise wird bestimmt durch das, was Sie essen, und davon, ob Sie sich genügend bewegen. Gymnastik, Bewegung – ist es zehn Jahre her, seit Sie etwas in dieser Richtung getan haben? Wann haben Sie sich zum letzten Mal innerhalb Ihrer Möglichkeiten bewegt und Ihren Muskeln und Körperzellen das zugeführt, was sie zum Leben brauchen – Sauerstoff? Woher kommt er in Ihrem Leben? Und wie fühlen Sie sich?

Sie haben viele Wahlmöglichkeiten. Sowie ich viele Möglichkeiten hatte. Sie wissen vielleicht nicht, worin sie bestehen oder wie Sie sie in Ihrem Leben anwenden sollen. Ich kannte meine Wahlmöglichkeiten auch nicht – aber heute kenne ich sie. Sie werden sie ebenfalls kennenlernen. Sie werden lernen, Ihr Leben wieder in den Griff zu bekommen, Sie werden Ihr Aussehen und Ihr Befinden verändern und Ihre Lebensqualität dramatisch verbessern.

Oder ... Sie können aufgeben:

Sie können weiterhin so essen, wie Sie essen. Immer dicker werden. Sich scheußlich fühlen. Und mit allen Symptomen des Krankseins leben. Tun Sie das nicht! Sie haben es zur Genüge erlebt. Es tut weh. Machen Sie sich nicht zum Opfer von Herzanfällen, zu hohem Blutdruck, Krebs, Diabetes, Arteriosklerose oder was sonst noch Ihr Leben ruinieren könnte; Sie sind zu wertvoll.

Was ich hier sage, ist, daß wir nicht länger den Zusammenhang leugnen können – den Zusammenhang zwischen dem, womit wir täglich leben, zwischen unserem Aussehen und unserem Befinden und dem, was wir uns in den Mund stecken.

Schauen wir uns ein paar erschütternde Tatsachen an; ohne solche Fakten sollte man niemals eine Entscheidung treffen.

Kennen Sie die wichtigsten Todesursachen? Laut dem amerikanischen Nationalen Amt für Statistik sind es die folgenden:

Herzerkrankungen	36,4 %
Krebs	22,3 %
Erkrankungen der Herzkranzgefäße	7,1 %
Unfälle	4,6 %
Lungenerkrankungen	3,6 %
Diabetes mellitus	1,8 %
Selbstmord	1,5 %
Lebererkrankungen und -zirrhose	1,2 %
Arteriosklerose	1,1 %
Alle übrigen Ursachen	3,4 %

Herzerkrankungen, so sagt uns die Amerikanische Herz-Gesellschaft, stehen an erster Stelle: 68 090 000 Menschen in den USA haben eine oder mehrere mögliche Herz- und Gefäßkrankheiten – oft gleichzeitig. Denken Sie darüber nach; denn diese an erster Stelle stehende Todesursache ist absolut vermeidbar. Hier dazu einige Zahlen:

Bluthochdruck	61 870 000
Erkrankungen der Herzkranzgefäße	6 080 000
Rheumatische Herzerkrankungen	1 290 000
Schlaganfall	2 930 000

1988 wurden 511 050 aller Todesfälle in den USA durch einen Herzanfall verursacht. In dem Jahr, in dem ich dieses Buch schreibe, werden 1 500 000 Menschen einen Herzanfall erleiden, und 500 000 werden daran sterben. 1988 wurden etwa 150 300 von einem Schlaganfall getötet; beinahe jeder vierte Erwachsene in den USA leidet unter zu hohem Blutdruck.

Das amerikanische Gesundheitsministerium sagt uns, daß von den 2,1 Millionen Todesfällen des Jahres 1987 1,5 Millionen mit der Ernährung zusammenhingen, wobei Cholesterin und gesättigte Fette die größten Probleme bildeten. Und wenn man sich dann klarmacht, daß all dies in 85 Prozent der Fälle verlangsamt, vermieden oder beendet werden kann, indem man anders ißt und atmet und sich täglich bewegt…

Die Lebensweise verändern – nicht Diät machen.
Aber dieses Buch soll Sie nicht mit schrecklichen medizinischen Fakten motivieren, Ihnen Angst- oder Schuldgefühle einreden oder Sie in ein 12-Stufen-Programm schicken; ich bin keine ehemalige Dicke, die jetzt missioniert. Wenn wir unseren Körper verändern, löst das keines der Probleme, denen wir gegenüberstehen – Probleme mit den Kindern, der Ehe, der Arbeit; das Leben wird nicht wie durch ein Wunder leichter. Aber es ist sehr viel einfacher, mit alldem fertigzuwerden, wenn Sie schlank, stark und gesund sind. Sophie Tucker sagte es am besten: »Ich war reich und ich war arm, und reich ist besser.« Tut mir leid, Sophie, aber ich habe das für uns neu formuliert: »Ich war fit und ich war fett, und fit ist besser.«
Der Irrsinn in meinem Leben hat aufgehört. Ich habe mir die Grundlagen des Wohlbefindens geschaffen, und ich weiß, was notwendig ist, sie zu erhalten. Die Kraft, die ich gewonnen habe, die höhere Belastbarkeit von Herz und Kreislauf und der gesunde Prozentsatz an Körperfett, über den ich jetzt verfüge, mein Aussehen und mein Befinden sind der Grund, weshalb ich glaube, daß dies die wichtigste Information ist, die ich Ihnen geben kann. ›Dünn‹ und ›Diät‹ sind zwei Worte, die mich nicht länger steuern; sie müssen auch Ihr Leben nicht länger bestimmen.
Den Irrsinn zu stoppen bedeutet, wieder zu lernen, was man uns allen schon einmal beigebracht hat, zu lernen, wie man ißt, atmet und sich bewegt, um SCHLANKER, STÄRKER UND GESÜNDER zu werden. Wenn Sie nicht gerade in einer eisernen Lunge stecken, können Sie fit werden. Wenn Sie irgend etwas bewegen können, können Sie fit werden. Sie können und werden die Qualität und die Richtung Ihres Lebens verändern. Machen wir dem Irrsinn gemeinsam ein Ende.
Diese Information wird für immer Ihr Aussehen und Ihr Befinden verändern. Sie können sich von einer untrainierten in eine durchtrainierte Person verwandeln. Es hat mein Leben verwandelt, es wird auch das Ihre verwandeln.
Mein Leben hat sich verändert. Ich habe jetzt Möglichkeiten, von denen ich niemals auch nur geträumt hätte.

Neulich baten mich meine Kinder, mit ihnen radfahren zu gehen. Sie sollten mich mal mit einem Fahrradhelm auf dem Kopf sehen: das ist schon ein Anblick!

Wir treten wie verrückt in die Pedale und schießen die Straße hinunter. Einer von meinen Söhnen, mit dem schönsten Gesicht, das man je gesehen hat (wenn Sie sagen, daß Ihr Kind hübscher ist als meins, dann ist das in Ordnung; kommen Sie mir nur nicht mit hübscheren entfernten Kusinen), dreht sich um und ruft: »Hey, Mom, mit dir zu fahren macht so viel Spaß – ich liebe dich!«

Und jetzt fügen Sie diesem Bild die verrückt aussehende Mutter mit dem Fahrradhelm hinzu, der die Tränen die Wangen herunterlaufen.

Es gab eine Zeit, da konnte ich mit meinen Söhnen nicht radfahren.

Ich hatte diese Möglichkeit nicht.

Ich war zu dick und zu untrainiert, ich konnte nicht einmal daran denken, mir ein Fahrrad zu besorgen – vom Fahren wollen wir gar nicht reden.

Radfahren ist eine Sache; aber von Los Angeles nach Dallas zu fliegen und zwei Reihen hinter Dolly Parton zu sitzen, ist noch etwas ganz anderes.

Wir begegneten einander, als sie sich beim Einchecken vorstellte.

»Hallo, ich bin Dolly Parton.«

Ach was – wer sollten Sie sonst sein?

Zwölf Zentimeter lange Bleistiftabsätze um elf Uhr vormittags.

Die größte Frisur, die ich je gesehen habe.

Nägel so lang, daß man jemanden damit umbringen könnte.

Und unglaublich schön.

Dolly Parton ist mein Idol. Meine Nägel brauchen nur noch ein wenig Acryl, und die hohen Absätze hab' ich schon (siehe mein ›Nachher‹-Photo). Ich werde ihrer Frisur mit meinen Haaren niemals Konkurrenz machen können, aber laßt es mich versuchen. Laßt mich versuchen, Dolly zu sein.

Während des Fluges baten mehrere Leute Dolly um ein Autogramm. Sie war so höflich, so entgegenkommend und so freundlich; doch was zwei Sitze hinter ihr ablief, warf mich einfach um: Mindestens sechzehn Leute kamen auf mich zu und stellten mir Fragen, baten um ein Autogramm oder erzählten mir ganz einfach, daß sie dabei wären, mit Essen, Atmen und Bewegen ihr Leben zu verändern.

Mannomann! Leute, die ihr Leben verändern. Die besser aussehen und sich besser fühlen. Welch ein seltsames Gefühl. Ich bin kein Filmstar, ich bin nicht in der Unterhaltungsbranche tätig, und so sehr ich mich auch bemühe, ich werde niemals Dolly Parton sein.

Aber während jenes Fluges wurde mir klar, daß diese Botschaft an so viele Menschen wie möglich gehen muß. Ich war so dankbar für die Veränderungen und neuen Möglichkeiten in meinem Leben: die Arbeit, die ich so sehr liebe; das Radfahren mit meinen Kindern; die fantastischen Frauen, denen ich begegne, wohin auch immer ich komme, die dem Irrsinn in ihrem Leben ein Ende machen – und als Krönung des Ganzen zwei Reihen hinter Dolly Parton zu sitzen.

Ja, ich bin engagiert und will, daß Frauen gesund werden.

Engagiert.

Nicht zornig.

Männer sind stark, Frauen sind herrschsüchtig.
Männer sind konzentriert, Frauen sind besessen.
Blablabla ...

TEIL EINS

Der Irrsinn

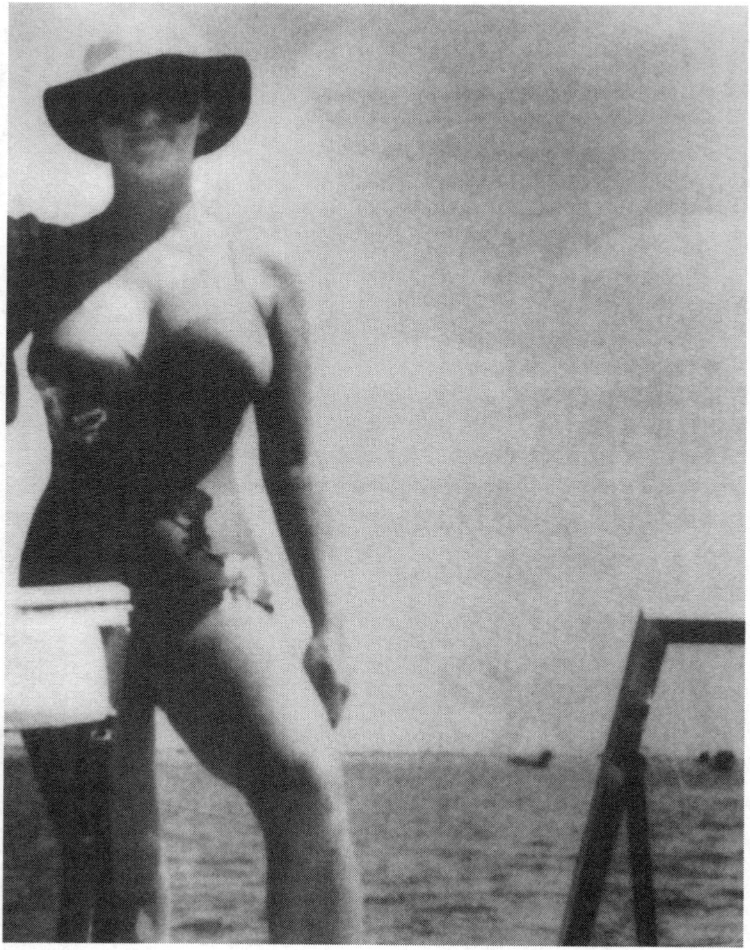

Ich war schon immer ein ›großes‹ Mädchen. Lange bevor ich zwei Kinder stillte, hatte ich einen großen Busen. Mein Körper schwankte ständig zwischen 60 und über 70 Kilo. Ich trug immer große, sackartige Pullover und lose sitzende Kleider; und ich war nie zufrieden mit meinem Körper. Jahrelang konzentrierte sich mein Selbsthaß auf meine Brust und meinen Bauch. Ich träumte davon, einen kleinen, schmalen Körper zu haben (weil ich das für feminin hielt), und um ihn zu bekommen, hungerte ich.

1 KÖRPERBILDER

Der Körper ist ein heiliges Kleid. Es ist unser erstes und letztes Kleid; in ihm betreten wir das Leben, und in ihm verlassen wir das Leben, und er sollte mit Ehrfurcht behandelt werden.

MARTHA GRAHAM

»ES MACHT KEINEN UNTERSCHIED, OB JEMAND FÜNF ODER FÜNFZIG KILO FETT ZU VIEL AN SEINEM KÖRPER HAT.« Das ist eine gewagte Aussage für eine ehemals 118 Kilo schwere Frau, die einen sehr dicken, untrainierten Körper verändern und nicht nur einfach ein paar Pfund loswerden mußte.

Den Körper betreffend ist es ein großer Unterschied, für die Psyche scheint es genau das gleiche zu sein.

Vor einigen Jahren trainierte ich in meinem Studio eine Gruppe von Frauen. Es waren viele verschiedene Körpertypen in dem Raum vertreten, aber niemand sah aus wie die perfekte, wunderschöne, große, blauäugige, unglaublich schlanke Frau, die – ein wenig zu spät – hereinspazierte und begann, mit den übrigen von uns normal aussehenden (und im Vergleich mit ihr unaussprechlich häßlichen) Menschen die Übungen zu machen.

Ich muß zugeben, mein erster Gedanke war: Was, zum Teufel, tust du hier? Alle anderen dachten das gleiche, und wir alle fanden uns selbst großartig, weil wir sie einfach mitmachen ließen. Doch ich konnte das Ende der Stunde kaum abwarten, weil ich herausfinden wollte, warum sie trotz ihres Aussehens gekommen war.

Cindy war ein Model, ganz im Ernst.

Sie hatte viereinhalb Kilo zugenommen. Und diese viereinhalb Kilo schadeten ihrer Karriere. Zum Glück bin ich nie ein Model gewesen – können Sie sich vorstellen, was 51 Kilo Übergewicht aus meiner Karriere gemacht hätten?

Cindys Arbeit war nicht das einzige, das unter ihrer ›Gewichtszunahme‹ litt. Ihr Mann hatte ein perfektes Model geheiratet und fand ihre viereinhalb zusätzlichen Kilo unattraktiv.

Es gibt wenig, wofür ich weniger Verständnis habe als für einen Mann, der entweder das perfekte Model will oder gar keine Frau. Ich kann so etwas nicht ausstehen, vor allem nicht, wenn er aussieht, wie Cindys Mann aussah. Zugegeben, sein Gesicht war recht hübsch, und er hatte schönes Haar, lang und üppig. Aber sein Körper ließ einiges zu wünschen übrig.

Vielleicht habe ich ihn ein wenig gekränkt, als ich ihn fragte, wie er wohl nackt aussehe – war er auch so vollkommen, wie seine Frau es sein sollte? Vielleicht hatte er auch ein paar Pfunde zu verlieren. Ich sagte ihm, sein Hirn sei es nicht, denn dieses sei offensichtlich klein und unterernährt. Normalerweise greife ich die Ehemänner von Kundinnen nicht so an – aber wer wollte es mir diesmal vorwerfen?

Für Cindy war die Aufgabe, schlank, stark und gesund zu werden, die gleiche wie für mich – eine 118 Kilo schwere Mutter von zwei Kindern, die niemals ein Model war und nie eines sein wird. Cindys Kreislauf zeigte eine geringe Belastbarkeit, diese mußte sie erst aufbauen; sie hatte nur wenig Kraft, auch diese mußte sie entwickeln. Und sie mußte die Aufnahme von Fett herabsetzen.

Der Gedanke, daß sie irgend etwas einschränken sollte, war schwierig für Cindy. Sie hatte noch nie in ihrem Leben über Essen nachgedacht; sie gehörte zu den Menschen, die essen können, was und wann sie wollen – die Arme! Diese neue Situation war für sie schwieriger, als sie für mich gewesen war: Ich dachte über nichts anderes nach als Essen.

Auch körperliche Bewegung war etwas Neues für Cindy. Seit dem Tag ihrer Geburt war sie vorbildlich und vollkommen gewesen (lieben wir nicht alle solche Frauen?). Aber körperliche Bewegung war für sie problematischer als für die meisten anderen Menschen, weil sie unglaublich unkoordiniert war. Sie hatte große Schwierigkeiten, ihre schönen Arme und ihre vollkommenen langen Beine gleichzeitig zu bewegen. Ich denke, wenn man wie sie aussieht, dann ist man niemals gezwungen zu lernen, wie man sich zu bewegen hat. Ich kam mir geradezu wie eine Heilige vor, weil ich darauf verzichtet habe, die Gruppe auf Cindys Mangel an Koordination aufmerksam zu machen. Ich änderte sogar die Übungen ab, damit sie sich als Teil der Gruppe fühlen konnte. Ruft den Vatikan an und verschafft mir eine Bewerbung für eine Heiligsprechung!

Cindy mußte lernen, richtig zu essen, zu atmen und sich richtig zu bewegen, um ihr Aussehen und ihr Befinden zu ändern. Genau das hatte ich tun müssen, genau das mußte Cindy auch tun; und genau das werden Sie tun müssen – ganz gleich, wie fit Sie sind oder welches Fitneßziel Sie sich setzen.

Der einzige Unterschied zwischen Cindy, viereinhalb Kilo Übergewicht, und mir, 51 Kilo, war, daß meine Veränderung länger dauerte. Ich mußte mehr Fett verbrennen, schwächere Muskeln kräftigen – schließlich war es lange her, seit ich mehr getan hatte als Spielzeug aufzuheben und Staub zu wischen. Sie hingegen hatte sich in ihrem anstrengenden Beruf zumindest bewegen müssen – und ich mußte auch eine größere Belastbarkeit des Kreislaufs aufbauen (und hätte viele Schönheitsoperationen über mich ergehen lassen müssen, wenn ich auch nur annähernd so hätte aussehen wollen wie sie).

Emotional wogen Cindys viereinhalb Kilo Übergewicht also genauso schwer wie meine 51. Es fällt mir nicht leicht, das zu sagen. Ich glaube, daß diejenigen von uns, die eine drastische körperliche Veränderung zuwege gebracht haben, mehr Lob verdienen als jemand, der nur viereinhalb Kilo verloren hat.

Aber die Wahrheit ist, daß es in Wirklichkeit keinen Unterschied macht. Ich habe es erlebt, daß fünf, zehn oder fünfzehn Kilo Übergewicht ebensoviel Schaden für das Selbstbewußtsein anrichten können wie 30, 35 oder noch mehr Kilo. Ab wieviel Fett dieser Schaden entsteht, ist nicht das Thema.

Warum stehen wir alle so sehr unter Druck? Warum richten fünf Kilo so viel Schaden an wie fünfzig? Warum haben wir alle diese verzerrten Körperbilder vor Augen? Leicht zu beantworten und auf der Hand liegend:
Jede Zeitschrift, die Sie lesen, und alles, was Sie im Fernsehen sehen und hören, sagt Ihnen, wie Sie auszusehen haben. So wissen Sie das. Aber Sie haben die Möglichkeit zu wählen. Sie können entweder herumsitzen und sich darüber ärgern, daß die Medien, die Mediziner, die Diät- und Fitneßindustrie für Ihr negatives Bild von sich selbst verantwortlich sind, und können weiterhin kaufen, was sie Ihnen anbieten, und weiterhin darunter leiden, daß Sie vergeblich Normen zu erreichen versuchen, die unmöglich zu erreichen sind. Oder Sie können sich dafür entscheiden, nichts von alledem zu glauben, das Fernsehgerät abschalten, die Zeitschrift schließen (oder, besser noch, sie gar nicht erst kaufen); Sie können sich dafür entscheiden, nicht nach einer Norm zu leben, von der wir alle wissen, daß sie töricht ist und unerreichbar – und können gesund werden. Seien Sie so schlank, so stark und so gesund, wie Sie dies sein wollen. Es ist an der Zeit, die Maßstäbe zu vergessen, die vor Jahren von der Barbiepuppe gesetzt worden sind und denen niemand jemals gerecht werden konnte. Ich habe so viele Geschichten von Frauen gehört, die versucht haben, diesem unmöglichen Bild zu entsprechen!
Fangen wir hiermit an:
Der perfekte Busen. Frauen haben ihr Immunsystem ruiniert, nur um dieses Ziel zu erreichen.
Die schlanke Taille. Ich traf einmal eine Frau, die sich nach der Geburt ihres zweiten Kindes die beiden unteren Rippen hatte entfernen lassen, um eine schmale Taille zu bekommen.
Hüften und Gesäß in vollkommener Übereinstimmung mit dem *vollkommenen Busen.* Mit wieviel Haß haben Sie in Ihrem Leben schon Ihren Hintern und Ihre Schenkel betrachtet? Jeden Frühling und Sommer gibt es mehr Haß auf den eigenen Hintern oder die Schenkel, als man sich vorstellen kann.
Volles, langes, vollkommenes Haar. Barbie, genau damit bringst du

mich zum Rotieren! Ich könnte meinen Körper hungern und Entbehrungen erleiden lassen und quälen bis in alle Ewigkeit; ich könnte ihn entfetten, aufschneiden und innen und außen alles mögliche wegschneiden lassen; aber es gibt etwas, das ich niemals schaffen werde – nein, zwei Dinge: volles Haar haben und mit Ken schlafen.
Barbie, werde lebendig; such dir eine Arbeit, eine Persönlichkeit, einen neuen Freund; und tu mir einen Gefallen: HÖR AUF, MIR ZU SAGEN, WIE ICH AUSZUSEHEN HABE!
Der ›Irrsinn‹ muß nicht erst definiert werden – Sie und ich und Millionen anderer Frauen haben ein Leben lang mit ihm zugebracht – aber wir müssen ihn beseitigen. Umprogrammieren. Wir müssen uns erziehen. Und gesund werden.
Unser Aussehen und unser Befinden lieben. Stark sein. Und den ganzen Irrsinn vergessen.
Fangen wir sofort damit an. Fangen wir an mit den Körperbildern.
Ziehen Sie Ihre Kleider aus – ja, wenn Sie dies in einem Flugzeug lesen oder an Ihrem Schreibtisch oder im Wartezimmer Ihres Arztes, machen Sie einfach weiter und ziehen Sie Ihre Kleider aus – und denken Sie daran: Sie sind stolz darauf, nicht auszusehen wie Barbie.
Oder Sie können auch warten, bis Sie wieder zu Haus sind; aber Sie müssen es unbedingt tun: STELLEN SIE SICH NACKT HIN UND STELLEN SIE EINE BEZIEHUNG ZU IHREM KÖRPER HER.
Schauen Sie sich Ihren Körper ohne Sonnenbrille an. Geben Sie für einen Augenblick alle Selbsttäuschung auf – außer Ihnen und mir ist niemand da.
Mit nacktem Hintern, am hellichten Tag, vor dem Spiegel.
Glauben Sie mir: Ich weiß, wie schwierig das ist, aber Sie betrachten sich nicht mehr, um zu kritisieren. Sie schauen nicht mehr, um über das vor Ihnen liegende Hungern zu stöhnen. Sie blicken sich Ihren Körper an, wie er ist – all das Fasten, all das Geld, Monate der Anstrengung, all die aufgewandte Energie: Sie haben sich bezahlt gemacht, nicht wahr?
Sie sehen sich Ihren Körper an und entscheiden, wie Sie ihn haben wollen. Müssen Sie etwas Fett verbrennen? Vergessen Sie diese Haut-

falte, von der wir gehört haben, daß wir sie nicht sollten greifen können; ich rede vom Loswerden von Fett. Wieviel wollen Sie verlieren, um so auszusehen und sich so zu fühlen, wie Sie aussehen und sich fühlen wollen? Schauen Sie sich Ihren Körper an und entscheiden Sie, wieviel Fett Sie verbrennen müssen. Wollen Sie wieder Hüftknochen sehen? Wie wär's mit einem Schlüsselbein? Wo sind Ihre Rippen – ist es schon Jahre her, seit Sie eine Rippe gesehen haben? Die meisten von uns haben ganze Schichten von Fett, die wir loswerden müssen. Und wo sind Ihre Muskeln? Fällt es Ihnen schwer, Ihren Körper aufrecht zu halten? Tut Ihnen alles weh, so wie mir damals? Sind Sie ständig müde? Falls ja, werden wir Ihnen zu Kraft verhelfen und Ihre Herz- und Kreislaufbelastbarkeit erhöhen müssen, Sie mit Energie, Kraft und Sauerstoff versorgen. Wenn eine Treppe hochzugehen so schlimm ist wie eine Teilnahme am New-York-Marathon, werden wir Ihr Herz wieder trainieren.

Wenn Sie sich ansehen, dann rennen Sie nicht nackt zum Kühlschrank. um sich dort vollzustopfen, weil Ihr eigener Anblick Sie *so* deprimiert. Denn Sie haben die Antwort in Ihrer Hand. Es ist alles in Ordnung, wir werden zusammen daran arbeiten, den Irrsinn zu beenden, mit dem Sie und ich viel zu lange gelebt haben.

Ihr Körper sollte und kann so schlank, so gesund und so stark sein, wie SIE ihn haben wollen. SIE denken darüber nach, SIE entwerfen ihn im Geiste, SIE arbeiten an ihm. Mit den richtigen Informationen ist das einfach und wirkungsvoll, und SIE werden es bewirken.

Jeder hat sein eigenes Fitneßniveau, jeder hat sein eigenes Fitneßziel. Die Diät- und Fitneßindustrie möchte uns glauben machen, wir sollten wie Heather Locklear, Cher oder Jackie Smith aussehen. Als ob das jemals möglich wäre.

Meine Mutter wäre von mir begeistert gewesen, wenn ich wie Jackie Smith oder irgendeine andere der ›vorbildlichen‹ Frauen ausgesehen hätte.

Vorbildlich und vollkommen.

Vorbildlich sexy.

Vorbildlich verführerisch (Cher paßt in diese Kategorie).

Vorbildlich all das, was wir alle zu sein haben.
Sind wir wütend auf die Industrie, weil sie uns mit all diesen Bildern überschüttet? Vollkommenheit sorgt schließlich für Umsatz, nicht wahr, und auch mit Sex läßt sich gut verkaufen. Oder ist es unser eigener Fehler, wenn wir uns all das einreden lassen? Ich behaupte letzteres. Jedesmal, wenn ich versuchte, dem Bild zu entsprechen und mich so zu verhalten, zu fühlen, zu kleiden oder so dünn zu sein wie man es von mir erwartete, scheiterte ich.
Und ich scheiterte in großem Stil. Und jedesmal, wenn ich scheiterte, aß ich. Ich weiß, daß das für viele von Ihnen bekannt klingt.
Hey! Ich war schlau, ich brauchte nur viele Jahre und eine Million Fehlschläge, bis ich begriff, daß mein Körperbild etwas mit MEINEM Körper, MEINEN Zielen, MEINER Fitneß und MEINEN Vorstellungen, wie ich besser aussehen und mich besser fühlen könnte, zu tun hatte.
Was also wurde aus Cindy? Sie verbesserte ihre Fitneß (so wie ich), wurde das überflüssige Körperfett los (so wie ich), erreichte ihr Fitneßziel und sah besser aus, als ich oder irgendein anderes menschliches Wesen jemals aussehen könnte.
Gott segne die Cindys dieser Welt.

> *Solange ich vor einem Fernseher (nicht etwa einem Spiegel) saß, konnte ich mir einreden, daß ich nicht unförmig war.*
> Kommentar einer Kundin.

Das Spiegelbild, das Sie gerade betrachten – ob nun mit Sonnenbrille oder nicht –, mag kaum zu ertragen sein; aber Sie werden sich nicht länger von den Normen anderer beherrschen lassen. Sie wollen Ihren Körper verändern. Aber an wen wenden Sie sich? Wie Millionen anderer halten Sie sich an die Diätindustrie.
Diätmachen ist eine Zwangsvorstellung in diesem Land. Zu mir sind Frauen gekommen, die machten sich Sorgen über das, was ihre fünf-, sechs- und siebenjährigen Töchter über den eigenen Körper sagen. (Seltsam, daß ich so etwas nie von ihren Söhnen höre; ich nehme an,

Jungen lernen schon früh, daß sie nicht so attraktiv sein müssen wie die Mädchen, um eines von ihnen näher kennenzulernen.)

Wie wir stehen auch die jungen Mädchen schon unter einem enormen Druck, einen vollkommenen Körper zu haben, und sie sind bereit, alles dafür zu tun. Jüngere Untersuchungen zeigen, daß 63 Prozent aller High-School-Mädchen eine Diät machen – einige unterwerfen sich der extremen Einschränkung von nur 500 bis 600 Kalorien am Tag. Ich habe in Schulen und Universitäten mit den jungen Mädchen gesprochen und herausgefunden, daß sie das gleiche machen wie Sie und ich, um dünn zu werden: nicht essen, sich übergeben, von Obst und Salat leben – und das alles nur, um eine Verabredung oder Einladung zu bekommen. Möchten Sie das für Ihre Töchter? Beenden wir den Irrsinn, wo er beginnt, damit die Kinder nicht die gleichen Qualen und Fehler durchleiden müssen wie wir.

Denken Sie einmal nach über den Irrsinn, einen heranwachsenden, hormonell stark belasteten Körper hungern zu lassen. Ich weiß nicht, wie es mit Ihnen ist, aber ich würde um keinen Preis der Welt noch einmal fünfzehn oder sechzehn sein wollen, und ich bin mir sicher, auch meinen Eltern würde das ganz und gar nicht gefallen. Wenn eine Diät bei mir keinen Erfolg hatte, probierte ich die nächste aus. Ich aß wochenlang Grapefruits (reden wir nicht von den Abgasen), Tang (weiß irgend jemand, was das ist?), schluckte Lecithinkapseln und trank Apfelweinessig.

Hier eine Apfelweinessig-Geschichte: Mein kleiner Bruder ist elf Jahre jünger als ich. Wir nannten ihn den ›katholischen Irrtum‹ (ich weiß, er ist für sein Leben gezeichnet). Er wog etwas mehr als neun Pfund, hatte schönes, lockiges Haar, und ich vergötterte ihn von Anfang an. Ich brauchte keine Barbiepuppen, ich hatte ihn – und er war wirklich. Alles, was er tat, war genial. Alle anderen Kinder entwickelten sich normal, aber dieses Kind, dachte ich, war in jeder Hinsicht außergewöhnlich und viel hübscher als alle anderen.

Als er zwei Jahre alt war, sagte er ein paar Tage lang während des Spielens etwas, das klang wie ›schmutzige Socken‹. Er verzog sein

hübsches, kleines Gesicht, rümpfte seine hübsche, kleine Nase und sagte: »Puh, schmutzige Socken!«
Welch ein Genie! Zwei Jahre alt und spricht schon so gut! Dabei ging völlig unter, daß niemand wußte, was er eigentlich meinte – er hätte ebensogut genial wie total verrückt sein können. Nach einigen Tagen ging der Familie auf, daß er seine Genialität nur in meiner Nähe zeigte. Ich war die Inspiration für seine außerordentliche Intelligenz!
RICHTIG?
Falsch.
Ich machte eine Lecithin-, Tang- und Apfelweinessigdiät. Der Apfelwein drang mir aus allen Poren, und ich roch – Sie haben es erraten – nach schmutzigen Socken.
Mein Irrsinn begann – wie sicherlich auch der Ihre – schon sehr früh. Ich war erst dreizehn, als ich meine Schmutzige-Socken-Diät machte. Mein Körper ist schon unglaublich dick und sehr, sehr dünn gewesen; für letzteres war absolutes Hungern notwendig. Vor meinem ersten Kind trug ich BHs mit Körbchengröße DD. (Wenn man zwei Kinder stillt, ändert sich das schnell!) Ich hatte immer einen leichten Bauch, und solange ich zurückdenken kann, trug ich stets sackartig hängende Sweatshirts, ging vornübergebeugt und genierte mich, weil ich dick war und einen großen Busen hatte.
Ich fand mich niemals zierlich oder niedlich. Ich war immer das dicke Mädchen. Ich hatte immer zwölf bis fünfzehn Kilo Übergewicht, ich mochte meinen Körper nie. Aber so verzweifelt wie an dem Tag, als die Waage 118 Kilo anzeigte, war ich nur dieses eine Mal.

Mit acht Jahren machte ich meine erste Diät; fünfzig Jahre später machte ich immer noch Diäten – ohne Erfolg.
Kommentar einer Kundin

Sie haben vielleicht jede nur denkbare Information über Diät, Sie haben vielleicht schon jede erhältliche Diät ausprobiert, um vollkommen auszusehen, und glauben, daß es für Sie nichts Neues mehr gibt – mir ging es genauso. Aber, glauben Sie mir, es gibt ein paar Dinge, die Sie noch nicht gehört haben.

In unserem Land wird nicht nur freiwillig gehungert, WIR BEZAHLEN AUCH EINEN HAUFEN GELD, DAMIT JEMAND UNS HUNGERN LÄSST (und nicht nur ein Irgendjemand, sondern viele; denn die meisten von uns haben mehr Diäten hinter sich, als sie noch zusammenzählen können). Wenn Sie einmal in Ruhe darüber nachdenken, müßte Ihnen eigentlich schlecht werden.

Denken Sie darüber nach – mit Ihrem gesunden Menschenverstand.

Sie geben ›denen‹ Ihr schwerverdientes Geld.

Dann sagen sie Ihnen, mit welcher Art von Hungern Sie werden leben müssen.

Bekommen Sie die ganz extreme Diät: 300, 400, 500 oder vielleicht sogar 600 Kalorien am Tag? (Sehr viele Leute leben von solchen Mengen.)

Wie wär's mit gemäßigtem Hungern? Das ist die 600-Kalorien-und-mehr-Variante.

Oder gibt man Ihnen das ›gesunde‹ Hungern mit 1200 bis 1400 Kalorien am Tag?

Sie werden Hunderte von Mark für diese ›leckeren‹ gefriergetrockneten, tiefgefrorenen oder Instant-Gerichte ausgeben, von denen Sie für alle Zeit werden leben müssen, um diesen Irrsinn aufrechtzuerhalten. Und während Sie hungern, bekommen Sie vielleicht einmal die Woche Besuch und – vorausgesetzt, Sie haben abgenommen – ein Lob, oder Sie sitzen irgendwo herum und reden über die Gründe, weshalb Sie Ihres Stoffwechsels wegen nicht abnehmen können. Und die Ergebnisse, wenn es welche gibt, sind nicht von Dauer. Bald werden Sie wieder von vorn anfangen. Andere Diät, das gleiche System, die gleichen Ergebnisse.

Der gesunde Menschenverstand sagt mir: Wenn ich ihnen für eine zeitweilige, schmerzhafte (und eine Diät zu machen ist schmerzhaft) Lösung meines Problems Geld bezahle und diese ›Lösung‹ meines Problems mich zum Scheitern verurteilt, so daß ich sie nach wenigen

Monaten wieder brauche, so ist dies keine – ich wiederhole: keine – gute Investition. Wenn wir der Wahrheit ins Auge sehen, müssen wir begreifen, daß eine Diät eine Menge Geld kostet, eine Quälerei ist, daß sie nicht funktioniert und Sie scheitern läßt. Wenn Sie dies begreifen, werden Sie in der Lage sein, den Irrsinn des Diätmachens ein für allemal zu beenden. Es gibt eine Lösung, aber eine Diät ist keine.
Eine beliebte Frauenzeitschrift befragte kürzlich 33 000 Frauen und fand folgendes heraus:

50 % nehmen manchmal/oft Diätpillen
27 % greifen zu Flüssigdiäten
18 % greifen zu harntreibenden Mitteln
45 % fasten
18 % greifen zu Abführmitteln
15 % übergeben sich regelmäßig

Ich halte die Angaben für Flüssigdiäten für ein wenig niedrig. Jede Frau, die ich kenne, hat sie schon ausprobiert. Aber wenn ›die Zeitschrift‹ es sagt, muß es wohl wahr sein! Was die Zahlen fürs Fasten (besser: Hungern) betrifft – sollten sie und die für Flüssigdiäten nicht zusammengefaßt werden? Ich meine: Wo ist da ein Unterschied?
Und sich übergeben? Ich habe Kundinnen, die können Ihnen hundert verschiedene Methoden des Übergebens zeigen: Jane geht in eines der besseren Restaurants essen, entschuldigt sich für einen Augenblick, übergibt sich, ohne daß irgend jemand auf der Damentoilette sie hört, erneuert ihren Lippenstift und kehrt zum Dessert an den Tisch zurück.
Ich habe mich niemals absichtlich übergeben, weil ich kaum etwas mehr hasse; es ängstigt mich, und ich beginne zu weinen. Aber wenn ich es gekonnt hätte, hätte ich es getan.
Im Juni 1991 berichtete die Verbraucherzentrale der Stadt New York, daß die Hersteller von neun von zehn heute erhältlichen Diäten darauf verzichten, uns vor den möglichen Gefahren zu warnen, die mit Hungern und Gewichtsverlust verbunden sind.

Das ist kein Witz. Können Sie sich vorstellen, daß sie – bevor sie Ihnen Ihr Geld abknöpfen – zu Ihnen sagen: »Die meisten Menschen legen ihr Gewicht wieder zu.« (Wenn sie wirklich ehrlich wären, würden sie sagen: »98 Prozent«.)

Oder: »Es kann passieren, daß Sie ein oder zwei innere Organe verlieren – aber das geschieht nicht bei allen.« (Sie riskieren den Verlust Ihrer Gallenblase; vielleicht sollten die Anzeigen lauten: »Trinken Sie dies, so verlieren Sie Ihre Gallenblase – und Sie haben ein paar Pfund weniger.«)

»Wenn Sie eine Diät machen, verlieren Sie vor allem Wasser und fettarme Muskelmasse.« Muskelmasse kommt nicht einfach von allein zurück, man muß sie wieder aufbauen. Wenn Sie also an Gewicht wieder zulegen, ist es vor allem Fett, nicht Muskelmasse, was Sie anlegen. Immer wenn ich 18 oder 20 Kilo abnahm und 13 bis 15 Kilo wieder zulegte, fühlte ich mich dicker und schwabbliger als vorher. Ich dachte, daß ich mir dies nur einbildete, schließlich hatte ich ja nicht das gesamte Gewicht wieder zugelegt, es waren immer noch drei, vier Kilo weniger an meinem Körper – aber ich fühlte mich dicker. Der Grund war, daß ich Fett und nicht Muskelmasse zulegte. Das ist eine Tatsache, fragen Sie Ihren Arzt. Sie bilden sich das nicht ein, es ist tatsächlich Fett, was Sie anstelle der verlorengegangenen Muskelmasse zurückgewinnen. Wenn Sie also nicht zu den glücklichen zwei Prozent gehören, die nach einer Diät ihr Gewicht halten, macht diese Diät Sie letztendlich schwächer und dicker. (Ich bin überall in diesem Land herumgereist, ich habe mit Tausenden von Frauen gesprochen, aber die berühmten zwei Prozent, die nicht wieder dicker werden, habe ich noch nirgends getroffen. Sie halten sich gut versteckt – diese dünnen, ausgehungerten Menschen!)

Angesichts all der neuen Diäten auf dem Markt sollte man meinen, daß der durchschnittliche Amerikaner immer dünner wird; doch während der letzten zwanzig Jahre ist der Prozentsatz der übergewichtigen Amerikaner gestiegen. Kürzlich räumte einer der Experten für Gewichtsabnahme nach der herkömmlichen Methode mit Tränen in den Augen ein, daß die Amerikaner immer dicker werden. Die Zahlen steigen – nicht buchstäblich, denn es ist schwierig zu klettern, wenn man 90 bis 135 Kilo wiegt –, und die Situation wird immer schlimmer.

Also fragte ich mich, wieso ein führender Experte für Gewichtsabnahme so etwas sagen sollte. Wenn man Jahre damit zugebracht hat, Leuten einzureden, wie sie abnehmen sollen, und dann in der Öffentlichkeit zugeben muß, daß es nicht funktioniert, so ist das schon ein wenig merkwürdig.

Vielleicht funktioniert das, was den Leuten verkauft wird, einfach nicht. Und wenn es nicht funktioniert, dann müssen sie es eben weiter versuchen und weiter kaufen. Welch ein Verkaufsargument: Versucht es weiterhin und hört nicht auf zu kaufen, denn es wird nicht funktionieren, und ihr werdet nicht aufhören, es kaufen zu müssen!

Ich weiß, das alles haben Sie schon gehört. Sie kennen die Gefahren. Sie wissen, daß die meisten Diäten keinen Erfolg haben. Wir alle wissen, daß es keine sofortige Heilung gibt – wir wissen es, aber wir suchen immer noch nach einer Lösung.

Ohne Zweifel gehört die ganze Diätindustrie zu den Branchen mit dem schlechtesten Image: Da sind die Versprechungen, mit denen Sie überhäuft werden, und die Preise, die man verlangt; da sind die Programme, die Sie zum Scheitern verurteilen. Der ganze Schwindel ist ziemlich widerwärtig.

Vor einigen Monaten erhielt ich einen Brief von einer Zuschauerin der ›Home‹-Show. Am oberen Rand des Briefes hatte sie ihren Namen, ihre Adresse, das Datum und die Uhrzeit hingeschrieben. Es war die Uhrzeit ›zwei Uhr morgens‹, die mich so betroffen machte. Ich wußte, was sie fühlte, bevor ich die Worte gelesen hatte.

Das war die Tageszeit, die auch für mich die schlimmste gewesen war: Spät nachts oder früh am Morgen.

Die Kinder waren im Bett – nicht für lange, aber im Bett.

Alles war erledigt oder auch nicht, je nachdem, wie mein Tag gewesen war.

Ich war deprimiert und haßte, wie ich aussah und mich fühlte. Das

einzige, was ich zu dieser Tageszeit tun konnte, war Fernsehen und Essen (in der Zwischenzeit hat sich einiges geändert – heute könnte ich Ihnen eine Reihe Dinge nennen, die ich um zwei Uhr morgens tun kann!)
Und das ist die Zeit, in der man Sie mit alldem überhäuft: den Diäten, den Mixgetränken, den Pillen und den Versprechungen der Vollkommenheit, die sie angeblich bringen. Das ist die Zeit, da Millionen Leute den Telefonhörer in die Hand nehmen und die Zaubermittel bestellen.
Das ist die Zeit, in der Sie am angreifbarsten sind.
Das ist die Zeit, da man Sie hereinlegt.
Vielleicht haben Sie mich in letzter Zeit um zwei Uhr morgens in Ihrem Schlafzimmer gesehen. Ich dachte mir, es sei an der Zeit, daß jemand aufhört, Ihnen Wunder zu verkaufen, und Ihnen statt dessen die Wahrheit sagt.

Wie viele dicke Leute findet man in Aerobic-Gruppen?
Keine!
Warum?
Darüber sollte man einmal nachdenken!

Die Diätindustrie ist nicht die einzige Branche, der Sie die Rechnung für Ihre Selbstbewußtseins-Therapie schicken sollten. Die Fitneßindustrie steht den ›Wie-werde-ich-schnell-schlank?‹-Leuten in gar nichts nach.
Ich weiß, wovon ich rede. Ich habe selbst ein Gymnastik-Studio, und ich gehe zu den Kongressen, Seminaren und Vorträgen, die von jenen Organisationen abgehalten werden, die in den USA die Fitneßindustrie beherrschen, IDEA und AFFA. Sie lehren ein Minimum an Physiologie und ein Maximum an Choreographie zu immer schnellerer Musik.
Mein Studio hat ein Zertifikat der IDEA, und meine Trainer haben, wenn sie das wollen, Zertifikate der IDEA oder der AFFA. Aber diese Zertifikate haben für mich nur sehr geringe Bedeutung. Wenn

Sie einen Beweis wollen, wie wenig sie aussagen, hier ist er: Ich schickte der IDEA einen Scheck über 300 US-Dollar und erhielt dafür eine Plakette, auf der steht, daß SUSAN POWTERS GYMNASTIKSTUDIO EIN ANGESEHENES MITGLIED DER IDEA IST UND SICH VERPFLICHTET, IM BEREICH KÖRPERLICHER FITNESS EINEN HOHEN LEISTUNGSSTANDARD AUFRECHTZUHALTEN. Niemand von der IDEA ist jemals in meinem Studio gewesen. Sie haben keine Ahnung, was und wie ich unterrichte; ein wenig Bargeld reicht aus, und man ist qualifiziert und darf ein Studio leiten.

Die Fitneßindustrie wendet sich an 10 Prozent der Bevölkerung und übersieht die restlichen 90 Prozent. Wenn Sie nicht gerade über eine hervorragende Körperbeherrschung verfügen und eine sehr, sehr gut durchtrainierte Tänzerin in einem neonfarbenen Anzug werden wollen – zum Teufel mit Ihnen! Und Gott helfe Ihnen, wenn Sie einige der Übungen ausführen wollen, ohne jahrelang einen Tanzkurs besucht zu haben – innerhalb weniger Minuten wird man über Sie hinwegfegen. Wenn Sie – wie die meisten von uns – zu den anderen Kategorien gehören: wenn Sie nur über eine unterdurchschnittliche Körperbeherrschung verfügen; wenn Sie nicht fit, sondern fett sind; wenn Sie eine ältere Person sind, eine Verletzung oder Behinderung haben; wenn Sie ein Mann sind (haben Sie jemals einen Mann dieses Zeug machen sehen?) – und wenn Sie in einem knallengen, neonfarbenen Anzug nicht gut aussehen, können Sie nicht mitmachen. Nun ja, Sie dürfen schon – wenn es Ihnen nichts ausmacht, ignoriert und über den Haufen gerannt zu werden; oder das Gefühl vermittelt zu bekommen, Sie seien ein ungelenker Walfisch irgendwo im Hintergrund; gefoltert zu werden und sich danach für einige Tage nicht bewegen zu können. Ist das nicht herrlich?

Ich bin bei Seminaren gewesen, wo eine neue Übung gezeigt wurde, und ich habe gefragt, ob es für diese Bewegung eine Abwandlung gibt:

»Wie sieht die Abwandlung für diesen Einstieg mit drei Knien in der Luft aus?« Oder: »Was ist, wenn zufälligerweise sechs untrainierte Leute in der Gruppe sind?«

Das ruft dann jedesmal einen leeren Blick hervor und eine Antwort wie zum Beispiel diese: »Sie meinen, wenn die Leute das nicht können? ... Nun, ich weiß es nicht.«
»Und was ist, wenn jemand sehr groß ist und dieses ›Hochspringen, in der Luft drehen und auf dem Sprungbein landen‹ nicht schafft?«
»Sie meinen, wenn sie zu dick ist, um Aerobic zu machen? Nun ... ich weiß es nicht.«
Auf solche Fragen brauchen die meisten Aerobic-Trainer keine Antwort zu wissen, denn viele der untrainierten, unbeholfenen Leute machen einen riesengroßen Bogen um ein Aerobic-Training.
Seltsam. Sind das nicht gerade diejenigen, die es am meisten brauchen?
Die Fitneßindustrie nährt den Barbie-Mythos der Perfektion, darüber hinaus gibt sie uns nichts. Keine Varianten, keine Alternativen und keine Auswahl – von den ›Spezialvideos für dicke Frauen‹ einmal abgesehen. Halt mit oder geh raus, heißt die Devise. Paß dich an oder laß dich demütigen. Perfektion oder gar nichts. Das ist das Pferd von hinten aufgezäumt: Sei fit, bevor du herkommst, oder mach dich bereit zu sterben.
Wer nicht fit ist, kann nicht Aerobic machen.
Wer keine Erfahrung hat, bekommt keinen Job.
Ich habe einmal einen Werbespot für eine bekannte Schuhmarke gesehen, die alles sagt:
Eine Gruppe von Leuten besichtigt Tempelruinen in Mexiko. Die Gruppe besteht aus zehn trottelig aussehenden, schlampigen, schlecht gekleideten Leuten und einem gut aussehenden, gut gekleideten Paar. Die Ruinen, die sie alle besichtigen wollen, befinden sich am Ende von Hunderten uralter Treppenstufen. Um die volle Aussicht zu haben, muß man bis nach oben laufen.
Die untrainierten, schlecht gekleideten Trottel müssen unten bleiben (weil sie nicht joggen können); sie versuchen, Fotos zu machen und die Ruinen von unten zu bewundern, während das schöne, durchtrainierte Paar die vielen hundert Stufen bis nach oben joggt, wo es – und niemand sonst – die Schönheit der alten Anlage betrachten kann.

Es fällt schwer zu glauben, daß es irgendeine andere Schönheit als die eigene zu sehen in der Lage ist.
Glauben Sie mir, es gibt andere Möglichkeiten, nach oben zu kommen, als zu joggen. Vielleicht brauchen Sie länger, und vielleicht kommen Sie nicht so schnell nach oben, aber Sie können dort ankommen, bevor Sie ›superfit‹ sind.
Ich hätte die Treppe nicht hochjoggen können, als ich 118 Kilo wog. Ich wäre mit den trotteligen Leuten am Fuß der Treppe zurückgeblieben und hätte die Ruinen nicht betrachten können, für deren Anblick wir doch alle das gleiche Geld bezahlt hatten. Ich hatte weder die Kreislaufbelastbarkeit noch die Muskelkraft, dort hochzujoggen, und es gab keine Möglichkeit, allmählich mein Fitneßniveau zu verbessern und so nach oben zu gelangen. Es hieß: Joggen oder unten bleiben. Und ich hatte ganz gewiß nicht den notwendigen Brennstoff, denn ich war dabei, mich zu Tode zu hungern.
Heute – ohne daß ich der Diät- oder der Fitneßindustrie dafür zu danken hätte – würde ich an dem schönen Paar vorbeijoggen, ihm erzählen, was ich von ihm denke (im Namen all der untrainierten Leute, über die ihresgleichen sich lustig macht) und jeden einzelnen Schritt des Weges genießen.

Es ist nur der erste Schritt, der schwierig ist.

MARIE DE VICHY-CHAMROND, 1763

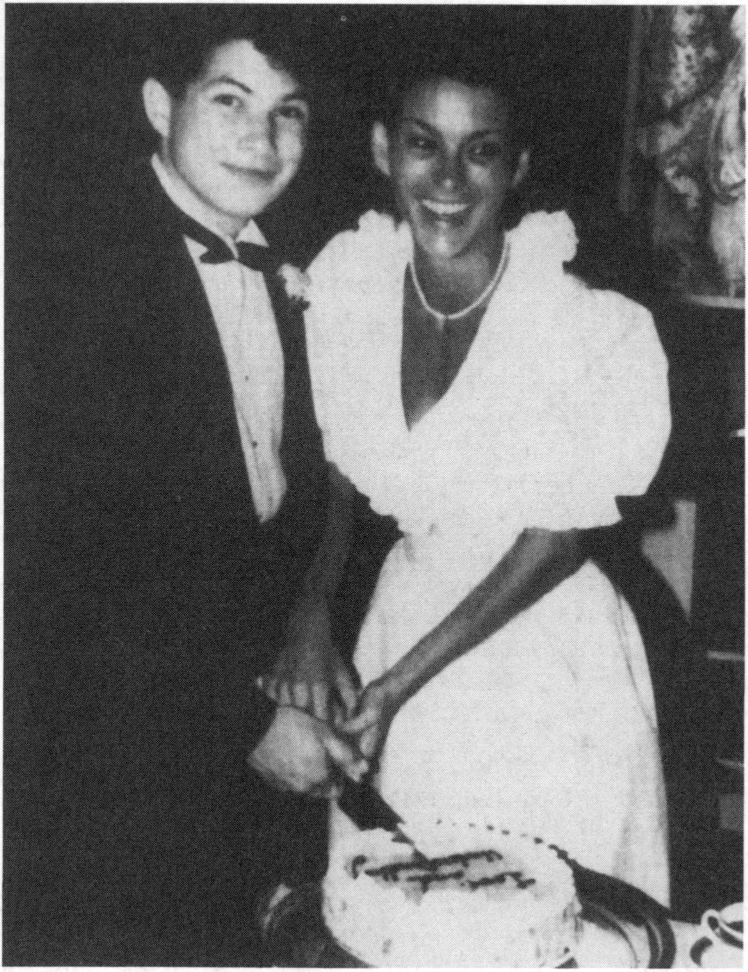

Die ausgemergelte Braut. Jede Braut denkt vor ihrer Hochzeit vor allem an eins: »Ich muß abnehmen, um in mein Hochzeitskleid zu passen.« Ich kann Ihnen gar nicht sagen, wie oft ich das in den letzten Jahren gehört habe, und ich kann es sehr gut verstehen. Diese Braut hier aß vor der Hochzeit monatelang nur Salat. Schauen Sie sich die Arme an: Kann man abgezehrter aussehen?

2 Vom Dicksein

Wir sind, was wir immer wieder tun.

Aristoteles

Warum sind wir so dick?
Wie konnte das passieren?
Was haben wir falsch gemacht?
Ich weiß nicht, wie es bei Ihnen war, aber ich wurde während meiner ersten zehn Lebensjahre mit Essen bestochen, manipuliert und belohnt. Jeden Morgen kaute ich mein Knusperfrühstück namens ›Captain‹, nachdem ich die Vollmilch darübergegossen hatte. Unsere Milch wurde von einem Milchmann gebracht, und die dicke Schicht obenauf war der Siegespreis desjenigen, der als erster an der Tür war. Und damit mein heranwachsender Körper das notwendige Protein bekam, verdrückte ich Steaks und Lamm- und Schweinekoteletts.
Und dann das Mitleid, das ich für die hungernden kleinen Kinder zu erwecken versuchte, von denen die Nonnen immer wieder erzählten. Sie können meinen ganzen Teller mit Rahmgemüse haben, dachte ich; wenn es nur einen Weg gegeben hätte, es ihnen zukommen zu lassen.
Der Irrsinn beginnt mit dem Augenblick unserer Geburt. Das wurde mir klar, als ich meinen ersten Sohn stillte. Stillen und eine Diät machen – da besteht offensichtlich ein Zusammenhang, nicht wahr? Er trank, wenn er Hunger hatte. Das war sinnvoll. An manchen Tagen trank er jede Stunde, an anderen legte er stundenlange Pausen ein. Wenn sein Körper mehr Brennstoff brauchte, dann trank er mehr.

Ein heranwachsender Körper, vor allem, wenn er so schnell wächst wie der eines Neugeborenen, braucht Brennstoff – mehr, als wir jemals wieder brauchen werden. Ein Neugeborenes hat noch nicht gelernt, sich wegen des Essens verrückt zu machen; das bringen wir ihm später bei.

Folglich essen Babys, wenn sie hungrig sind – es sei denn, sie sind diesem genialen ›Füttern im Vierstundentakt‹ unterworfen, das sich die Kinderärzte ausgedacht haben. Wer hat eigentlich entschieden, wie oft ein Säugling essen muß? Entwickeln sich alle Babys im selben Tempo? Müssen alle Körper nach jeweils derselben Zeit wieder ›aufgetankt‹ werden? Es ist schon erstaunlich: Diese Ärzte glauben, sie wüßten mehr als Gott, der den perfekten Körper so entworfen hat, daß er perfekt funktioniert. Wenn ein vierstündiger Stillrhythmus natürlich wäre, dann würden Ihre Brüste alle vier Stunden Milch produzieren. Das tun sie aber nicht, weil es nicht natürlich ist. Als der Arzt mir sagte, wie oft und wann ich meinen Sohn zu füttern hatte, schien mir das ein wenig verrückt zu sein. Also hörte ich nicht auf ihn.

Der Alptraum eines jeden Arztes: eine Mutter, die auf ihren Instinkt und ihr Baby hört und nicht auf ihn.

Ich bemerkte, daß jedesmal, wenn mein Sohn seine Phase hatte, in der er ununterbrochen trank, zwei Dinge passierten. Erstens taten mir die Brustwarzen weh, und zweitens wuchs er. Er schoß richtig in die Länge. Das hatte Sinn und Verstand, das war gesund.

Das gleiche passiert mit meinem und Ihrem Körper. Jetzt, da ich fit bin, gibt es Tage, an denen ich ununterbrochen esse. Ich habe vor kurzem mit einem Selbstverteidigungskurs angefangen (ich hin kein Opfer mehr). Versuchen Sie einmal, mehrere Stunden am Tag zu schlagen und zu treten, dann werden Sie sehen, wieviel Energie Sie verbrennen – am nächsten Tag tun Ihnen Stellen weh, von denen Sie nicht einmal wußten, daß Sie sie haben! Und weil ich will, daß hinter meinen Schlägen mehr Kraft ist, habe ich noch ein kleines, zusätzliches Krafttraining angefangen. (Ja, ich muß noch ein paar Aktivitäten mehr in meinem Zeitplan unterbringen, meinen Sie nicht auch? Wie wär's mit Flugstunden – vielleicht fange ich nächste Woche mit Flugstunden an.) Diese Aktivitäten verbrauchen Brennstoff. Außerdem habe ich noch mein Privatleben und meine Arbeit – eines Tages werde ich mich alle fünf Minuten unterbrechen müssen, um zu essen. Mein Körper entwickelt sich wie niemals zuvor. An den Tagen, an denen er einen Wachstumsschub hat (was Stoffwechsel, Muskeln oder Hirnleistung betrifft), ist alles, was ich tue, essen – und ich mache mir darüber keine Gedanken. (Wußten Sie, daß Ihr Gehirn etwa 20 Prozent Ihrer metabolischen Kalorien verbrennt? 20 Prozent der Energie, die Sie an einem Tag verbrauchen, ohne daß Sie irgend etwas tun. Stellen Sie sich vor, was geschieht, wenn Sie ein Buch schreiben, wenn Sie alles tief aus Ihrem Inneren hervorholen müssen, wenn Ihre Erinnerungen wieder lebendig werden sollen, und wenn all das dann noch sinnvoll wiedergegeben werden soll. Eine Verbrennungsanlage, einen brennstoffverzehrenden Hitzkopf – das hat dieses Buch aus meinem Gehirn gemacht. Vergeßt alles Trainieren, ich schreibe ein weiteres Buch!) Ich esse nicht länger mehr oder weniger, weil irgendein Arzt, Ratgeber für Gewichtsabnahme oder Ernährungswissenschaftler mir gesagt hat, was, wann und wieviel ich essen soll. Ich esse, wenn ich hungrig bin, und wie mein heranwachsender Sohn entwickle ich mich. Ohne Brennstoff ist mein Körper dazu nicht in der Lage.

An den verrückten Regeln über Nahrung und Essen, an der Bestechung und dem ganzen Mist, mit dem wir erzogen worden sind, vorbeizukommen, ist schwierig genug. Es ist ein Wunder, daß wir noch leben – oder? Aber wenn Sie bedenken, was wir täglich essen oder nicht essen, wenn Sie an den Mangel an Bewegung (hinter den Kindern herzurennen mag Bewegung sein, aber es ist nicht die Art von Übung, die ich meine) und den Mangel an Sauerstoff denken, unter dem wir jeden Tag leiden, dann begreifen Sie allmählich, wie es kam, daß Sie so aussehen und sich so fühlen, wie Sie es tun. Der Grund ist nicht, daß Sie faul sind.

Dick zu sein ist bei vielen von uns einfach nur ein Symptom für all die verkehrten Ratschläge, Anleitungen, Informationen und Regeln, mit denen wir erzogen worden sind. Es bedeutet nicht, daß irgend etwas mit Ihnen verkehrt ist.

Dick zu sein ist außerdem ein Symptom für unsere sitzende Lebensweise. Bequemlichkeit ist eine Sache; aber die Fernbedienungsmentalität in unserer heutigen Gesellschaft erzeugt eine Reihe von Problemen, und eins davon ist, daß wir uns nicht mehr allzuviel bewegen müssen. Sie können Ihren Fernseher laufen lassen, mit dem CD-Spieler eine Aufnahme machen und die Kaffeemaschine einschalten – und während dessen im Bett liegenbleiben.

Ich wurde dick, weil ich Tonnen von stark fetthaltigem Essen zu mir nahm, aufhörte, mich zu bewegen, und meinen Körper vernachlässigte. Das ist der Grund, weshalb 99,9 Prozent von uns dick sind. Sogar die Amerikanische Medizinische Vereinigung sagt, daß nur ein sehr kleiner Teil der Dicken, 2 bis 3 Prozent, aufgrund ihrer Erbanlage dick sind. Also sind Sie dick geworden. Befassen wir uns damit. Es ist an der Zeit, nicht länger Ihrer Mutter, dem ›Captain‹ oder, wie in meinem Fall, dem Prinzen die Schuld zu geben. Wenn man fettes Essen zu sich nimmt und aufhört, sich zu bewegen, wird man dick.

> *Ich wollte keine 118 Kilo schwere alleinerziehende Mutter sein. Ich wollte das Leben nicht, das ich führte. Ich war deprimiert. (Und ich hatte ein Recht, deprimiert zu sein.) Ich wollte mein Leben nicht als Dicke leben. Das war meine Motivation.*

Tun Sie mir einen Gefallen: Vergeben Sie Ihrer Mutter, vergeben Sie dem ›Captain‹ – und wem auch immer Sie etwas zu verzeihen haben; aber verweilen Sie zusammen mit mir bei der Geschichte vom Prinzen. Ich bin nicht soweit, daß ich ihm verzeihen könnte ... noch nicht ...

Dies ist die Geschichte von dem weißen Lattenzaun, der explodierte. Sie wissen, welche Geschichte ich meine: Die, in der all Ihre Träume und Ziele und Ihre Zukunft vor Ihren Augen explodieren, die Geschichte, die Sie einsam, verzweifelt, verwirrt und – in meinem Fall zumindest – 118 Kilo schwer zurückläßt.

Ich heiratete den Märchenprinzen – so werde ich von jetzt an meinen Exmann nennen: einfach den Prinzen. Wir verliebten uns rettungslos ineinander, es war die Art von Liebe, die keine Grenzen kennt.
Der Prinz stammte aus einer sehr großen, eng verbundenen mexikanisch-amerikanischen Familie. Ich kam aus einer kleinen, nicht sehr eng verbundenen Familie und war in einem dominikanischen Konvent in Sydney, Australien, fast am anderen Ende der Welt, erzogen worden. Wir waren in jeder Hinsicht meilenweit voneinander entfernt... aber dies war die große Liebe, und vom ersten Augenblick an gab es kein Entkommen.
Wir begegneten einander, heirateten und gründeten beinahe sofort ein Heim. Das Schloß (denn das war es für mich) hatte einen Rasen, Bäume, eine Veranda – alles, außer einem weißen Lattenzaun. Aber wen störte das? Ich hatte mich in Garland, Texas, heimisch eingerichtet – nur hätte man mir das damals nicht begreiflich machen können; ich dachte, ich sei oben auf einer Bergspitze im Paradies – lebte in meinem Schloß und war so glücklich, wie Cinderella es nur sein konnte. (Jahre danach und emotional einigermaßen stabil, kann ich mich immer noch nicht Garland, Texas, auf zehn Meilen nähern, ohne einen Ausschlag zu bekommen. Nichts gegen die guten Leute von Garland – aber sie mögen mir verzeihen: Genau hier explodierte mein Leben. Und Sie können mich ruhig überempfindlich nennen, aber wenn ich die alten Straßenschilder sehe, dann juckt es mich überall, ich werde gereizt, beginne zu halluzinieren und muß sehen, daß ich so schnell wie möglich verschwinde.) Wie auch immer: Mein Schloß hatte alles – alles außer einem Schloßgraben, der später recht praktisch gewesen wäre. Wir hatten alles.
Wir lebten den ›Traum‹. Wenn nicht den großen amerikanischen Traum, dann wenigstens Cinderellas Traum.
Kam Cinderella aus Amerika?
War Cinderella wirklich? Wo war sie hergekommen? Wer hatte sie erfunden, und wie war sie jemals in meinen Kopf gelangt?
Sechs Wochen nach unserer Hochzeit (und was das für eine Hochzeit war!) fuhr ich zur Hochzeit einer engen Freundin in New York.

(Hochzeiten waren damals mein Hobby.) Einmal abgesehen davon, daß ich den Prinzen so sehr vermißte, daß ich mich jeden Morgen übergeben mußte, war alles in Ordnung. Nennen Sie mich ruhig naiv oder was Ihnen sonst noch einfällt, aber ich führte meine Übelkeit auf den Kummer wegen der Trennung zurück.

Denn schließlich: Dies war keine Liebe wie jede andere. Mich zu übergeben, weil ich den Prinzen so sehr vermißte, gab mir sogar das Gefühl, daß unsere Ehe besser und unsere Liebe größer war als die der meisten anderen.

Man stelle sich vor: körperliches Leiden aus Liebe! Es kam mir nicht in den Sinn, daß irgend etwas anderes der Grund sein könnte.

Meine Symptome dauerten während der ganzen Reise an; also riefen der Prinz und ich sofort nach meiner Rückkehr im Schloß den Arzt an und vereinbarten einen Termin. Wir gingen zu meinem Frauenarzt, den ich immer aufsuchte, wenn etwas nicht ganz in Ordnung war.

Es war rührend.

Ich wurde untersucht und erfuhr, daß ich nach sechs Wochen Ehe in der vierten Schwangerschaftswoche war. Dies machte mich in einer großen hispanischen Familie sofort zu einer Heldin.

Ich ging ins Wartezimmer, wo der Prinz unter lauter Frauen wartete (welch' ein Kerl, schon damals seiner Zeit voraus), und überbrachte die gute Nachricht. Wir waren dabei, unseren Traum schneller zu vervollständigen, als irgendeiner von uns beiden sich hätte träumen lassen.

Der ganze Raum brach in Applaus aus.

Ich schwöre: Genau das ist passiert. Und der Prinz und ich verließen den Ort unter Tränen, während ein weiterer Teil unseres Traums unterwegs war.

Bis auf den heutigen Tag ist diese Fahrt nach Haus eine meiner schönsten Erinnerungen. Wir waren überglücklich, nervös und verwirrt über das, was unsere einzigartige Liebe hervorgebracht hatte. Ein Kind, unser Kind – nichts hätte schöner sein können.

Die Schwangerschaft war Glückseligkeit. Der Prinz und ich führten

lange Gespräche über unsere Elternschaft. (Typisch achtziger Jahre, nicht wahr?) Wir diskutierten meine Rolle und seine Rolle; und weil wir solch ein modernes, liberales Ehepaar waren, sprachen wir von Einheit, Verbundenheit und gleicher Verantwortung bei der Erziehung unseres Kindes. Es war dieses starke Gefühl des Vertrauens und Verständnisses und der Übereinkunft, das mir die Freiheit gab, mich voll und ganz in die Rolle der idealen schwangeren Frau, Ehefrau und werdenden Mutter zu werfen. Der Prinz machte Überstunden (der erste Pfosten im Zaun begann wacklig zu werden), und wir bereiteten uns beide auf die neue Familie vor.
Unser Sohn wurde geboren. Der erste Enkelsohn in der mexikanisch-amerikanischen Familie des Prinzen.
Haben Sie es gehört? Enkel*sohn* – in einer mexikanisch-amerikanischen Familie ist der wichtige Teil des Wortes die Silbe ›Sohn‹. Wenn ich bis dahin noch nicht für eine Heiligsprechung in Frage gekommen war, dann war ich jetzt auf dem besten Wege.

Mein demütigendstes Erlebnis in der Öffentlichkeit war, als ...
... jemand dachte, ich sei schwanger. Der Kloß in meinem Hals hinderte mich am Sprechen, ich lächelte nur und ging weiter. Ich war so verlegen und schämte mich so sehr. Aber ich hörte natürlich nicht auf, zu viel zu essen. Verrückt.
Kommentar einer Kundin

Oberflächlich betrachtet war alles in bester Ordnung. Unser wunderschöner, neun Pfund schwerer Sohn hatte jedoch seit seiner Geburt eine schwere Allergie, die ihn Tag und Nacht wachhielt. Wochen vergingen, und er hörte einfach nicht auf zu weinen. Mein Baby war krank. Ich konnte an nichts anderes denken als herauszufinden, was ihm fehlte, und dafür zu sorgen, daß es ihm besser ging.
Das Haus war sauber, das Essen wurde gekocht, die Wäsche wurde gewaschen – aber meine ganze Aufmerksamkeit richtete sich nur darauf, daß mein Kind wieder gesund würde. Der Prinz machte

Überstunden und half ansonsten, so gut er konnte, was meistens hieß, daß er, wenn er nach Haus kam, ein schreiendes (und ich meine wirklich: schreiendes) Baby wiegte, so daß ich wenigstens zwei Stunden schlafen konnte. Stellen Sie sich diese junge Ehe vor: Mein Mann machte Überstunden; ich war völlig auf das kleine, kranke Wesen konzentriert, mit dem ich 24 Stunden am Tag zubrachte. Mein Baby schlief nicht und reagierte nicht aufs Stillen oder auf Fertignahrung, sein ständiges Weinen trieb jeden zum Wahnsinn, der mehr als ein paar Minuten mit ihm zusammen war. Die Arztrechnungen häuften sich, der Streß war unglaublich, und mein Sohn paßte in keine der Kategorien, die die Kinderärzte und ihre Diagramme aufgestellt hatten. Der Prinz und ich wurden einander fremd.

Ich erinnere mich an meinen ersten Muttertag, einen Monat nach der Geburt unseres Sohnes. Wir mußten den neuen Enkel herausputzen (eine Forderung meiner Mutter – man hatte jederzeit korrekt gekleidet zu sein) und gingen in ein Restaurant, das voll war, heiß und gar nicht lustig, weil das Baby während des gesamten Essens schrie. Welch ein Einstieg in meine Rolle als Mutter war das!

Während dieses Abschnitts in meinem Leben waren mein krankes Baby und meine zerbrechende Ehe alles, woran ich denken konnte. Mein Mann und ich, wir entfremdeten uns immer mehr voneinander, und ich hatte die Lösung: Ich bat meine Mutter, auf das Baby aufzupassen, damit ich mit dem Prinzen und achtundneunzig seiner Verwandten essen gehen konnte.

Ich machte mich so schick wie möglich (was nicht einfach ist, wenn die Geburt erst ein paar Monate zurückliegt und man noch stillt) und sprang auf den Sozius seines Motorrads (zu dessen Kauf ich beigetragen hatte, damit es in seinem Leben so etwas wie Ordnung und Vertrautheit gab), und wir brausten los, um mit seiner Verwandtschaft zu essen.

Wenn eine Geburt Ihr Innerstes nicht nach außen kehrt, versuchen Sie es einfach mit einer Fahrt auf dem Motorrad ein paar Monate später. Damit schaffen Sie es garantiert. Während des Essens war ich so charmant und sexy, wie die Situation es nur zuließ: kurz nach einer

Entbindung, erschöpft, in ein Kleid gezwängt, das nicht paßte, saß ich mit dem Prinzen und seiner Verwandtschaft zusammen und versuchte, Konversation zu machen und interessiert zu erscheinen. Dann fuhren wir wieder nach Haus. Anscheinend funktionierte mein Plan, oder der Prinz wollte einfach nur Sex – jedenfalls wurde unser zweiter Sohn gezeugt. Meine Mutter brachte es auf den Punkt: »O ja, sie reichen immer noch diese alberne Behauptung weiter, daß man nicht schwanger werden kann, solange man noch stillt.« Sie war eine gutkatholische Frau, die ihre Kinder mit einem Abstand von fünfzehn Monaten bekommen hatte.

Wie ich schon sagte: Der Prinz und ich stammen aus sehr unterschiedlichen Familien. In seiner Familie bedeuten zwei Schwangerschaften so kurz hintereinander, daß man eine gute Katholikin ist. In meiner Familie signalisiert es Gedankenlosigkeit, Planlosigkeit und die schiere Dummheit.

Wir trafen uns mit meinen Eltern zum Mittagessen (mein Sohn war sehr korrekt angezogen), um ihnen die glückliche Nachricht zu überbringen. Mein Vater sagte sehr wenig. Er schaute den Prinzen auf eine schwer zu beschreibende Art an und nannte ihn die ›fruchtbare Schildkröte‹. Einmal abgesehen von dem Reim (›fertile turtle‹) verstand ich die reptilienhafte Anspielung nicht, aber der Prinz hatte jetzt einen Titel. Auf mich fiel nur ein schwer zu deutender Seitenblick.

Von diesem Augenblick an drehte sich meine Schwangerschaft nur um des Prinzen Männlichkeit (ich hatte natürlich nur wenig damit zu tun). In den nächsten Monaten scherzten wir über seine Potenz, während ich mich übergab und mit einer Müdigkeit kämpfte, wie ich sie noch nie in meinem Leben erfahren hatte. Es gibt wohl kaum eine Mutter, die die Erschöpfung und die Angst nicht versteht, die sich einstellen, wenn man gerade eben ein Kind geboren hat und sofort wieder schwanger wird.

Ich hatte während der nächsten Monate den Eindruck, daß zwei so kurz aufeinanderfolgende Geburten anscheinend meine Erfüllung sein sollten. Irgendwie sollte diese Tatsache mich wohl zufrieden machen, mir ein Gefühl der Vollständigkeit vermitteln und alles sein, was ich zum Leben brauchte.

Die Verluste, die ICH erlebte – MEINE Sexualität, MEINE Freiheit, MEINE Ehe, MEINE Energie, MEIN LEBEN –, waren anscheinend ohne Bedeutung. Niemand sprach über diese Dinge, und wenn ich es versuchte, schämte ich mich und fühlte mich fehl am Platz. Aber ich ging völlig in unserer Ehe auf, in der Freude über und der Liebe für den Sohn, den wir hatten, und das Baby, das unterwegs war. Und was hätte ich auch mit den ›anderen‹ Gefühlen anfangen sollen?

Meine Ehe zerbrach vor fünf Jahren, und ich blieb mit zwei Babys und jeder Menge Wut zurück. Seither ist Essen mein Trost und mein Freund gewesen (die Droge meiner Wahl). Aber... ich sollte es eigentlich besser wissen. Sehen Sie, ich bin Ärztin... Ich fühle mich wie ein schrecklicher Heuchler.

Kommentar einer Kundin

Die Auflösung unserer Ehe war schon weit vorangeschritten. Ich sah es nur nicht. Nun, ich gebe Ihnen einen guten Rat:

IM NACHHINEIN IST MAN SCHLAUER!

Hier ist das unübersehbare Anzeichen dafür, daß in Ihrer Ehe etwas schiefläuft:

Meine Eltern und ich brachten meinen kranken Sohn in ein Krankenhaus in Süd-Texas. Da war ich also, mit meinem zweiten Kind schwanger, stundenlang in einem Auto. Ich weiß nicht mehr, wie weit von Dallas entfernt es war; ich weiß nur, daß es Stunden dauerte.

Was für ein Tag! Autofahren, im Wartezimmer sitzen, mit dem Arzt reden, die Neuigkeit erfahren, daß mein Sohn sehr krank sei und man noch nicht wisse, was es sei. Dann kam die Rückfahrt nach Haus, und dort begrüßten mich der Prinz und eine große, sehr schlanke Rothaarige.

Und hier jetzt mein guter Rat:

Wenn Ihnen so etwas jemals passiert, tun Sie nicht, was ich tat. Seien

Sie schlauer als die Ehefrau, die ich war, und folgen Sie Ihrem Instinkt: Schlagen Sie beide auf der Stelle windelweich!
Meine Reaktion war so ›aufgeklärt‹, wie man es sich nur vorstellen kann. Dies waren schließlich die achtziger Jahre und wir ein modernes Ehepaar. Es war vollkommen in Ordnung, daß er sich von einer großen, schlanken Rothaarigen (die ich als die miese Wirtin der Kneipe, in der er arbeitete, wiedererkannte) beim Malen helfen ließ. Vielleicht tröstete sie ihn. Schließlich war sein Sohn krank, und er war sicherlich genauso besorgt wie ich. Vielleicht war sie auch seine Farbenberaterin oder eine gelernte Malerin, die ihm zur Hand ging. Der Prinz und ich waren wie gesagt ein modernes Ehepaar der achtziger Jahre – also mußte es hierfür einfach eine Erklärung geben.
Die Reaktion meiner Mutter war eine völlig andere:
»Wer ist diese ordinäre Rothaarige, die da mit ihm malt? Das ist ja widerlich! Du mußt dem sofort ein Ende machen!«
Ruhig erklärte ich meiner Mutter, daß wir zu einer anderen Generation gehörten und daß heutzutage eine Ehe auf Vertrauen, Kommunikation und Liebe aufgebaut sei. Ich würde dies auf meine Weise erledigen. Vielen Dank, Vater und Mutter, daß ihr mich und meinen Sohn die ganze Zeit gefahren habt. Ich werde morgen früh mit euch reden.
Der Prinz hatte tatsächlich eine Erklärung.
Ich wußte es doch! Sie war einsam, hatte Liebeskummer, und er leistete ihr Gesellschaft. Also konnten sie, während sie zusammen waren, ebensogut arbeiten. War der Prinz nicht genial, Arbeit mit Partnerschaftsberatung zu verbinden? Was hatte ich nur für einen tollen Mann geheiratet!
Ich legte mein sehr krankes, schlafendes (allerdings nur kurz!) Baby in sein Bettchen und ging selber auch schlafen. Während ich das frisch gestrichene Wohnzimmer roch, fiel ich in eine Art Koma.
Vielleicht ist es von diesem Augenblick an schwer für Sie, irgend etwas zu glauben, das aus meinem Mund kommt. Wie kann eine derart dumme Person Ihnen einen Rat geben, wie Sie Ihr Aussehen und Ihr Befinden ändern sollen? Wie Sie Ihr Leben in die Hand neh-

men sollen? Es ist nicht ganz einfach zu glauben, daß ich all dies schluckte – aber so war es. Das Leben nahm wieder seinen gewöhnlichen Lauf. Gewiß, es gab ein paar ärgerliche Worte, einige Übernachtungen in einem Hotel (des Prinzen natürlich – können Sie sich vorstellen, was passiert wäre, wenn *ich* für eine Nacht in ein Hotel gegangen wäre?), Auseinandersetzungen hier und dort. Welche Ehe kennt das nicht?

Jemand hat mich einmal gefragt, ab wann ich wußte, daß unsere Ehe dabei war, auseinanderzubrechen. Jede andere hätte beim Geruch der frischen Farbe Bescheid gewußt. Ich nicht.

Unser zweiter Sohn wurde geboren, und er war vollkommen. Ich fühlte mich fast ständig wie eine Schlafwandlerin, während jeder, den wir trafen, dem Prinzen gratulierte, weil er in so kurzer Zeit zwei Söhne produziert hatte. Er war Supersperma, und ich war nur das Anhängsel.

Nach der Geburt meines zweiten Sohnes merkte ich, daß etwas nicht in Ordnung war. Wochenlang sagten wir kaum mehr zueinander als »guten Morgen« oder »gute Nacht«. Äußerlich lebten wir immer noch zusammen, aber in unseren Zeitplänen und Tagesabläufen fand eine totale Trennung statt.

Entweder arbeitete der Prinz oder er spielte mit den Kindern, aber letzteres taten wir nie gemeinsam. Wenn er mit den Kindern zusammen war, gönnte ich mir ein Nickerchen, machte die Wäsche, ging aufs Klo oder unter die Dusche – Sie wissen schon: Luxus!

Unser Sexualleben war einmal unübertroffen gewesen; wir hatten den besten Sex der Welt. (Ich habe mich niemals als prüde betrachtet, sondern mich immer wohl gefühlt mit Sex – manchmal ein wenig zu wohl. Könnten Sie sich mich als Ihre heranwachsende Tochter vorstellen?)

Wenn wir jetzt einmal im Monat Sex hatten, dann wurde das geplant und besprochen, damit es zu einem romantischen Erlebnis wurde. Das ist nicht ganz einfach, wenn einer der beiden Partner (das war ich) ein Zombie ist.

All dies war ganz normal für ein junges Elternpaar. Alle Ehen leiden, wenn Kinder so dicht aufeinander folgen – sogar diejenigen, die im Himmel geschlossen worden sind. So stand es jedenfalls in den Büchern. Und ich las sie alle. Das Problem war, der Prinz las keines. Er wußte nicht, daß dies normal war. Für ihn waren die Liebe, Aufmerksamkeit und Zuneigung, die er vermißte, ein für allemal dahin.

Den ersten direkten Hinweis bekam ich, als der Prinz mir eines Abends sagte, er wolle mit mir reden. Er schien traurig zu sein. Also brachte ich die Kinder ins Bett, machte die Küche sauber, räumte das Spielzeug auf und setzte mich zu meinem Prinzen, um mit ihm zu sprechen.

»Ich muß mit dir reden. Es gibt etwas, das mich beschäftigt. Es ist wichtig.« Das sind die Worte, an die ich mich erinnere. Dann unterhielten wir uns eine Weile darüber, daß er sich von mir getrennt, einsam und durcheinander fühlte.

Darauf sagte er: »Ich habe eine Beziehung gehabt, und wir sollten darüber sprechen.«

Ich brauchte eine ganze Weile, bis ich überhaupt begriff, was er mir gerade mitgeteilt hatte. Natürlich hatte er geschäftliche Beziehungen. Der Prinz mußte seiner Frau, dem Zombie, in allen Einzelheiten erläutern, daß er von der Art Beziehung sprach, wie sie in der ›Donahue-Talkshow‹ besprochen wurden. (Die vielen anderen Talkshows gab es damals noch nicht, Donahue war der ungekrönte König.)

Ein Verhältnis. Mit einer Frau. Einschließlich Sex. Sex, den wir zu der Zeit nicht hatten.

Das waren seine Gefühle. Was mich betraf (nicht, daß irgend jemand, der Prinz eingeschlossen, danach gefragt hätte): Ich sehnte mich nach Hilfe, Liebe, Intimität und Sex – ja, Leute, auch ich brauchte Sex. Ich war einsam, ängstlich, verwirrt und scharf – schließlich war der Prinz nicht der einzige in unserem kleinen Heim, der keinen Sex hatte.

Ich dankte ihm dafür, daß er es mir gesagt hatte und ehrlich gewesen war. HABEN SIE DAS MITBEKOMMEN? ICH DANKTE IHM!

Ich verstand seine Bedürfnisse, und wir nahmen uns vor, dies gemeinsam durchzustehen. Ich fragte ihn nicht, mit wem er zusammengewesen war – obwohl ich fast umkam vor Neugier. Andererseits

war es leicht zu erraten: mit der schlampigen Rothaarigen. Wir gingen ins Bett und glaubten, wir seien wirklich das moderne Ehepaar, das wir einmal hatten werden wollen.
Der Prinz hatte wirklich ein schlechtes Gewissen. In der katholischen Kirche gibt es eine Sühne für alles. Er leistete seine Sühne ab. Es gab mehr Kommunikation, mehr Zärtlichkeit – nicht viel Sex, aber sehr viel Schmusen und Küssen. Er verbrachte nun mehr Zeit zu Haus – nicht viel los diesen Monat im Restaurant –, und es war der Beginn einer wunderschönen Beziehung.
Ich begann, jedes Buch der Kategorie ›Wie gewinne ich meinen Mann zurück?‹ zu lesen. Aufgrund der geringen Energie, die ich noch hatte, wurde jede freie Zeit für mich und meinen Mann eingeteilt. Sein Lieblingsessen wurde gekocht. Ich lobte ihn, so oft es ging, und hörte ihm zu, wenn er von der Arbeit kam und von seinen Sorgen erzählte.
Eine der größten Sorgen – oder Unsicherheiten – des Prinzen war sein Drang, selbständig zu arbeiten. Nicht unter jemandes Kommando zu stehen. Sich wie ein Mann zu fühlen. Das war ein großes Kapitel in all diesen Büchern: Ein Mann muß sich wichtig fühlen können, er braucht das Gefühl, etwas Wichtiges zu leisten. Seltsamerweise wurde über die andere Hälfte der Ehe niemals etwas Ähnliches gesagt. Ich nehme an, ich brauchte nichts. Mein Selbstwert war dem seinen untergeordnet. Und wieder schluckte ich dies alles ohne ein Wort des Protestes.

> *Es gibt Dinge, die wirklich weh tun und einen im Inneren demütigen. Wie oft ist mir heiß geworden, und ich habe sogar angefangen zu schwitzen vor lauter Peinlichkeit... weil die Leute einen anstarren, über einen reden, als wäre man beinahe nein, nicht beinahe – gar nicht vorhanden.*
>
> CATHERINE, Phoenix, Arizona

Abgesehen von der Sorge für zwei Jungs, die ein Jahr auseinander waren, bestand meine Verpflichtung darin, meinem Prinzen zu helfen, damit er bekam, was er brauchte, um sich wichtig zu fühlen. Ich half bei der Planung, Organisation und Finanzierung seines eigenen Restaurants – seines ganz und gar eigenen, das wir zusammen aufbauen und an dem wir zusammen arbeiten würden. Es würde die Intimität und die Zusammengehörigkeit wiederherstellen, die wir verloren hatten.

Es gibt einige universelle Regeln im Leben. Eine lautet: Mach niemals ein Restaurant auf. Jedes zweite scheitert. Es ist ein anstrengendes Geschäft, 24 Stunden am Tag, es bringt unglaublichen Streß mit sich und jede Menge junger, gutaussehender, schlanker Mädchen hinter der Bar, mit denen man sich nach Geschäftsschluß unterhalten kann.

Wie schlau war ich doch!

Wir verließen unser Schloß und zogen in die Nähe unseres Geschäfts, damit wir uns öfter sehen und unser Leben als Unternehmer gemeinsam beginnen konnten.

Zu meinem Vorhaben, meinen Mann glücklich zu machen, gehörte auch die Teilnahme an meinem ersten Aerobic-Kurs. Ich wollte fit sein und so sexy aussehen wie all die anderen Frauen, die ich im Restaurant um meinen Prinzen herumlungern sah. Sie kennen den Typ: groß, schön, jung und dumm wie die Nacht. Die ganze Zeit schien es, als sähen alle Frauen besser aus als ich.

Ich suchte das einzige Aerobic-Studio aus, das es damals in Irving gab (Fitneßclubs schüchterten mich zu sehr ein). Es wurde von einer ehemaligen Einpeitscherin der Dallas Cowboys geleitet.

Sehr schlau, Susan.

Ich habe selten jemanden gesehen, der oder die so ruppig war wie die Besitzerin dieses Studios. Sie gab sich Mühe, Gott segne sie, aber sie wußte nichts anzufangen mit einer deprimierten Hausfrau, die versuchte, ihren Mann zu halten, und gerade erst in die Gegend gezogen war. Die Trainingsstunden waren genau das, was man von einer ehemaligen Einpeitscherin erwarten konnte, und innerhalb weniger Wochen fühlte ich mich so unbeholfen und fehl am Platz, daß ich nicht mehr hinging.

Spazierengehen war eine bessere Alternative. Eine andere hatte ich nicht. Ich wußte nur: Wenn ich besser und schlanker aussah, würden der Prinz und ich zurückbekommen, was wir verloren hatten. Schlank zu werden war wie immer die Antwort. Wenn ich nur diese Pfunde loswerden konnte, dann würde er mich wieder beachten, an seinem Leben teilhaben lassen, stolz auf mich sein, Liebe mit mir machen ... wenn ich nur schlank war. Die Eröffnung des Restaurants, der Beginn unserer Zukunft und unseres Lebens – all das sollte zur gleichen Zeit passieren, und Schlanksein war die Antwort auf die Auseinandersetzungen, die Trennungen und die Bitten um Liebe, Unterstützung und Verständnis, die täglich geäußert wurden. Ich versuchte, die Vergangenheit und die anderen Frauen zu vergessen, die sich eingeschlichen hatten, und zu ignorieren, daß ich mich sterbenselend fühlte. Ich war entschlossen, auf einen neuen Körper hinzuarbeiten, der mir ein neues Leben garantieren würde. Wir wissen doch alle, daß ein neuer Körper alle Probleme löst – oder?

Das Restaurant wurde eröffnet, und es wurde ein rauschendes Fest. An diesem Abend bekam der Prinz die Anerkennung, die er brauchte, um sich wie der erfolgreiche, selbständige Mann zu fühlen, der er war. Wir alle, Freunde und Familie, gaben uns die allergrößte Mühe, damit dieser Abend zu einem Erfolg für ihn wurde. Er brauchte ihn, er arbeitete hart und hatte eine Frau und zwei dicht aufeinanderfolgende Kinder zu unterstützen. Mit Spazierengehen und totalem Hungern schaffte ich es, mich in ein rosa Kleid ›normaler‹ Größe zu zwängen. Ich wollte für meinen Mann an diesem Abend sexy aussehen und mich so fühlen. Doch ich fühlte nur, daß ich zu Tode gestochen wurde; aber wer scherte sich schon um dauerhafte Narben von einem Reißverschluß? Ich mußte gut aussehen für meinen Mann, das sagten schließlich alle Bücher.

Also bekam der Prinz, was er brauchte. Und war unterwegs zu einer neuen Karriere als Betreiber seines eigenen Restaurants. Stolz hatten wir ihm verschafft, Selbstvertrauen hatten wir ihm auch verschafft, und auch den Traum von einer Zukunft hatte er jetzt.

Mein Leben verlief weiter so, wie es zuvor gewesen war – es kamen nur die Reißverschlußnarben hinzu. Da waren der Umzug in die neue

Stadt, die Einrichtung eines neuen Haushalts mit sehr wenig Geld (jeder Pfennig wurde in die Zukunft des Prinzen investiert), die Hausarbeit, die Kinder, die Wäsche, die Einsamkeit, der Schmerz, die sexuelle Frustration und die täglichen Trennungen. So ging es immer weiter, mein Leben.

Die Kinder wurden größer, das Spielzeug wurde immer mehr, und im Regal stapelten sich die Bücher, in denen stand, wie ich das Interesse meines Mannes wachhalten konnte. Ich hatte ihn zurückgewonnen (das dachte ich zumindest); jetzt mußte ich ihn bei mir halten. Die Arbeit des Prinzen und meine eigene waren sehr unterschiedlich, und sie führten uns in verschiedene Richtungen. Aber unsere Tage waren gleich lang und anstrengend. Er war Besitzer und Geschäftsführer des Viersternerestaurants, das wir zusammen aufgebaut hatten. Zu seinem Job gehörte es, gut gekleidet zu sein und täglich zu hören, welch ein tüchtiger und gutaussehender junger Unternehmer er war.

Der Prinz hatte ein Erfolgserlebnis, das mir bitter fehlte. Niemand lobte mich für meine endlosen Tage, an denen ich die Windeln wusch, die beiden Hochstühle sowie die sie umgebenden Wände und den Fußboden säuberte und versuchte, meinen Körper nach zwei aufeinanderfolgenden Geburten wieder attraktiv zu machen.

Das Problem war, daß ich einfach mit den Achtzehnjährigen nicht mithalten konnte, die auf eine Margarita (oder einen ganzen Krug voll) ins Restaurant kamen und den Prinzen bewunderten. Zugegeben, er sah bewundernswert aus – aber er hatte auch ein Heim und eine Familie.

Doch wie sehr ich mich auch bemühte, unsere Ehe ging schnell in die Brüche. Nach der Geburt unseres zweiten Sohnes gab es Hunderte von Gesprächen, Tränen, Versöhnungsversuche, noch ein wenig Buße, sehr viel Zorn und Schmerz, das Restaurant, noch ein paar Affären und die große romantische Reise nach San Francisco – aber es war vorbei. Wie immer man es auch betrachtete, der weiße Lattenzaun war Pfosten um Pfosten gelockert worden, das Dynamit war an Ort und Stelle, das Streichholz brannte und RRRUMMS! flog der Zaun in die Luft.

Wenn du darauf wartest, daß die Ober-Fee der Motivation herabkommt, dir auf die Schulter tippt und sagt:
»Du wirst dein Leben verändern«,
»du kannst so gesund werden, wie du willst«,
»und es wird jetzt geschehen ... sofort ...«
... es wird nicht geschehen. Ist die Ober-Fee jemals da gewesen, wenn die Miete fällig war?
Nein – weil es sie nämlich nicht gibt
Es ist alles eine Lüge.

Vor einigen Jahren kam eine Kundin in mein Studio. Sie sagte, sie sei aus Irving.
Ich erwähnte das Restaurant.
Sie erwähnte den Besitzer.
Ich sagte ihr, das sei mein Exmann.
Sie sah mich erstaunt an und sagte: »Ich wußte nicht einmal, daß er verheiratet war.«
Peng!

Meine demütigendste Erfahrung in der Öffentlichkeit war, als ...
... ich meinen ehemaligen Freund wiedertraf. Ich hatte ihn vor neun Jahren zum letzten Mal gesehen. Ich schämte mich wegen der 23 Kilo und der drei Kleidergrößen, die ich seitdem zugelegt hatte. Ich wollte, daß dieser Mann sich an mein altes Ich erinnerte, daran, wie ich ausgesehen hatte, als wir miteinander ›gingen‹. Auch hatte ich wegen meines Übergewichts irgendwie das Gefühl, daß ich in meinem Leben gescheitert war.
LISA, alleinstehend, Washington

Ich wollte, ich könnte Ihnen erzählen, daß ich mit meiner gescheiterten Ehe wie eine reife, alleinstehende Frau und Mutter von zwei Söhnen umging; daß ich mich an den eigenen Haaren aus dem Sumpf zog und mein Leben in die Hand nahm.

Unsinn!
Neeeeiiiin, das tat ich nicht. Ich begann riesige Mengen fetten Essens zu verschlingen, und hörte auf, mich zu bewegen – das Aerobic, mit dem ich angefangen hatte, um meinem Prinzen zu gefallen, brach ich ab. Ich war isoliert, wütend, einsam, verängstigt, wütend (habe ich wütend schon erwähnt?); ich aß viel, bewegte mich nicht und plante den Tod des Prinzen und seiner Prinzessin. So verbrachte ich meine Tage: indem ich über Möglichkeiten nachdachte, sein und ihr Leben zu ruinieren. Wer wollte mir das vorwerfen? Unsere Spielregeln waren zu verschieden: Der Prinz konnte zweimal im Monat vorbeischauen, und er war ein Held. Ich fand tagelang keinen Schlaf, aber das war eine gegebene Tatsache. Das wird einfach von einem erwartet – wenn man eine Gebärmutter hat. Als wir uns gerade getrennt hatten, brachte man ihm zu essen.
Wenn er mit einer Achtzehnjährigen schlafen konnte, konnte er auch sein Essen selbst kochen. Mir schien das ganz selbstverständlich zu sein, aber nicht seinen Freunden und Verwandten, die ihm zu essen brachten. Mein Gott, er hätte ja verhungern können!
Das Leben des Prinzen wurde immer interessanter: sein Geschäft, seine Liste von Freundinnen, seine gesellschaftlichen Aktivitäten, alles. Mein Leben verdunkelte sich immer mehr.
Eines Tages erwachte ich aus einem schweren Koma, und ich war in einem fürchterlichen Zustand. Ich war fett. Ich konnte mich nicht bewegen, ohne sofort erschöpft zu sein. Ich hatte jeden Schmerz und jedes Leiden, die im Buche stehen. Mein Selbstwertgefühl war auf Null. Ich haßte mein Aussehen und mein Befinden. Ich wog 118 Kilo und fühlte mich, als sei mein Leben vorbei. Wie war ich nur in diesen Schlamassel geraten? Wie kam ich wieder heraus? Wer konnte mir helfen? Wohin mit all der Wut und dem Schmerz, die ich fühlte? Viele Fragen, kaum Antworten wirbelten mir im Kopf herum und machten mich verrückt.
So viele Dinge gehören zu der Abwärtsspirale von Dickwerden und Krankwerden. Zahllose Symptome und Fallen, die das eigene Selbstwertgefühl in Ecken drücken, von denen man sich nie hätte träumen

lassen, daß man einmal in ihnen landen würde. Alles veränderte sich. Die Panikanfälle begannen. An manchen Tagen war es schon zuviel, mit den Kindern einkaufen zu gehen. Ich schaffte es bis zur Kasse und bekam plötzlich eine solche Angst, daß ich mir die Kinder griff, den Einkauf unterließ und aus dem Laden rannte. Ich setzte die Kinder und mich ins Auto und blieb auf dem Parkplatz stehen – völlig verängstigt, doch ohne zu wissen, wovor ich Angst hatte; ich war einfach nur voller Panik.

Angst vor der Frau an der Kasse.

Vor den Leuten im Laden.

Dem Verkehr.

Den Geräuschen, den Straßenschildern, den Ampeln – es war alles zu viel für mich. Wie war aus einer normalen Person jemand geworden, die nicht einkaufen gehen konnte, ohne zu Tode verängstigt zu sein?

Vor meinen Augen fiel mein eigenes Leben in Scherben. Ich fühlte mich, als ob ich jegliche Kontrolle über mich verloren hätte, und ich wußte nicht, wie ich sie zurückgewinnen konnte.

Angst, Furcht und Depression. Wovor hätte ich mich schon fürchten sollen? Warum sollte ich deprimiert sein? Ich lag mit dem Gesicht im Rinnstein und wußte nicht, wie ich dorthin gelangt war, also ging ich – wie immer, wenn ich Probleme hatte – zu meinem Frauenarzt.

Als ich an jenem Tag in seinem Sprechzimmer saß, wußte ich, daß ich in großen Schwierigkeiten war. Ich saß bei einem Fremden und schluchzte, bat um Hilfe und erklärte ihm, daß ich nicht wüßte, wie ich in diesem Zustand einen weiteren Tag durchstehen sollte. Doch alles war in Ordnung, denn er hatte eine Antwort für mich.

Gott sei Dank, eine Lösung. Sie bestand in einem Rezept für Lithium, einem irritierten Blick, und kommen Sie in sechs Wochen noch einmal zu einer weiteren Untersuchung. Sechs Wochen – ich weiß nicht, ob ich die nächsten vierundzwanzig Stunden überstehen werde, und dieser Mann gibt mir ein Stück Papier und sagt mir, ich würde in sechs Wochen noch leben.

Ich schnappte mir mein Rezept und fuhr nach Haus.

Zwanzig Jahre zuvor hatte meine Mutter die gleiche Lösung bekommen, nur war es damals Valium gewesen. Man hatte es ausgeteilt wie Lutschbonbons, um all die nervösen Hausfrauen ruhigzustellen, und meiner Mutter hatten sie gesagt, sie solle es abends mit einem Glas Wein nehmen. Damit wurde das Leben für uns alle einfacher. Alkohol und Pillen – welch eine Kombination! Ich verbrachte ganze Tage damit, den tropfenden Wasserhahn zu beobachten. Das Lithium hielt mich ruhig. Meine Angst ließ nach. Ich war eine wandelnde Tote, weshalb also sollte ich Angst haben? Von meinen Problemen wurde allerdings nicht eines gelöst.

Ich war immer noch dick und nicht gesund. Ich haßte immer noch den Prinzen – ich haßte ihn nur langsamer. Ich war immer noch voll und ganz für zwei Kinder zuständig – im Gegensatz zu seinen vierzehntägigen Besuchen. Die Isolation, Einsamkeit, Wut, Angst, der Hunger (immer wieder probierte ich eine andere Diät, so sieht das Muster aus) – all das war jetzt ein wenig verwischt. Es war schwieriger, sich auch nur eine Zeitlang darauf zu konzentrieren, aber es war immer noch da.

Ich wurde immer dicker. Je dicker ich wurde, um so frustrierter wurde ich. Je frustrierter ich wurde, um so mehr aß ich.

Freunde und Verwandte versuchten, mir in der Stunde (oder vielmehr den Stunden) meiner Not zu helfen. Ich versuchte, mir selbst zu helfen, indem ich mich einer Frauen-Bibelgruppe anschloß. Wir trafen uns im Wohnzimmer einer Freundin von mir, die drei Kinder hatte. Einige ihrer Freundinnen kamen dazu, insgesamt hatten wir fünfzehn Kinder, die alle zum einen oder anderen Zeitpunkt etwas brauchten. Ich bin nicht sicher, ob Gandhi auf diesem Weg seinen erleuchteten Zustand erreicht hätte; aber ich weiß, daß ich bestimmt nicht erleuchtet war – ich war fett.

Wir gaben uns alle Mühe, einander zu überzeugen, daß für uns die Frage, ob wir gut aussahen und uns sexy fühlten, vor der Tatsache verblaßte, daß wir Mütter waren. Alle anderen in der Gruppe schienen diese Theorie zu schlucken; und ich dachte nicht daran, mir meinen einzigen gesellschaftlichen Kontakt zu verscherzen, indem ich in einer Bibelgruppe aufstand und meine sexuellen Bedürfnisse darlegte. So machte ich also mit, fühlte mich fremd und allein und glaubte, meine Bedürfnisse seien verkehrt, unwichtig und primitiv. Selbst wenn ich hätte sprechen wollen – das Lithium hatte mir jeden Mumm genommen.

Meine Mutter sagte eines Tages zu mir: »Schau dich an! Wenn du abnehmen und dich ein wenig zusammenreißen würdest, könntest du ihn vielleicht zurückbekommen.« Sie meinte den Prinzen – nicht meinen Mumm.

Niemand bat mich jemals gefragt, ob ich ihn zurückwollte oder ob ich vielleicht mich wiederhaben wollte. Was ich wirklich zurückwollte, war ich selbst.

> *Sexualität – ach was! Ich bin schon lange im Winterschlaf.*
> Kommentar einer Kundin

Die Vorstellung, wie der Prinz und seine Prinzessin zusammen im Bett lagen und sich liebten, machte mich wahnsinnig. Es war kaum auszuhalten. *Er* hatte sie, damit sie ihm sagte, wie wunderbar er war, wie klug, wie gutaussehend, wie breit seine Schultern waren ...

Ich hatte als Trost eine Tüte M&Ms morgens früh um halb drei und Wiederholungen von ›Love Boat‹. Wenn ich so in meinem Bett lag, stellte ich mir vor, wie sie Liebe machten.

Sagte er ihr das gleiche, was er mir gesagt hatte?

Gab er die gleichen Laute von sich?

Flüsterte er die gleichen Worte?

Aber das war es nicht, was mich so wütend machte. Und nachdem ich sie mir mehrere Monate lang im Bett vorgestellt hatte, gewöhnte ich mich daran. Was mich wirklich rasend machte, war die Ungerechtigkeit, die Ungleichheit meiner Situation. Ich wußte nicht, wohin mit meinem Schmerz, meinem Zorn, meiner Angst, wenn ich daran dachte, wie sehr die Spielregeln für den Prinzen und für mich verschieden waren. Warum – weil er einen Penis hat? Warum war es in

Ordnung, daß dieser Mann sein Leben nicht aufgab? Hätte ich in der Zeit unserer Ehe ein paar Affären gehabt, »man hätte Ihnen die Kinder sofort weggenommen«, sagte mir ein Anwalt. »Nehmen Sie, was Sie bekommen können, in diesem Staat gibt es keine Unterhaltspflicht, kleine Frau; Sie können sich noch glücklich schätzen: Die meisten Frauen stehen ohne irgend etwas da.«

Ich habe niemals versucht, »ihn bis aufs Hemd auszuziehen«. Wir hatten zwei kleine Kinder. Wenn ich mich nicht irre, war er zur Hälfte an ihnen beteiligt – er das Sperma (Supersperma), ich das Ei. Wir waren es gemeinsam. Hatten wir nicht all die langen, fortschrittlichen Gespräche geführt über Verantwortung, Verständnis und Gleichheit? Wir hatten gemeinsam beschlossen, daß unsere Kinder zu Haus aufwachsen sollten. Und ich sollte zu Haus bleiben, um bei ihnen zu sein. Nur weil der Prinz jemanden brauchte, der ihm sagte, wie breit seine Schultern seien, gab es noch lange keinen Grund, weshalb das Leben unserer Kinder und unsere Verantwortung ihnen gegenüber sich ändern sollten.

Der Kampf um ein Minimum an Unterstützung war teuer und von der Unterstellung begleitet, daß eine Ehefrau immer darauf aus ist, den Mann übers Ohr zu hauen. Nun, ich war gar nicht in der Lage, irgend jemand übers Ohr zu hauen. Ich wurde täglich dicker und verlor allmählich die Kontrolle über mein Leben. Wenn jemand jemanden übers Ohr haute, dann war es der Prinz mit seinem Hüftumfang von 72 Zentimetern.

Während einer der vielen Verhandlungen wurde eine Summe von 1000 Dollar pro Monat als angemessener Unterhalt genannt. Ich fragte: »Ich habe zwei Kinder, ein Jahr auseinander, beide noch in den Windeln; wie soll ich von tausend Dollar leben?«

Sein Anwalt, der (da bin ich mir sicher) verheiratet war und Kinder hatte (und irgendwo in der Stadt eine kleine Freundin), guckte mich an und sagte: »Suchen Sie sich einen alten Knacker, der Sie aushält.« Gewiß, wir waren in Dallas, Texas, aber das war ein Ausdruck, der zum letzten Mal benutzt wurde, als Saturday Night Fever ein Hit war.

Der mich ›aushält‹?

Himmel, hilf!

In jenem Büro, umringt von Leuten, die an dieser Bemerkung nichts auszusetzen fanden, begriff ich, womit ich es zu tun hatte: Der Prinz hatte das Geld, ich hatte keins; er hatte Rechte, ich hatte keine. Er hatte einen Job, also war er gegebenenfalls kreditwürdig. Ich hatte auch einen Job, und einen sehr wichtigen dazu: zwei menschliche Wesen aufzuziehen. Aber das steht in unserer Gesellschaft nicht sehr weit oben auf der Liste wichtiger Tätigkeiten.

Nach monatelangen Kämpfen, in denen ich mir das Geld borgen mußte, um kämpfen zu können, bekam ich 1400 Dollar im Monat. Angesichts der monatlichen Hypothek von 500 Dollar auf unserem Schloß konnte mich niemand beschuldigen, in Saus und Braus zu leben. Wenn ich mir nur das Notwendigste leistete – Essen (wovon ich viel brauchte), Versicherungen, Autokosten und so weiter – lebte ich immer noch unter der Armutsgrenze.

Ich war ein Teil der amtlichen Statistik geworden. Wie konnte das passieren?

Ich war noch dankbar, daß ich ein Dach über dem Kopf hatte, dankbar für das Auto, das ich besaß (doch ich hatte eine Todesangst, daß irgend etwas daran kaputtgehen könnte, denn ich konnte mir keine Reparatur leisten).

Ich bin mir schmerzlich der Tatsache bewußt, daß für Millionen amerikanischer Mütter 1400 Dollar monatlich ein Vermögen sind. Ich habe in der Zwischenzeit mit Frauen gesprochen, die mit der Hälfte dieses Betrages auskommen müssen. Unsere Regierung weiß es vielleicht nicht, aber alleinstehende Mütter sind tatsächlich eine Realität, und viele von diesen Frauen und Kindern leben unterhalb der Armutsgrenze oder auf der Straße.

Stellen Sie sich meine Situation vor, wenn ich nur ein wenig Pech gehabt hätte (als ob es so nicht schon genug gewesen wäre). Mit Pech meine ich: wenn ich erkrankt wäre. Zugegeben, ich war dabei, verrückt zu werden, und man konnte mich nicht gesund nennen. Aber zumindest konnte ich mich bewegen, langsam zwar, aber immerhin. Doch wenn ich krank geworden wäre und ins Krankenhaus hätte gehen müssen, wer weiß, was dann aus uns geworden wäre.

Ich versuchte, meinen Lebensunterhalt zu verdienen. Ich versuchte alles: Ich gab Kochunterricht, betreute kleine Kinder, ich tat alles, um ein wenig zusätzliches Geld zu bekommen. Aber ganz gewiß gab es keine ›alten Knacker‹, die an meine Tür klopften, um mich ›auszuhalten‹.

Warum fühlte ich keine Dankbarkeit? Ich erfüllte schließlich meinen Teil unseres Vertrags. Wir waren zwei intelligente Erwachsene, die gemeinsam Entscheidungen getroffen hatten, die zwei andere Menschen betrafen: unsere Kinder. Nicht ich hatte etwas geändert, sondern der Prinz; und das war der Grund, weshalb ich so einen hohen Preis bezahlte.

Ich begreife heute, daß ich noch Glück hatte. Aber damals konnte ich nur sehen, wie verkehrt all dies war. Ich wurde bestraft, und dabei hatte ich doch nichts getan.

Sein Leben wurde immer angenehmer, und ich war dabei zu ertrinken. Das war es, was mich verrückt machte. Doch statt wirklich verrückt zu werden, stürzte ich mich auf die Aufgabe, eine Mutter zu sein.

»Und selbst wenn wir uns keine Bücher leisten können, Jungs, es gibt immer noch die Leihbücherei. Wir werden sparen, und ich werde meine Ansprüche nicht aufgeben. Ich werde eine großartige Mutter sein. Wir werden eine wunderbare Familie haben, und alles wird gut sein.«

Das dauerte bis zum ersten der alle zwei Wochen stattfindenden väterlichen Besuche.

Der Prinz führt vor, und es ist noch jemand im Auto. Beide sind sie gut gekleidet, gebräunt und schlank. Sie lachen dieses ›Den-Kopf-in-den-Nacken-gelegt‹-Lachen. (Ja doch, ich schaute zum Fenster raus; sich hinter einem Sessel verstecken ist nicht einfach, wenn man über neunzig Kilo wiegt). Ich beobachtete sie, während sie lachten.

Vor meinem geistigen Auge lief alles wie in Zeitlupe ab: diese gebräunten, schönen Gesichter wie sie lächeln und lachen. L-A-N-G-S-A-M legen sie den Kopf in den Nacken und lachen. Sie sehen einander mit Liebe und Zuneigung in die Augen. (Wie ich das sehen konnte? Ja doch, ja doch, ich hatte ein Fernglas; sollte ich es etwa nicht benutzen?)

Dann steigt der Prinz aus dem Auto und schaut noch einmal nach seiner Liebsten, bevor sie sich für drei Minuten trennen müssen (was für beide ganz gewiß eine große Qual war); er kommt zur Tür, um die Kinder abzuholen. Ich bin irgendwo in der Ecke beim Fenster, irgendwie zwischen Sessel und Wand eingeklemmt (›eingekeilt‹ wäre ein besseres Wort). Die Kinder warten bei der Tür und sind ganz aufgeregt, jemand anders sehen zu dürfen, als diese verrückte, eingekeilte Frau in der Ecke, während die Klingel läutet.

Sagen Sie mir doch, wie ich zur Tür hätte gehen sollen. Ich hätte schon Samantha in ›Verhext‹ sein müssen, die einfach nur die Nase rümpft und sofort besser aussieht als die Frau draußen im Auto, um die Demütigung, den Schmerz, die Wut und die Peinlichkeit vermeiden zu können, die es bedeutet hätte, wenn ich an die Tür gegangen wäre.

Also ging ich nicht.

Ich stand einfach nur da... die Kinder warteten, der Prinz stand draußen und fragte sich, ob ich vor lauter Dickwerden vielleicht taub geworden war, und ich stand wie erstarrt. Mein Entschluß, daß ich mich an meinen eigenen Haaren aus dem Sumpf ziehen, mein Leben in die Hand nehmen und einfach nur eine gute Mutter sein würde, schmolz rasch dahin. Ich war nicht nur eine Mutter. Ich war Susan, eine Person, und Susan war dabei zu sterben.

> *Mein Mann macht sich ständig über mich lustig und sagt gemeine Dinge, die mir weh tun. Es macht ihm Spaß, sich auf meine Kosten groß zu fühlen.*
>
> M. JANE, eine Kundin

Irgendwann auf meinem Weg nach unten drehte ich wirklich durch. Der Prinz hatte zweimal hintereinander seinen Besuch wegen zuviel Arbeit absagen müssen. Alle Leute, Verwandte wie Freunde, mach-

ten mir klar, daß ich verpflichtet sei, zu verstehen, daß der Prinz zu arbeiten hatte. Was, zum Teufel, glaubten sie alle, tat ich wohl?
Ich hatte seit Wochen praktisch pausenlos gearbeitet. Mein Job ließ mir tagelang kaum Zeit zum Schlafen; ich hatte keinerlei Kontakt und ganz gewiß keine Freizeit. Der Prinz hatte freie Zeit – waren nicht er und seine Prinzessin am Montag zuvor Wasserski gefahren? Niemand half mir, ermutigte oder liebte mich – und schon gar nicht ging jemand mit mir Wasserski fahren. Es war einfach selbstverständlich, daß ich, weil ich eine Gebärmutter hatte, bei den Kindern bleiben, die beste aller Mütter sein und (ohne weiter nachzudenken) alle Träume und Hoffnungen aufgeben würde.
Als er das erste Mal absagte, fand ich mich damit ab. Ich sagte den Jungs, daß ihr Vater sie wirklich liebhabe. Er hatte viel Arbeit, und wir alle mußten das einfach verstehen (während ich ihn im stillen die ganze Zeit verfluchte!)
Aber die zweite Absage war der berühmte Tropfen, der das Faß zum Überlaufen brachte. Als er anrief, sagte ich ihm, er müsse sofort herkommen, es sei eine Art Notfall.
Ich war noch nie zuvor in meinem Leben einem Zusammenbruch so nahe gewesen wie an jenem Wochenende. Ich spielte *Kramer gegen Kramer.*
Der Prinz kam.
Ich sagte ihm, ich brauche ein paar Stunden.
Der Prinz ließ keinen Zweifel daran, daß er zu seiner Arbeit zurückmußte und daß er ›hierfür‹ nur Zeit bis um fünf Uhr habe – es war drei Uhr.
Ich sah ihm hinterher, als er mit meinen Kindern hinten im Auto wegfuhr. Dann schnappte ich mir meinen schon gepackten Koffer, legte die Schlüssel, das Scheckbuch und einen Zettel mit der Nachricht, daß ich weg sei, auf den Kaminsims (hinterließ Meryl Streep nicht alles an genau derselben Stelle, bevor sie fortging?); dann stieg ich in mein Auto und fuhr zum Flughafen.
Zum Flughafen zu fahren war so schmerzhaft; es war die herzzerreißendste Erfahrung, die ich jemals gemacht habe. Ich habe noch

niemals jemanden so geliebt wie meine Kinder. Ich brauchte es, eine gute Mutter zu sein. Ich brauchte es, sie zu lieben und für sie zu sorgen. Und ich wollte mehr für sie als für sonst irgend jemanden oder irgend etwas in meinem Leben.
Aber ich war buchstäblich dabei zu sterben.
Ich konnte nicht länger funktionieren.
Ich konnte nicht länger atmen, weil es so weh tat. Ich flog nach Kalifornien.

Mein demütigendstes Erlebnis in der Öffentlichkeit war, als ...
... ich zum ersten Mal in einem Flugzeug saß und der Sicherheitsgurt nicht um mich herum reichte. Ich mußte um Hilfe bitten. Die Stewardeß gab mir einen Verlängerungsgurt.
CATHERINE, Phoenix, Arizona

Auf der Insel Balboa in Kalifornien wohnte eine liebe Freundin. Auf Balboa wohnen die Schicksten der Schicken – zumindest war das so in den achtziger Jahren.
Sie hatte ein großartiges Apartment am Wasser; und da Wasser ein so verjüngendes Element ist, war mein erster Gedanke, daß ich mich ertränken würde. Dann würde es mir vielleicht bessergehen. Wenn ich bei meiner Ankunft noch keine wandelnde Tote war, dann war ich auf dem besten Wege dahin.
Sofort begannen die Anrufe: Eltern, Freunde und anscheinend völlig Fremde machten mir klar, was ich für eine gräßliche Person sei.
Ist es nicht interessant – Männer ›verlassen‹ ihre Familie, aber Frauen ›lassen ihre Kinder im Stich‹?
Der Prinz hatte seine Kinder fast vier Wochen nicht gesehen; doch niemand rief ihn an, um ihm zu sagen, daß er sie im Stich lasse.
Warum nicht?
Es war mir unmöglich, meiner großen, schlanken, schönen Freundin in Kalifornien den Schmerz zu beschreiben, den ich empfunden hatte, als ich meine Kinder verlassen mußte, weil ich nicht länger funktionieren

konnte. Sie versuchte, es zu verstehen, aber sie mußte darüber nachdenken, welcher der vierzig Männer, die sie zum Essen eingeladen hatten, ihr am besten gefiel. Das nahm sie ganz schön in Beschlag.
Aber sie hatte eine brillante Idee.
Sie kam zu dem Schluß, daß ich hinaus und in die Sonne mußte – die andere heilende Kraft der Natur. Geh zum Strand – solche Ratschläge bekommen Leute, die dabei sind, an Depression zugrunde zu gehen. Frische Luft und Sonnenschein. Erstaunlicherweise stimmte ich zu. Habe ich schon erwähnt, daß meine Freundin die längsten und schönsten Beine der Welt hat?
Am Strand zu sitzen, umringt von sonnengebräunten, Volleyball spielenden Jungs, erinnerte mich bloß daran, wie meine Söhne in zwanzig Jahren aussehen würden – nur daß sie völlig neurotisch sein würden, weil ihre Mutter sie verlassen hatte und nach Kalifornien gegangen war, als sie noch klein waren. Da waren wir also: der gestrandete Wal (das war ich) und die Meerjungfrau (Sie haben's erraten – meine Freundin).
Es war mir peinlich, zum Wasser zu gehen, also verbrannte ich fast in der Sonne.
Es war mir peinlich, zur Toilette zu gehen, also explodierte ich beinahe.
Ich hatte Angst, auch nur ein Wort zu sagen, weil ich befürchtete, in Tränen auszubrechen.
Ich hatte zuviel Angst, etwas zu tun. Also saß ich nur stundenlang in der Sonne. Wir blieben am Strand, weil es dort für eine große, schlanke, von Volleyball spielenden Jungs umringte Schönheit lustig ist. Ich litt solche Qualen, daß ich glaubte, nichts könnte dem gleichkommen, bis wir am Abend wieder nach Haus kamen und der Sonnenbrand seinen Teil beisteuerte.
Meine Freundin versuchte, mich zu trösten, weil sie mich mochte. Ich versuchte die vielen Gedanken, Fragen und Befürchtungen zu erklären, die mir ständig durch den Kopf gingen. Ich konnte nicht schlafen und außer den M&Ms nichts essen, und ich wußte nicht, was ich tun sollte.

Mit den Kindern aus Texas weggehen ... ein neues Leben beginnen? Aber hatten sie nicht Rechte? Sollten sie ohne ihren Vater aufwachsen? Ich konnte zurückgehen, sie in einem Kindergarten unterbringen, eine Arbeit suchen und aufhören, eine Ganztagsmutti zu sein. Oder ich konnte bleiben, wo ich war, mir – wie in *Kramer gegen Kramer* – mein Leben aufbauen, für meine Rechte kämpfen und sie gegen die aller anderen durchsetzen. Oder ich konnte die Bücher studieren und ›meinen Mann zurückgewinnen‹ – ein Gedanke, den ich zum Kotzen fand. All dies ging mir durch den Kopf, und ich konnte es nicht unterbinden.

Nach drei Tagen kehrte ich zu meinen Kindern zurück. Ich wußte, daß ich niemals, niemals ohne sie würde leben können. Was immer ich auch würde tun müssen, wie immer ich es auch würde anstellen müssen – wir würden immer zusammenbleiben und uns allein durchbeißen.

Als sein verantwortungsloses, emotionales Wrack von Exehefrau ins Nest zurückkehrte, war der Prinz so weit obenauf, wie man nur sein konnte.

»Kein Wunder, daß er sie verlassen hat«, sagten die Leute. »So ein guter Mann, arbeitet und kümmert sich um die Kinder – drei Tage an einem Stück!«

Holt die Zimmermädchen.

Holt die Kutsche und die Pferde.

DER PRINZ MUSS ZUR ARBEIT ZURÜCK!

> *Jeden Tag bin ich deprimiert, und ich hasse mein Aussehen.*
> *Ich bin ständig erschöpft und durchgehend mutlos.*
> *Wird das niemals enden?*
>
> M. JANE, eine Kundin

Ich fing genau da wieder an, wo ich aufgehört hatte, und wurde wieder die Mutti. Das bedeutete: sehr wenig Schlaf, Isolation und keine Freizeit.

Schließlich erwachte ich irgendwann. Ich hatte mir für diesen Tag vorgenommen, einen Brief zur Post zu bringen – in der Sommerhitze von Dallas, Texas. An dem Tag hatten wir, glaube ich, 39 Grad im Schatten. Dallas im Sommer ist heißer, als man sich vorstellen kann – es sei denn, Sie wohnen in Arizona. Und wenn Sie 118 Kilo wiegen, dann sind 39 Grad wie 78 Grad.

Ich ging zu einem Treffen der Anonymen Übergewichtigen. Zwei Leute kamen. Die Frau, die das Treffen leitete, war magersüchtig. Ich bin nie wieder hingegangen.

ANDRA, eine Kundin

Als ich schließlich alles im Auto hatte – zwei Kindersitze, zwei Tüten mit Windeln, zwei Kinder – und hinter dem Steuer saß, konnte ich mich nicht mehr bewegen. Wir saßen einfach nur da. Ich bin nicht losgefahren. Können Sie sich die Schlagzeile vorstellen: ZWEI KINDER UND FETTE MUTTI IN KOCHENDEM AUTO ERSTICKT ... Ausführlicher Filmbericht um 23 Uhr.

Wir saßen sehr lange so da. Ich schluchzte hemmungslos, und die Kinder starrten den Hinterkopf davon an, was von ihrer Mutter übriggeblieben war. Das Postamt schloß, und der Brief ging niemals ab.

Ich nahm allen Mut und alle Kraft zusammen, alle Entschlossenheit, Motivation und Selbstkontrolle, die ich noch hatte, und beschloß, etwas zu ändern.

Was also tat ich? Ich tat, was wir alle getan haben: Ich wandte mich an die Diätindustrie – es war der erste große Fehler in meinem Leben. Mit allem Mut und aller Kraft und mit dem bißchen Geld, das ich hatte, begann ich eine Schnelldiät unter ärztlicher Anleitung. Zusätzlich zu meinen Paketen mit Instantnahrung bekam ich vom Arzt Pillen verschrieben, Diätpillen. Junge, Junge, das stellte mich erst einmal ruhig. Half mir über den Tag weg: hormonell durchgeknallt, so fett, fetter ging's nicht, deprimiert, hungernd – und auf Diätpillen. Eine wandelnde Zeitbombe mit Kindern.

Habe ich ›unter ärztlicher Anleitung‹ erwähnt?
Ich wurde auf eine 800-Kalorien-Diät gesetzt. Mix den Mix, trink den Drink, zweimal am Tag; und dann irgendwie schauen, daß man ›die gesunde Mahlzeit am Abend‹ ißt. Mein Gedanke damals war (und ist es heute noch): Wenn ich wüßte, wie ich diese gesunden Mahlzeiten essen soll, warum sollte ich dann hier sein? Ich würde euch in euren weißen Kitteln nicht brauchen und eure Ratschläge schon gar nicht. Aber wer war ich schon? Die fette Hausfrau, die um Hilfe bat.
Ich mixte den Mix und trank den Drink, und, ja doch, ich nahm ab. Das Folgende sollte man sich merken: Wenn man aufhört zu essen, nimmt man sicher ab.
Ist das nicht genial?
Bitte überweisen Sie mir 3500 Dollar für diesen Rat!
Ich nahm ab, und ich nahm wieder zu: 20 Pfund weniger, 15 Pfund mehr. Verliere 30, gewinne 28. Werde 70 los, lege 82 zu – Sie wissen, wie das geht. So schnell, wie es geht, kommt es auch wieder. Zack, du bist wieder dick. Wenn eine Kur nicht funktionierte (oder so wie ich es sah: wenn ich versagte), versuchte ich die nächste.
Sie können diese Mixgetränke heutzutage in normalen Lebensmittelgeschäften kaufen: Lebensmittel für einen physischen und emotionalen Tod.
Mir war der physische Schaden gleichgültig, den das bekannte Jo-Jo-Syndrom mit sich bringt. Meinen Körper zerstören, innere Organe verlieren – wen kümmert's, solange ich schlank werde; alles andere zählt nicht. Wirklich niederschmetternd war jedoch der emotionale Schaden, der mit jedem neuen Scheitern einherging. Es war nie die Diät schuld – sondern ICH. Was stimmte nicht mit mir? Warum gelang es mir nicht, eine Diät durchzustehen und wieder die Person zu werden, die ich gewesen war, bevor mir all dies passierte?
Wir wissen alle, daß es dicken Leuten an Willenskraft fehlt. Jeder, der mehr als fünf Minuten eine Diät gemacht hat, würde, wenn es nach mir ginge, eine Medaille bekommen. Die meisten Frauen, die ich kenne, haben ihr Leben lang gehungert. Das Hungern, das mit drei Mahlzeiten Diätnahrung einhergeht, ist etwas völlig anderes als der

totale Hunger, der sich mit diesen Flüssig-Schnelldiäten einstellt. Wenn jemand für eine normale Diät eine Medaille verdient, dann sollte es für das Festhalten an einer dieser Flüssig-Fastenkuren einen Nobelpreis geben.

Ich hatte die Willenskraft (und Sie haben sie auch!). Aber irgendwie stand ich doch wieder an der Kühlschranktür und schob mir Essen in den Mund. Zu der Zeit glaubte ich, ich sei die einzige, die nicht abnehmen könne. Irgend etwas stimmte nicht mit mir. Ich fing an, mir die alte Stoffwechselgeschichte zu erzählen. Ja, das ist es: Durch die beiden Geburten und die Explosion des Lattenzauns ist irgend etwas in mir völlig durcheinander geraten; mein Körper ist nicht in der Lage, für einen längeren Zeitraum Gewicht zu verlieren. Wie gesagt: Etwas stimmte nicht mit mir. Aber ich wußte damals nicht, was ich bald herausfinden sollte – die statistische Wahrheit:

VOLLE 98 PROZENT DERJENIGEN, DIE EINE DIÄT MACHEN, NEHMEN SPÄTER WIEDER ZU!

VERSAGEN.

Alles, was ich zu der Zeit wußte und fühlte, war, daß ICH versagte und daß ich mit meinem Versagen so unglaublich allein war.

Meine Diät funktionierte nicht. Ich bekam meinen alten Körper nicht mehr zurück. Es war gelaufen. Die Freundinnen des Prinzen schafften es, bei ihrer Diät zu bleiben und permanent schlank zu sein. Ich war unfähig.

Also vergiß die Diäten. Sie funktionierten nicht, und ich hatte jede einzelne ausprobiert. Da wußte ich, was ich zu tun hatte. Da Diäten keine Lösung boten und wir alle wissen, daß körperliche Bewegung etwas mit einem besseren Befinden und Aussehen zu tun hat, fand ich meine Antwort, die neue Hoffnung: Ich würde mich der Fitneßindustrie anvertrauen.

Einfacher Gedanke, schreckliche Realität! Wenn man seine Form verloren hat und sich nicht wohl fühlt, wendet man sich an die Fitneßindustrie.

Also ging ich um acht Uhr morgens mit zwei Kindern im Schlepptau in ein Aerobic-Studio. Die Tatsache, daß ich schon um acht Uhr da war, verdient Anerkennung: eine Medaille, ein Denkmal, irgendwas. Was ich dann bekam, war jedoch etwas völlig anderes.

> *Ich fühlte mich immer wie deplaziert in meinem übergroßen Turnanzug (marine oder schwarz, ohne Muster, Streifen oder Verzierungen, um keine Aufmerksamkeit auf mich zu lenken). Anscheinend hatten alle anderen im Raum bereits eine hervorragende Kondition. Ich war immer diejenige, der der Schweiß nur so herunterströmte und die keuchte und hechelte.*
> *Es war peinlich.*
> Kommentar einer Kundin

Nachdem ich die beiden (perfekt angezogenen) Jungs in der Krippe abgeliefert hatte, ging ich zur Rezeption, um mich für einen Kurs anzumelden. Einen Augenblick lang mußte ich tief Luft holen: Am Tisch saß eine perfekte Kopie der Freundin des Prinzen. Sie war irgendwo zwischen 12 und 18 Jahren alt, hatte volles, blondes Haar und war dumm wie die schwarze Nacht – Sie kennen den Rest. Sie hatte den Kopf gesenkt und tat, als ob sie lese. (Er schlief nicht mit Mädchen, die lesen konnten. Ich konnte lesen, mich verließ er.)
Ich ging zum Tisch und sagte: »Hallo, ich möchte mich für den Kurs um acht Uhr fünfzehn anmelden.« Sie schaute von ihrem Buch hoch, hielt die Hand vor den Mund und stieß ein »Oh, mein Gott« hervor. Oh, mein Gott?
Mein erster Gedanke war, meine vollen 118 Kilo über den Tisch zu werfen und sie zwischen meinen riesigen Brüsten zu ersticken. Ihr zu zeigen, was 118 Kilo vermögen.
Dann sah ich mich um und bemerkte, daß es im Umkreis von zwanzig Kilometern nicht eine einzige dicke Person gab. Der Schmuck an einigen dieser Frauen hätte monatelang die Hypothek auf dem Schloß (nun gut, das mickrige kleine Haus in Garland; mittlerweile sah ich, was es wirklich war) abzahlen können. Und ich war ganz geblendet von lauter neonfarbenen Aerobicanzügen.

An diesem Punkt hatte ich drei Möglichkeiten: Ich konnte die Kinder nehmen und verschwinden. Nein, unmöglich: Ich konnte nicht schnell genug laufen. Ich konnte die Kopie ersticken – eine ernsthafte Erwägung. Oder mitmachen.

Ich wählte Nummer drei und machte mit. Großer Fehler, dem ich aber seitdem entwachsen bin. (Da haben wir wieder diese metaphysische Weisheit.)

Ich mußte noch einmal heftig schlucken, als ich den Aerobicraum betrat, denn der Kurs wurde von einer Kopie der Kopie geleitet. Sie sahen alle wie die Freundinnen des Prinzen aus ... die waren einfach überall.

Die Trainerin betrachtete sich selbst im Spiegel, als ich den Raum betrat. Sie schien die 118 Kilo schwere Frau nicht zu bemerken, die gerade hereingekommen war. Also dachte ich: Ehre wem Ehre gebührt, und nahm an, sie sei

a) sehbehindert,
b) nicht sehr helle,
c) völlig blind.

Ich tippte auf c), denn blind mußte man schon sein, um mich, eine 118 Kilo schwere Frau, nicht zu bemerken; ›auffällig‹ wäre eine Untertreibung.

Bambi ging zur Stereoanlage und nahm das Mikrophon in die Hand. Die Musik brüllte. Es waren 45 Leute in dem Raum (wenn man die einzige dicke, untrainierte, unbeholfene Person in einem Raum mit 45 Menschen ist und man zum ersten Mal Aerobic macht, dann meint man allerdings, es seien 145 Leute, die da um einen herumspringen). Bambi begann mit ihrem Kurs.

Sie schrie und sprang; die ganze Zeit rief sie Kommandos und forderte Unmögliches von mir.

»Los, und atmen!« war ihr erstes Kommando.

Atmen? dachte ich. Du willst, daß ich atme und gleichzeitig auf und ab springe? Wie, Bambi, wie soll ich das schaffen? Siehst du nicht (oh, Verzeihung, ich vergaß, daß du blind bist), daß ich blau anlaufe? Wie soll ich gleichzeitig atmen, springen und blau sein?

»Lächeln!« war ihr nächstes Kommando.

Laß uns das einmal klarstellen: Du willst, daß ich springe, atme und lächle? Warum, Bambi, warum?

Macht Lächeln mich schlank?

Wenn ja, werde ich lächeln, wie du noch niemand hast lächeln sehen.

Wird es weniger wehtun, wenn ich lächle?

Dann werde ich um jeden Preis lächeln.

Werden, wenn ich lächle, der Schmerz und die Demütigung weniger, die ich jetzt, in diesem Augenblick fühle?

Dann, Bambi, kannst du mit mir rechnen.

Anscheinend hatte man schlechte Karten, wenn man nicht in der gleichen Verfassung war wie die Kopie, die den Kurs leitete, und alle anderen in diesem Raum. Für keine der Bewegungen wurde eine Abänderung, eine Vereinfachung angegeben. Mach das oder zur Hölle mit dir!

»Hintern einziehen!« rief sie.

Dieser Befehl veranlaßte mich, alle häßlichen Gedanken über Bambi zurückzunehmen, mich zu tadeln, weil ich dieses ›Genie‹, das den Kurs leitete, nicht anerkannt hatte – und mir vorzunehmen, am nächsten Morgen zur Beichte zu laufen, obwohl ich dort schon seit Jahren nicht mehr aufgetaucht war.

Bambi würde mir sagen, wie ich meinen Hintern einziehen sollte. Einen Hintern, der mir bis zur Mitte der Oberschenkel herunterhing. Wer braucht eine Schönheitsoperation, wenn es Bambi gibt?

Sie kam nie dazu, mir zu sagen, »wie ...«

Sie sagte mir nicht, wie ich gleichzeitig atmen und springen sollte.

Sie sagte mir nicht, warum ich lächeln sollte.

Und sie kam auch nicht dazu, mir zu sagen, wie ich meinen Hintern einziehen sollte.

Denn ich ging nie wieder hin.

Erinnern wir uns: Dicke Leute haben keine Willenskraft – deshalb bleiben sie bei keinem Trainingsprogramm. Wußten Sie das? Der Mangel an Willenskraft und Disziplin – jawoll, das ist das Problem. Natürlich hat es überhaupt nichts damit zu tun, daß es – mal abge-

sehen von den beleidigenden ›Spezialkursen für Beleibte‹ – nichts für dicke Leute gibt.
Daß keine Bewegungsvarianten angeboten werden.
Wenn du – ganz gleich weshalb – nicht mithalten kannst, bist du draußen.
Wenn du nach Luft schnappst ... was soll's?
Wenn du *nicht* Baryschnikow sein möchtest ... komm ein anderes Mal wieder.
Wenn du ein körperliches Problem hast ... Pech für dich.
Und wenn du zu unbeholfen bist, um mitmachen zu können: Zur Hölle mit dir; sie hängen dich einfach ab, und du kannst sehen, wo du bleibst.
Ich ging nie wieder hin, weil meine Aerobic-Erfahrung mich demütigte, mir körperlichen Schmerz bereitete und weil ich mich schämte. Am Ende saß ich laut schluchzend im Auto.

Wut ist ein Signal, auf das zu achten es sich lohnt.

HARRIET LERNER, *Der Tanz des Zorns* (1985)

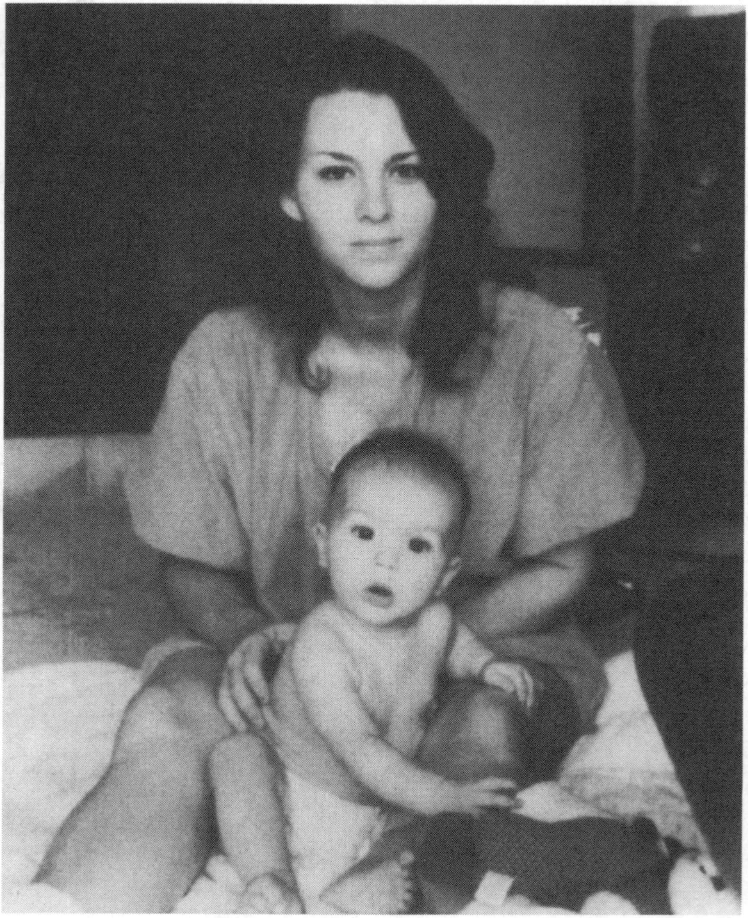

Bis heute muß ich weinen, wenn ich dieses Foto sehe. Mein Sohn ist sechs Monate alt. Ist er nicht schön? Schauen Sie sich sein Gesicht an. Ich bin im vierten Monat schwanger. Es waren nicht die Schwangerschaften, die mich dick machten. Natürlich ging es mir sehr schlecht, als dieses Foto gemacht wurde: Mir war übel, ich war müde und alles andere als erfreut, wieder schwanger zu sein. Und meine Ehe war gehörig auf Grund gelaufen – es war also nicht unbedingt eine der glücklichsten Zeiten in meinem Leben. Wie, finden Sie, sehe ich mit Haaren aus?

3 Ich steige aus!

Ich bin nicht zehntausendmal gescheitert, ich habe mit Erfolg zehntausend Wege entdeckt, die zu keinem Ergebnis führen.

Thomas Edison

Unsere Gesellschaft beurteilt eine dicke Frau völlig anders als einen dicken Mann. Ich weiß, daß Ihnen oder sonst einer Frau, die dick ist oder war, dies nicht neu ist. Ein dicker Mann ist ein »starker Kerl«, der »wahrscheinlich in der Schule Sport getrieben« hat, ein Baum von einem Mann, kräftig und selbstbewußt. Eine dicke Frau ist undiszipliniert, faul und ein psychologisches Wrack.

Wenn man dick ist, sind die Möglichkeiten, Freiheiten und das tägliche Leben völlig anders. Als dicker Mensch einkaufen zu gehen bedeutete, daß jedesmal, wenn ich etwas in den Wagen legte, das dick macht (und davon gibt es reichlich – man wird nicht 118 Kilo schwer, indem man nur Gemüse ißt), fingen die Leute an zu flüstern. Ich weiß, daß ich zu dieser Zeit am Rand eines Nervenzusammenbruchs lebte, und es wäre sehr einfach zu unterstellen, daß Lebensmittel in einem Einkaufswagen zu verstecken und Leute flüstern zu hören schon ein Teil dieses kommenden Nervenzusammenbruchs waren. Aber ich versichere Ihnen, sie flüsterten wirklich und starrten mich mitleidsvoll an.

»Die Arme, sie hat ihre Eßgewohnheiten nicht im Griff.«

»Wir legen ihr eine Broschüre mit Ernährungstips in den Wagen.« Ist gut gemeint, kommt aber nicht gut an, wenn man das oben auf der Packung Eiskrem findet.

Die Leute sehen die Lebensmittel im Einkaufswagen einer dicken Frau und unterstellen, sie sei dick, weil sie keine Selbstbeherrschung hat. Aber dieser Baum von einem Mann ›braucht‹ sein Essen.
»Na, der hat mal einen gesunden Appetit.«
»Was für ein Kraftpaket!«
»Bestimmt treibt er Sport; und braucht das alles, um durchzuhalten.«
Ich ging dazu über, all die Sachen, die ich dann später meistens schon auf dem Parkplatz aß – die Schokoriegel, Sahnetörtchen, Snacks usw. –, auf den Boden des Einkaufswagens zu legen, nur um die mitleidsvollen Blicke zu vermeiden. Und ich legte die Diätnahrung und die gesunden Lebensmittel ganz nach oben, damit ich wenigstens die Blicke einfangen konnte, die sagten: »Armes Ding, sie gibt sich solche Mühe mit all den Diäten, aber nichts scheint zu helfen.« Woher weiß ich, was die Leute dachten? Nun, ich selbst war ja die dicke Frau, die angestarrt wurde. Heute bin ich das nicht; und vielleicht aufgrund meiner Arbeit – die mit Gesundheit und Fitneß zu tun hat – scheinen sich manche verpflichtet zu fühlen, zu jeder dicken Person, die sie sehen, und zu dem, was sie in ihrem Einkaufswagen hat, ihren Kommentar abzugeben.
»Susan, da drüben, links, da ist eine, die dich wirklich braucht – geh doch mal rüber und rede mit ihr. Schau, da, zwischen den Würstchen und der Eiskrem, sie kann von Glück sagen, daß sie sich noch bewegen kann. Gib ihr deine Visitenkarte, rede mit ihr.« Es ist erstaunlich, wie viele Ernährungsexperten es auf der Welt gibt und welche Geschichten manchen Leuten einfallen, wenn sie nur in anderer Leute Einkaufswagen schauen. Die Lebensgeschichte einer Person mit einem Einkaufswagen.
Wenn ich heute Lebensmittel einkaufe, gehen überall die Lichter an: Schau mal, was die alles kauft und in ein paar Tagen ißt! Ich verlasse den Laden mit Wagen voller Nahrungsmittel, die Fahnen flattern und die Trompeten schmettern. Heutzutage gucken die Leute und sagen: »Hat die nicht ein Glück, einen Stoffwechsel zu haben, der die Kalorien blitzschnell verbrennt?«
»So viel zu essen und so eine gute Figur!«

»Und was ist mit ihrem Haar, zum Teufel?« (Ja, machen wir uns nicht vor, daß sie das nicht denken – zusammen mit den Bemerkungen zu der ›guten Figur‹.)
Natürlich hat all das nichts mit ›Glück‹ zu tun. Und die Diskriminierung dicker Menschen hört beim Einkaufen nicht auf.

> *Essen wurde meine Mutter, als meine richtige Mutter mich vernachlässigte. Essen war mein Freund. Wenn ich satt bin, kann ich es kaum abwarten, wieder zu essen. Zwei Kartons Schokoriegel – kein Problem.*
>
> ANN, eine Kundin

Wie versteckt man sich, wenn man 118 Kilo wiegt? Wenn man jemanden sieht, der einen ›von vorher‹ kennt, und man ist außerstande, ein weiteres Mal diesen schockierten Ausdruck auf dem Gesicht einer alten Bekannten zu beobachten, die versucht, nicht schockiert auszusehen?
Es gibt körperlichen Schmerz auf der Welt: Mitten in der Nacht auf dem Weg zum Klo irgendwo den Zeh anschlagen, einen scharfgeworfenen, harten Ball mit dem Fingernagel ›fangen‹, ein neun Pfund schweres Baby zur Welt bringen. Und es gibt den seelischen Schmerz. Aber ich schlage mir lieber alle Zehen an, während ich den harten Ball mit allen Fingernägeln gleichzeitig fange, und bringe drei Neunpfundbabys gleichzeitig zur Welt, als noch einmal Harry und Vicki im Eiscafé zu begegnen.
Harry und Vicki kannten mich vor meiner Heirat mit dem Prinzen. Natürlich hatten sie mich schon vorher leicht übergewichtig gesehen; aber auf das, was sie nun erblickten, als sie an jenem Abend in das Eiscafé spazierten, waren sie nicht vorbereitet.
Meine Schwägerin – groß, schön und ein Model – und ich waren zusammen Eis essen gegangen. Für ein professionelles Model war das etwas völlig anderes als für mich – 118 Kilo, schwer deprimiert und in den gleichen Kleidern, auf denen ein paar Stunden vorher das Baby

gespuckt hatte (jede junge Mutter, die ich je getroffen habe, hat ein wenig Babyspucke auf der Schulter).
Meine Schwägerin mag mich und akzeptiert mich so, wie ich bin, also hatte sie mit meinem damaligen körperlichen und seelischen Zustand kein Problem. Harry und Vicki kannten mich nur ›von vorher‹ – wer kann es ihnen also verübeln, daß sie beinahe umfielen, als sie mich nun mit einem riesigen Eisbecher sitzen sahen?
Ich war viel zu beschäftigt, um sie zu bemerken, bis Harry herüberkam und sagte: »Susan, hallo, wie geht's dir? ... Du siehst großartig aus.«
Ich schaute hoch, hörte auf zu essen, starb beinahe und sagte: »Harry, lüg mich nicht an, ich wiege 118 Kilo und esse einen Eisbecher. Erzähl mir nicht, ich sehe großartig aus.« Der arme Junge wußte nicht, was er erwidern sollte, denn es war die reine Wahrheit, und er wußte es; also nahm seine Frau das Gespräch in die Hand und steuerte es in eine angenehmere Richtung, wobei sie über alles sprach – außer über Dicksein, Depression, Verzweiflung und Scheidung. Frauen können das so gut, nicht wahr? Drüberwegreden. So tun, als ob.
Heute lachen Harry und ich über den Vorfall; damals jedoch fehlten mir die üblichen schnellen, witzigen Antworten. Sicher, während wir so taten, als ob alles in Ordnung wäre, lachten wir, sprachen über die Karriere meiner Schwägerin, über eine Verabredung, irgendwann, zum Essen und sagten schließlich auf Wiedersehen. Vicki und Harry gingen hinaus und zu ihrem Auto und zurück in gesundes und produktives Leben. Ich ging nach Haus und starb.
Ich starb vor Scham, Peinlichkeit und Schuld – monatelang. Einige mögen das ein wenig extrem finden – eine Unterhaltung, die einen über so lange Zeit ins Trudeln bringt. Aber Sie wissen, welche Folgen eine so schmerzhafte Begegnung hat: monatelanges Fressen, sich schwerste Vorwürfe machen, ein, zwei Hungerdiäten zwischendurch: »Diesmal schaffe ich es, egal wie, und wenn ich mich umbringen muß, um schlank zu werden.« Das Versagen,

mehr Fressen, mehr Selbstvorwürfe... und der Teufelskreis setzt sich fort, in dem so viele von uns gefangen sind. Der ständige Kampf, der endlose Schmerz und das fortgesetzte Hungern – dieser Irrsinn.

Oh, habe ich erwähnt, daß Harry und Vicki ein Modegeschäft haben? Manchmal gehe ich dort einkaufen, und heute ist das eine völlig andere Welt. Wenn mein Mann und ich zu irgendeiner Veranstaltung müssen, suche ich mir etwas bei Harry und Vicki aus (ansonsten sehen Sie mich im Jogginganzug, in Jeans oder Shorts – je nachdem, welche Jahreszeit es ist und was am einfachsten und bequemsten ist). Wenn ich heute etwas in Größe 2, 4 oder 6 kaufe – europäische Mode kommt manchmal in seltsamen Größen –, ist das ein ›emotional‹ völlig anderes Erlebnis, als beim Essen eines großen Eisbechers erwischt zu werden und sich zu wünschen, man könnte in die nächste große Ecke kriechen (wohl wissend, daß es körperlich völlig unmöglich wäre, auch nur auf die Knie zu kommen, geschweige denn zu kriechen), um dort zu sterben.

Ich esse kein Eis mehr. Einige Leute haben mich im Lauf der Jahre gefragt: »Vermissen Sie denn die Hamburger und die Eiskrem nicht?«

»Sind Sie immer so standfest?«

»Mogeln Sie nicht manchmal?«

»Ach was, ein Löffelehen kann doch nicht schaden.«

Nun, ich sage Ihnen was zu dem Löffelchen. Zunächst einmal: Es gibt eine ganze Reihe wohlschmeckender, fettarmer Alternativen zu Eiskrem. Doch wenn ich meine Kekse mit Eiskrem drauf haben will, weil ich kurz vor meiner Periode bin oder gerade einen Streit mit meinem Mann hatte, dann genehmige ich sie mir. Wenn ich an nichts anderes denken kann als an ›sahnig und süß‹, dann gebe ich mir ›sahnig und süß‹ – ich pfeife auf vorbildliches Verhalten. Aber Sie werden mich niemals dabei erwischen, daß ich etwas esse, das mich dick macht, meine Arterien verstopft und mich so aussehen und fühlen läßt wie in der Zeit, als ich dick und untrainiert war. Ich möchte schlank sein, nicht fett, und keine Eiskrem der Welt könnte mich jemals so in Ver-

suchung führen, daß ich am Ende wieder in jenem Eiscafé landen und mich zu Tode genieren würde.
Keine.

Die meisten schönen Erinnerungen an meine Kindheit drehen sich um Festtage, wenn die Familien sich zu einem besonderen Essen trafen. In meinem Denken schaffen diese Kindheitserinnerungen ein beruhigendes Gefühl, das eng mit Essen verbunden ist. Also esse ich manchmal, um Trost und Liebe zu erleben.

LISA, alleinstehend, Washington

Sie möchten etwas über peinliche Situationen hören? Wie wäre es mit Essen gehen? Ich habe, als ich dick war, nie, nie, nie viel zum Essen bestellt. Haben Sie noch niemals bemerkt, daß eine Frau um so weniger auf ihrem Teiler hat, je dicker sie ist? Sie werden niemals eine dicke Frau sehen, deren Tisch voller Essen ist, mit einem Glas Bier in der Mitte und ein weiteres ist schon bestellt. (Dicke Männer machen das ständig – aber, nicht wahr, sie treiben halt viel Sport und brauchen diese vielen Kalorien.)
Mein Manager und ich aßen zu Mittag in einem mexikanischen Restaurant. Unser Tisch war so voller Essen, daß wir beinahe noch weitere Tische hätten anschieben müssen, um alles unterzubringen. Das Glas Bier stand in der Mitte, und ein weiteres war schon bestellt. (Eines Tages werde ich ein Handbuch schreiben: ›Das richtige Geschäftsessen‹, und dieses Mittagessen wird dann als Beispiel dienen.) Drei Tische weiter saß eine Frau, die mich fast zum Weinen brachte. Sie war eine dicke Frau in einem Straßenanzug – von der Krawatte oben bis zur Strumpfhose unten – und fühlte sich offensichtlich unwohl und gehemmt. Auf ihrem Teller hatte sie ein paar Enchiladas und einen Salat. Das konnte man kaum ein Essen nennen, und es war bestimmt nicht genug, um davon den Rest des Tages bestreiten zu können. Was sie nicht wußte – und was mich beinahe veranlaßte, mich zu ihr zu setzen, um es ihr zu erzählen –,

war, daß das Zeug, mit dem ihre Enchiladas dekoriert und gefüllt waren, sie dick machte.
Ich hatte Lust, sie einzuladen und ihr zu sagen, sie solle die Arbeit für den Rest des Nachmittags vergessen und sich etwas Weites und Bequemes aus Baumwolle anziehen, ihr ein Bier zu bestellen und mit ihr zu reden über den Unterschied zwischen dem, was sie zum Mittagessen hatte, und dem, was mein Manager und ich aßen. Meinen Sie nicht, daß sie unser Essen mehr genossen hätte als ihr eigenes? Zumindest wäre sie für den Rest des Tages ausreichend gesättigt gewesen.

Mein schlimmstes Erlebnis mit Kleidung war ...
... als ich so dick geworden war, daß Größe 18 nicht mehr paßte.
PEGGY, eine Kundin

Trotzdem: So schlimm es auch ist, in der Öffentlichkeit Essen zu bestellen, ich würde lieber 118 Kilo schwer und nackt in einem Restaurant sitzen, als wieder eine dicke Frau sein und Kleidung kaufen müssen. Wenn man dick ist, dann ist Kleidung kaufen fast nicht zu beschreiben, eine schreckliche Erfahrung.
Es gibt diese Spezialgeschäfte, und sicherlich ist es gut, daß man eine Alternative hat. Andernfalls würden ja haufenweise dicke Leute nackt herumlaufen, weil sie in normalen Läden nichts finden. Wenn man erst einmal jenseits von Größe 16 ist, dann ist man nicht länger ›normal‹. Ich erinnere mich vor allem an ein bestimmtes Gefühl: in ein normales Geschäft zu gehen und von den Kleiderstangen ›ausgeschlossen‹ zu sein, verbannt von den Kreisständern mit den Normalgrößen. Keine Etiketten mehr zu finden, an die man sich noch wenden kann. Größe 6–8: mein Traum; Größe 8–10: dafür würde ich sterben; Größe 10–12: ich wäre begeistert; Größe 12–14: in Ordnung, gut genug; Größe 14–16: paßt bestimmt; 16–18 ... ich hatte Angst. Nachdem ich es nicht geschafft hatte, Größe 14–16 über

meine Knie zu ziehen, hatte ich Angst, 16–18 anzuprobieren. Was wäre, wenn sie nicht passen würde?
Eines dieser kleinen Etiketten hielt mich in einem Umkleideraum in Dallas, Texas, als Geisel. 16–18 paßte nicht, paßte ganz und gar nicht. Die Kinder spielten auf dem Fußboden, die Verkäuferin kam vorbei und fragte, ob sie mir etwas anderes bringen könnte.
Einen Revolver?
Etwas Valium?
Kuchen?
Irgend etwas in der letzten noch verbliebenen Größe, das mir das Gefühl geben würde, nur ein wenig übergewichtig zu sein.
Irgend etwas, das mir das Gefühl geben würde, ein menschliches Wesen zu sein.
Irgend etwas, das mir helfen würde, aus diesem Umkleideraum zu verschwinden.
Ich war völlig überrascht von der Tatsache, daß ich aus den Normalgrößen herausgewachsen war. Soviel zum Thema Selbstverleuguung. Ich war viel zu beschäftigt gewesen mit Hausputz, hinter den Kindern herräumen und den Prinzen hassen, um zu bemerken, daß ich wieder meine alten Umstandskleider trug. Dies war kein gutes Zeichen. Und nur einige von ihnen paßten! Natürlich, immer wieder das gleiche Umstandskleid zu tragen war auch ein Beweis von Sparsamkeit. Ich wollte kein unnötiges Geld ausgeben. Vergessen wir einmal, daß nichts anderes paßte – jawohl, Geld zu sparen war mein Motiv.
Außerdem schien mir ein gutes Aussehen nicht mehr wichtig zu sein, ich war ja vor allem Mutter. Ich war jenseits jeder Sorge über mein Aussehen; da waren Kinder zu erziehen und wichtigere Dinge zu tun. Es ist viel leichter, mit Gründen dieser Art zu leben als mit der Wahrheit. Und die Wahrheit und das weiße Etikett hielten mich im Umkleideraum als Geisel. Ich konnte nicht raus, ich konnte mich nicht bewegen. Wohin sollte ich gehen?
Zurück nach Haus, zum selben Kleid, zum Kühlschrank – bis ich mich ein paar Wochen später so weit zusammenriß, daß ich in ein Spezialgeschäft gehen und mir etwas zum Anziehen kaufen konnte.

Wie finden Sie die Namen dieser Läden? Die stolze Frau. Groß und rund. Die starke Dame. Wir sind *dick*, verdammt noch mal.
Ich ging in das Spezialgeschäft hier am Ort und fühlte mich, als hätte ich ein Hinweisschild auf dem Rücken, das der Welt verkündete, daß ich nicht länger Kleidung von der ›normalen‹ Stange kaufen konnte.
Im Tonfall eines Bestattungsunternehmers schlug die Verkäuferin einige hübsche Sachen in meiner Größe vor, die sie mir in den Umkleideraum zum Anprobieren brachte.
Um alles in der Welt, warum ist dieses Kleid gestreift – in dieser Größe!? Ich sah aus wie ein Ballondiagramm, als ich es angezogen hatte. Warum sollte ich der Welt verkünden, daß ich bei Größe 20 angekommen war, indem ich in der Öffentlichkeit in diesem gestreiften Kleid auftauchte? Irgendein Mann, der dicke Frauen haßte, hatte das erste Kleid, das ich jemals in einem Spezialgeschäft anprobierte, entworfen, vermutlich derselbe Kerl, der die Strumpfhose erfand. Sucht ihn, ich habe ein Wörtchen mit ihm zu reden.
Während mir die Verkäuferin immer neue Sachen brachte, spielte meine Fantasie mir einen Streich. Gewiß, jedes Kleidungsstück, das sie mir gab, erfüllte mich mit neuer Hoffnung. Die Kleider, Hosen, Pullis etc. sahen aus, als könnten sie ›normal‹ an mir wirken, als könnten sie mich so aussehen lassen, wie meine Fantasie mich sah: ein bißchen übergewichtig. Natürlich, ich hatte etwas Gewicht zugelegt – aber doch nicht so viel, wie der Spiegel mir vorführte, wenn ich diese Sachen anzog. Mag sein, daß sich die Dinge in den letzten Jahren ein wenig geändert haben; aber bis vor kurzem sahen die Kleidungsstücke, die es für dicke Frauen gab (und ganz gewiß diejenigen, die ich mir leisten konnte), so aus, als seien sie aus den Restbeständen eines Teppichausverkaufs geschneidert worden.
Sie waren in der Taille elastisch, hatten besondere Abnäher, das Gewebe war dehnbar und hell und fröhlich bedruckt. Dies waren spezielle Kleidungsstücke, entworfen für dicke Leute, und ich stand in diesem Umkleideraum und versuchte, mir bei jedem neuen Stück, das die Bestattungsunternehmerverkäuferin hereinreichte, einzureden, ich könnte möglicherweise den Laden verlassen und halbwegs normal

aussehen. Ich bekam Angst. Gibt es spezielle Spezialgeschäfte? Kann man aus allen Größen herauswachsen? Wenn ich jetzt Größe 20 hatte, konnte ich dann auch auf Größe 50 kommen? Gab es eine Größe 50? Lauter neue Fragen, neue Ängste und neue Gründe, zu essen und den Prinzen zu hassen.

> *Ein Freund von uns kam mit einigen anderen Freunden herüber, und während wir alle dasaßen, platzte mir die Hose ab dem Reißverschluß auf. Glücklicherweise bemerkte es niemand. Außerdem wetzte ich den oberen Teil der Hosenbeininnenseite früher ab als den Rest der Hose.*
>
> ANDRA, eine Kundin

Und dann gibt es den Gipfel aller Schrecken: den Badeanzug.
Den gefürchteten, gehaßten, schrecklichen Badeanzug.
Das Kleidungsstück, das zu dem Zweck entworfen wurde, Frauen jedes Jahr daran zu erinnern, daß sie es einfach nicht schaffen.
Ihre Körper sind einfach nicht gut genug, ihn zu tragen.
Die erste Hälfte des Jahres verbringen sie damit, Angst vor ihm zu haben, seinetwegen eine Diät zu machen – in der Hoffnung, daß sie dann gut genug aussehen, ihn tragen zu können.
Wegen meines blauweißen Badeanzugs erlebte ich unglaublich peinliche Augenblicke, bevor ich in ihm auch nur am Strand auftauchte. Meine Freundin (diejenige, die ich während meiner *Kramer-gegen-Kramer*-Zeit besuchte) war *so* freundlich, so zu tun, als sei der Anblick einer 118 Kilo schweren Frau, die sich in einen Badeanzug quetscht, überhaupt nichts Ungewöhnliches. Nicht ungewöhnlich für eine 182 Zentimeter große Schönheit mit Kleidergröße 8.
Wir sind immer zusammen zum Einkaufen gegangen, haben Kleider anprobiert und einander um unsere Meinung gebeten. Das war diesmal nicht anders. Die Tatsache, daß ihre Freundin schwer depressiv, krankhaft dick und mehr tot als lebendig war, wurde bei diesem kleinen Einkaufsbummel mit keinem Wort erwähnt. Wir würden einen

Badeanzug kaufen und in die frische Luft und den Sonnenschein hinausgehen, die mein Leben retten sollten.

Während ich da also in dem Umkleideraum stand und mich selbst in dem blauweißen Ding anstarrte, versuchte meine Freundin, harmlos Konversation zu machen; schließlich, was sollte sie auch sagen?

»Sieht nett aus?«

»Das Blau paßt wirklich gut zu deiner Haut?« (Lenkt ab von dem klumpigen, hüttenkäseähnlichen Zeug an deinen Beinen und Schenkeln.)

»Die Linienführung schmeichelt deiner Figur?« (Sogar die Modezeitschriften haben nur bis zu einer bestimmten Größe Vorschläge für schmeichelhafte Linienführungen. Danach gibt es nichts mehr, als ob es uns andere nicht gäbe. In diesen Berichten sagt niemand: »Für diesen 270-Pfund-Hintern ist der gerade, vertikale Rock am vorteilhaftesten. Die beste Linie, das beste Aussehen für 135 Kilo Lebendgewicht; es wird Ihnen das Gefühl geben, als seien Sie nur 120 Kilo schwer.«)

Je mehr meine Freundin redete, um mich zu trösten, um so mehr hatte ich den Wunsch, mich zu verstecken.

Wegzulaufen.

So zu tun, als wäre all dies nicht wahr. Irgendwo etwas zu essen zu suchen, um mein schmerzendes Herz zu trösten.

Den Prinzen zu ermorden. (Meine Mordgelüste wurden in Augenblicken wie diesen immer stärker. Bekleidungsgeschäfte waren gefährliche Orte für den Prinzen.)

> *Ich mußte mich den Tatsachen stellen: Ich war birnenförmig. Ich war ein wenig deprimiert, denn ich hasse Birnen.*
>
> CHARLOTTE BINGHAM, *Cornet Among the Weeds,* 1963

Einer der schmerzhaftesten Versöhnungsversuche, zusammen mit einer heftigen Diät, sollte das todsichere Heilmittel für unsere Ehe sein. Ich erinnere mich, daß ich fünf Tage hintereinander gehungert

und nur Diät-Shakes mit Erdbeer-, Schokolade- und Vanillegeschmack zu mir genommen hatte. Die Mixgetränktage waren gedacht als die Tage, an denen ich aß: Ich bereitete mich vor auf die GROSSE ROMANTISCHE REISE.
Wie Sie und Millionen anderer unserer Freundinnen hatte ich geglaubt, daß ›Schlank‹-werden (›fit‹ gab es damals noch nicht in meinem Vokabular) meine Probleme mit dem Prinzen und alle anderen dazu lösen würde. Jedesmal, wenn ich eine Diät gemacht hatte, d. h. nachdem die vorhergegangene fehlgeschlagen war, war mein Gewicht heruntergegangen. Der Prinz war also an mein Ab- und Zunehmen gewöhnt. Jede neue Diät brachte jenes aufregende Gefühl: »Diesmal klappt's bestimmt!« mit sich. Und natürlich teilte ich es mit dem Prinzen.
»Ich werde mehr Energie haben, wenn ich schlank bin. Wir können mehr ausgehen und mehr gemeinsam unternehmen.« »Diesmal werde ich es schaffen! Laß uns ein romantisches Wochenende am Meer verbringen, sobald ich dieses Gewicht runter habe …« Wenn ich von ihr gewußt hätte, hätte ich wahrscheinlich seine Freundin mitgenommen … Gott weiß, daß er ohne sie nicht mitgekommen wäre – er konnte so lange nicht von ihr getrennt sein.
Ich hasse es, immer wieder auf sie zu sprechen zu kommen (warum soll ich weiter über etwas herumnörgeln, was Sie schon wissen?). Aber ich hätte Superfrau sein und genügend Energie haben können, um riesige Gebäude umzuwerfen: Es hätte die Probleme, die der Prinz und ich hatten, nicht gelöst.
Der Prinz wollte ein paar Tage bei seiner Schwester verbringen. Er sollte bekommen, was er wollte; also plante die pflichtbewußte Ehefrau eine Reise, um sie zu besuchen.
Planen.
Hungern.
So verbrachte ich meine Zeit vor der Reise.
Die Kinder unterbringen. Dies war das erste Mal, daß ich sie für länger als ein paar Stunden verlassen würde. Es ist nicht eben einfach, jemanden zu finden, dem man vertraut und der (oder die) bereit ist,

zwei kleine Kinder von Freitag bis Montag zu sich zu nehmen, weil man seine Ehe retten muß. Aber ich schaffte es.

Die Kinder waren untergebracht, das Haus war sauber und für die Rückkehr hergerichtet, der Prinz bereit zur Abreise, die Ehefrau hungerte sich zu Tode und machte sich Sorgen wegen der Kinder und vermißte sie schon, bevor wir beim Flughafen waren. Aber ich war fest entschlossen, ein romantisches Wochenende mit dem Prinzen zu verbringen – um zurückzuholen, was verlorengegangen war. Der Versuch ging gründlich schief. Als wir durch die Weinanbaugebiete tourten, war ich emotional und physisch völlig ausgehungert, und die ganze Reise hätte mir nicht gleichgültiger sein können, denn ich wußte, daß mein romantisches Wochenende nicht klappen würde. Das ›romantische‹ Zimmer mit Frühstück, das ich gebucht hatte, kam nicht besonders gut an. »Zu viele Blumen und Plüsch«, war der Kommentar des Prinzen, während wir die Treppen zu unserem Liebesnest hinaufgingen.

Das Himmelbett mit seinen herzförmigen Kissen wurde nur zum Schlafen und zu sehr wenig sonst in Anspruch genommen. Wie sehr ich mich auch bemühte, ich konnte den Prinzen nicht dazu bewegen, meinen neuen, hart erarbeiteten Körper zu bemerken. Vielleicht war er nicht vollkommen, aber er wurde immer besser.

Er mußte doch bemerkt haben, wie sehr ich mir Mühe gab, wieder einen Körper zu bekommen, für den er sich interessieren konnte.

Ehre, wem Ehre gebührt – ist das nicht ein allgemeingültiges Prinzip?

Wirf mir einen Knochen zu, irgend etwas.

Gib mir das Gefühl, daß du mich magst.

Bemerke etwas.

Mach mir ein Kompliment.

Mach Liebe mit mir.

Tu was.

Tu so, als ob.

Bitte, tu etwas, ich bin dabei zu sterben. Siehst du das nicht?

Eines der letzten Dinge, die der Prinz erwähnte, während er zum letzten Mal zur Tür hinausging, war jene Reise nach San Francisco: »Susan, ich habe wirklich versucht, auf dich einzugehen, aber du bist einfach nicht die gleiche Person, die du einmal warst.«

Ein paar hundert Dollar Schulden, meiner Freundin auf ewig zu Dank verpflichtet, weil sie auf meine Kinder aufgepaßt hatte (zusammen mit ihren eigenen vier), damit mein Mann und ich wieder zusammenfänden, mehr Schmerz in mir, als ich beschreiben kann, ein gebrochenes Herz – und am Ende war doch alles vorbei. Nein, ich war nicht mehr die gleiche Person, die dem Prinzen einmal begegnet war, und ich würde es auch niemals mehr sein. Mein Denken war anders, und Gott weiß, daß mein Körper anders war. Ich war nicht sehr leistungsfähig. Mein Leben war anders. Ich hatte zwei Babys, einen reparaturbedürftigen Körper, eine Seele zu beruhigen und einen gebrochenen Geist, der ebenfalls aufgerichtet werden mußte. Ich erkannte mich kaum selbst wieder, also konnte ich wohl nicht erwarten, daß er mich wiedererkannte.

Mein Traum.

Der weiße Lattenzaun.

Er wurde himmelhoch in die Luft gesprengt, und ich blieb mit dem Rest eines Lebens zurück, von dem ich einmal geglaubt hatte, es würde mich retten. Es war nicht einfach, nach der Explosion die Trümmer anzuschauen; aber sie waren das einzige, was ich hatte.

> *Die Menschen verändern sich und vergessen,*
> *es einander zu sagen.*
>
> Lillian Hellman, *Toys in the Attic,* 1960

Heute ist das anders. Die Art und Weise, wie die Leute mich heute sehen und beurteilen, mit mir sprechen und auf mich reagieren, ist anders. Das ist vielleicht ungerecht und verkehrt – es gibt eine Diskriminierung dicker Leute, auch wenn es nicht richtig ist; so ist die Wirklichkeit.

Heute gehe ich gern Lebensmittel einkaufen. Kleidung kaufen macht

riesigen Spaß, und zum Essen ausgehen ist fast schon unausstehlich gut. Und der Prinz ... nun, mehr über ihn später.
Wie habe ich das schließlich geschafft? Was passierte? Welches war der magische Augenblick? Wann war ich motiviert genug, um mein Leben zu ändern?
Nie. Es gab keinen magischen Augenblick.
Denn, nicht wahr, die gute Fee ist nur eine Lüge.
Die Diät- und die Fitneßindustrie haben einem nur wenig anzubieten. Ich hatte die Fastenkuren und Aerobic-Kurse ausprobiert, und sie bewirkten gar nichts. Also stieg ich aus. Ich gab auf.
Die Bilder, die die Zeitschriften, das Fernsehen sowie die Diät- und Fitneßindustrie anboten, lagen offensichtlich weit außerhalb meiner Reichweite. Ich würde niemals dieses typisch amerikanische, gesunde ›Wer-verdient-hier-die-Brötchen?‹-Aussehen haben, die vollkommene Mutter sein und noch genügend Energie haben, um für einen ›ganzen Kerl‹ die Sexgöttin abzugeben. Ich gab ganz einfach auf.
In dem Augenblick, und ich meine wirklich: Augenblick, in dem ich wußte, daß ich all das nicht sein würde, begann sich alles zu verändern. Meine Motivation war Verzweiflung. Ich konnte mit meinem Aussehen und meinem Befinden nicht länger weiterleben. Mein Körper schmerzte. Ich hatte nicht genügend Energie, um morgens aufzustehen, geschweige denn einen ganzen Tag durchzustehen. Ich haßte meinen Anblick, ich haßte mein ganzes Befinden, und ich lebte unter einer schwarzen Wolke der Depression. Es war kein Lebenswille mehr übrig. Ich war eine wandelnde, kaum noch funktionierende Tote.
Aber in dem Augenblick, in dem ich wußte, daß ich niemals ›normal‹ sein würde, begann ich mich zu fragen, was ich wollte, meine Bedürfnisse und Ziele zu definieren und darüber nachzudenken, wie ich durch den Tag kommen sollte.
Zum Teufel mit einem besseren Aussehen, ich mußte mich einfach besser *fühlen*.
Also ging ich spazieren. Ich stellte mir kein Fitneßziel vor oder einen bestimmten körperlichen Zustand; wenn ich spazierenging, fühlte ich mich besser, also ging ich ganz einfach spazieren.

Ich stand vom Sofa auf. Nahm die Kinder mit nach draußen. Setzte sie unter den Baum in meinem Vorgarten – nicht gerade ideale Voraussetzungen für einen Spaziergang – und ging dann langsam den Block entlang, während ich die Kinder im Auge behielt.

Ich wollte für immer so weitergehen. Fortgehen von meinem Leben und in das von jemand anders – nach Möglichkeit eines schönen Mannequins, einer erfolgreichen Geschäftsfrau oder einer jener Frauen, die Kinder haben und immer noch in ›ihre alten Jeans aus der Schulzeit‹ passen. Jedes andere Leben war recht – nur nicht dieses einer krankhaft dicken, depressiven Hausfrau, das ich zu leben schien. Aber ich schaffte nur den halben Block, bis einer von den Jungs anfing, von dem Baum wegzukrabbeln. So schnell ich nur konnte, eilte ich zurück, nahm eines der Babys hoch, ging noch einmal den halben Block hin und zurück, nahm Sohn Nummer zwei hoch, machte wieder den Weg, kehrte wieder um und ging so ständig hin und her, während ich immer wieder einen anderen Sohn trug, bis ich insgesamt eine halbe Stunde gegangen war.

Ich hätte so schlau sein und ein Filmteam anrufen sollen, denn was da passierte, war sehr viel angemessener als jede Übungskassette auf dem Markt. Aber ich ahnte natürlich nicht, daß ich eines Tages Kurse für Gesundheit und Fitneß abhalten würde; ich wog immer noch 118 Kilo, und 30 Minuten lang mit einem Baby im Arm denselben halben Häuserblock auf und ab zu gehen, veranlaßte mich nicht, von Größe 2 oder von eigenen Gesundheitskursen zu träumen oder mir vorzustellen, ich würde ein Buch über Chancen und Veränderungen für Frauen schreiben. Das wäre doch ein völlig unrealistisches Ziel gewesen, und wir haben alle gelernt, nur anzustreben, was auch realistisch ist ...

Dieser halbe Häuserblock, diese 30 Minuten am Tag taten mir gut. Ende der Woche war ich noch keineswegs Arnold Schwarzenegger, aber anstatt um 2 Uhr nachmittags schon völlig erschöpft zu sein, traf mich die Müdigkeit erst um 4 oder 5 Uhr. Das ist nicht viel für diejenigen, die noch nie an diesem Punkt waren, aber wen interessieren die schon? Wenn Sie die verzweifelte Erschöpfung gefühlt haben,

die dazugehört, wenn man dick, untrainiert und nicht gesund ist, dann wissen Sie, daß es nicht einfach ein riesiger Fortschritt ist, wenn man bis 4 Uhr nachmittags durchhält, ohne das Gefühl zu haben, man würde sterben: Es ist ein Wunder. Obwohl ich für den Rest meines Lebens nie wieder gut aussehen, in eine normale Größe passen oder Sex haben würde, konnte ich doch hoffen, wieder Energie zu bekommen und mich besser zu fühlen; und dafür war nicht mehr notwendig als ein täglicher 30-Minuten-Spaziergang.
Also ging ich weiterhin. Fast augenblicklich nahm meine Kraft zu. Es machte mir nach wie vor Mühe, mich zu bewegen; seien wir ehrlich: wenn man soviel Fett mit sich herumträgt, ist es nicht ganz einfach, herumzukommen. Aber ich fühlte allmählich etwas, das ich schon jahrelang nicht mehr registriert hatte – Muskelkraft. Ich hatte mit dem Gefühl gelebt, daß ich mich selbst kaum aufrechthalten konnte, und die Schmerzen, die man hat, wenn man über keine Kraft in Oberkörper, Bauch und Beinen verfügt, erinnerten mich jeden Tag quälend daran. Benutz deine Muskelkraft – oder du verlierst sie: Wer hatte das gesagt? Rocky? Arnold? Wer immer es auch gewesen war, er hatte recht. Ich hatte sie verloren, aber ich fühlte, wie sie langsam zurückkehrte.
Wir haben alle ein anderes Fitneßniveau. Meines existierte zu jenem Zeitpunkt praktisch gar nicht. Dieses nichtexistente Fitneßniveau ist es, was die Hälfte aller Amerikaner daran hindert, sich zu bewegen. Nicht fit? Dick? Zu alt? Verletzt? Nicht bewegen! Erst warten, bis Sie wieder fit sind. Das ist die Logik, die ich so sehr liebe. Genau an diesem Punkt wird meine Wut am größten. Nichts unternehmen, bevor Sie fit sind. Vielen Dank, Jungs, ihr seid eine große Hilfe!
Ich war nicht fit, sondern fett, also ging ich, ohne mich allzusehr anzustrengen – aber ich ging jeden Tag, sechs- oder siebenmal in der Woche 30 Minuten lang, und tankte Sauerstoff.
Und weil ich jede Diät unter der Sonne ausprobiert und keine von ihnen für längere Zeit irgend etwas bewirkt hatte – warum sollte ich da nicht essen? Keine Schoko- oder Knabberriegel oder etwas Ähnliches; wann immer ich solches Zeug aß (und es gab Tage und Wo-

chen, da aß ich kaum etwas anderes), fühlte ich mich miserabel. Gut, während ich aß; miserabel schon nach wenigen Minuten. Seelisch war es warm und tröstend, körperlich machte es mich krank. Statt dessen begann ich also, vernünftig zu essen. Ich aß statt der fettreichen Sachen jetzt fettarme, qualitativ höherwertige Lebensmittel. Ich hielt mich nicht mehr krampfhaft von allem fern, das weiß, sahnig, zuckersüß und fettig war, sondern dachte statt dessen über Essen nicht weiter nach. Ich aß ganz einfach, wenn ich hungrig war, und trank, wenn ich Durst hatte. (Erinnern Sie sich, wie ein Baby ißt?)

Die Waage wanderte in eine Ecke des Badezimmers. Warum sollte ich mich wiegen, wenn die Zahlen doch niemals heruntergehen würden? Und wenn sie es taten, dann doch nur vorübergehend. Irgendwann würden sie doch wieder im 90-Kilo-Bereich sein. Das hatte mich die Erfahrung gelehrt; wozu also die Aufregung?

Am Anfang las ich kein Buch über Ernährung oder Aerobic mehr. Sie gaben mir alle das Gefühl, als müsse ich einen akademischen Grad haben, um sie verstehen zu können sie waren viel zu kompliziert. Und Komplikationen waren das letzte, das ich in meinem Leben gebrauchen konnte. Ich war zu müde und zu deprimiert, um noch jeden Ernährungsschritt berechnen, nachwiegen, überwachen oder darüber nachdenken zu können.

Nicht mehr.

Es stellte sich keine Motivation ein. Es war nicht so, daß ich tief in mir eine verborgene Quelle an Motivation oder Energie entdeckte, die mich in Gang hielt. Als ich meine körperliche Bewegung – meinen täglichen 30-Minuten-Spaziergang an der frischen Luft – mit meiner neuen Art zu essen kombinierte: Rrrrummms! war Energie da. Mehr Energie, als ich seit Jahren gehabt hatte. Essen, atmen und mich bewegen – und schon fühlte ich mich besser.

Meine Motivation war, mich besser zu fühlen. Seltsames Gefühl, wieder Energie zu haben, wenn man so lange ohne sie gelebt hat. Einer meiner Kunden beschrieb es in der ›Home‹-Show als ›mehr Pep im Gang‹, und genau das setzte bei mir auch ein.

Am Morgen mit einem klaren Kopf aufzuwachen und Energie zu fühlen, ist etwas völlig anderes, als aufzuwachen und sich zu fragen, wie man bloß über den Tag kommen soll. Ich begann Pläne zu machen, ging mit den Kindern nach draußen, spielte mit ihnen – und genoß es sogar, anstatt mit einer schwarzen Wolke über meinem Kopf zu spielen. Manchmal, ganz selten, fühlte ich so etwas wie Hoffnung, eine Erregung darüber, daß sich in meinem Leben etwas änderte und es einen Ausweg zu geben schien.

Eines Tages befand sich meine Motivation auf einem Höhepunkt. Also beschloß ich, es sei an der Zeit, mehr zu tun als nur spazierenzugehen; ich wollte statt dessen mehr über diese Sache mit der Fitneß erfahren und dafür zu den Fachleuten gehen. Also ab in den Video-Shop und eine Übungskassette ausgeliehen. Nach meiner gräßlichen Erfahrung mit Aerobic war die Abgeschiedenheit meiner eigenen vier Wände von größter Bedeutung. Wenn es um Fachwissen geht: Einen größeren Namen als den auf der Titelseite des Videos gab es einfach nicht; wir lieben sie alle als Schauspielerin und wegen ihrer Aerobic. Motivation hatte ich also reichlich, bis ... ich die Kassette einlegte, bereit und ganz wild darauf, mitzumachen.

Dann der erste Widerruf: Wir empfehlen Ihnen, daß Sie einen Arzt aufsuchen, wenn Sie nicht völlig gesund sind. Wir sind für nichts verantwortlich. Viel Glück und auf Wiedersehen!

Unsere berühmte Aerobic-Trainerin trug ein einteiliges Spitzentrikot und hochhackige Stiefel. Und die Übung! Es war ein Tanz, und ich meine: wie am Broadway in den Follies, mit komplizierter Choreographie. Das stand aber nicht auf dem Titel. ›Aerobic-Übungen‹ stand dort, nicht ›Mehr als alles andere auf der Welt möchte ich eine Tänzerin sein‹. Mit oder ohne Stiefel: Ich hatte keine Chance. Also holte ich mir etwas zu essen, setzte mich hin und schaute mir alles an. Was sollte ich tun, um fit zu werden? Motivation war nicht das Problem. Anscheinend gab es eine Regel in der Aerobic-Industrie: Keine Abwandlungen der Übungen für Leute, die in irgendeiner Hinsicht – vor allem in puncto Körperbeherrschung – nicht dem Durchschnitt entsprachen. Ich probierte ein Video nach dem anderen und

versuchte, irgend jemanden zu finden, der sich an mich wandte. Doch außer Sprüngen und Verrenkungen zu veralteten Songs gab es nichts.
Die Fastenkuren waren fehlgeschlagen, jetzt setzten die Videos im Regal Staub an. Auf meiner vergeblichen Suche nach Wohlbefinden.

> *Ich wünsche mir, jemand würde ein Fitneßstudio für Leute ab 70 Kilo aufmachen. Wenn ich das Geld hätte, würde ich es tun. Übungen für Leute, deren Muskeln vergessen haben, daß es sie jemals gab. In jeder anderen Trainingsumgebung haben die Leute auf sich achtgegeben und sind in recht guter Verfassung. Ihre Übungen sind nicht für die aus der Form Geratenen gedacht. Mal ganz abgesehen davon, wie peinlich das alles ist.*
> CATHERINE, Phoenix, Arizona

Nennen Sie mich ruhig verrückt – oder vielleicht stieg mir das bißchen Sauerstoff zu Kopf und wirkte wie eine bewußtseinsverändernde Droge –, aber da die Videos keine große Hilfe waren, dachte ich mir, ich sollte es noch einmal mit einem Fitneßstudio versuchen. Vielleicht war jene erste Erfahrung nur ein Zufall gewesen. Ich war jetzt ein wenig fitter, schließlich war ich wochenlang spazierengegangen, also würde ich sicherlich mithalten können.
Monatelang war ich die verrückte Frau im Hintergrund, die ihr Bein einmal hob, wenn die Trainerin und ihre schönen Kursteilnehmerinnen es gleichzeitig 50mal taten. Der Unterschied kam nicht so sehr von der Kraft her, die ich bei meinen Spaziergängen gesammelt hatte, sondern der Tatsache, daß es mir diesmal egal war. Mental war ich jetzt ein respektloses, unartiges Kind. Sollen sie doch alle zum Teufel gehen. Ich werde tun, was ich tun kann, und mir holen, was gut für mich ist, weil ich mich danach besser fühle. Wenn sie über mich lachen, was soll's?
Während die Trainerin sich durch ihren Kurs sprang, lächelte und schrie, gab ich mir alle Mühe – und marschierte auf der Stelle, wenn

es zu anstrengend wurde, und das war alle anderthalb Minuten der Fall; dann versuchte ich es wieder von vorn.
Kurze Geschichte: Jahre später, in einem eigenen Studio, hielt ich einen Kurs ab, als eine Frau hereinspaziert kam und sich über dieses neue Studio in der Stadt (nämlich meines) erkundigen wollte. Wenn ich meinen Kurs abhalte, kann ich durch die Scheibe in den Vorraum sehen; ich erkannte sie sofort als eine der Frauen, die im selben Morgenkurs gewesen war, den ich vor Jahren als dicke Frau besucht hatte. Sie aber hatte keine Ahnung, daß dies hier dieselbe Susan war. Sie wußte nur, daß diese Susan Powter aufgekreuzt war, und kam nun, um mehr zu erfahren.
Ich rannte in den Vorraum (ja, ich ließ den Kurs allein weitermachen) und sagte: »Hallo, Mary, ich bin's, Susan.«
Mary bekam fast einen Herzanfall – was für das Geschäft gar nicht gut gewesen wäre: FRAU STIRBT IN FITNESSCENTER NACH BLICK AUF INHABERIN ... ausführlicher Bericht um elf.
Nachdem das übliche einleitende »Wie geht's denn so?« überstanden war, wurde sie vertraulich: »Ich muß dir sagen, als du das erste Mal in unserm Aerobic-Kurs aufgetaucht bist, da fand ich dich fett und sonderbar.« »Fett und sonderbar« – genau das sagte sie. »Und jetzt kann ich gar nicht glauben, was ich sehe. Schau dich an: Du bist klein, stark und siehst hervorragend aus; was ist los mit deinem Haar, was hast du damit gemacht? Ich bin so aufgeregt, ich muß unbedingt an deinem Kurs teilnehmen, das wird ein Spaß ...«
Mary ist jetzt nicht nur eine Kundin in meinem Studio, sie hat seitdem auch ihren Trainerschein gemacht – ihren Jura-Abschluß vergessen wir lieber – und trainiert Frauen mit den unterschiedlichsten Fitneßvoraussetzungen, um ihre Kraft in Oberkörper, Bauch und Beinen zu steigern, Fett zu verbrennen und ihr Leben zu ändern. Fett und sonderbar – na, ich weiß nicht!
Zurück zum Aerobic-Kurs. Ich bin im Hintergrund, hebe langsam ein Bein. drücke meine Arme langsam und ohne die Schwingbewegungen, die alle anderen ausführen, in die Luft (es tut weh, dicke Gliedmaßen zu schwingen), und mache so genau das, was ich schaffen kann.

Ich wußte es damals nicht, aber die Abwandlung war damit geboren. Was hätte die wichtigste Neuentdeckung in der Fitneßindustrie in den letzten Jahren sein müssen? Abwandlung. Der Weg zu Fitneß und Gesundheit für Leute jeder körperlichen Verfassung, die Motivation schlechthin; denn: Wenn Sie mitmachen können, sind Sie doch viel motivierter, nicht wahr? Aufgrund der Abwandlungen können Sie jetzt beginnen.

Ich wußte, daß richtiges Essen, Atmen und Bewegen etwas bewirkten ...
... als meine enganliegenden Trainingshosen anfingen abzusacken und meine Aerobic-Trainerin mich darauf aufmerksam machte.
LISA, eine Kundin

Sehr aufregend, aber mehr darüber später, jetzt geht es erst mit meiner Geschichte weiter. Wenn Sie etwas Spannendes voller Aufregung und Motivation gesucht haben, als Sie dieses Buch in die Hand nahmen, wie war's damit: Das aufregendste und mich am meisten motivierende Ereignis fand eines Morgens statt, als ich aufstand, meine 18er-Hose anzog – und sie saß lose. Nicht so lose, daß sie mir auf die Knöchel rutschte, aber lose genug, daß ich mich fragte, ob ich sie vielleicht überdehnt hatte. Schließlich war sie eines der drei Kleidungsstücke, die ich ständig trug. Doch sie war lose genug, daß ich für den Rest der Woche in ihr auf rosa Wolken schwebte – in dem Wissen, daß etwas Großes passierte und daß ich nicht hungerte. Ich machte keine Diät, und trotzdem veränderte sich mein Körper. Die ganze Vorstellung schien mir damals verrückt zu sein, aber es war ganz gewiß ein gutes Gefühl, eine lose sitzende Hose anzuhaben.
Das war großartig; aber noch schöner war der Tag, an dem die Kinder und ich ins Einkaufszentrum gingen. Seltsam: Als ich dick war, sagten mir alle Leute, ich solle doch ins Einkaufszentrum gehen und einen Bummel machen. Meine Mutter sagte immer: »Susan, warum gehst du nicht mal aus, geh doch mal ins Einkaufszentrum.«

Wozu, Mutter?
Damit ich mir Kleider anschauen kann, in die ich nicht hineinpasse und die ich mir nicht leisten kann?
Das wird riesig lustig für mich und die Kinder.
Vom Gehen einmal abgesehen hatte mir das Einkaufszentrum nichts zu bieten. Aber alle Welt blieb dabei, ich solle doch mal hingehen – und (Sie haben es sicher schon bemerkt) ich tat immer, was man mir sagte. Also ging ich an diesem Tag ins Einkaufszentrum.
Wenn ich an dem Tag eine Million Dollar zum Ausgeben gehabt hätte, es hätte mir nicht so viel Freude machen können wie das, was ich dann erlebte. Ich schob die Zwillingskarre mit den doppelten Sitzen, dem doppelten Windelpaket, den doppelten Hochstühlen vor mir her; alles war doppelt in meinem Leben. Ich machte seit einiger Zeit meine Spaziergänge in der Nachbarschaft, also war dieser Bummel durchs Einkaufszentrum ein Klacks für mich. Ich fühlte mich gut, hatte eine locker sitzende Hose und so, als es mir plötzlich dämmerte.
Es ging um dieses Gefühl, das ein Teil des Lebens von allen ist, die auf dem Weg nach oben auf der Gewichtsleiter sind.
Dieses stechende, brennende Gefühl, mit dem wir alle leben.
Das Scheuern unter den Armen, auf der Innenseite der Oberschenkel, unter den Hautfalten, wenn man das Fett auf seinem Bauch bewegt.
Das Gefühl, daß der BH an einem dieser heißen Texas-Nachmittage zu einer tödlichen Waffe geworden ist. Die Strumpfhose anziehen und dieses *Ch-ch-ch-ch-ch-ch-ch*-Geräusch hören, das einen überallhin verfolgt wie ein lästiger Verwandter.
ES WAR FORT.
MEINE SCHENKEL RIEBEN NICHT MEHR ANEINANDER.
Fort. »Nicht mehr da.«
Meine Schenkel rieben nicht mehr aneinander.
Mit der ganzen Grazie, die mein großer, dicker Körper zuließ, beugte ich mich vor und schaute zwischen meine Beine. Ich mußte vorsichtig sein, denn mich nach vorn zu beugen, konnte immer noch Ersticken

herbeiführen. Meine Schenkel rieben vielleicht nicht mehr aneinander, aber dieser Bauch war immer noch ein potentieller Mörder. Aber wenn etwas so aufregend ist: Wer kann da an sich halten?
HE, LEUTE, MEINE SCHENKEL REIBEN NICHT MEHR ANEINANDER!
KEIN BABYPUDER MEHR IM SOMMER!
KEIN BRENNEN MEHR!
ES LIEGT NICHT AN DER HOSE, SONDERN ICH SCHRUMPFE!
MEIN KÖRPER SCHRUMPFT...
Eine Million Dollar, und das meine ich wirklich, hätten in diesem Augenblick nicht schöner sein können. Ich war immer noch dick, kaufte immer noch in Spezialgeschäften ein und wurde immer noch nachmittags um fünf müde. Aber meine Schenkel rieben nicht mehr aneinander, und meine Kleidung saß jetzt loser – das waren aufregende Entwicklungen.
Dieser Augenblick im Einkaufszentrum war nicht das Ende der Entwicklung. Es war vielmehr der Anfang vom Ende meines Dickseins. Etwas sehr Gutes passierte, und ich war nicht ständig hungrig. Weder eine enorme Willenskraft noch eine Veränderung des Verhaltens waren notwendig, und ich ging auch nicht mehr mit dem Gefühl umher, daß ich dabei war zu sterben. Ich hatte den Versuch aufgegeben, schl... (jenes Wort, das ich aus meinem Vokabular gestrichen hatte) zu werden, aber ich nahm trotzdem ab. Das fühlte sich gut an und war einfach. Also, ich bin dabei, was könnte man mehr erwarten?
Motivation? In diesem Augenblick hätte mich niemand aufhalten können. Ich war eine Maschine, die aß und abgewandelte Aerobic-Übungen machte, und innerhalb von einem halben Jahr konnte ich mein eigenes Spiegelbild nicht mehr erkennen. Mein Körper fühlte sich kräftiger an, weil ich Muskeln benutzt hatte, die so lange nicht mehr beansprucht worden waren, daß ich sie jetzt bei jeder Bewegung spürte. Sie kennen dieses schlaffe, weiche, wabbelige Gefühl, mit dem man jeden Tag lebt, wenn man dick ist'? Nun, das ändert sich in dem Augenblick, in dem Sie anfangen, Ihre Muskeln zu benutzen. Es ist, als ob Sie wieder zum Leben erwachen. Ich konnte beinahe fühlen, wie der Sauerstoff und das Blut durch meine Adern gepumpt wurden.

Wenn ich mit der Energie aufwachte, die dieser Sauerstoff mir gab, dann machte ich mich sofort an meine Übungen. Dazu war nicht viel Motivation oder Selbstkontrolle notwendig, nur genügend Energie, es zu tun. Schon bald hörte ich auf, über das Endergebnis nachzudenken. Neubeginn, wohin ich schaute – so könnte man mein Leben während dieser ersten Monate, in denen ich richtig zu essen, atmen und gehen lernte, beschreiben. Immer noch arm und unter sexuellem Entzug leidend. Der Prinz war nicht der einzige, der das Bedürfnis hatte, gehalten und geliebt zu werden und zu hören, er habe breite Schultern und einen großen Penis. Nun gut, lassen wir die breiten Schultern und den großen Penis weg und ersetzen sie durch: »Du siehst viel besser aus, machst Fortschritte, könntest richtig hübsch sein.« Irgend etwas aus dem Mund eines erwachsenen Mannes – das nenn' ich Verzweiflung! – wäre damals schön gewesen. Trotzdem: Ein halbes Jahr nach Beginn der Veränderungen fühlte ich mich besser, als ich mich jahrelang gefühlt hatte. Ich hatte die Kategorie ›krankhaft fettleibig‹ hinter mich gelassen, jetzt war ich nur noch dick. Aber ich sollte noch eine ganze Zeit keinen Badeanzug kaufen gehen. Es gab noch viel zu tun und noch viel mehr zu lernen, bevor ich bereit war für einen kleinen schwarzen Bikini.

> *Zum ersten Mal seit langer Zeit gibt es ein Licht in meinen Augen! Tatsächlich, das Fett in meinen Wangen ist fort, und jetzt kann man meine Augen SEHEN! Sie sind so hübsch!*
>
> Kommentar einer Kundin

Ich mußte mehr über richtiges Essen lernen, ein Gedanke, der jede Frau, mit der ich gesprochen habe, zu Tode erschreckt, und den ich nur sehr, sehr mühevoll akzeptieren konnte.

Ich bewegte mich jeden Tag, veränderte mich ständig; und dann begann ich, über Essen nachzudenken. Wann immer ich eine Zeitlang ohne Essen war oder etwas Minderwertiges aß, fühlte ich mich miserabel.

Wenn ich aß, fühlte ich mich besser. Nahrung war Brennstoff. Oh, welch ein Gedanke!
Brennstoff... und wenn Sie wirklich in Verzückung geraten wollen, dann fügen Sie dieser Mischung noch Sauerstoff bei. Nehmen wir mal für eine Sekunde an, Sie würden diese beiden Dinge Ihrem Leben hinzufügen. Glauben Sie, daß das Ihr Befinden beeinflussen würde? Laut den Ärzten, die ich um Hilfe bat: nein! Da gibt es, behaupten die, nicht den geringsten Zusammenhang. Hören Sie mit dem Unsinn auf, beste Frau, und tun Sie nicht so, als hätten Sie ein Gehirn im Kopf. Hören Sie auf, über diese Dinge nachzudenken, nehmen Sie dieses Lithium und gehen Sie nach Haus.
Essen = Brennstoff. Atmen = Sauerstoff. Bewegung = Abgewandelte Übungen. Wenn es so einfach ist, warum hat Ihnen bisher kein Arzt, Ernährungswissenschaftler, Diätspezialist davon erzählt? Eine gute Frage, die ich mir stellte, während meine Kleidung loser wurde und das schmerzhafte Scheuern aufhörte.
Wenn ich an die Tausende von Fastenkuren dachte, die ich gemacht hatte, verzweifelt hoffend, die eine, die ich gerade machte, würde es jetzt aber bringen, dann dämmerte mir, daß wir als erstes mit dem Essen aufhören, wenn wir unser Aussehen und unser Befinden nicht mehr leiden können. Fasten. Den Brennstoff reduzieren. Den Wagen nicht mehr auftanken. Aber wenn Sie zu fasten beginnen, hören Sie dann auf, Leistung zu erbringen? Rufen Sie Ihren Chef an, um ihm zu sagen, daß Sie die nächsten Monate nicht kommen werden, weil Sie eine Weile nicht essen und nicht genügend Energie haben werden, um zu arbeiten? Kinder, Ehemänner, Rechnungen, Haushalt, Familie – hören Sie auf, sich damit auseinanderzusetzen, liegen Sie statt dessen draußen am See?
Nein, das tun Sie nicht – und ich tat es auch nicht.
Also schön, ich dachte drüber nach. Kalorien sind nicht das Problem. Brennstoff zu reduzieren, ist das Verkehrteste, was Sie machen können. ES IST EINES DER PROBLEME, NICHT DIE LÖSUNG! Wenn das funktionieren würde, dann würden wir alle nicht mehr tun müssen, als ein einziges Mal eine Diät zu machen. Eine – nicht hunderttau-

send. Wenn Hungern bewirken würde, was es angeblich bewirken soll, dann gäbe es keine Ausfallquote von 98 Prozent. Niemand von uns wäre dick, denn wir alle haben jahrelang gehungert.
Kalorien zu reduzieren ist nicht der Weg. Es funktioniert nicht. Denken Sie über das nach, was Sie gerade gelesen haben. Weshalb ergibt es einen Sinn für Sie? Könnte es irgend etwas damit zu tun haben, daß Sie sich müde, deprimiert, dick und nicht gesund fühlen? Glauben Sie, daß Hungern statt Essen irgend etwas mit der Frage zu tun hat, wie leistungsfähig Sie sind?
JA, JA, JA, es hat etwas damit zu tun, es hat alles damit zu tun, wie Sie sich jetzt fühlen und wie Sie aussehen. Es gibt keine Diät auf dieser Welt, die funktioniert.
Wenn es eine gäbe, wäre ich die erste, die dafür Reklame machen würde, und es gäbe nicht eine dicke Person auf Erden.
Das Problem ist nicht Ihr Mangel an Willenskraft, Selbstdisziplin oder eine ›Eßstörung‹.
Sie sind weder ein Versager noch ein faules, emotionales Wrack. Das Problem ist nicht in Ihrem Kopf, es ist in Ihrem Körper.
Nicht Sie haben das Problem, die Diät- und Fitneßindustrie hat eins. Sie hat Sie belogen, Sie übers Ohr gehauen und Ihnen keine andere Wahl gelassen, als zu scheitern. Nicht Sie und ich sind die Versager, sie sind es.

> *Als ich zum ersten Mal um eine Kleidergröße abnahm, war ich überrascht. Als ich an dem Nachmittag zur Arbeit ging, erzählte ich allen davon! Es war das Schönste, was mir seit langem passiert war. Ich trug mein Kostüm voller Stolz … während mir der Rock fast über die Hüften rutschte.*
>
> DEBI, eine Kundin

Greifen wir einmal der Zeit voraus, machen wir eine Zeitreise zu dem Tag im Haus meiner Eltern, an dem ich auf die Waage stieg und die Zahl 52 las. Ich fiel fast um und stieg wohl hundertmal von der

Waage und wieder hinauf, bevor ich glaubte, was ich sah. Ich kann wohl sagen, daß es zwischen dem Beginn und diesem Tag Tausende von Augenblicken gab, die zu den schönsten in meinem Leben zählen.
Die Hoffnung, die jede neue Stufe des Wohlbefindens mit sich brachte, ließ mich durchhalten. Zu wissen und zu begreifen, daß dieser Prozeß weitergehen würde und daß ich ihn so weit fortsetzen konnte, wie es mir gefiel, hielt mich auf Trab. Die Kraft und die Energie, die ich gewann, und das Gewicht, das ich verlor, waren aller Mühen wert. Das hielt und hält meine Motivation aufrecht. Und es hört nicht auf – es gibt immer neue Stufen der Fitneß, die man erreichen kann. Sie werden sich also verändern, bis zu Ihrem letzten Tag. Beginnen wir also jetzt.

Meine süße Rache kam ...
... glauben Sie's oder nicht: bei einer Beerdigung. Meine Brüder und Freunde wohnten alle etwa fünfzig Kilometer entfernt, und ich hatte sie seit vielen Wochen nicht mehr gesehen. Als ich nach vorn ging, wo sie alle standen, hörte ich es überall flüstern; anscheinend erkannte mich niemand, bis ich neben ihnen stand. Den ganzen Rest des Abends verbrachte ich damit, Freunde und Verwandte zu besuchen und ihre Reaktionen zu sehen. Es war märchenhaft!
ANN, eine Kundin

Ein Geburtstag ist angeblich einer der Meilensteine im Leben jedes einzelnen. Ich werde Ihnen erzählen, was er mir bedeutete. Vielleicht halten Sie mich gleich für eine völlig egozentrische, oberflächliche Idiotin; aber da ich mich verpflichtet habe, die Wahrheit zu erzählen, hier ist sie:
Ich rief meine Mutter an und bat sie, mir eine Überraschungsparty auszurichten. Meine Mutter hatte Jahre damit zugebracht, mich zu verstehen, und diese Bitte bestätigte nur, daß mit mir etwas ganz

und gar nicht stimmte. Taktvoll versuchte sie mir nahezubringen, daß ›Überraschung‹ normalerweise bedeutet, daß die betreffende Person zuvor von der Party nichts weiß – es sei denn, jemand verrät das Geheimnis vorher – und daß, wenn man zur Party kommt, man eben überrascht wird.

Bevor sie geendet hatte, gab ich ihr die Gästeliste durch. Einige Leute auf der Liste kannte und mochte ich, andere konnte ich nicht ausstehen.

Mutter mußte vorsichtig zu Werke gehen. Es war offensichtlich, daß ich mehr als nur Gewicht verloren hatte – zusammen mit einigen der mehr als 60 Kilo war offensichtlich auch mein Verstand verschwunden. Sie schlug vor, ich solle mit meinen Freunden eine wunderbare Geburtstagsparty feiern und anschließend einen guten Psychiater aufsuchen, um mich mit den neuen Problemen zu befassen, die sich in mein Leben geschlichen hatten.

Es ist schwierig, irgend jemandem, der nicht dabei war, zu erklären, was ich tat und was ich mir davon versprach. Ich bat ganz einfach meine Mutter, mir den Gefallen zu tun – denn schließlich war es mein Fest – und mir eine traumhafte Party auszurichten.

Das tat sie dann auch. Alle wurden eingeladen, und der große Tag stand kurz bevor.

Ich ging ein Kleid für den großen Anlaß kaufen. Das ist vor jedem größeren Ereignis etwas ganz Normales – aber nicht für eine ehemals 118 Kilo schwere Hausfrau, die nach genau dem Kleid sucht, das beweisen sollte, was ich zu beweisen vorhatte.

Da war es. Teuer wie die Sünde hing es am Ständer, sehr klein, fast schon unanständig, schwarz und sehr, sehr eng anliegend. Perfekt. Jetzt die Schuhe. Schwarz natürlich, 13 Zentimeter hohe Bleistiftabsätze, zum Gehen völlig ungeeignet – doch ich hatte sowieso nur vor, den ganzen Abend zu stehen und zu posieren. Die Kleidung war komplett, jetzt kam die Kutsche. Ich hatte bereits früher herausgefunden, daß die gute Fee eine Lüge ist, also holte ich mir meinen eigenen Kürbis und verwandelte ihn in eine Limousine. Jawoll, Sie haben richtig verstanden: Ich fuhr in einer Limousine zu meiner eige-

nen Party vor – in einem engen, winzigen schwarzen Kleid und hochhackigen Schuhen. Ein wenig dick aufgetragen, werden Sie vielleicht sagen – aber nicht, wenn Sie jemals 118 Kilo gewogen haben. Dann werden Sie all das als völlig normal und vernünftig ansehen (und da Sie es sind, der ich all dies erzähle, denken wir nicht darüber nach, was andere sagen – denn wen sonst kümmert's?).
Leider endet die Geschichte hier nicht, es kommt noch schlimmer. Ich komme also an, gehe langsam zur Vordertür, läute (wohl wissend, wer drinnen ist), es ist dunkel drinnen (schließlich soll es ja eine Überraschung werden). Meine Mutter kommt an die Tür, ich trete in den Hausflur und werfe mich (buchstäblich!) in Pose, dann schaltet sie das Licht an. Alles schreit »Überraschung!«, und die Leute, die ich nicht leiden konnte, die mich seit Jahren nicht gesehen hatten, die mit offenem – ich wiederhole: mit offenem – Mund dastanden, sie waren diejenigen, für die ich mich so in Pose geworfen hatte. Ich stand so lange, wie sie brauchten, ihren Mund wieder zu schließen, und genoß jede Sekunde meiner ›süßen Rache‹ (und tun wir nicht so, als sei es irgend etwas anderes gewesen). Dann stürzte ich mich in meine Überraschungs-Geburtstagsparty, als hätte ich mein ganzes Leben lang Größe 2 getragen.

Mich besser zu fühlen und besser auszusehen gibt mir Selbstvertrauen und Zuversicht. Jemand sagte mir sogar, ich würde von innen ›leuchten‹.

DEBI, Dallas, Texas

Ein paar Monate, nachdem mein Lattenzaun explodiert war und der Prinz mich für immer verlassen hatte, schickte mir eine liebe Freundin eine Postkarte. Darauf war ein Motto zitiert, nach dem ich bis heute lebe.
Auf der Vorderseite war eine Frau in einem Pelzmantel und mit einem kleinen Hund zu sehen; sie und der Hund waren mit Juwelen bedeckt. Der Text lautete:

»Gut zu leben ist die beste Rache...«
Wenn man die Karte aufklappte, stand da:
»... dicht gefolgt von Mord!«
Ich weiß nicht, wer das schrieb oder von wem die Karte kam. Aber ich muß hier feststellen, daß – wer immer du bist – deine Karte alles sagt.

> *Ich fühle mich so gut und sehe so gut aus, daß ich tatsächlich den Mut aufbrachte, eine lange Ehe zu beenden, die schon drei oder vier Jahre zuvor hätte abgebrochen werden müssen.*
> CATHY, Dallas, Texas

Die süße Rache war wirklich sehr süß. Seitdem hat es noch viele, viele solcher Augenblicke gegeben, wie zum Beispiel zufällige Begegnungen mit Leuten, die ihren Augen nicht trauen, wenn sie einem über den Weg laufen. Es ist wirklich wunderbar, wenn man nach zwanzig Minuten immer noch den Führerschein hervorholen muß, um zu beweisen, daß man es tatsächlich ist.
Aber es gibt andere Momente, die sind noch schöner als das Wissen, daß man es geschafft hat und gut aussieht. Ich spreche von der Frau, die neulich auf dem Flughafen auf mich wartete und mir erzählte, sie hätte vor einiger Zeit zum ersten Mal in ihrem Leben angefangen, richtig zu essen, zu atmen und sich zu bewegen, und hätte noch niemals, niemals die Energie und Kraft gefühlt, die sie jetzt fühle.
Oder erinnern wir uns an Carol Lawrence, die bekannte Sängerin, Tänzerin und Schauspielerin, die einen Teil der ›Home‹-Show bestritt und mit mir zusammenkommen wollte, weil sie mein Fitneßprogramm befolgt hatte und jetzt schlanker ist als je zuvor. Ich fühlte mich wie die Sally Fields der neunziger Jahre mit einem Oscar in der Hand: »Sie *mögen* mich! Es ist so schön zu wissen, daß sie mich mögen!«
Und vor allem ist da jene Hausfrau in Atlanta, die mir ein Foto von sich schickte. Sie war grün und blau geschlagen worden und lag im

Krankenhaus. Sie schrieb: »Danke, Susan, daß Sie mir die Wahrheit gesagt und mir einen Weg aus all dem Fett und dem Selbsthaß gezeigt haben, die noch angstmachender waren als der Mann, der mir dies angetan hat.«

Was mich umhaut, was mich jeden Tag begeistert, was mich so dankbar macht und auf Trab hält, sind die Frauen, die lernen, daß den eigenen Körper zu verändern, mehr Kraft zu gewinnen, die Dinge in die Hand zu nehmen und von den Toten aufzuerstehen nicht schwierig ist, wenn man es nur richtig macht. Was sich verändert, ist sehr viel mehr als nur das äußerliche Aussehen.

Den Irrsinn in Ihrem Leben zu beenden, wird Ihnen mehr geben als einen netten Körper (obwohl auch das schon sehr viel wert ist!).

Es kann Ihnen ein Leben zurückgeben, das Sie vielleicht irgendwann unterwegs verloren haben. Darum geht es.

Genießen Sie also Ihre süße Rache – ich genoß meine und tue es heute noch jeden Tag –, aber haben Sie Ihre Freude an jedem Schritt der Veränderung, die Ihnen Ihr Leben zurückgeben wird. Die Geburtstagsfeier geht zu Ende; alten Bekannten oder Feinden über den Weg zu laufen, dauert ein paar Minuten, doch Ihr Leben geht weiter. Gesund zu werden, gibt Ihnen mehr Kontrolle.

Heute abend gehe ich zu einer Party, die mir zu Ehren in Hollywood gegeben wird. Ich bat darum, daß einige Leute eingeladen werden, die ich nicht besonders mag – es hat sich nicht viel geändert –, und raten Sie mal, was ich tragen werde? Ein kleines schwarzes Kleid und dazu Schuhe mit sehr hohen Bleistiftabsätzen.

Das ganze Geheimnis des Ratgebens besteht darin, daß es einem – nachdem man seinen Ratschlag in aller Ehrlichkeit erteilt hat – vollkommen gleichgültig sein muß, ob er befolgt wird oder nicht, und daß man aufhört, die Leute korrigieren zu wollen.

Hannah Whitall Smith, 1902

TEIL ZWEI

Beendet den Irrsinn!

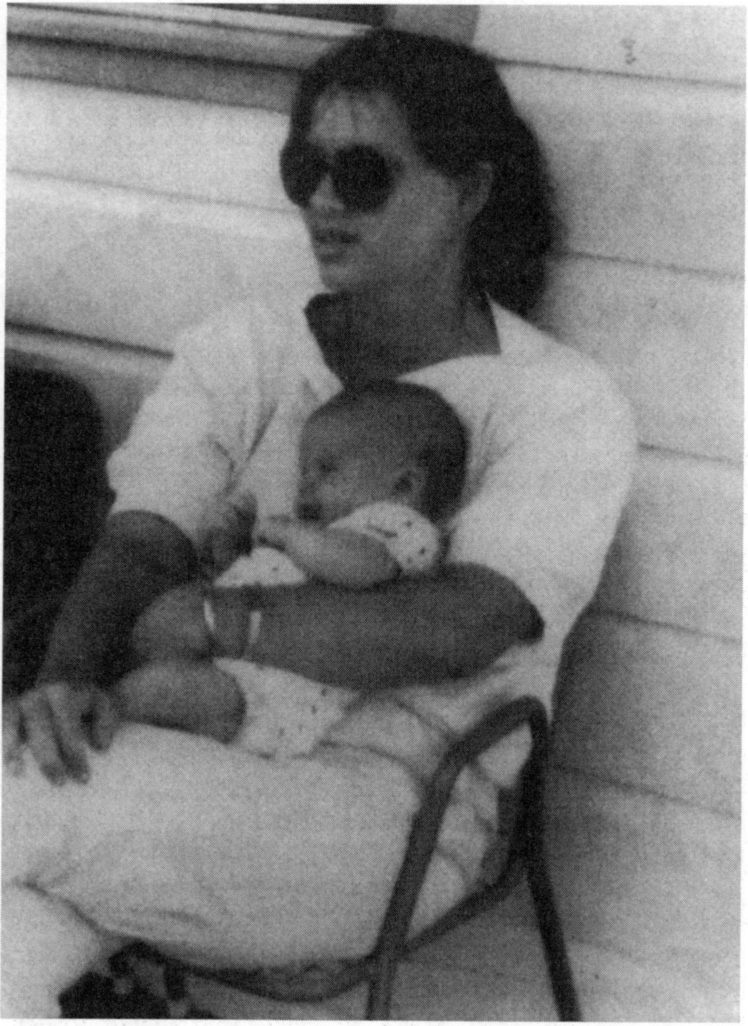

Immer noch nicht bei 118 Kilo angelangt. Dieses Foto wurde kurz nach der Geburt des zweiten Sohns gemacht, und es sah nicht so schlecht aus: Der Prinz und ich befanden uns in einer Versöhnungsphase, und ich glaubte, der weiße Lattenzaun sei sicher.

4 Richtig essen

*Gewohnheit ist entweder der beste aller Diener
oder der schlechteste aller Herren.*

Nathaniel Emmons

Sie sind nicht gescheitert, sondern haben Jahre mit dem Fehlschlagen einer Diät nach der anderen zugebracht. All diese Fastenkuren sind nur Zeit- und Geldverschwendung gewesen; und aufgrund des Fastens sind Sie zu dick, zu schwach und zu müde geworden, um etwas leisten zu können. Und jetzt komme ich – kein Arzt, kein Ernährungswissenschaftler und kein Diätspezialist – und sage Ihnen, daß es eine einfache Lösung gibt: mit Fasten aufhören – für immer.

Eine einfache Lösung für den Schmerz und Selbsthaß, mit dem Sie seit Jahren leben? Und was ist mit dem immer wieder auftretenden ›zwanghaften‹ Essen, mit dem Sie zu leben gelernt haben? Ja, es gibt eine einfache Lösung. Bevor Sie jetzt das Buch an die Wand werfen, denken Sie einmal über das Folgende nach:

Was wäre, wenn ich Ihnen befehlen würde, morgen von New York nach Dallas zu fahren, das Gaspedal durchgetreten bis 150 Stundenkilometer? Den heutigen Tag verbringen Sie mit den Vorbereitungen und überprüfen Ihre Ausrüstung: Essen, Geld, Kreditkarten, Kinder, Ehemann. (Ich bin nicht sicher, ob Ehemänner zur Ausrüstung zählen – zum besonderen Gepäck vielleicht, in Ketten gelegt und mit einer Schlinge um den Hals, aber zur Ausrüstung? Na, ich weiß nicht.) Stellen Sie sicher, daß Sie alles haben, was Sie für Ihr Rennen

brauchen. Was wäre, wenn ich Ihnen jetzt sagen würde, daß Sie alles mitnehmen dürfen, was Sie wollen, nur kein Benzin?
Kein Benzin.
Alles und jedes ist erlaubt, Sprit ist verboten.
Wie kommt Ihnen das vor? Verrückt? Durchgedreht? Irrsinnig? O ja... sehen Sie, wo die Untertitel dieses Buches herkommen? Was würden Sie zu einem solchen Vorschlag sagen?
»Wie soll ich ohne Benzin ein Auto mit 150 Stundenkilometer fahren?« Gute Frage. Die sollten Sie jedem Fachmann stellen, der Ihnen rät, eben dies zu tun – zu fasten. Ohne Sprit fahren oder ohne Brennstoff etwas leisten. Setzen Sie Ihren Körper anstelle Ihres Autos und bleiben Sie bei dieser Theorie.
Wie sieht Ihr ›durchschnittlicher‹ Tag aus? Der durchschnittliche Tag einer durchschnittlichen arbeitenden Mutter (der Begriff *arbeitende* Mutter ist ja wohl mehr als doppelt gemoppelt, oder?). Ich bin eine arbeitende Mutter – ich werde Ihnen sagen, wie mein ›durchschnittlicher‹ Tag aussieht.
Um halb sechs oder sechs muß ich aufstehen – wenn ich lange schlafe. Kinder wecken und ihnen helfen, die Schularbeiten, fertigzumachen, bei denen ich ihnen gestern abend wegen Müdigkeit nicht mehr helfen konnte. Das Spülbecken voller Geschirr abwaschen (es gibt keinen Geschirrspüler in meinem Haus, dafür bin ich zu umweltbewußt), das seit gestern abend einweicht, weil ich zu müde war, das auch noch zu erledigen; das Haus aufräumen, Spielzeug, Kleidung, Tassen und Socken, Socken, Socken aufsammeln, die drei männliche Wesen überall verstreut haben, damit ich nicht so viel aufzusammeln habe, wenn ich am Abend nach Haus komme. Los geht's, zur Schule und zur Arbeit. Die Kinder absetzen, Küßchen, Küßchen, mehr über das Projekt herausfinden, das morgen Termin hat und erst noch entwickelt werden muß, für das mir noch Material fehlt und für das ich überhaupt keine Zeit habe. Wie eine Verrückte fahren, weil ich zu spät zu einer Verabredung komme. Einen Kurs abhalten. Den Laden schmeißen, die Leute bezahlen, mich um alles kümmern, was in meinem Büro und Studio passiert. Arbeit, Arbeit, Arbeit.

Den Tag hinter mich bringen, dann nach Haus gegen fünf, sechs oder sieben Uhr. Zu spät ins Haus stürzen, mich meistens entschuldigen, weil ich etwas vergessen oder nicht geschafft habe; Essen in den Mikrowellenherd, während ich bei den Schularbeiten helfe, Klagen und Probleme anhören (heute sind es Geschwisterstreitigkeiten), während die erste Ladung Wäsche in die Maschine wandert (an dieser Stelle gerät Wegwerfkleidung ins Zentrum der Überlegungen). Essen auf den Tisch; den Kindern und dem Mann bei ihren Berichten vom Tage zuhören, selbst von meinem Tag erzählen; Essen beenden, den Tisch mit der ›Hilfe‹ von Mann und zwei Söhnen abräumen (Hänsel und Gretel würden den Weg direkt in meine Küche finden). Eine weitere Ladung Geschirr abwaschen – Sie finden mich an jedem Abend der Woche damit beschäftigt. Das Abendessen ist vorbei – es ist Zeit zum Baden. Die zweite Ladung Wäsche geht in die Maschine, die Kinder sind sauber; es ist Zeit zum Schlafen gehen. Die Kinder ins Bett bringen und Geschichten erzählen. (Jetzt gebe ich an; in Wirklichkeit bitten meine genialen, sauberen Kinder jeden Abend um eine Geschichte, und ich erzähle ihnen, daß ich zu müde zum Vorlesen bin. Ja, ja, die Schuldgefühle; wohin man auch kommt, erzählt einem jemand: Wenn man seinen Kindern nicht täglich zehn Bücher vorliest, haben sie gar keine andere Wahl, als Profifußballer zu werden. Diesem Teil des Tages fügen wir also noch jede Menge Schuldgefühle hinzu – oder, besser noch, wir verteilen sie gleichmäßig über den ganzen Tag.) Einen Teil meiner eigenen Arbeit erledigen, den nächsten Tag vorbereiten, die zweite Ladung in der Waschmaschine lassen, ich bin heute zu müde, liege statt dessen auf dem Bett ...

Es ist halb elf oder elf, und der Ehemann hat noch einen Wunsch.

»Warum ziehst du nicht das kleine durchsichtige Fähnchen an, Liebling, und ich seh' dir zu, wie du durchs Zimmer stolzierst.«

Rühr mich an, und du stirbst!

Gegen halb eins falle ich in ein Koma und wache wieder um sechs auf.

Das ist mein Tag.

Eine korrekte Beschreibung eines durchschnittlichen Tages für die meisten von uns, oder?

Zu behaupten, wir würden unsere Autos mit 150 Stundenkilometern fahren, wäre eine Untertreibung.
Vom Augenblick des Aufwachens an läuft das Rennen. Kinder, Arbeit, Ehemänner, sieben Tage die Woche, zwölf, vierzehn, achtzehn Stunden am Tag.
Ihr Auto würde ohne Sprit nicht fahren. Wenn Sie nicht genügend oder nicht die richtige Sorte Benzin tanken, wenn Sie den Motor nicht überprüfen, das Öl wechseln und das Auto auch sonst nicht richtig warten, dann können Sie sich drauf verlassen, daß es nirgendwohin fahren wird. Also leuchtet Ihnen meine Theorie ein. Denken Sie über Ihren Körper nach und über den Brennstoff, den er braucht, um leistungsfähig zu sein – Nahrung ist Ihr Brennstoff. Trotzdem ist das erste, was Sie tun, wenn Sie Ihr Aussehen und Ihr Befinden nicht mehr ausstehen können, Kalorien reduzieren. Wieviel, das hängt von dem Gewicht ab, das Sie verlieren wollen. DIÄT, DIÄT, DIÄT – 600, 800, 1000, 1200 oder vielleicht sogar diese sehr gesunde 1400-Kalorien-am-Tag-Diät.
Gut, gut – so hat man's Ihnen gesagt. Fasten ist der Weg, auf dem man abnimmt, stimmt's?
FALSCH, FALSCH, FALSCH. Gehen Sie damit zu Ihrer Ernährungsberatung. Denken Sie an das Auto und den Treibstoff – Sie nehmen diese schrecklich gesunden 1200 Kalorien am Tag zu sich und laufen mit 150 bis 240 Stundenkilometern. Was als erstes mit dem menschlichen Körper, mit Ihrem Körper passiert, wenn Sie weniger aufnehmen, als Sie verbrauchen, ist:
Ihr Körper, mein Körper, jeder Körper wird nach kalorienreichem Essen verlangen. Das ist keine, ich wiederhole: keine, Eßstörung. Das ist eine physiologische Reaktion auf Hungern. Ihr Körper sagt: »Iß etwas, irgend etwas, wenn du von mir verlangst, daß ich etwas leiste; es ist viele Stunden her, daß du mir zum letzten Mal etwas zum Verbrennen gegeben hast.« Und dann passiert das Folgende: Kein Frühstück (oder Sie nehmen etwas Schnelles im Stehen zu sich); zum Mittagessen Salat (Sie machen wieder eine Diät); Sie holen die Kinder von der Schule ab, und jeden Tag gegen vier oder

fünf Uhr macht sich diese ›Eßstörung‹ bemerkbar, und Sie finden sich an der offenen Kühlschranktür wieder, beschäftigt mit ›zwanghaftem Essen‹, und fühlen sich wie die größte Versagerin in der Welt, während Sie das süße Zeug in sich hineinschieben. Manchmal halten Sie ein paar Wochen oder sogar Monate mit Ihrer Diät durch; aber Sie oder ich und wir alle landen irgendwann an jenem Kühlschrank. Ist es nicht interessant, wie viele von uns an der gleichen ›Störung‹ leiden?

Holt die Trompeten raus, ich habe etwas zu verkünden.

DAS ERSTE SYMPTOM DES HUNGERNS IST DIE FRESSTOUR. EINE DIÄT ZU MACHEN IST HUNGERN. ALSO MACHEN SIE, WIE WIR ALLE, AM ENDE EINE FRESSTOUR.

Dieses ›Fressen‹ während des Hungerns, Fastens oder Diätmachens bedeutet nur, daß Ihr Körper überleben will. Iß den Kuchen, probier die Süßigkeiten; hei, da ist 'ne Tüte Chips – essen, bitte, bitte essen, ich verhungere, und der Tag hat noch fünf Stunden.

> *Ich aß ein ganzes Paket Orangen-Marshmallow-Erdnüsse – und mir wurde sehr, sehr schlecht. Ich konnte einfach nicht aufhören, dieses jämmerliche Zeug zu essen.*
>
> MARY, eine Klientin

Aber das ist erst der Anfang dessen, was uns passiert, wenn wir weniger aufnehmen, als wir verbrauchen. Das zweite, was geschieht, ist, daß Ihr Körper, diese geniale Maschine, sein Tempo drosselt – das seines Stoffwechsels – und auf den Umfang der Nahrungsaufnahme einstellt. Wenn Sie also 800 Kalorien am Tag aufnehmen – eine dieser fabelhaften, von Ärzten geförderten Schnelldiäten – oder eine 1200-Kalorien-am-Tag-Diät machen – wenn Sie ein oder zwei Pfund pro Woche abnehmen, können Sie sich gratulieren –, dann wird Ihr Körper auf genau diesem Niveau Leistung bringen.

Müde? So müde, daß Sie nichts leisten können?

Vergeßlich, erschöpft?

Das war eines der Dinge, die mich daran hinderten, mein Leben auf die Reihe zu bekommen. Weil ich ständig müde war, war ich zu fast nichts in der Lage. Ich war so müde und deprimiert, daß es eine große Leistung war, den Tag zu überstehen. Wenn ich durch das Land reise und mit allen möglichen Gruppen spreche, höre ich meistens:

»Ich bin so müde ...«

»... zu müde, um mich motiviert zu fühlen.«

»... zu müde, um Pläne zu machen.«

»... zu müde, um meine Ziele zu erreichen.«

»... zu müde, um etwas zu verändern.«

»... zu müde, um an einem Aerobic-Kurs teilzunehmen ...«

Ihr Arzt wird Ihnen wahrscheinlich sagen, daß Ihr Körper noch nicht wieder richtig funktioniert. Es sind immer unsere dummen, perfekt konstruierten Körper, die das Problem haben, niemals die Ärzte. Der Stoffwechsel ist auch so ein Problem, das wir alle zu haben scheinen. Mir wurde gesagt, mein Stoffwechsel habe sich verändert, weil ich so kurz hintereinander zwei Kinder bekommen habe, und daß es die nächsten dreißig, vierzig Jahre wenig Hoffnung gebe. Natürlich, ich könne ein wenig abnehmen, wenn ich genügend Disziplin aufbringen würde, eine Diät durchzuhalten – etwas, was mir unmöglich war; aber zu erwarten, daß ich jemals wieder gut aussehen und mich gut fühlen würde ... »Nehmen Sie Ihr Lithium, gehen Sie nach Haus und werden Sie ein wenig realistischer.«

Wie oft habe ich gehört:

»Mein Arzt sagt, daß mein Stoffwechsel anders ist als der der meisten Leute.«

»Es sind die Schilddrüsen, deshalb wiege ich 180 Kilo. Ich habe Stoffwechsel- und Schilddrüsenprobleme.«

»Angeboren, es ist eine angeborene Stoffwechselstörung.«

»Mein Stoffwechsel ist ruiniert – er funktioniert nicht mehr, also bleibe ich mein Leben lang dick ...«

Hallo, ich bin die amerikanische Frau. Ich bin schwer depressiv und leide unter dem chronischen Hungersyndrom ... der Krankheit der neunziger Jahre. Nichts in meinem Körper funktioniert, wie es soll, und mein Arzt sagt mir, das ist der Grund, weshalb ich so müde bin, und daß ich nichts daran ändern kann. Ich kann weder mein Aussehen noch mein Befinden ausstehen, also werde ich ab Montag eine Diät machen und versuchen, die Willenskraft und Selbstdisziplin aufzubringen, sie diesmal durchzuhalten.

Tun Sie mir einen Gefallen. Gehen Sie zu Ihrem Arzt (sagen Sie ihm, Susan schickt Sie) und fragen Sie ihn, ob Hungern und Erschöpfung irgend etwas miteinander zu tun haben. Fragen Sie ihn, ob Fasten Ihren Stoffwechsel verlangsamt oder sogar beeinträchtigt. Stellen Sie ihm diese Fragen, bevor er Ihnen die nächste Diät empfiehlt oder Sie auf Ihre nächste Flüssig-Fastenkur setzt (oder Ihnen den Magen zusammenklammert). Natürlich gibt es Fehlfunktionen des Körpers, Krankheit, Vererbung und vieles andere, was Ihre Energie beeinflußt. Aber das eine, was Millionen von uns unmittelbar beeinträchtigt und unsere Energie festlegt, ist Fasten, das heißt: Kalorien reduzieren.

Müde? Wir fangen gerade erst an. Es gibt noch zwei weitere Dinge, die dem menschlichen Körper zustoßen, wenn Sie einerseits die Kalorien vermindern und andererseits weiter Leistung bringen.

Weiters: Während einer Diät holt sich der Körper seinen Brennstoff selbst, da Sie ihm ja nicht genug geben, damit er funktionieren kann. Der Brennstoff, den er verbraucht, findet er in Form von fettarmer Muskelmasse. Innerlicher Kannibalismus, darauf läuft es hinaus. Sich selbst bei lebendigem Leib essen. Jawohl, Leute, Euer Körper holt sich Muskelmasse und baut sie als Brennstoff ab. Was jetzt folgt, liegt natürlich sehr auf der Hand; und wenn Sie eins und zwei zusammennehmen, können Sie sich vorstellen, was passiert. Ihr Stoffwechsel funktioniert im Schneckentempo, und Ihr Körper baut Muskelmasse ab, damit er überleben kann. Magere Muskelmasse = Kraft, Energie. Wenn diese beiden Folgen einer Fastenkur zusammenarbeiten, dann werden Sie am Ende so müde, daß Sie das Gefühl haben, sterben zu wollen. Das ist so sicher wie das Amen in der Kirche, fast schon eine Garantie.

Doch damit noch nicht genug. Jetzt kommt das Beste, das jedem Körper passiert, der weniger aufnimmt, als er verbraucht:
IHR KÖRPER SPEICHERT DEN BRENNSTOFF, DER WÄHREND DES HUNGERNS AM LÄNGSTEN VORHÄLT.
IST ES PROTEIN?... NEIIIIIIIIN. SIND ES KOHLEHYDRATE? NEIIIIIIN.
ES IST ...
FETT.
FETT.
FETT.
Ihr Körper speichert Fett, damit Sie in einer Hungerphase überleben können – für die Sie ein Heidengeld ausgegeben haben. Hunger wie in Hungersnot. Hungersnot wie in der dritten Welt, nicht in Amerika. Ach, übrigens und nur der Vollständigkeit halber: Wenn Sie Gewicht ›verlieren‹, verlieren Sie sehr viel Wasser und magere Muskelmasse; wenn Sie dann wieder zunehmen, wie 98 Prozent von uns das tun, gewinnen Sie, was Sie an magerer Muskelmasse verloren haben, als Fett wieder zurück. Ihr Körper bekommt nicht so einfach wieder Muskelmasse – die müssen Sie aufbauen und gesundhalten. Das ist dann der Grund, weshalb diese gleichen 18, 20 Kilo sich wabbeliger, fetter und schwerer anfühlen als vorher. Sie sind nicht verrückt, Sie werden jedesmal, wenn Sie ab- und wieder zunehmen, dicker und schwächer.

> *Manchmal stieg ich nachts um drei noch ins Auto,*
> *um mir Schokoriegel und Eiskrem zu besorgen.*
> Kommentar einer Klientin

Fassen wir also zusammen:
Jedesmal, wenn Sie eine Diät machen, wird Ihr Körper:

- nach kalorienreicher Nahrung verlangen – das ist eine sofortige Eßstörung;
- seinen Stoffwechsel verlangsamen – das bedeutet garantierte Erschöpfung;

- magere Muskelmasse als Brennstoffvorrat verbrennen. Sie sind schwach und müde? Fragen Sie nicht!
- Fett speichern – FETT, FETT, FETT.

Die körperlichen und seelischen Folgen, die sich einstellen, wenn Sie weniger aufnehmen, als Sie verbrauchen, d. h. Kalorien reduzieren, reichen von Erschöpfung, Depression und sinkender Selbstachtung bis zum Verlust innerer Organe und zum Tod.
Wenn Sie eine Definition des Begriffs ›Irrsinn‹ suchen, dann suchen Sie nicht weiter, sondern schauen Sie sich die Millionen von uns an, die wir unsere Körper aushungern in dem Versuch, besser auszusehen und uns besser zu fühlen – aufgrund der Information, die wir von der Diät- und Fitneßindustrie bekommen. Ich wurde fuchsteufelswild, als ich begriff, daß man mein Scheitern vorprogrammiert hatte. Niemand hat eine echte Chance, mit einer Diät erfolgreich zu sein. Es ist unmöglich, von gefriergetrocknetem, kalorienarmem und eklig schmeckendem Dreck zu leben. Sobald Sie wieder zu essen beginnen, werden Sie Ihr Gewicht wieder zurückbekommen – das haben Sie sich bereits bewiesen – und zwar jedesmal in Form von etwas mehr Fett und weniger magerer Muskelmasse. Sie ›versagen‹ nicht, weil Sie eine faule und undisziplinierte Person sind. Es fehlt Ihnen nicht an Willenskraft, Motivation oder Selbstkontrolle – vielleicht hat Ihnen Ihre Mutter das Selbstvertrauen ruiniert, aber das ist nicht der einzige Grund, weshalb Sie zum Kühlschrank rennen und sich Essen in den Mund schieben. Es gibt einen anderen Grund – und der ist viel einfacher zu verstehen: Es ist völlig unmöglich, von dem zu leben, was man Ihnen zum Leben zugesteht. Denken Sie einmal über folgendes nach: Wir gehören einer Nation an, die nicht nur freiwillig hungert, sondern Jahr für Jahr auch noch Millionen dafür ausgibt.
Ich finde es einfach zum Kotzen und das ist keine weitere Eßstörung.
Essen macht Sie nicht fett.
Essen ist Ihr Brennstoff.
Essen ist lebensnotwendig.

Essen ist Energie.
Essen ist Leben für Ihren Körper.
Ich habe etwas für Sie, das können Sie ausschneiden und an Ihren Kühlschrank kleben. Schauen Sie sich einmal das nächste Blatt an; Sie können es ausschneiden und jedesmal, wenn Sie zum Kühlschrank gehen, angucken.
Dieses Buch befaßt sich nicht mit Tabellen und Diagrammen – mir haben sie nie etwas gebracht. *Beendet den Irrsinn!* handelt von Ihrem Verständnis und Ihrer Fähigkeit, die Grundlagen des Wohlbefindens in Ihrem Leben anzuwenden, damit Sie Ihren Körper für immer verändern können. Diese Aufstellung zu verstehen, ist ein wichtiger Anfang.
Die einzige Möglichkeit, Ihren Körper zu verändern, besteht darin, daß Sie essen. Sie werden niemals schlank sein oder die Kleidergröße tragen, die Sie sich wünschen, wenn Sie nicht essen. Gehen Sie die Aufstellung mit mir durch, wir beginnen in der oberen waagrechten Spalte. Da finden wir Gewichts- und Aktivitätsstufen (erinnern Sie sich an den Sprit und das Auto?). In der linken senkrechten Spalte finden wir die Gewichtsstufen in Kilogramm, in der Spalte rechts daneben den Kalorienverbrauch im Ruhezustand. Ruhe bedeutet, Sie tun nichts; Sie stehen auf, duschen, liegen auf der Couch. Als nächstes kommt geringe Aktivität; Sie leben Ihr normales Leben, und ansonsten gehen Sie ein paarmal pro Woche spazieren – mehr nicht. Daneben finden wir mittlere Aktivität, d. h. zusätzlich zum normalen Ablauf gehen Sie vier- bis fünfmal mit mittlerer Intensität spazieren (›Intensität‹ und ›Intensitätsniveau‹ sind Begriffe, mit denen Sie bald vertraut sein werden – mehr darüber später). Als nächstes und letztes finden wir das hohe Intensitätsniveau: Zusätzlich zum normalen Tagesablauf gehen Sie sechs- bis siebenmal die Woche spazieren.
Schauen Sie sich die erste Zeile links an: Wenn Sie 45,5 kg wiegen (ich und die Hälfte der Welt hassen Sie – aber mit dieser Bemerkung mach' ich doch nur Spaß!), und Sie halten sich an das Niveau mit der geringen Aktivität, dann brauchen Sie mindestens 1120 Kalorien am Tag, nur um über den Tag zu kommen; dabei wiegen Sie so viel wie

Täglicher Kalorienbedarf von Frauen

Körpewicht in kg	**Kalorienverbrauch beim Ruhen** (›Nichtstun‹)	**Geringe Aktivität** Wandern oder Radfahren 2-bis 3mal/Woche	**Mittlere Aktivität** Wandern oder Radfahren 4- bis 5mal/Woche	**Hohe Aktivität** Wandern oder Radfahren 6- bis 7mal/Woche
45,5	**1120**	**1450**	**1570**	**1680**
50,0	1150	1490	1600	1720
54,5	1190	1550	1670	1780
59,0	1220	1580	1700	1830
63,5	1250	1630	1750	1880
68,0	**1280**	**1660**	**1800**	**1920**
72,5	1320	1720	1850	1980
77,0	1350	1750	1890	2000
81,5	1380	1790	1930	2070
91,0	1450	1880	2030	2180
95,0	**1480**	**1950**	**2050**	**2200**
100,0	1513	1970	2100	2270
104,5	1540	2000	2160	2300
109,0	1580	2050	2200	2400
113,5	1610	2090	2250	2410
118,0	1640	2130	2300	2460
122,5	1676	2170	2350	2500
127,0	1710	2220	2400	2560
131,5	1740	2260	2440	2600
136,0	1770	2480	2500	2660

Personen, die mit hoher Intensität laufen oder Sport treiben, benötigen möglicherweise mehr Kalorien.

Übernommen und abgewandelt aus Oliver Owen, ›Resting Metabolic Requirements of Men and Women‹,
Mayo Clinic Report, Band 163 (1988), und ›A Reappraisal of Caloric Requirements in Healthy Women‹,
American Journal of Clinical Nutrition, Band 44 (1986) 1–19.

eine Ameise und tun fast nichts. Beachten Sie die beiden Dinge, die Ihren Kalorienbedarf bestimmen: Gewicht und Aktivität. Interessant, nicht wahr? Werden wir realistisch: Sagen wir, Sie wiegen 68 Kilo und tun ein wenig, nicht viel, und das auf einem mittleren Niveau. Ihr Kalorienmindestbedarf pro Tag beträgt jetzt 1660 Kalorien. MOMENT MAL! Das ist sehr viel mehr als bei irgendeiner Diät, die ich gemacht habe, als ich noch 118 Kilo wog, 50 Kilo mehr als die durchschnittliche Frau. Das ist mehr, als jede gesunde Diät zuläßt, von der ich je gehört habe – was meinen Sie? Sind Sie jemals verzweifelt zu einer Gewichtsberatung gegangen, weil Sie Hilfe gesucht haben (das ist nicht die Frage – ich weiß, daß die Antwort auf diesen Teil ja, ja, ja ist, denn Sie waren verzweifelt), und man hat Ihnen gesagt, daß Sie höchstens 1600 Kalorien zu sich nehmen dürfen, um Ihr ›Ziel‹ zu erreichen?

Warum nicht einen Schritt weitergehen und noch ein wenig realistischer werden? Für viele von uns ist der Bereich bis 68 kg zu klein. Gehen wir bis 95 kg und geringe Aktivität: Dort stehen 1950 Kalorien. Das sind fast 2000 Kalorien am Tag; wollen Sie wissen, wie ich es von 118 kg bis zu meinem heutigen Gewicht geschafft habe? In dem Augenblick, als ich von der 118-Kilo-Spalte zur mittleren Aktivität überging und 2300 Kalorien am Tag verbrauchte. Jawoll, in derselben Sekunde, als ich aufhörte zu fasten und anfing zu essen, begann die Veränderung.

Ich glaube, ich habe jede Diätnahrung und Schlankheitspille mindestens einmal ausprobiert. Ich kann wirklich nicht sagen, wieviel ich dafür ausgegeben habe. Aber was das Essen angeht: Das Bild auf der Packung würde wahrscheinlich besser schmekken. Einmal kaufte ich tiefgefrorene vegetarische Diät-Lasagne, die ich einfach nicht herunterbekam; also gab ich sie meinem Hund, und nicht einmal der wollte sie – er sah mich an, als ob ich ihn vergiften wollte.

Kommentar einer Klientin

Einmal kam eine Gewichtsberaterin von einer der größten Firmen des Landes zu mir ins Studio (diese Firma ist in jedem Supermarkt in den USA vertreten) und meldete sich für den Ernährungs- und Bewegungs-Workshop an. Sie machte die Übungen mit, die Beratungen, unterhielt sich mit meiner Studioleiterin und mit mir – alles und jedes, was wir anzubieten hatten, nahm sie mit. Ich wußte, woher sie kam, und wollte herausfinden, was sie in meinem Studio suchte. Was konnte sie schon bei mir wollen – hatten ihre Freunde nicht alle Antworten parat?

War sie dabei, meine Methoden zu stehlen? (Die standen in krassem Gegensatz zu allem, was diese Firmen Ihnen erzählen, bevor sie Ihnen die gefriergetrocknete Nahrung für die Woche liefern).

Versuchte sie herauszufinden, was ihre Firma verkehrt machte? (Alles, mein Kind.)

War sie darauf aus, Kundinnen abzuwerben? (Unsere Kundinnen wissen viel zu gut Bescheid, um noch auf den alten Schmus vom ›Kalorienvermindern‹ hereinzufallen.)

Nun, wieder einmal machte mir meine katholische Erziehung klar, daß ich eine weitere Fahrkarte zur Hölle gelöst hatte, als ich der Frau all dies unterstellte. Sie entpuppte sich als eine wunderbare Person, die wußte, daß sie nicht genügend qualifiziert war, um den verzweifelten Frauen helfen zu können, die in ihren Programmen Hilfe suchten. Sie erzählte mir, daß sie nur für eine einzige Sache ausgebildet worden war: verkaufen, verkaufen, die Produkte verkaufen. Die wenigen Informationen auswendig lernen, Kundinnen anlocken, ihre Verzweiflung ausnutzen, ihr Geld nehmen und ihnen beim ersten Besuch so viel wie möglich verkaufen. Je mehr sie verkaufte, um so mehr wurde sie gelobt. Sie wollte nun aber mehr wissen – wegen der Verzweiflung, die sie jeden Tag sah.

Das Kalorien-Verbrauchsdiagramm ist nicht meine Meinung, es ist eine Tatsache. Die Diätindustrie weiß seit langem von dem Zusammenhang zwischen Aktivität und Kalorienaufnahme. Die Amerikanische Medizinervereinigung weiß davon. Die Fitneßindustrie ist sich dessen bewußt. Warum also wußten Sie und ich nicht auch davon?

Diese Fachleute sollten diese Informationen als erste an alle hungernden, verzweifelten Frauen in diesem Land herausschreien.
Warum tun sie's nicht? Wo sind diese Informationen geblieben, die Ihren Körper verändern, wirklich verändern können? Warum hat man uns beigebracht, unseren Körper auszuhungern? Wie kommt es, daß wir mit den Symptomen von Hunger und Entbehrung haben leben müssen, ohne Aussicht auf irgendeine Hoffnung? Gute Fragen. Stellen Sie sie Ihren Experten.
Zwei wichtige Dinge gibt es, die Ihren täglichen Kalorienverbrauch bestimmen: Ihr Gewicht und die benötigte Energie. Je mehr Sie tun, um so hungriger werden Sie. Je länger Sie Ihr Auto fahren, um so mehr Sprit verbrauchen Sie. Je schneller Sie fahren, um so schneller verbrauchen Sie Benzin, oder? Nun, das gleiche passiert mit Ihrer Maschine. Wenn Sie einen harten Arbeitstag haben, wenn Sie sich um Mann und Kinder kümmern müssen, wenn Sie zum neuen Gymnastikkurs gehen (der Sommer steht vor der Tür, und Sie müssen sich schleunigst in den Badeanzug hungern), wenn Sie die ganze Nacht mit dem Neugeborenen wachbleiben – was immer das Leben von Ihnen verlangt, Ihr Körper verbraucht Brennstoff.
Wenn Sie noch niemals diese Kalorienverbrauchstabelle gesehen haben, dann mag Sie das schockieren. Ich weiß, was die meisten von Ihnen jetzt denken: WIE KANN MAN 2000 KALORIEN AM TAG VERBRAUCHEN UND NICHT AUSSEHEN WIE EIN KLEIDERSCHRANK?
Ich verbrauche 3500 bis 5000 Kalorien am Tag. Ich trage Größe 2–4; nein, nicht 24, sondern 2–4, je nach Kleidungsstück.
Ich wohne in keiner Turnhalle.
Ich esse nicht diese Menge und spucke dann das zweifache wieder aus.
Ich habe keine Operation zur Erhöhung der Stoffwechselgeschwindigkeit hinter mir. Wenn es eine solche Operation gäbe, wäre ich die erste, die sie machen lassen und sie propagieren würde. Aber es gibt sie nicht.
Ich nehme viel Brennstoff zu mir, weil ich eine Menge Energie verbrauche. Ich habe viel Energie, weil ich viel hochwertigen Brennstoff

zu mir nehme. Sehen Sie, wie diese beiden Seiten zusammengehören?

Vom Irrsinn zum Sinnvollen überzugehen, wieder mit dem Normalen in Berührung zu kommen, ist kein einfacher Vorgang. Wir sind schon so tief in diesen Irrsinn verstrickt, daß es gefährlich ist, Leuten zu sagen, sie sollten essen. Das ist einer der schwierigsten Teile meiner Arbeit, wenn ich mit einer Kundin rede. Aber Sie müssen sich keine Sorgen machen, wir werden dies gemeinsam durchstehen. Ich habe dieses Buch geschrieben, damit Sie alle Informationen bekommen, die Sie brauchen, aber wir müssen an diesem Punkt anfangen. Es ist notwendig, daß Sie das Prinzip des Wiederauftankens Ihrer Maschine begreifen, wie notwendig es ist zu essen und wovon die Menge, die Sie essen, jeweils bestimmt wird. Und wenn Sie es begriffen haben, bekommen Sie frei.

Essen, wenn Sie hungrig sind, und trinken, wenn Sie Durst haben – sehr vernünftig. Je mehr Sie tun, um so hungriger werden Sie sein – sehr vernünftig. Ihre tägliche Kalorienaufnahme erhöhen – absolut notwendig, wenn Sie Ihr Aussehen und Ihr Befinden verändern wollen. Tatsache.

Die Tabelle des täglichen Kalorienbedarfs – oder Ihre neue Kühlschrankverzierung, wie immer Sie's sehen wollen – ist nur eine Richtschnur. Sie werden nie wieder eine Diät machen; meißeln Sie also diese Zahlen nicht in Stein, sehen Sie sich nur den Kalorienbereich an, in dem Sie sich Ihrem Gewicht und Ihrer Lebensweise entsprechend befinden, und versuchen Sie, täglich mindestens diese Menge aufzunehmen. Gehen Sie nicht zu weit unter diesen Bereich; andernfalls bekommt Ihre Maschine nicht genug Sprit. Machen Sie sich nicht verrückt mit Zahlen; begreifen Sie die Grundidee und essen Sie weiterhin.

Fastenkuren funktionieren nicht. Ich flehe Sie an: Machen Sie nie wieder eine Diät. Verringern Sie nie wieder Ihre Kalorienaufnahme, hungern Sie Ihren Körper nicht aus. Wenn Sie es tun, werden Sie die gleichen Ergebnisse erzielen wie immer, wenn Sie eine Diät gemacht haben. Es bringt nur eine vorübergehende Lösung, die immer ins

Auge geht und Sie mit dem Gefühl zurückläßt, versagt zu haben und wieder ein wenig dicker und schwächer zu sein. Wann immer Sie Ihre Kalorien verringert haben, hat das funktioniert? Sieht Ihr Körper aus, wie Sie es sich wünschen? Nein, nein, nein – und er wird es auch niemals, wenn Sie weiterhin Ihre Kalorien reduzieren.

Es ist für immer damit vorbei.

Machen Sie nie wieder eine Diät.

Glauben Sie mir, ich weiß, was passiert, wenn ich Ihnen sage, daß Sie essen sollen, daß Sie mehr Kalorien zu sich nehmen sollen. Ich war dick und diätsüchtig, als ich mir all dies klarmachte. Stellen Sie sich vor: Die Kinder spielen munter im Kinderzimmer, während ich sitze und lese. Nur ein kleines Buch über Fett und Gesundheit, und ich komme zu dieser Theorie über Kalorien.

Verbrauchte Energie ...

Gewicht ...

2000 Kalorien ...

WAS, ZUM TEUFEL ...

DIESE MISTKERLE ...

WARUM MACHE ICH EINE 1000-KALORIEN-AM-TAG-DIÄT? WENN DAS HIER STIMMT, GIBT ES KEINE MÖGLICHKEIT DER WELT, DASS ICH JEMALS DIESES GEWICHT LOSWERDE ...

Es machte mich wütend, es ängstigte mich, und es verwirrte mich ungeheuer. Ich war immer noch die dickste Frau in meinem Aerobic-Kurs, und wenn dieses Buch recht hatte, war ich jetzt auch noch diejenige, die am meisten essen sollte.

Und an dieser Stelle gebe ich auch meine Wut zu. Ich ging senkrecht in die Luft. All das Geld, das ich ausgegeben hatte. All die Zeit und Energie, die ich verschwendet hatte, indem ich das Gegenteil von dem tat, was ich nun las. All die Selbstachtung, die ich verloren hatte in dem Gefühl, daß mit mir etwas nicht stimmte. Die Ärzte, die ich angefleht oder vor denen ich geweint hatte, weil ich so schrecklich aussah und mich auch so fühlte. Die Programme, die ich mitgemacht hatte. Warum hatte mir niemand diese Informationen gegeben? Ich kratzte mich wieder von meiner Zimmerdecke und verbrachte die nächsten Wochen damit, über all dies nachzudenken und es in meinem Leben anzuwenden. Mein Fortschritt verdoppelte sich. Ich hatte Energie und nahm immer noch weiter ab. Essen und abnehmen... Ich wußte, daß ich wirklich auf etwas gestoßen war.

> *Nimm die Ursache fort, und der Effekt verschwindet.*
> MIGUEL DE CERVANTES

Wenn Sie schlank werden wollen, müssen Sie mit Essen beginnen. Sie müssen essen, um schlank zu werden, daran besteht kein Zweifel. Wenn Sie gesund sein wollen, müssen Sie essen. Nicht Nahrung macht Sie dick, sondern Fett macht Sie dick.

Was an Ihren Armen herumhängt, was Ihre Schenkel auspolstert, was Ihren Hintern riesig macht und was an Ihrem Bauch wabbelt – das ist Fett.

Fett.

Ich bin durch dieselbe Hirnwäsche gegangen wie Sie und Millionen andere Frauen. Mein Denken zu ändern und die Verwirrung zu beenden, war nicht leicht; für Sie ist es sehr viel einfacher, weil jetzt jemand da ist, der Ihnen von alldem erzählt, es Ihnen zuschreit, Sie anfleht zu begreifen, daß es damit anfängt, daß Sie Ihre tägliche Kalorienaufnahme erhöhen und von da aus weitermachen. Niemand hat vorher diese Informationen verbreitet. Aber das ist jetzt anders, nicht wahr?

Also, das ist es: Kalorien sind Ihr Treibstoff. Ihren Treibstoff zu reduzieren bedeutet, daß Sie nicht genügend Brennstoff haben werden um etwas leisten zu können. Das mag einigen von Ihnen jetzt merkwürdig erscheinen, aber wir werden von hier aus weitergehen, die Verwirrung beseitigen und mit all den Dingen weitermachen, die einen in dieser Welt verwirren oder ängstigen können. Sie müssen mit alldem klar sein, damit Sie zu Ihrer Gewichtsberatung gehen und die Leute dort mit Ihrem Wissen vom Stuhl hauen können, während Sie Ihr Geld zurückverlangen.

Kalorien sind jetzt also Ihre Freunde; aber es gibt da etwas Wichtiges, das Sie sich klarmachen müssen: Nicht alle Kalorien sind gleich.
1 Gramm Kohlehydrate = 4 Kalorien.
1 Gramm Protein = 4 Kalorien.
Und...
1 Gramm Fett – jawoll, das Zeug, das aussieht wie Hüttenkäse auf Ihren Schenkeln, wenn Sie sich in Ihren Shorts da hinsetzen – raten Sie mal, wieviel das ausmacht.
1 Gramm Fett = 9, in Worten neun Kalorien.
Mehr als das Doppelte der anderen Brennstoffe, die Ihr Körper zum Leben braucht. Fett, groß und fett, wie der Name schon sagt.
Wissen Sie, was das heißt? Es bedeutet, daß Sie zweimal die Menge der anderen Brennstoffe zu sich nehmen können und immer noch weniger Kalorien aufnehmen als durch Fett. Mit anderen Worten: mehr Nahrung.
An dieser Stelle nun werden wir zu Genies. An dieser Stelle drehen die Experten durch. Wenn Sie Brennstoff/Kalorien brauchen, um Leistung bringen zu können, und Sie haben ein ganzes Lager voller Fett gespeichert, leuchtet es dann nicht sogar einer Hausfrau aus Garland, Texas, ein, daß das Vernünftigste, was man tun kann, ist, den Brennstoff/die Kalorien zu vermehren und das zu vermindern, wovon man sowieso schon viel zu viel am Körper hat – FETT?
Nennen Sie mich verrückt; aber wenn Fett Sie dick macht, dann verringern Sie Fett. Vermehren Sie die beiden anderen Brennstoffe, damit Ihr Körper die Kalorien bekommt, die er benötigt. Wo also ist das Problem? Wenn das alles wäre, dann wäre es einfach: Sie kaufen fettarme Sachen (was Sie vielleicht ohnehin schon tun), und Ihre tägliche Fettaufnahme nimmt ab.
Leider ist es so einfach nun auch wieder nicht. Schritt drei besteht darin, das Fett zu finden. Fett ist nicht überall so offensichtlich wie in Schlagsahne, Eiskrem oder fetten Koteletts. Heutzutage muß man manchmal ganz schön gewitzt sein, um das Zeug zu entdecken. Sie müssen Fett-Detektivin werden und lernen, wie man

verborgenes Fett entdeckt – denn, glauben Sie mir, es wird vor Ihnen versteckt.
Etwas sehr Interessantes ist in den Supermärkten Amerikas geschehen: Es gibt nirgendwo mehr Cholesterin. Es gibt kein Fett. Schon gemerkt? Alles ist mager, leicht und fettarm... das sind die Schlagworte der neunziger Jahre. Sogar Wurst ist fettarm – ich bitt' Sie! Ist ein Schwein nun das universelle Symbol für Fett oder nicht? Wie kann ›Schwein‹ für fettarm stehen? Fleisch ist fettarm. Kartoffelchips sind fettarm und frei von Cholesterin. Dressings, Soßen, Brotaufstriche, Kuchen, Kekse... alles ist angeblich fettarm.
Ich habe eine Frage. Wenn es nirgendwo mehr Fett oder Cholesterin gibt, warum sind wir dann alle so dick und sterben an Herzkrankheiten? Wo kommt das her?
Ich glaube nicht, daß ich irgend jemandem zu nahe trete, wenn ich sage, daß Hersteller für den Gewinn lügen. Ein großer Teil dieser ›Fettarm‹-Etiketten lügt, so leid es nur tut. Ich war wütend, als ich entdeckte, daß die Marken, denen ich jahrelang vertraut hatte, mich belogen haben. All die Mühe, die ich aufgewandt hatte, die Etiketten zu lesen und die ungesättigten und die gesättigten Fette zu unterscheiden, war vergebens gewesen. Wie können sie uns so einfach belügen? Wo sind die Regierungsstellen, die wir bezahlen, damit sie uns beschützen? Amerikanische Konsumenten stehen verlassen da, wenn es um ihre Gesundheit geht. Werter Herr vom Gesundheitsamt, warum dürfen diese Firmen uns dies antun?
Die Gesetze mit ihren Schlupflöchern sind dazu da, die Hersteller zu schützen, nicht Sie. Das könnte ein weiteres Buch ergeben, steht hier nicht im Mittelpunkt. In diesem Buch geht es darum, Ihnen die Informationen zu geben, die Sie brauchen, um die Wahrheit herauszufinden, wie gut sie auch versteckt sein mag. Vergessen Sie, was die Etiketten sagen. Es ist einfach, herauszufinden, wieviel Fett in den Lebensmitteln ist, die Sie und Ihre Familie essen, und dann die Entscheidung zu treffen, die für Sie die beste ist. (Und nicht für den Lebensmittelproduzenten und seine Bilanz.)
Sie dürfen sich ruhig ein wenig aufregen und wütend werden. Nur

zu! Schreiben Sie jedem, den Sie erreichen können, und sagen Sie ihm oder ihr, was Sie fühlen. Werden Sie es los. Malt die Slogans, macht die Protestmärsche, wenn ihr in den USA lebt: Geht nach Washington, stellt euch dort auf und schreit – aber erst will ich Ihnen sagen, wie Sie zwischen den Zeilen lesen müssen, wie Sie die Wahrheit herausfinden können, damit Sie Ihren Körper weiter verändern und schlank, stark und gesund werden.

Nachdem ich mein Erstaunen über dieses neue Verständnis von Essen und meine Wut über die Lügen und den Betrug überwunden hatte, ging ich dazu über, eine Fettformel anzuwenden, die Gold wert ist.

Die Fettformel. Die berühmte Fettformel. Sie brauchen sie, um herauszufinden, woher das ganze Fett kommt. Wenn Sie Fett-Detektiv spielen wollen, schnappen Sie sich jetzt Ihren karierten Hut, Ihr Vergrößerungsglas und gehen Sie mit Ihrer Formel zum Einkaufen. Sie brauchen einen Taschenrechner (ich nehme mal an, daß Sie mathematisch ebenso unbegabt sind wie ich). Und von jetzt an werden Sie mit allem, was Sie essen, zwei Dinge tun:

Nehmen Sie die Fettmenge (in Gramm) je Portion x 9 = X.

Nehmen Sie X und teilen Sie es durch die Gesamtzahl der Kalorien.

Und jetzt wissen Sie, wie groß der Fettanteil in dieser Portion ist.

Sie möchten wissen, wie hoch der Fettanteil in der Portion ist, die Sie gleich essen wollen?

Sind es 20 Prozent oder 80 Prozent?

40 Prozent oder 75 Prozent?

Fettarm oder fettreich?

Machen Sie sich keine Sorgen, wenn Ihnen dies nicht sofort klar ist; es wird auch den mathematisch Unbegabtesten zur zweiten Natur werden – *mir* können Sie das glauben.

Lesen wir doch ein paar Inhaltsangaben gemeinsam.

Etikett Nr. 1 stammt von einem Popcorn-Hersteller. Auf der Vorderseite schreit er uns zu, daß »ein Drittel weniger Kalorien, Fett und Öl« in seinem Popcorn ist.

ERNÄHRUNGSINFORMATION (je Portion)	
Portionsgröße (etwa 1 Tasse)	9,5 g
Portionen je Packung	18
Kalorien	35
Protein	1 g
Kohlehydrate	6 g
Fett	2 g
Natrium	85 mg

Die erste Frage ist: Ein Drittel weniger als was? Ein Drittel weniger als 100 Prozent oder ein Drittel weniger als 40 Prozent Fett – was von beiden ist es?

Popcorn ist ein fettarmes Nahrungsmittel, also folgen Sie mir, und wir wenden gemeinsam unsere Fettformel an.

Zwei Gramm Fett – sehen Sie, sehen Sie, wie wenig Fett? Davon sollte man so viel essen können, wie man will. Aber Sie haben noch nicht mit der Formel angefangen, also keine Aufregung, bitte.

2 x 9 = (das weiß sogar ich) 18.

18 geteilt durch die Gesamtzahl der Kalorien, die hier 35 beträgt, ergibt was?

0,51.

Das heißt: In jeder Portion sind 51 Prozent Fett ...

51 Prozent??

Diese leeren Zeilen, liebe Freunde, stehen für schockiertes Schweigen; und genau das sollte die Wahrheit über den Fettanteil in unserem ›fettarmen‹ Popcorn auch hervorrufen: schockiertes Schweigen. Man hat Sie nicht nur einfach angelogen, sondern man hat ein sehr fettreiches Lebensmittel für ein fettarmes ausgegeben.

Wo ist für diese Kerle die Grenze?

Wir haben noch viel zu tun. Folgen wir weiter den Etiketten.

ERNÄHRUNGSINFORMATION (je Portion)	
Portionsgröße	28,35 g
Portionen je Packung	5 ½
Kalorien	130
Protein	2 g
Kohlehydrate	19 g
Fett	6 g
Natrium	140 mg

Etikett Nr. 2 befindet sich auf einer Packung ›leichter‹ Kartoffelchips – ohne Cholesterin natürlich.
6 x 9 = 54
54 : 130 = 0,42 = 42 %.
Sogar ein Kartoffelkopf ist schlau genug zu wissen, daß 42 Prozent Fett nie im Leben ›leicht‹ sind. Diese Kerle werden ihr blaues Wunder erleben, wenn sie die Briefe von Ihnen, den genialen Fett-Detektiven bekommen.

Das folgende ist eins meiner Lieblingsetiketten, denn es kommt von einer der führenden Diätnahrungsfirmen der USA.

ERNÄHRUNGSINFORMATION (je Portion)	
Portionsgröße	85,0 g
Portionen je Packung	1
Kalorien	220
Protein	11 g
Kohlehydrate	19 g
Fett	11 g
Natrium	560 mg

Hierbei handelt es sich um ein Diätbrötchen. Frühstück ist eine sehr wichtige Mahlzeit, die einen hohen Nährwert haben und viel Brennstoff liefern sollte, damit Sie über den Tag kommen; und natürlich sollte es, zumal wenn es von einem Diätexperten stammt, wenig Fett enthalten.

Also gehen wir vom Fettgewicht aus:

11 x 9 = 99.

99 : 220 = 0,45 = 45 Prozent.

Wenn Sie in Ihr Lebensmittelgeschäft gehen und sich die Menge dieses enorm fettreichen Lebensmittels anschauen, sehen Sie sofort, daß es noch nicht einmal reichen würde, Ihren Goldfisch zu füttern. Und wenn Sie es essen, können Sie praktisch zusehen, wie das ›Gewicht‹ wieder zu Ihnen zurückkommt.

Betrachten Sie sich als ›Gewichts-Beobachter‹.

Und was haben wir hier? Noch ein Etikett von den gleichen Diätexperten. Ich bin nicht dabei, auf einer bestimmten Firma herumzuhacken, aber das hier ist interessant. Sie halten Ihr Gewicht im Auge? Versuchen Sie es mal mit einem Fettanteil von 60 Prozent in jeder Portion; was glauben Sie, wie Sie nach ein paar Monaten aussehen?! Wenn Sie glauben, daß ich den Verstand verloren habe, weil Sie sich nicht vorstellen können, daß eine Firma – zumal eine bekannte Diätmarke – Ihnen soviel Fett verabreicht, wenden Sie doch einfach die Fettformel an:

ERNÄHRUNGSINFORMATION (je Portion)	
Portionsgröße	59,2 g
Portionen je Packung	12
Kalorien	120
Protein	2 g
Kohlehydrate	11 g
Fett	8 g
Cholesterin	5 mg
Natrium	60 mg

8 x 9 = 72.

72 : 120 = 0,60 = 60 %.

Legen wir eine weitere Pause für das bekannte schockierte Schweigen ein.

Weiter geht's.
Unser nächstes Etikett gehört zu einer Cheeseburger-Fertigmischung.

ERNÄHRUNGSINFORMATION (je Portion)	
Portionsgröße	135,08 g
Portionen je Packung	1
Kalorien	400
Protein	21 g
Kohlehydrate	35 g
Fett	20 g
Cholesterin	75 mg
Natrium	600 mg

Dies stammt von einer Firma, die auf ihre gesunden Produkte schwört. Sie ist vor kurzem mit einer ganzen Palette von Fleisch- und anderen Mahlzeiten herausgekommen, von denen man angeblich soviel essen kann, wie man will, weil sie so vertrauenswürdig sind. Ist es nicht schön zu wissen, daß man einem Lebensmittelhersteller trauen kann?
Diesmal lautet die Fettformel:
20 (Gramm Fett) x 9 = 180
180 : 400 (Gesamtmenge der Kalorien) = 0,45 = 45 %. Diese Leute sollten sich was schämen!

Etikett Nr. 6 gehört zu einer ›leichten‹, zu 77 Prozent fettfreien Wurst – Schweinefleisch, nicht wahr, das andere weiße Fleisch, das Zeug, das gut für Sie sein soll.

ERNÄHRUNGSINFORMATION (je Portion)	
Portionsgröße	28 g
Portionen je Packung	10
Kalorien	80
Protein	6 g
Kohlehydrate	weniger als 1 g
Fett	6 g
Cholesterin	30 mg

6 x 9 = 54.
54 : 80 = 0,68 = 68 %.
Ich gestehe, daß ich verwirrt bin: Wie kann etwas zu 77 Prozent fettfrei sein und gleichzeitig 68 Prozent Fett enthalten?
Wenn Sie leicht essen wollen, muß es dann in Form von Käse kommen? Leicht, leicht, leicht, leicht. Wie leicht? Nur zu, Sie wissen ja jetzt, wie's geht.

ERNÄHRUNGSINFORMATION (je Portion)	
Portionsgröße	28,35 g
Kalorien	60
Protein	3 g
Kohlehydrate	2 g
Fett	5 g
Cholesterin	10 mg
Natrium	160 mg

5 x 9 = 45.
45 : 60 = 0,75 = 75 %.
›Leicht‹ heißt 75 Prozent Fett? Dafür könnt ihr die Freiheitsglocke läuten, Jungs ...

Deprimiert Sie das alles? Ich verspüre das Bedürfnis, nach dem alten Lithium zu greifen, wenn ich mir all das ansehe – und ich habe es

schon tausendmal gesehen. Können Sie sich vorstellen, in welchem Umfang Sie belogen worden sind und wieviel Fett Sie jedesmal in Ihrer Diät hatten, ohne es zu wissen?
Dies ist ein großer Durchbruch, und Durchbrüche sind niemals einfach. Stellen Sie sich diesen Vorgang wie eine Geburt vor: die Vernunft in Ihrem Leben zur Welt zu bringen und vom Irrsinn zu lassen. Es wird auf Dauer einfacher, und Sie werden immer klüger, also sind Sie immer eine Nasenlänge voraus.
Weiter geht's.
Sie brauchen Ihr Kalzium, und in den USA bekommen Sie das laut der Vereinigung der Amerikanischen Milchwirtschaft am besten in Form täglicher Milchprodukte, zum Beispiel einer Scheibe Käse:

ERNÄHRUNGSINFORMATION (je Portion)	
Portionsgröße	1 Scheibe = 21 g
Kalorien	80
Protein	5 g
Kohlehydrate	weniger als 1 g
Fett	7 g
Natrium	340 mg

Also essen Sie ein paar Scheiben, was könnte daran verkehrt sein?
7 x 9 = 63.
63 : 80 = 0,79 = 79 %.
Da haben Sie Ihre Antwort. Es ist verkehrt, weil es 79 Prozent Fettaufnahme bedeutet. Das ist eine Menge, wenn Sie auf Deibel komm raus versuchen, Ihr Aussehen und Ihr Befinden zu verändern.
Und dieses Zeug ist nicht nur einfach fett, es handelt sich um gesättigtes Fett, auch bekannt unter dem Namen ›Mr. Tod‹. Eine Scheibe mit 79 Prozent Fett in Ihrer täglichen Nahrungsaufnahme – was nützt Ihnen das? Das gibt Ihnen nicht einmal genug Energie, um ›Hilfe‹ zu rufen, wenn Ihr Herzanfall kommt. Wenn das nicht das genaue Gegenteil von dem ist, was Sie schlank, stark und gesund ma-

chen soll. Es gibt kein besseres Beispiel für fettreiche Lebensmittel als eine Scheibe Käse mit gesättigtem Fett.

Mittagessen ist die Zeit für Sandwiches. Das bedeutet oft ein wenig von diesem köstlichen, zu 97 Prozent fettfreien Schinken. 97 Prozent fettfrei – das muß ja wohl heißen, daß er nicht dick macht, stimmt's? Fett macht dick, dieses Zeug ist angeblich zu 97 Prozent fettfrei. Sandwiches für alle! Macht sie, eßt sie und genießt sie! Aber zur Sicherheit doch mal überprüfen:

ERNÄHRUNGSINFORMATION (je Portion)	
Portionsgröße	1 Scheibe = 12 g
Portionen je Packung	14–16
Kalorien	14
Protein	2 g
Kohlehydrate	weniger als 1 g
Fett	weniger als 1 g
Natrium	150 mg

Weniger als 1 g Fett, Gott sei Dank. Aber wenn es gerade 1 g wäre?
1 x 9 = 9.
9 : 14 = 0,64 = 64 %.
Meine Herren, da ist Ihnen doch wohl ein Fehler auf Ihrem Etikett unterlaufen, oder? Sie hätten es mir doch sicherlich gesagt, wenn Sie gewußt hätten, daß jedesmal, wenn ich eine Scheibe Schinken in den Mund stecke, ich 64 Prozent Fett zu mir nehme – oder nicht?
Sie nehmen keine Butter mehr, 100 Prozent Fett ist für jeden zuviel. Bei Margarine ist es das gleiche. Aber benutzen Sie vielleicht Koch- und Bratspray? Weshalb? Nun, weil die Hersteller Ihnen den Eindruck vermittelt haben, daß dies eine fettarme Alternative zu Butter oder Margarine sei – und Sie haben Ihnen geglaubt. Sie wissen jetzt, wie weit Sie kommen, wenn Sie solchen Leuten glauben ... Es macht Sie dick und ist ungesund.

ERNÄHRUNGSINFORMATION (je Portion)	
Portionsgröße	0,266 g
Kalorien	2
Protein	0 g
Kohlehydrate	0 g
Fett	weniger als 1 g
Natrium	0 mg

Fettformel Nr. 10, auf geht's:
Weniger als 1 g Fett, schon wieder. Machen wir einen Augenblick Pause. Weniger als 1 g. Was heißt das? Wieviel weniger? Warum sagen die uns nicht genau, wieviel Fett in dem Zeug ist? Nehmen wir uns einfach mal die Freiheit, von genau 1 g auszugehen – wenn sie uns schon nicht sagen wollen, wieviel es genau ist. Ich meine, was sollen wir denn sonst tun? Also ...
1 x 9 = 9.
9 : 2 = 4,5 = 450 %.
Vierhundertfünfzig Prozent. Das ergibt sehr viel Sinn, oder? Diese Auszeichnungen, ›weniger als 1 g Fett‹ oder ›fettfrei‹, sind ausgedacht worden, um Sie noch mehr zu verwirren; aber es gibt eine Erklärung, um die Verwirrung zu beseitigen, die das Gesetz zur Folge hat.
Wenn auf einem Etikett steht, daß weniger als 1 g Fett im Produkt ist, dann kann das 0,1 g oder 0,9 g oder irgendein Wert dazwischen sein. Also wissen Sie immer noch nicht viel, denn ich denke mal, daß diese Jungs glauben, Sie müssen es auch nicht wissen, solange es nicht mehr als 1 g ist. Ich wäre gern eine Fliege auf der Hirnwand eines dieser Kerle (Sie ahnen, was die im Hirn haben – bei den Entscheidungen, die sie mit unserem Geld treffen), damit ich begreife, wie diese Leute auf solches Zeug kommen.
Wenn Sie sich das Etikett anschauen und sehen, daß von 2 Kalorien und ›weniger als 1 g Fett‹ die Rede ist, dann wissen Sie, daß die Kalorien von dem Fett kommen müssen. Woher denn auch sonst, vom

Treibgas? Wenn Sie es genau wissen wollen, dann schauen Sie noch einmal nach den Ingredienzen: Canolaöl und Treibgas. (Was, zum Teufel, ist Treibgas, und was macht es mit dem Inneren meines Körpers? Das ist die nächste Frage.)

Wenn Sie wissen wollen, ob Ihr Koch- und Bratspray fettarm oder -reich ist, beantwortet das Ihre Frage. Wenn Sie wissen wollen, ob es gut oder schlecht für Sie ist, schauen Sie aufs Etikett. Das mit der Warnung, meine ich: ENTFLAMMBAR, NICHT AUF DEM HERD STEHEN LASSEN, KANN SICH ENTZÜNDEN.

Interessante Warnung – was sagt uns das über das Produkt?

Wenn es heißt, daß es zu 94 Prozent frei von gesättigten Fetten ist, dann stimmt das – Canolaöl ist frei von gesättigtem Fett. Aber Canolaöl – wie jedes andere Öl unter der Sonne – besteht immer noch zu 100 Prozent aus Fett. Da Fett Sie dick macht... es ist ganz und gar Ihre Entscheidung.

Ich hacke nun die ganze Zeit auf den Jungs vom FDA herum, dem amerikanischen Bundesgesundheitsamt, und auf allen anderen, die mit diesem ganzen Auszeichnungsdurcheinander zu tun haben. Wie dumm von mir: Haben Sie's schon gehört: Die Auszeichnungen auf den Etiketten werden geändert.

Ja, irgendwann in diesem Jahr, 1994, werden wir in den USA neue Etiketten auf Lebensmitteln bekommen, die dem ganzen Durcheinander ein Ende machen werden. Laut *The Wall Street Journal* (und sehr viel seriöser kann man nicht werden) besagt das ›Gesetz zur Lebensmittel-Auszeichnung und -Information von 1990‹ (toller Name, nicht wahr?), daß alle Etiketten auf Lebensmitteln der amerikanischen Öffentlichkeit auf eine ›einheitliche Art und Weise‹ präsentiert werden und genauer erklären müssen, was in der Nahrung, die wir alle essen, enthalten ist.

Der derzeitige Leiter des Bundesamtes, David Kessler, behauptet (ich zitiere wörtlich), daß das neue Auszeichnungsgesetz »eine der wichtigsten Meilensteine im Bereich der öffentlichen Gesundheit ist, den diese Behörde jemals gesetzt hat«. Dave, Dave, nützt es uns, den Verbrauchern, irgend etwas? Werden wir erfahren, wie groß der Fettan-

teil in jeder Portion Essen ist, die wir zu uns nehmen? Denn das ist es doch, was wir wissen müssen. Bis jetzt hatte sogar Dave »keine Ahnung, ob sechs Gramm Fett pro Portion viel, mittel oder wenig sind«. Und jetzt, Dave, sage ich – Susan Powter, Amtsleiterin von gar nichts – dir, daß du nach wie vor nicht wissen wirst, ob sechs Gramm Fett viel, mittel oder wenig sind. Und auch sonst wird es niemand wissen, Dave, denn ihr Jungs habt es wieder einmal geschafft; ihr habt ein simples Problem genommen, habt es höllisch kompliziert gemacht und uns – die Leute, die die Produkte kaufen – im Regen stehenlassen.
Ich werde es dir erklären.
Schau dir das neue Etikett an. Hier ist ein Beispiel:

ERNÄHRUNGSINFORMATION (je Portion)	
Portionsgröße	½ Tasse = 121 g
Portionen je Packung	über 3 ½
Mengen je Portion	
Kalorien	60
Kalorien aus Fett	5
	in % Tageswert
Gesamtmenge Fett 0,5 g	1 %
Gesättigte Fette 0 g	0 %
Cholesterin 0 mg	0 %
Natrium 180 mg	7 %
Gesamtmenge Kohlehydrate 12 g	4 %
Ballaststoffe 24 g	8 %
Zucker 5 g	
Protein 2 g	
Vitamin A	0 %
Vitamin B	0 %
Kalzium	0 %
Eisen	0 %

Kalorien: 60, Kalorien aus Fett: 5.
Netter Anfang, aber das heißt nicht viel, denn was du wissen möchtest oder mußt, um deine tägliche Fettaufnahme zu verringern, Dave,

ist der prozentuale Anteil. Weiter unten auf dem neuen Etikett findest du: Gesamtmenge Fett. In diesem Beispiel sind das 0,5 g. Je nun, die Geschichte kennen wir schon: das kann viel oder wenig bedeuten – je nach der Gesamtmenge der Kalorien. Also schauen wir nach denen und wenden die Fettformel an.

0,5 x 9 = 4,5.

4,5 : 60 = 0,075 = 7,5 %.

Das ist der Gesamt-Fettanteil je Portion dieses Produkts. Fettarm – sehr schön; aber meine Frage an dich, Dave, ist: Warum ist es immer noch notwendig, die Fettformel anzuwenden, und, weil es das ist, inwiefern soll diese Auszeichnung sich von denen unterscheiden, die wir heute schon haben?

Laß mich meine eigene Frage selbst beantworten, Dave.

Du hast gesättigte von ungesättigten Fetten unterschieden, das ist gut. Aber wir alle wissen, daß Fett Fett ist und daß beide Arten einen umbringen – ob nun durch Verstopfen der Arterien oder durch Zerstörung der Selbstachtung – aber trotzdem: Schönen Dank! Dann hast du uns die Anteile für Natrium, Kohlehydrate, Protein, Zucker, Ballaststoffe usw. angegeben. Das unterscheidet sich nicht sehr von der alten Tabelle, außer daß die Angaben jetzt ›in % Tageswert‹ gemacht werden. Aber, Dave: Ich kenne nach wie vor nicht den Prozentanteil Fett je Portion. Doch ich lasse das mal einen Augenblick beiseite, denn ich habe noch eine andere Frage. Mal abgesehen davon, was das soll und was es mir bringt: Was hat diese ganze Aktion gekostet?

Dave, deine eigene Organisation schätzt, daß es zwischen 1,4 Milliarden Dollar und 2,3 Milliarden kosten wird, alle Etiketten zu ändern. Hast du das gehört? Von 1,4 bis 2,3 Milliarden – irgendwo zwischen diesen beiden Zahlen. Ich dachte immer, mein Scheckbuch sei unübersichtlich – und nun hier: fast eine ganze Milliarde Spielraum, das ist eine Menge.

Die Lebensmittelhersteller, die diesem neuen Jahrhundertgesetz entsprechen müssen, finden die neuen Bestimmungen auf insgesamt 882 Seiten vor. Tonnen von Papier (ich hoffe, du beteiligst dich am Re-

cycling, Dave!), Tausende von Leuten, die all dies überprüfen und gegenprüfen müssen – und ich weiß immer noch nicht, wieviel Prozent Fettanteil je Portion ich in den Lebensmitteln vorfinde, die ich kaufe! Dritte und letzte Frage, Dave: Wer bezahlt das alles?
Wißt ihr was, Leute? Zum Teufel mit Dave, dieses Buch handelt nicht von ihm; und Sie und ich kennen die Antwort auf die dritte Frage. Die Amerikaner und ich zahlen für all das, und zwar doppelt: mit unserem Geld und unserer Gesundheit.
Dave und die anderen Jungs von der FDA: Ihr müßt aufhören unsere Zeit und unser Geld zu verschwenden, und anfangen hinzuhören. Wir wollen die Wahrheit, klar und verständlich. Wir wollen wissen, wieviel Prozent Fettanteil wir je Portion unseres Essens bekommen. Wenn ihr das in gesättigte und ungesättigte Fette unterteilen wollt: Prima, macht das; aber sagt mir, ob die Portion Essen, die ich zu mir nehme, mit ihrem Fettanteil innerhalb der vertretbaren Grenze oder gewaltig darüber liegt.
Noch etwas, Dave: Wir möchten kein Vermögen für Essen ausgeben und dann noch mühevoll die Wahrheit herausfinden müssen. Du hast gerade eine Menge Geld, Zeit und Energie investiert – und wir haben immer noch nicht die Antwort, die Millionen von uns haben wollen.

> *Menschen müssen essen, aber Unternehmen müssen Geld verdienen.*
> ALICE EMBREE, *Media Images,* 1970

Ich ertrag's einfach nicht. Wirklich, es ekelt mich an. Je öfter Sie die Fettformel anwenden, um so schneller lernen Sie, wie sehr die Lebensmittelhersteller Sie belügen, und um so schneller werden Sie begreifen, daß Sie durchaus in der Lage sind, die richtigen Entscheidungen zu treffen.
Sie können alle Cracker, Kekse, Kuchen und alles Knabberzeug essen, das Ihnen schmeckt. Aber werden wir vernünftig: Wenn Sie ständig Dinge essen, die 78 Prozent, 86 Prozent oder auch nur

45 Prozent Fett enthalten, dann essen Sie tonnenweise Fett, von dem Sie nicht einmal etwas wissen. Darum geht's. Überhaupt Fett einzuschränken wird schon einen riesengroßen Unterschied machen. Dazu gehört keine große Einschränkung. Es ist einfach nur eine Sache des gesunden Menschenverstandes, und davon haben Sie reichlich. Sie haben es nur alles nicht gewußt – so wie ich. Aber jetzt wissen Sie es. Hochwertiges, fettarmes, ballaststoffreiches Essen – so werden Sie schlank. Wie sollte es auch anders sein, wenn Sie Ihren Fettkonsum drastisch einschränken? Wo soll es dann herkommen?

Kommt Ihnen langsam die Wut hoch? Legen Sie das Buch beiseite und gehen Sie in Ihre Speisekammer. Wenden Sie die Formel auf alles an, was Sie da sehen. Sehen Sie all die fettarmen Dinge, für die Sie gerade Ihr Geld ausgegeben haben? Die tiefgefrorenen Diätmahlzeiten – fettreich. Die 70-, 50-, 90prozentig fettärmeren Lebensmittel? Alles gelogen. Da werden die niedrigen Werte für gesättigte Fette angegeben, aber es wird wohlweislich verschwiegen, daß Sie mit jeder Portion enorme Mengen an Fett zu sich nehmen. Höre ich da ein Wutschnauben in der Küche?

Wir alle wissen, daß Fett uns tötet. Man muß noch in irgendeiner Höhle leben, um nicht gehört zu haben, daß wir unseren täglichen Fettkonsum verringern müssen. Wir haben von gutem und von schlechtem Öl gehört – niemand begreift es, aber wir haben davon gehört. Und also wissen Sie, daß es an der Zeit ist, Ihr Herz gesundzumachen, und das haben Sie auch versucht. Ich dachte, ich sei dumm, weil ich nicht verstand, worum es bei alledem eigentlich geht. Es wird immer als ein so kompliziertes Problem dargestellt. Braucht man wirklich einen Abschluß in Ernährungswissenschaften, um all das zu begreifen? Die Angaben für den Fettgehalt werden optisch hervorgehoben, Gutes und Schlechtes ist getrennt worden, die Etiketten sehen hübsch aus und schreien ›fettarm‹ in alle Richtungen. Natürlich können Sie, die durchschnittliche Verbraucherin, all diesen wichtigen Informationen nicht auf die Spur kommen und eine bessere Wahl treffen – das zumindest unterstellen die Produzenten. O doch, das

können Sie sehr wohl! Ignorieren Sie die Etiketten, schreiben Sie Ihre Beschwerdebriefe und wenden Sie die Fettformel an.
Solange die Lebensmittel etikettiert sind, ist alles in Ordnung, denn Sie kennen ja jetzt die Fettformel. Aber was ist mit dem Hähnchen, das Sie verpackt in Ihrem Supermarkt vorfinden? Das hat kein Etikett, und der Schlachter in der Fleischabteilung sagt Ihnen auch nicht, wieviel Fett es enthält. An wen also wendet sich die Verbraucherin damit?
An dieses Buch natürlich, an wen denn sonst? Am Ende des Buches befindet sich eine Liste von Lebensmitteln, in der die Kalorien und Fettgehalte aufgeführt sind. Betrachten Sie diese Liste wie ein universelles Etikett. Suchen Sie das betreffende Lebensmittel heraus und gehen Sie so vor, wie Sie es bereits kennen.
Lebensmittel: Hähnchen.
Multiplizieren Sie die Fettmenge (in Gramm) x 9 = X.
Teilen Sie X durch die Gesamtkalorienzahl ...
Und, siehe da, jetzt wissen Sie, wieviel Fett je Portion Sie essen. Sehen Sie die Prozentzahlen? 20 Prozent, 60 Prozent, 50 Prozent. Jetzt fragen Sie sich: »Was soll ich denn bloß essen? Was ist richtig, was ist falsch?« Und das ist ein weiteres Problem, das als eines der schwierigsten auf diesem Planeten dargestellt wird.
Bevor ich mir all dies selbst zurechtlegte, hörte ich, daß 30 Prozent meiner täglichen Nahrungsaufnahme in Form von Fett geschehen sollten. Nicht mehr und nicht weniger. Das war die perfekte Zahl, wie sie von der Amerikanischen Ärztevereinigung angegeben wird, den Leuten, die meiner Ansicht nach am wenigsten über Ernährung wissen. Warum sollten wir ihnen vertrauen? Ich war damals durchaus bereit, ihnen zu trauen. Ich wußte es eben nicht besser. Aber es gab da ein Problem: Ich hatte keine Ahnung, wovon sie sprachen.
Dreißig Prozent meiner täglichen Nahrungsaufnahme.
Was heißt das?
Und was hat es damit zu tun, ob ich schlank bin oder nicht?
Da das alles zu verwirrend war und mir das Gefühl gab, dämlich zu sein, gab ich es auf und nahm einfach an, daß man zu den Experten

gehören müsse, um all dies zu wissen. Später dann paßte alles zusammen: Erstens das Grundprinzip des Essens, zweitens der Zusammenhang von verbrauchter Energie/verbrannten Kalorien und drittens die Fettformel.

Hier ist sie.

Die Amerikanische Ärztevereinigung sagt also, daß 30 Prozent Ihrer täglichen Nahrungsaufnahme in Form von Fett geschehen sollten. Das einfachste wäre also, die Fettformel anzuwenden und alles auszuschließen, das einen Fettanteil von mehr als 30 Prozent hat. So fing ich an. Wenn es hieß, etwas habe 32 Prozent Fett, legte ich es wieder weg. Aber diese Sache mit der ›täglichen Nahrungsaufnahme‹ verwirrte mich dann doch. Wie berechnet man seine tägliche Nahrungsaufnahme, wenn es anscheinend so schwierig ist, zwei Zahlen zu addieren?

Hier ist nun meine einfache Lösung dieses Problems. Wenn Sie alles, was Sie in den Mund schieben, berechnen – und, Sie erinnern sich, Ihr täglicher Kalorienbedarf ändert sich von Tag zu Tag (liegen Sie am Strand? Nehmen Sie heute am Marathonlauf teil?) –, und alles bleibt unter 30 Prozent Fettgehalt, dann können Sie gar nicht über die 30 Prozent Ihrer täglichen Nahrungsaufnahme kommen.

Es gibt noch ein zweites Verfahren.

Sie schreiben alles auf, was Sie essen.

Gesamtfettmenge (in Gramm) an jedem Tag.

Gesamtkalorienzahl an jedem Tag.

Und am Ende des Tages wenden Sie die Fettformel an.

Gesamtfettmenge des Tages x 9 = X.

X : Gesamtkalorienzahl desselben Tages = durchschnittlicher Fettanteil an diesem Tag.

Aber ich empfehle Ihnen, daß Sie damit beginnen, alles aufzuschreiben, was Sie essen; das ist einfacher. Die Gesamtfettmenge und Gesamtkalorienzahl eines Tages zusammenzutragen, wäre unklug – aus mehreren Gründen: Erstens verstärkt es die Diätmentalität, die sich darin ausdrückt, daß man zwanghaft alles, was man ißt, aufschreibt und im Auge behält. Zweitens ist es fast unmöglich, jedesmal die Gesamtfettmenge je Portion zu bestimmen. Wenn Sie zum Beispiel auswärts essen, wie sollen Sie dann wissen, ob die Hühnerbrust eine oder zwei Portionen darstellt? Es ist schwierig genug, die Leute in der Küche dazu zu bewegen, ohne Öl zu braten. Doch versuchen Sie mal, etwas über Portionen und Fettgehalte herauszufinden – mit großer Wahrscheinlichkeit kommt ein wütender Koch an Ihren Tisch gerannt, um Sie zu beschimpfen. (Soweit hab' ich sie schon gebracht – glauben Sie mir, es ist nicht lustig.)

Eine weitere große Sorge, die viele Leute mit einem so einfachen System haben, besteht darin, daß sie befürchten, die 30-Prozent-Grenze aus Versehen zu überschreiten.

Beispiel: Mehrere Tage hintereinander haben Sie brav alles berechnet und darauf geachtet, daß Sie nicht mehr als 30 Prozent Ihrer täglichen Nahrung in Form von Fett aufnehmen. Sie sehen großartig aus, Ihre Kleidung spannt weniger, Sie fühlen sich Herr der Lage – und dann essen Sie plötzlich etwas, das 60 Prozent Fett enthält.

AHHHHHHH... haben Sie damit alles verdorben? Werden Sie dick werden? Ist es wieder an der Zeit, zum Kühlschrank zu laufen und sich vollzustopfen? Nein, nein, nein! Machen Sie sich keine Sorgen. Ja, Sie haben die 30-Prozent-Grenze Ihrer täglichen Nahrungsaufnahme überschritten, na und? Ein paar Tage lang sind Sie unterhalb der 30 Prozent geblieben, also besteht kein Grund, alles aufzugeben. Sie achten ganz einfach darauf, daß Sie bei 30 Prozent bleiben – oder, wenn Sie ganz sicher sein wollen, Sie gehen die nächsten Tage auf einen niedrigeren Wert. Sie bleiben ein paar Tage lang bei 10 Prozent und gleichen sozusagen alles wieder aus. Dies ist keine Diät. Hier geht es darum, Ihre Fettaufnahme mit der verbrauchten Energie auszubalancieren, damit Ihr Körper die Möglichkeit bekommt, einen Teil des überschüssigen Fetts wieder loszuwerden, das Sie angesammelt haben, und schlanker zu werden.

Ich habe aufgrund meiner eigenen Erfahrung und der Erfahrung Tausender Frauen, mit denen ich gesprochen habe, festgestellt, daß es am einfachsten ist, eine Zeitlang alles, was Sie essen, zu berechnen. Nach kurzer Zeit werden Sie wissen, wo das Fett steckt und wo nicht. Sie können Ihr Essen bestellen, selbst zubereiten oder sich von einer Freundin mitbringen lassen – was Sie wollen, wie Sie es wollen und in jeder Kombination, die Sie wollen – ohne sich Sorgen über den Fettanteil machen zu müssen. Es einfach zu machen ist besser. Sie müssen es nicht kompliziert machen. Es ist einfach, damit umzugehen, und es funktioniert.

Bevor wir weitermachen, habe ich ein paar Fragen an die Jungs von der Amerikanischen Ärztevereinigung.

Wie kommt es, daß angeblich alle die gleiche tägliche Fettaufnahme haben?

Warum sollte jemand mit 60 Prozent Körperfett täglich die gleiche Fettmenge zu sich nehmen wie jemand mit 14 Prozent Körperfett?

Sollen Herzkranke die gleiche tägliche Fettmenge essen wie Sportler?

Als ich 43 Prozent Körperfett hatte und 118 Kilo wog und verzweifelt versuchte, Fett loszuwerden, hätte ich da 30 Prozent meines täglichen Kalorienbedarfs in Form von Fett decken sollen?

Der Punkt ist interessant. Es ist ähnlich, wie wenn man fordert, daß alle die gleiche Menge gesunder Kalorien zu sich nehmen, obwohl ihre Lebensweise völlig verschieden ist. Diese Kerle scheinen die Massenproduktion von Gesundheitsstatistiken zu mögen, und wir glauben ihnen. Jungs, das solltet Ihr seinlassen, wir sind viel schlauer, als Ihr glaubt.

Könnte es wohl möglich sein, daß man täglich weniger Fett zu sich nimmt und trotzdem gesund ist?

Nun, Dr. Dean Ornish ist dieser Meinung. Gail Butterfield, Nathan Pritikin, Scott Grundy, Covert Bailey, Georgia Kostas und viele andere Fachleute sagen, daß es ungefährlich und wirkungsvoll ist, unter 30 Prozent Fettanteil in unserer täglichen Nahrungsaufnahme zu gehen.

Wollen Sie eine wahre Geschichte hören? Sie passierte letzte Woche. Ich habe eine Freundin, die Diätexpertin und Physiologin ist. Sie begab sich zu einer Tagung, die von den Größen ihres Fachgebiets organisiert wurde, um dort die letzten und wichtigsten Neuigkeiten über Diät und Ernährung zu hören. Nach dem Vortrag befragte sie einige der wichtigsten Vortragenden, die nach wie vor empfahlen, daß 30 Prozent unserer täglichen Nahrungsaufnahme in Form von Fett geschehen sollten. Sie fragte sie, weshalb sie immer noch an dieser Zahl festhielten, wenn doch alle Fachleute wüßten, daß es empfehlenswert ist, unter 30 Prozent zu gehen, falls man Körperfett loswerden, seine Gesundheit wiedergewinnen oder seinen Körper entscheidend verändern will. Wissen Sie, was deren Antworten waren?

»Wir empfehlen nur, wovon wir glauben, daß der Verbraucher damit umgehen kann.«

»Es macht vielleicht keinen großen Unterschied in Ihrem Aussehen oder Ihrer Gesundheit, aber wir müssen langsam anfangen. Die Leute sind träge und nicht aufgeschlossen für die Wahrheit.«

»Wir geben ihnen, womit sie jetzt umgehen können, und dann, wenn sie soweit sind, ziehen wir langsam an.«

Zu alledem habe ich etwas zu sagen. (Überrascht?)

Sehr geehrter arroganter, selbstgefälliger Ernährungswissenschaftler, die Verbraucher wollen sehr wohl die Informationen, die sie brauchen, um gesund zu werden und ihr Aussehen und Befinden zu verändern. Sie können ›damit umgehen‹. Wer sind Sie, daß Sie glauben, entscheiden zu können, was ich oder sonst jemand ›zu hören bereit‹ ist? Ich kenne die amerikanischen Verbraucher seit einiger Zeit, und ich habe erlebt, daß die Frauen in diesem Land Fakten aufnehmen, sie auf ihre Lebensweise anwenden und ihr Leben dramatisch verändern können.

Hier ist die Wahrheit: Wenn Sie in Ihrem Aussehen und Befinden eine Veränderung herbeiführen wollen, verringern Sie Ihre tägliche Fettaufnahme auf 15 bis 20 Prozent. Wovor haben Sie Angst? Sie entscheiden, wie hoch Ihre tägliche Fettaufnahme sein soll. Irgendwo zwischen 10 und 30 Prozent Ihrer Nahrungsaufnahme ist in Ordnung. 30 Prozent ist die Obergrenze. Wenn Sie nicht viel Körperfett haben und täglich tonnenweise Brennstoff verbrauchen – nur zu, nehmen Sie 30 Prozent auf. Wenn Sie verzweifelt eine Veränderung herbeisehnen und nicht jeden Tag wie verrückt trainieren, nehmen Sie weniger – es wird Ihnen helfen, Ihren Fettvorrat schneller abzubauen und Ihren Körper schneller zu verändern.

Es gibt etwas, worüber sich die meisten von uns keine Sorgen machen müssen: daß wir in unserer Nahrung zu wenig Fett vorfinden.

> *Wenn Ihre Ernährung ausgewogen ist, dann ist es praktisch unmöglich, diese lebensnotwendigen Fettsäuren nicht zu bekommen.*
>
> COVERT BAILEY, *The New Fit or Fat*

Sie machen sich Sorgen, daß Sie zu wenig Fett bekommen?
Auf mich sind Leute mit 90, 135 und 180 Kilo Gewicht zugekommen und haben mich besorgt gefragt, ob sie wohl genügend Fett zu sich nehmen.
Machen Sie sich darüber keine Sorgen, das passiert einfach nicht.
Wie wäre es, wenn wir uns mal Sorgen machten, wovon wir uns ernähren – oder besser: womit wir uns zu Tode essen? Warum haben wir uns keine Sorgen über den Herzanfall gemacht, der um die Ecke wartet? Über den Schaden, der durch krankhaftes Dicksein angerichtet wird, das seinerseits durch die riesigen Fettmengen in unseren Lebensmitteln entsteht. Die Chemikalien und der übrige Dreck in diesen gefriergetrockneten Mixturen, von denen wir im Namen des Fastens leben.
Und wie steht's mit dem, was wir so lange schon essen? Wir haben alle verdammtes Glück, daß wir noch leben, wenn man sich mal klarmacht, was wir unseren Körpern zumuten – die dann auch noch funktionieren sollen.
Die Fettformel stimmt.
Essen ist notwendig.
Kalorien sind wichtig.
Nicht alle Kalorien sind gleich.
Fett macht fett.
Sie sind schlau genug, all dies zu kapieren und bessere Entscheidungen zu treffen.
Bessere Entscheidungen verändern Ihren Körper.

Ihr Körper stellt kein Fett her; es kommt vom Ende Ihrer Gabel. Sie können den Irrsinn in Ihrem Leben durch Essen beenden.

Gut, gut, schön, prima, ja doch, ja doch, all das leuchtet sehr ein, nicht wahr?

Tut mir leid, das mit deinem Lattenzaun, Susan, und der Prinz ist ein Mistkerl. Schön, daß jetzt alles in Ordnung ist.

Ich versteh' auch die Sache mit dem Auto und dem Brennstoff. Und ich werde für den Rest meines Lebens immer an die unterschiedlichen Arten von Kalorien denken. Die Fettformel und ich sind inzwischen unzertrennlich.

Aber bitte ... bitte ... bitte ... sag nur eins:

WAS, ZUM TEUFEL, SOLL ICH ESSEN? WIEVIEL, WANN UND IN WELCHEN ZUSAMMENSETZUNGEN?

Auf diese Frage gibt es eine Antwort.

Sie können essen, was Sie wollen, wann Sie wollen und soviel Sie wollen.

Wurde dieses Buch etwa geschrieben, um das Fett in Panik zu versetzen und so von Ihrem Körper zu vertreiben? Essen, was und wann immer Sie es wollen – diese Aussage kann sogar eine gemäßigt fastende Person in Schrecken versetzen –, ganz zu schweigen von den Millionen ›berufsmäßig‹ Hungernden, die schon in Schwermut verfallen, wenn sie diese Aussage auch nur verdauen wollen.

Die Panik, die Sie fühlen, ist real. Sie wird weder durch Ihre ›Eßstörung‹ noch durch Ihre Unfähigkeit zur Selbstdisziplin verursacht; es ist nicht das Kind in Ihnen, das protestierend aufschreit. Es ist nicht Ihre Unfähigkeit, Ihre Hände und Ihren Mund zu steuern, wovor Sie Angst haben sollten, sondern die stumpfe, automatische, uns antrainierte Reaktion, die wir auf eine solche Aussage an den Tag legen.

Die Panik, die Sie fühlen, weil man Sie darauf gedrillt hat, nicht nachzudenken. Sie brauchen ein Diätprogramm und Ihr wöchentliches Wiegen und das Lob, damit Sie wissen, daß Sie alles richtig machen. Sie wissen nicht mehr, was Essen bedeutet. Denken Sie darüber nach...

Sie sind nicht fähig, die einfachsten Entscheidungen zu treffen, wenn

es um das Essen geht, das Sie heute und für den Rest Ihres Lebens zu sich nehmen werden. Denken Sie mal darüber nach, wie ängstlich, verwirrt und ausgeliefert Sie sich angesichts dieser Entscheidung fühlen.
Ich sprach einmal mit einer Frau, die all dies in einer Frage ausdrückte. Sie wog über 90 Kilo, war verzweifelt, weinte und war mehr als bereit, alles zu tun, um endlich das Problem zu lösen und schlank, stark und gesund zu werden, weil sie ihr Leben so nicht länger ertrug.
Es war eine intelligente, witzige, fantastische Frau, die alles begriff. Essen, atmen und sich bewegen – alles kein Problem. Gegen Ende der anderthalbstündigen Beratung schaute sie mich an und sagte:
»Nur noch eine Frage. Im November muß ich zu einer Hochzeit. Was soll ich dort essen?«
Nun, ich fragte einfach zurück: »Was werden Sie im November essen wollen?
Wie werden Sie sich am 20. November fühlen?
Wer wird alles da sein? Ihre durchgedrehte Tante Lilly, die Sie verrückt macht? Wenn ja, dann werden Sie wahrscheinlich das Essen nur so reinschieben. Sie macht Sie seit dreißig Jahren verrückt; wieso glauben Sie, daß das anders sein wird, nur weil Sie eine Diät machen?
Wie wird es Ihnen an dem Tag hormonell gehen?
Werden Sie glücklich sein, traurig, wütend, froh?
Wer weiß und wen interessiert es, was Sie in vier Monaten essen sollen?«
Die Diätindustrie hat ganze Arbeit geleistet, nicht wahr? Wir kommen ohne sie nicht mehr zurecht. Das nenn' ich eine Industrie, die sich ihren Bedarf selbst geschaffen hat!
Sie gehen zur Diätberatung, und man behandelt Sie wie ein Kind, nein: wie eine Idiotin. Stößeweise Papier, auf dem steht, was Sie in jeder einzelnen Minute des Tages zu essen haben. Diät-Hinweise – Sie kennen sie –, die Ihnen nicht das geringste nützen, wenn Ihr Körper Sie nach Wochen des Hungerns auf geradem Wege zum Kühlschrank treibt. Die albernen Tips, die wir alle ausprobiert haben und

die nichts zu tun haben mit unserer Lebensweise oder unseren Bedürfnissen. Das ist das ständige Nagen an Ihrem Selbstwertgefühl. Letztlich läuft es darauf hinaus, daß Sie nicht genügend Willenskraft haben, dranzubleiben und schlank zu werden. Sie behaupten einfach, Sie seien unfähig, und genau das sind Sie geworden: unfähig, die einfachste Entscheidung selbst zu treffen. (Sie kennen die alte Binsenweisheit: Sag einem Kind oft genug, was es sei, und es wird genau dies werden.)

Tausende und Abertausende von Büchern sind zum Thema Diät geschrieben worden. Die Regenbogenpresse ist voll von Diättips, -hinweisen und Essensgewohnheiten berühmter Leute. Wir hören in Fernsehen und Radio, lesen in Zeitschriften, auf Plakatwänden und an Litfaßsäulen über Essen und Diätkuren. (Ich habe gerade in drei verschiedenen Städten den gleichen dummen Handzettel gesehen: »15 Kilo abnehmen in 30 Tagen.« Unglaublich.) Wohin wir schauen: Überall geht es um Diät, Diät, Essen, Essen, Essen, schnelles Abnehmen, schnelles Schlankwerden. Je mehr Sie fasten, um so mehr nehmen Sie ab; je mehr Sie abnehmen, um so mehr nehmen Sie wieder zu; dann sind Sie genau wieder dort, wo Sie angefangen haben, und sind wieder auf sie angewiesen. Die Diätfachleute und -programme warten schon – warten darauf, Ihr Geld zu nehmen, Sie für das nächste Scheitern zu programmieren und Ihnen das Gefühl zu geben, völlig undiszipliniert und vertrottelt zu sein. Und dieses System stellen wir nicht in Frage – nur uns selbst.

Jedesmal, wenn ich wieder mit einer Diät gescheitert war, beschäftigte mich nur meine Unfähigkeit durchzuhalten. Meine emotionale Unbeständigkeit, mein Mangel an Disziplin und mein Versagen trieben mich zur Verzweiflung. Es ist erstaunlich, wie tief ihr Einfluß geht: Da ist eine Industrie, die in Ihr Innerstes eingreifen, Ihr Selbstvertrauen in Frage stellen und Sie veranlassen kann, daß Sie ihr Ihr Geld geben – ohne daß Ihr Problem jemals gelöst wird.

Eine Definition von Irrsinn lautet: Immer das gleiche tun und andere Ergebnisse erwarten. Ich weiß nicht, wo ich das herhabe; aber als ich es das erste Mal hörte, dachte ich sofort an meine Erfahrungen mit

Diätkuren, an die Hunderte von Malen, da ich dachte: diesmal klappt's, mit dieser wird's gehen. Natürlich, ich werde ein paar Monate im Schlamm rollen, Unkraut trinken, Zitronen lutschen, Essig trinken und keine Nahrung zu mir nehmen – was soll's? Ich werde es versuchen – egal, was es ist. Vielleicht schafft es diese. Ich denke an die Angst, die ich in den Augen von Frauen sehe, sobald ich sage, daß Essen eine der Lösungen ihres Problems ist. Es war mir immer egal, wieviel Schaden ich mir selbst zufügte, wenn ich eine Diät machte; wenn sie mich schlank machen würde, war ich dabei. Die Fastenkuren, die heutzutage auf dem Markt sind, von Ärzten und dem Gesundheitsamt gutgeheißen, sind mit Herzrhythmusstörungen in Verbindung gebracht worden, Gallenblasen mußten entfernt werden, es hat plötzliche Todesfälle gegeben. Selbst wenn der köööstliche Erdbeer-, Vanille- oder Schokolademix von sich behauptet, er sei angereichert, enthält er doch oft nicht die Spurenelemente oder den Brennstoff, den Ihr Körper zum Leben braucht. Das ständige Auf und Ab, die Belastung von Herz und anderen Organen kümmerten mich nie; wir scheinen bereit zu sein, die körperlichen Risiken in Kauf zu nehmen – ich war es jedenfalls.

Die körperlichen und seelischen Gefahren des Diätmachens sind bereits in den fünfziger Jahren dokumentiert worden. Aber wir brauchen keinen wissenschaftlichen Beweis zur Bestätigung der Gefahren des Hungerns. Über Diätkuren hat es niemals eine bessere und umfangreichere wissenschaftliche Untersuchung gegeben als die, die von Millionen und Abermillionen von Frauen durchgeführt wurde, die sie ausprobiert haben und damit gescheitert sind. Die täglich mit den physischen und psychischen Auswirkungen des Hungerns leben. Sie wollen einen Beweis dafür, daß Diätkuren nichts bewirken? Gehen Sie in das Einkaufszentrum irgendeiner großen oder kleinen Stadt und schauen Sie sich um: Schauen Sie sich all die dicken, untrainierten und nicht gesunden Leute an, die da herumlaufen.

Hören wir auf, an den Symptomen herumzudoktern. Lösen wir das Problem. Ich verlange von Ihnen keinen blinden Glauben: Es geht mir nicht um Abhängigkeit, sondern um Unabhängigkeit. Ballaststoffreiches, fettarmes Essen wird Sie von den Instant-Mixgetränken, Pillen und den ekelhaften tiefgefrorenen, gefriergetrockneten Fertigmahlzeiten befreien, mit denen Sie sich ernährt haben. Sobald Sie diesen Gedanken begriffen und in Ihrem Leben angewandt haben, werden Sie anfangen, schlanker, gesünder und stärker zu werden.

Nicht etwa, weil ich Ihnen irgendeine magische Willenskraft verliehen habe, die Sie vorher nicht hatten. Sie haben jede Menge Willenskraft – jeder, der auch nur länger als fünf Minuten eine Diät gemacht hat, verdient eine Auszeichnung für Willenskraft.

Nicht, weil die Oberfee der Motivation herabgekommen ist und Sie berührt hat; denn, nicht wahr, es gibt sie nicht.

Nicht, weil Sie sich an ein tägliches Menü halten – einschließlich jener hilfreichen Diättips für die Augenblicke der Versuchung.

Nicht, weil Sie gelernt haben, diese Pizza da beiseitezuschieben und sich mit einem einzigen Stück zufriedenzugeben. Das wird niemals passieren – warum sollen Sie etwas essen, wovon Sie nur ein Stück haben dürfen? Wenn ich das ganze Ding nicht essen darf, will ich es nicht. Was soll's?

Wollen Sie genug Energie haben, um über den Tag zu kommen? Wollen Sie mehr essen, als Sie sich jemals vorstellen konnten – und dabei abnehmen? Wie wäre das: Ohne Abführmittel auf die Toilette gehen können? Wenn irgend etwas davon Sie interessiert, dann gibt es nur eins:

Ballaststoffreiche, hochwertige, fettarme Nahrung!

Es ist einfach fantastisch, essen zu können, bis ich satt bin. Ab und zu eine Kleinigkeit zwischendurch essen, und am Ende des Tages noch genügend Energie haben. Außerdem habe ich deutlich weniger Appetit auf Süßigkeiten, Pommes, Hamburger etc. Ich esse gute Vollkost, bis ich satt bin, und es hält stundenlang vor.

Kommentar einer Klientin

Da wir alle die Diätroutine kennen, dachte ich mir, es wäre Ihnen angenehm, wenn ich ein paar Regeln aufstellen würde.

Regel Nr. 1:
Lassen Sie nie, nie, nie wieder eine Mahlzeit aus!

Frühstück: Sie müssen sich nicht bis zu einer ganz bestimmten Zeit am Morgen zwangsernährt haben; aber irgendwann vor dem frühen Nachmittag müssen Sie essen. Nennen wir das also Frühstück.
Ich frühstücke, sobald ich hungrig werde. Wenn ich sofort nach dem Aufwachen esse, wird mir leicht schlecht, also lasse ich es. Doch wenn ich erst einmal ein paar Stunden gearbeitet habe, bin ich am Verhungern. Also ändert sich meine Frühstückszeit von Tag zu Tag. Wenn ich um fünf oder sechs Uhr aufstehe, sitze ich spätestens um acht in einem Restaurant und esse ein Eiweißomelett mit vielen Hefebrötchen, Salat, Tomaten und Zwiebeln – wenn ich kurz vor meiner Periode bin: sehr viele Zwiebeln und tonnenweise Kapern. Wenn ich nicht bis acht Uhr aufgestanden bin, sollte jemand kommen und meinen Puls überprüfen, denn ich könnte tot sein – das ist das einzige, das mich heutzutage lange im Bett halten könnte. Aber *wenn* ich so lange im Bett bleibe, dann frühstücke ich gegen zehn Uhr.
Wenn Sie hungrig sind, nehmen Sie Ihr Frühstück ein, arbeiten Sie eine Weile, bis es wieder Zeit zum Essen ist. Man nennt es Mittagessen. Sie werden ausreichend Brennstoff benötigen, um den ganzen Nachmittag Ihren üblichen Tätigkeiten nachzugehen – vielleicht zur Gymnastik gehen, die Kinder abholen, im Büro arbeiten – und Sie bis zum (richtig geraten!) Abendessen durchzubringen. Drei anständige Mahlzeiten pro Tag. Das ist normal und gesund. Das ist genau das, was Ihr Körper braucht, um Leistung zu bringen und Ihnen die Energie zu geben, die Sie zum Leben brauchen.
Doch das ist nur der Beginn der Gesundheit, denn jeder weiß, daß der Mensch mit drei Mahlzeiten am Tag nicht auskommt. Wenn Sie zwischendurch hungrig werden, müssen Sie essen. Ein Imbiß? Ich

habe immer etwas zu essen in meinem Auto. Wenn ich also Appetit bekomme, brauche ich nur in der Tüte auf dem Rücksitz zu suchen und zu essen. An manchen Tagen grase ich ununterbrochen; holt mir einen Futtersack und befestigt ihn an meinem Kopf – das wäre sicher einfacher.

Imbisse sind in Ordnung; aber achten Sie darauf, daß sie keine Mahlzeit ersetzen. Manche meiner Klientinnen entdecken, daß Hefebrötchen fettarm sein können, mehrere Wochen hindurch essen sie dann nichts anderes. Aber Brötchen sind niemals eine ausgewogene Mahlzeit, eine Vielzahl ballaststoffreicher, hochwertiger, fettarmer Nahrungsmittel, wie sie ein anständiges Frühstück mit einem Müsli, Obstsaft, Kaffee und den genannten Brötchen enthält. Nur von fettarmen Crackern zu leben, genügt nicht.

Also beginnen Sie mit Ihren drei anständigen Mahlzeiten am Tag und machen Sie von da aus weiter.

Wie geht es Ihnen mit Regel 1? Liegen Sie schon mit einem Angstanfall unter dem Tisch? Keine Sorge, Sie werden sich an diese Fastenkur gewöhnen. Sie ist sehr viel einfacher, sehr viel lustiger, und sie funktioniert – Sie werden sich großartig fühlen, und es wird Ihnen besser bekommen als zu hungern. Alle Fastenkuren, die Sie je gemacht haben, zwingen Sie dazu, abzuwiegen, Gewichte zu notieren und Ihr Essen abzumessen, um die Antwort auf die Frage zu bekommen, wieviel Sie am Tag essen dürfen. Und wehe, Sie überschreiten Ihre beiden 30-Gramm-Portionen – damit ist die ganze Diät für diesen Tag ruiniert (und Sie haben wieder einen Grund, nach einem Schokoriegel zu laufen). Bei jeder Diät, die ich jemals gemacht habe, habe ich einige Wochen lang abgemessen und gewogen – alles ging recht gut, und ich hoffte, diesmal würde es klappen, und ich würde mich nicht mehr als die dicke, faule Exehefrau fühlen. Unvermeidlicherweise aber aß ich etwas, das nicht auf dem Blatt mit den gestatteten Lebensmitteln stand, oder ich aß zu viel, oder etwas griff einfach nach mir – und ich starb wieder. Überzeugt, daß ich niemals in der Lage sein würde durchzuhalten, rannte ich in die Speisekammer und saß am Ende auf dem Fußboden und aß Backmischung aus der

Packung. Morgen wieder von vorn zu beginnen, so lautete immer das Versprechen – und die Backmischung war immer das Ergebnis.

Regel Nr. 2:
Essen Sie, so viel Sie wollen!

Denken Sie nicht darüber nach. Achten Sie darauf, daß Sie mindestens so viel aufnehmen, wie Ihr Körper aufgrund Ihres Gewichts und Ihrer Aktivitäten braucht, damit Sie die Energie haben, die Sie benötigen. Machen Sie sich keine Sorgen darüber, wieviel Sie zu welcher Mahlzeit und in welcher Zusammenstellung essen.
Nun gut, das wär's dann. Wahrscheinlich reicht's Ihnen jetzt mit mir. Wenn Sie bis dahin noch nicht der Meinung waren, daß ich spinne, dann müssen diese ersten beiden Regeln Sie davon überzeugt haben, daß ich verrückt bin und man mir nicht trauen kann. Gott helfe allen Opfern von Eßstörungen da draußen, denen ich gerade die Erlaubnis gegeben habe, durchzudrehen und sich das Essen nur so in den Mund zu schieben.
Weil Sie ja diese völlig unkontrollierte, unfähige Person sind, wissen Sie ja noch nicht einmal, wann Sie satt sind – nicht wahr? Wieviel ist zu viel? Wann setzt das Gefühl ein und endet der Hunger? Es ist alles so konfus – wegen dieser schrecklichen Eßstörung, die wir alle haben. Und nun komme ich und sage Ihnen, daß Sie essen sollen, was immer und wann immer und in welcher Kombination auch immer Sie essen wollen – nach Maßgabe von etwas so Albernem wie Ihrem Gewicht und Ihren Aktivitäten. Wie kann ich nur so grausam sein?
Nun, Sie wissen sehr wohl, wann Sie satt sind. Ich wußte es ganz bestimmt an jedem Abend, an dem ich ein riesiges fettreiches Abendessen zu mir genommen, die Kinder ins Bett gebracht, mir die Schale mit Süßigkeiten geholt und diese während des Fernsehens leergegessen hatte. Ich war voller Frustration und Schmerz. Ich wußte, daß ich satt war, wenn ich zwei Stunden später in die Küche ging und mir sechs Scheiben Zimttoast mit tonnenweise Butter machte; und ganz

gewiß wußte ich, daß ich satt war, als ich mich später übergab und mein Magen vor lauter Krämpfen schmerzte.
Sie wissen sehr wohl, wann Sie satt sind. Sie verstehen dieses Gefühl. Alle Diättips, die entwickelt wurden, damit Sie sich satt fühlen, bewirken gar nichts. Trinken Sie eimerweise Wasser, bevor Sie essen: Fühlt sich gut an, nicht wahr, wenn das Essen auf einem Ozean von Wasser schwimmt?! Sie haben es gemacht, ich habe es gemacht, wir alle. Essen Sie jede Menge Faserstoffe, bevor Sie wirkliches Essen zu sich nehmen – und fühlen Sie, wie es in Ihrem Magen explodiert. Pfundweise Stricke zu schlucken, hat das nicht enorm geholfen? Ich schlage nicht vor, daß Sie sich selber täuschen sollen, ich sage: Essen Sie, bis Sie satt sind. Wenn Sättigung bedeutet, daß Sie dann und wann etwas zu viel essen – na und? Ich bin nicht für maßvolles Verhalten – sehe ich etwa so aus? Schauen Sie meine Frisur an – sieht das wie ein durchschnittlicher Haarschnitt aus? Schauen Sie sich meine Fingernägel an – sie sind künstlich. Wenn ich frustriert bin, esse ich. Ich habe gegessen, als ich 118 Kilo wog und frustriert war, ich esse heute, wenn ich frustriert bin. Ein Streit mit meinem Mann, und ich esse. Schuldgefühle haben jedesmal die gleiche Wirkung, und wenn Sie Kinder erziehen, sind Schuldgefühle eine tägliche Erscheinung.
Der wirklich große Unterschied ist heute, was ich esse. Keine Tüte M&Ms, keinen fettreichen, überzuckerten Dreck, den ich mir in den Mund schaufle. Ballaststoffreiches, fettarmes Essen macht mich heute satt. Ich schaufle immer noch, nur eben kein zucker- und fettreiches Zeug. Sie haben Ihre Gefühle vielleicht nicht immer unter Kontrolle – wer hat das schon? Aber die Dinge sehen anders aus, wenn Sie wissen, daß Sie alles essen können außer fettreichen Mist.
Ich habe eine Kugelschreiber-Theorie. Sie hat viel mit Diät und Entbehrung zu tun. Nehmen wir an, ich würde Ihnen sagen, daß Sie alles auf der Welt haben können – außer einen Kugelschreiber. So lange Sie leben, werden Sie niemals einen Kugelschreiber haben. Sie werden andere damit sehen, Verwandte und Freunde werden welche haben und benutzen, aber Sie eben nicht.

Eine Weile geht das gut; schließlich können Sie ja alles andere haben. Wer braucht schon unbedingt einen Kugelschreiber?

> *Meine ältesten Freunde sollten über Nacht bleiben. Ich besorgte ihnen Krapfen fürs Frühstück. Ich wußte, daß ich sie während der Nacht essen würde, also legte ich eine Kette vor den Schrank. Am Morgen fand meine Tochter nur eine zerdrückte Schachtel und ein paar Krümel. Ich hatte meine Hand durch die schmale Öffnung der Schranktür gezwängt. Zum Glück hatte meine Tochter Humor.*
>
> DARLENE, eine Klientin

Bevor Sie es richtig wissen, sind Sie wütend auf mich. Wer, zum Teufel, ist sie, daß ich etwas nicht haben darf? Und dann sind Sie plötzlich ganz besessen, besessen von dem Gedanken an (richtig geraten!) Kugelschreiber. Tag und Nacht denken Sie über Kugelschreiber nach. Jede Person, die Sie mit einem Kugelschreiber in der Hand sehen, möchten Sie anspringen, ihr den Kugelschreiber entreißen und davonlaufen. Jede Situation wird an Bedeutung verlieren, wenn Kugelschreiber im Spiel sind. Eine geschäftliche Besprechung? Vergessen Sie, was der Geschäftsführer sagt, der Kugelschreiber, mit dem er auf die Tischplatte klopft, der interessiert Sie. Sie müssen anfangen, welche zu stehlen und sie in Ihrem Keller zu horten. Es dauert nicht lange, und Sie müssen Ihre ›Sucht‹ oder ›Kugelschreiberstörung‹ zugeben und ein 12-Schritte-Programm für Leute mit Kugelschreibersucht mitmachen. Und so geht es immer weiter: Eine neue Störung ist geschaffen worden. Die Diätindustrie hat die Eßstörungen zu einem großen Teil mitgeschaffen, indem sie den Leuten eingeredet hat, daß sie für den Rest ihres Lebens ihr Essen überwachen, wiegen und abmessen und Diät von richtiger Nahrung trennen müssen. Ich hasse das, denn ihre Diätnahrung ist meistens fettreich, voller Chemikalien, völliger Dreck, und sie schmeckt widerwärtig: Diese Nahrung wird Ihren Körper nicht verändern. Und

wer könnte den Gedanken ertragen, mit diesem Zeug leben zu müssen?
Ich werde Sie auf keine spezielle Ernährung setzen, das kann ich gar nicht. Wenn Sie Kekse wollen, werden Sie Kekse haben. Aber die sind nicht alles, was Ihr Körper braucht, also können Sie nicht den ganzen Tag Kekse essen. Frühstücken Sie; später können Sie ein paar ballaststoffreiche, hochwertige, fettarme Kekse essen. Kuchen, Sie wollen Kuchen? Ich habe erst neulich ein riesiges Stück Bananen-Walnuß-Torte gegessen. Aber bin ich dafür in den Supermarkt und dort in die Tiefkühlabteilung gegangen, habe ich dem 98-Prozent-fettfrei-Etikett geglaubt, die Torte mit nach Haus genommen und sie dort – ohne irgend etwas anderes gegessen zu haben – auf einen Sitz verschlungen? Nein, ich ging in ein Café, wo sie milchproduktfreie, fettarme Kuchen und Torten mit echten Ingredienzen machen, und habe wie ein Tier gegessen und mich dabei mit meinen Söhnen großartig amüsiert. Torte, Limo und meine Söhne: Ich war im Himmel.
Es gab überhaupt keinen Grund, mich schuldig zu fühlen. Ich hatte keine Diät für den Rest des Tages ›verpatzt‹ und mußte auch nicht nach Haus rennen, um mehr zu essen. Ich hatte gefrühstückt, den ganzen Vormittag gearbeitet und machte jetzt zusammen mit den Kindern eine Pause mit einem Imbiß, bevor ich meinen Arbeitstag fortsetzte. Übrigens: Es war die beste Bananen-Walnuß-Torte, die ich je gegessen hatte; ich habe mein Stück aufgegessen und noch etwas von dem meines Sohnes – wer will mir das vorwerfen?
Sehen Sie, darum geht's: Essen wird nicht eingeschränkt. Wenn Sie etwas von dem Fett loswerden wollen, das Sie aufgebaut haben, müssen Sie nur das Fett in Ihrer täglichen Nahrungsaufnahme reduzieren, damit Ihr Körper die Möglichkeit hat, das Fett, das Sie gelagert haben – das Zeug, das Ihren Körper bedeckt – als seinen Fettbrennstoffvorrat zu verbrauchen. So einfach ist das. Außerdem: Je höher die Qualität Ihres Brennstoffs, um so besser Ihre Leistung. Der hohe Nährwert gibt Ihnen die Energie, die Sie brauchen, Sie werden satt und bekommen Ihre täglichen Kalorien; und Sie werden essen, richtig essen, anstatt sich mit etwas Hüttenkäse durchzuhungern, einem

Hamburger ohne Brötchen (es gibt diesen Diätteller immer noch – neulich sah ich jemanden so ein Ding essen) oder Salat mit einem Teelöffel voll Salatsoße. Was, zum Teufel, soll ein Teelöffel Dressing? Sie essen immer noch 60 Prozent, 70 Prozent, 80 Prozent Fett, ob nun einen Teelöffel voll oder zehn. Warum nicht alles? Wenn Sie sich unbedingt wie ein gesellschaftlicher Außenseiter fühlen wollen, dann sagen Sie einfach an irgendeinem Tisch: »Nein, danke sehr, mir bitte nur einen Teelöffel von dem Dressing.« Na, wie klingt das? Sie könnten genausogut schreien: »Ich bin nicht in der Lage, mich zu beherrschen! Ich bin eine zwanghafte Esserin und mache gerade meine zehnmillionste Diät – vielleicht funktioniert's ja diesmal!«
Diese Diätleute haben uns in eine fürchterliche Lage gebracht. Es ist einfach nicht normal, es ist verrückt. Wieder essen zu lernen hat ebensoviel damit zu tun, wieder mit Ihrem Körper und seinem Bedarf an Brennstoff in Kontakt zu kommen, wie damit, welche Art von Brennstoff Sie ihm geben. Wir müssen die Nahrung achten und die Rolle, die sie in unserem Leben spielt, begreifen. Unsere Zwangsvorstellung hinsichtlich Nahrung, unser Zorn auf und unsere Angst vor Nahrung sind allesamt von derselben Industrie geschaffen worden, die uns ängstlich und unfähig haben will, wenn es ums Essen geht. HABEN SIE KEINE ANGST MEHR VOR NAHRUNG!

> *Es beherrscht mich – nicht ganz so stark, wie es einmal war, aber es ist das erste, woran ich denke, wenn ich in die Depression rutsche oder mein Mann etwas Gemeines sagt.*
>
> M. JANE, eine Klientin

Ich habe in diesem Kapitel einige wichtige Sätze gesagt. »Haben Sie keine Angst mehr vor Essen!« ist einer der wichtigsten. Und wenn Sie der gleichen Meinung sind, dann nehmen Sie doch diesen hier zu Ihrer Diätberatung mit: Es macht keinen Unterschied, in welcher Kombination Sie Ihr Essen zu sich nehmen – Protein im Verhältnis zu Kohlehydraten im Verhältnis zu Mineralstoffen im Verhältnis zu Wasweiß-ich –, mit einer Ausnahme natürlich: Fett, das Sie aber jetzt, da Sie Fettdetektivin geworden sind, sofort entdecken können. Über alles andere brauchen Sie nicht weiter nachzudenken, wenn Sie anfangen, Ihren Körper durch ein anderes Essen, durch Atmen und Bewegen zu verändern.

Niemand weiß, was richtig ist. Die Diätexperten wissen ganz gewiß nicht, welches die richtigen Zusammensetzungen sind. Ständig ändern sie ihre Meinung. Wir haben alles gehabt, von der Theorie von den ›vier elementaren‹ Lebensmittelgruppen bis hin zu der Behauptung, daß Milch Sie und Ihre Kinder tötet. Körner werden erst in letzter Zeit als Nahrungsmittel für Menschen anerkannt. Der Zusammenhang zwischen dem, was wir uns in den Mund stecken, und unserer Volksgesundheit ist den Gesundheitsberufen so fremd wie das Leben auf anderen Planeten. Ärzte verbringen manchmal ein paar Wochen ihres Studiums damit, sich mit einem der wichtigsten Einflüsse auf unsere Gesundheit zu beschäftigen: der Nahrung, die Sie Ihrem Körper geben. Wenn Sie eine Frage zu Ihrer Ernährung und der Ihrer Familie haben, dann gehen Sie nicht – ich wiederhole: nicht – zu Ihrem Arzt. Er kennt die Antwort nicht.

Wenn Sie sich über Ihre und Ihrer Kinder Ernährung in den letzten zehn Jahren keine Sorgen gemacht haben, warum sollten Sie es dann jetzt tun, wo jemand – ich – Ihnen nahelegt, die Qualität Ihres Essens zu steigern und das Fett in Ihrem Essen zu verringern? Welchen Grund für Besorgnis gibt es denn? Haben Sie über die Kohlehydrate, das Protein und die Ausgewogenheit der Mineralstoffe in Ihrem Hamburger von letzter Woche nachgedacht? Warum nicht? Weil Sie der Firma trauen, die ihn Ihnen verkauft? Wie steht es mit dem chemischen Gebräu, das wir monatelang jeden Tag als Nahrung zu uns genommen haben? Ist das gefriergetrocknete Zeug, für das wir im örtlichen Diätzentrum ein Vermögen ausgegeben haben, ausgewogen? Wer soll das sagen?

Dies Zeug wird von Leuten verkauft, die noch nicht begriffen haben, daß Sie mehr als 1000 Kalorien am Tag brauchen, um zu überleben. Das kann einem schon Angst machen, Leute. Wir vertrauen ihnen –

blind. ›Von Ärzten empfohlen‹ und ›zugelassen vom Bundesgesundheitsamt‹ – all das hat nichts zu bedeuten. Diese Kerle haben sich die Suppe eingebrockt, jetzt müssen sie sie auch auslöffeln: Sie haben gelogen, Ihnen Ihr Geld gestohlen, Ihren Körper und Ihre Seele beschädigt und Sie zum Scheitern programmiert. Sie werden Sie nicht beschützen oder Ihnen die Wahrheit sagen; also ist es völlig verrückt, diesem Zulassungssiegel zu trauen. Es ist, als hätten sie uns mit einem Fluch belegt: Wir haben unser Gehirn vor der Tür gelassen, sind hineingegangen und haben alles gekauft, was sie zu verkaufen hatten. Es hat funktioniert: All diese Shakes, Drinks, Pillen und gefrorene, gewachsten und chemisch verschönten ›Nahrungsmittel‹, von denen wir leben (oder besser: sterben), haben uns sehr dick und ungesund gemacht, und wir fühlen uns nicht gut. Es ist an der Zeit, das zu ändern.

Denken Sie darüber nach. Gezuckerte Corn-Flakes u. a. zum Frühstück, Hamburger und Pommes zu Mittag und dann das ausgewogene Abendessen, bestehend aus Fleisch, Milch und Kartoffeln. Kann man als Nation noch schlechter ernährt sein? Herzkrankheiten, Krebs, Arthritis und Diabetes grassieren in unserem Land. Die meisten von uns bekommen viel, viel, viel zuviel Fett, nicht genügend Brennstoff, zuviel zuckrigen, chemischen Dreck und zu wenig Nährwert in dem Essen, das wir zu uns nehmen. Es gibt keinen besseren Beweis für die hervorragende Qualität unserer Maschinen (einmal abgesehen von den sechziger Jahren – wie irgend jemand die Zeit durchgestanden hat, ist ein Wunder) als das Zeug, das wir unseren Körpern zum Leben geben, und die Tatsache, daß sie einfach weitermachen.

Es ist Zeit für ein wenig Geschichtsunterricht. Wie alles begann:

Der Irrsinn begann auf den Wänden der Grundschule. Sie müssen sich nur das Diagramm mit den ›vier elementaren‹ Lebensmittelgruppen anschauen, mit dem wir groß geworden sind. Unsere Eltern glaubten, daß sie uns gaben, was das Beste für unsere kleinen, heranwachsenden Körper war, denn die Fachleute sagten ihnen, daß Fleisch, Milch, Gemüse und Brot das Beste sei, was man essen könne.

Besser Essen

Hei, Ozzie, hei, Harriet, wo seid Ihr alle? Schaut Euch das mal an: Es ist noch gar nicht so lange her, da glaubten wir alle, daß das Diagramm, das auf jeder Grundschulwand zu sehen war, die richte Art der Ernährung zeigte.
Schwupp – Ihr könnt es nicht sehen, weil es nicht da ist. Wißt Ihr, weshalb nicht? Ich rief den Nationalen Verband der Milchwirtschaft an, und der gestattete mir nicht, das alte Diagramm zu benutzen. Aber schaut Euch dies hier mal an (mir gefällt vor allem die alte Definition der ›Körner-Gruppe‹): Drei Scheiben angereichertes Brot und 30 g angereicherte Frühstücksfertignahrung.
DAS WAR DER RATSCHLAG DER FACHLEUTE, DEM WIR ALLE OHNE ZU FRAGEN GEFOLGT SIND?! HIIIIIIIIILFE!!
Angereichertes Brot zu essen ist wie Pappe zu sich zu nehmen. Pappe hat vermutlich mehr Nährwert. Und dann: Bei der Herstellung von Frühstücksfertignahrung wird dieser jeder Nährwert entzogen und später künstlich wieder beigefügt, angereichert. Nun, wir haben bereits herausgefunden, was jedesmal passiert, wenn wir versuchen, etwas besser zu machen als Mutter Natur – wir versauen es gründlich – und dann ist der Teufel los.

Der Weg zur klugen Ernährung

Machen wir mit einigen Diagrammen weiter. Wir haben die alte Einteilung mit 2, 2, 3, 2 und 6; das bedeutet: 2 Portionen Milch, 2 Portionen Fleisch – oh, Mann, damit bleiben wir gesund! Und, nicht vergessen, wir haben immer noch das Steak und den Fisch in derselben Gruppe. Drei Portionen Gemüse, zwei Portionen Obst, sechs Portionen Getreide. Das einzige unverarbeitete Getreide ist Reis, alle anderen treten nur in verarbeiteter Form auf. Das müßte doch wohl reichen, jeden Dickdarm zu reinigen, oder? Wie wäre es an dieser Stelle mit etwas mehr Vollkorn?

Der Weg zur klugen Ernährung

Nahrungsmittel-gruppe	Nährstoff	Kinder 2–5	Kinder 6–10	Kinder über 10, Jugendliche, Erwachsene	Nahrungsmittel	Portionsgröße
Milch-gruppe 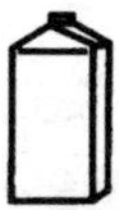	*wichtigster Nährstoff:* Kalzium *weitere Nährstoffe:* Protein Riboflavin Vitamin D	3	3	2–4**	• Milch • Joghurt • Käse • Hüttenkäse, Pudding • Eiskrem, Eismilch, gefrorener Joghurt • Milchmixgetränk	1 Tasse 1 Tasse 45 g–60 g 1/2 Tasse 1/2 Tasse 300 g
Fleisch-gruppe 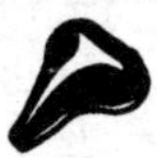	*wichtigster Nährstoff:* Eisen *weitere Nährstoffe:* Protein Niacin	2*	2–3	2–3	• gebratenes, mageres Fleisch, Fisch, Geflügel • Eier • Erdnußbutter • gekochte Trockenerbsen und -bohnen • Nüsse, Samen	60 g–90 g 1 2 EL 1/2 Tasse 1/3 Tasse
Gemüse-gruppe 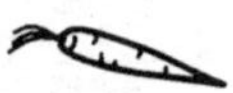	*wichtigster Nährstoff:* Vitamin A *weitere Nährstoffe:* Vitamin C Fasern	3*	3–4	3–5	• Gemüsesaft • gekochtes Gemüse • rohes Gemüse, gehackt • rohes, blättriges Gemüse	3/4 Tasse 1/2 Tasse 1/2 Tasse 1 Tasse

Obst- gruppe 	*wichtigster Nährstoff:* Vitamin C *weitere Nährstoffe:* Vitamin A Fasern	2*	2–3	2–4	• Obstsaft • Apfel, Banane, Orange, Birne • Grapefruit • Melone • rohes oder gekochtes Obst, Konservenobst • Rosinen, Trockenobst	3/4 Tasse 1 mittlere(r) 1/2 1/4 1/2 Tasse 1/4 Tasse
Getreide- gruppe 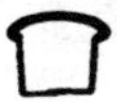	*wichtigster Nährstoff:* Fasern *weitere Nährstoffe:* Kohlehydrate Eisen	4	6–9	6–11	• Brot • Tortillas, Hefebrötchen • weiche Brötchen Hamburgerbrötchen • Reis, Nudeln, gekochte Körner, grobes Maismehl • Frühstücksflocken etc.	1 Scheibe 1 1/2 1/2 Tasse 30 g
„Andere" Nahrungs- mittel	Diese haben nicht genügend Nährstoffe, um in einer der anderen fünf Gruppen zu passen.	Diese Nahrungsmittel können in Maßen gegessen werden. Sie sollten jedoch die Nahrungsmittel der anderen fünf Gruppen nicht ersetzen.			• Fette und Öle • Süßigkeiten • Kekse • Kuchen, Nachtisch • Kartoffelchips u. ä. Salzgebäck • Gewürze • Alkohol • Kaffee, Tee • alkoholfreie Getränke	

* Portionsgröße für Kinder 2–5 sollten zwei Drittel der oben angegebenen Portionsgrößen betragen.
** 4 Portionen für Kinder über 10, Jugendliche, junge Erwachsene bis 24 sowie schwangere und stillende Mütter.

Quelle: *Der Weg zur guten Ernährung*, mit Genehmigung des Nationalen Verbands der Milchwirtschaft.

Verweilen wir noch einen Augenblick bei den ›anderen‹ Nahrungsmitteln, die »nicht genügend Nährstoffe haben, um in eine der fünf Nahrungsmittelgruppen zu passen«. Sie »haben nicht genügend

Nahrungsmittel-Pyramide

Der Weg zur täglichen Ernährung

ERLÄUTERUNG
F = Fett (natürlich und angereichert) **S** = Zucker (angereichert)

Fette, Öle & Süßigkeiten
SPARSAM VERBRAUCHEN

Diese Symbole zeigen, daß Fett und angereicherter Zucker zum größten Teil aus Fetten, Ölen und Süßigkeiten kommen; sie können jedoch auch Teil anderer Nahrungsmittel oder diesen beigefügt sein.

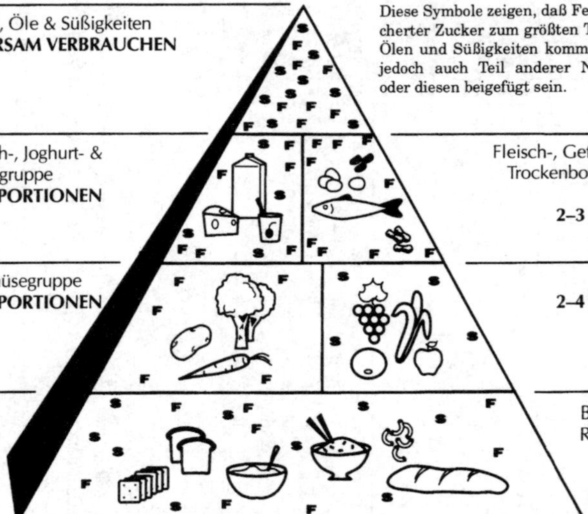

Milch-, Joghurt- & Käsegruppe
2–3 PORTIONEN

Fleisch-, Geflügel-, Fisch-, Trockenbohnen-, Eier- & Nüssegruppe
2–3 PORTIONEN

Gemüsegruppe
3–5 PORTIONEN

Obstgruppe
2–4 PORTIONEN

Brot-, Körner-, Reis- & Nudelgruppe
6–11 PORTIONEN

Quelle: US-Ministerium für Landwirtschaft/US-Ministerium für Gesundheit und Soziales

Benutzen Sie die Nahrungsmittelpyramide, damit Sie sich jeden Tag besser, d. h. entsprechend der Diätrichtlinien ernähren. Beginnen Sie mit reichlich Brot, Körnern, Reis und Nudeln, Gemüse und Obst. Fügen Sie drei Portionen aus der Milchgruppe und zwei bis drei aus der Fleischgruppe hinzu. Jede dieser Nahrungsmittelgruppen liefert einige, aber nicht alle der notwendigen Nährstoffe. Keine der Gruppen ist wichtiger als die anderen – für eine gesunde Ernährung brauchen Sie sie alle. Seien Sie zurückhaltend im Verbrauch von Fetten, Ölen und Süßigkeiten, den Nahrungsmitteln in der kleinen Spitze der Pyramide.

Nährstoffe«??? Na, das gefällt mir! Das ist der neue, verbesserte ›Weg zur klugen Ernährung‹? Man hat einfach die vier alten Gruppen genommen und zwei weitere hinzugefügt; nunmehr gibt es sechs verwirrende Nahrungsmittelgruppen.

Aber was soll ich essen?

Die neue, verbesserte, schlanke, leichte Version ist ein Schritt heraus aus der Steinzeit. Nun erzählen uns die Fachleute, daß es so etwas wie gesättigte Fette gibt. In ihrer Aufstellung ist das Hähnchen jedoch immer noch in derselben Gruppe wie das Steak. Protein ist immer noch Protein. Statt einiger Scheiben angereicherten Brotes ist die Getreidegruppe jetzt erweitert worden. Hey, Reis ist mit drin – gut gemacht, Jungs.

Die Experten bestehen immer noch darauf, daß wir Öle, Fleisch, Käse, Vollmilch und Eier in unserer Ernährung brauchen.

WO IST DIE NAHRUNGSMITTELPYRAMIDE, DIE PYRAMIDE DER BALLASTSTOFFREICHEN, FETTARMEN, HOCHWERTIGEN NAHRUNGSMITTEL?

Susans Standpunkt

Okay, ich bin erwachsen, verständnisvoll, ich verurteile nicht, ich bin einfach nur nett. Kein Grund zur Sorge, liebe Fachleute. Susan hat euer Problem gelöst. Hier ist nun endlich der fettarme, hochwertige, ballaststoffreiche, ausgewogene, vollkommen gesunde, vielseitige und billige Weg zu besserem Essen, der eurem Körper guttut und euch helfen wird, schlank zu werden und zu bleiben.

Beginnen wir unten, beim Fundament.

VOLLKORN

Wenn Sie ballaststoffreiches, fettarmes, hochwertiges Essen zu einem Teil Ihres Lebens machen wollen, beginnen Sie mit Vollkorn. Ist Verstopfung ein Problem? Essen Sie 10 Tassen braunen Reis und warten

Sie ab, was passiert – werfen Sie alle Abführmittel weg, probieren Sie Vollkorn aus. Es ist eine wichtige Quelle für Kohlehydrate, macht außerdem satt – hab' ich schon gesagt, wie vielseitig es ist? Vorkochen, in den Kühlschrank stellen, nach Haus eilen, eine Soße heißmachen, den Reis hineinwerfen: ein Instantessen, Kinder – Mutter ist ein Genie.

HÜLSENFRÜCHTE

Wenn Sie Proteine ohne die gesättigten Fette wollen, ESSEN SIE BOHNEN. Ja, ja, ich weiß: Jedes Böhnchen gibt ein Tönchen ... Weichen Sie sie ein und machen Sie sich keine Sorgen wegen der Abgase – Ihr Körper wird sich drauf einstellen, das verspreche ich Ihnen.

Sie können genug Protein bekommen und starke Knochen und Muskeln aufbauen – völlig ohne die gesättigten Fette. Essen Sie zu irgendeinem Zeitpunkt am Tag ein wenig Vollkorn, Hülsenfrüchte und Gemüse, und Sie werden alle Proteine bekommen, die Sie brauchen – ohne die gesättigten Fette, Hormone, Antibiotika, Fäkalien und den anderen Dreck, die mit Ihrem Steak zu Ihnen kommen. Machen Sie sich keine Sorgen; machen Sie einfach dieses hervorragende Lebensmittel zu einem Teil Ihrer täglichen Ernährung mit höherwertigen Kalorien und weniger Fett (und jeder Menge Abgasen).

GEMÜSE

Sie kennen Gemüse. Damals, in den Anfangstagen der Diät, haben Sie zu hören bekommen, daß Sie immer irgendein Gemüse mit sich herumtragen sollten, um Ihren Hunger zu stillen. O ja ... die Tüte mit Selleriestangen bewirkt so richtig Wunder, wenn man den ganzen Tag herumgerannt und völlig ausgehungert ist. Mittags gab es nur Salat – und was hat er uns satt gemacht! Mit anderen Worten: Gemüse ist gut und schön, und man sollte es auch essen – aber eine Schüssel Gemüse macht noch keine Mahlzeit.

Susans Standpunkt

Die Pyramide zur besseren Ernährung

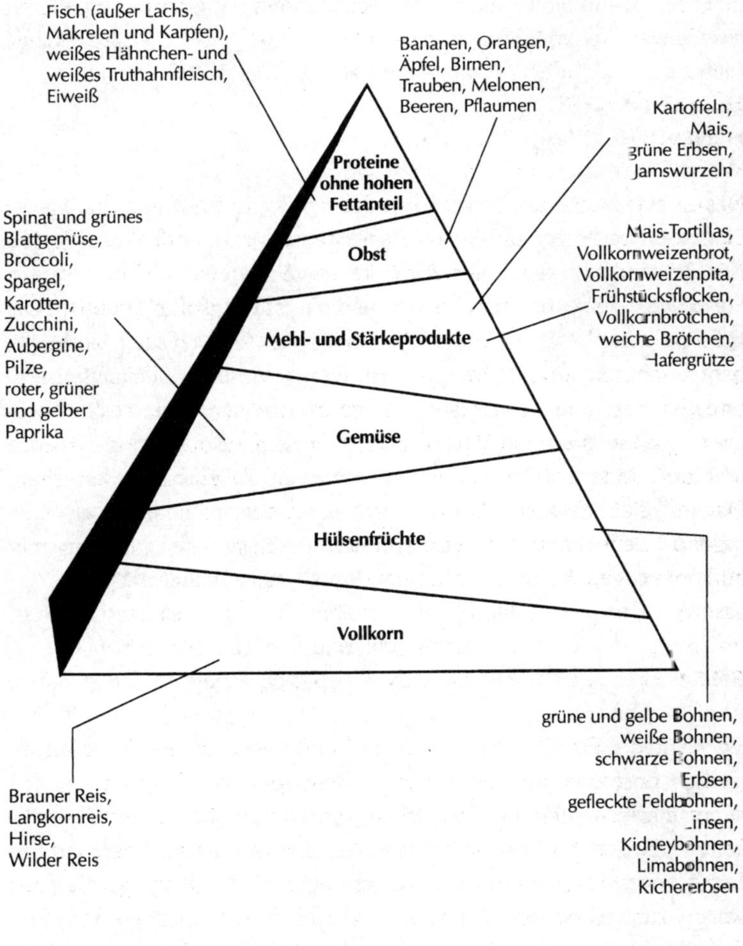

Quelle: Debbie Workman, M.S. Physiologin im Susan Powter Exercise Studio

Setzen Sie sich, solange Sie leben, nie wieder mit einer Schüssel Gemüse hin und halten das für eine Mahlzeit. Geben Sie Gemüse Ihrem Reissalat, Nudelsalat, Ihrem Sandwich oder einer sonstigen Mahlzeit bei; Sie können sie dämpfen, braten, kochen, backen und pürieren, wenn Sie Probleme mit den Zähnen haben. Machen Sie mit ihnen, was Sie wollen: aber die mittägliche Schüssel Salat als einzige Mahlzeit gehört der Vergangenheit an.

MEHL- UND STÄRKEPRODUKTE

Das ist eine interessante Kategorie. Jeder braucht Kohlehydrate, das ist eine wichtige Energiequelle und (meistens) ballaststoffreiches, fettarmes Essen. Aber die meisten Amerikaner nehmen ihre Kohlehydrate in Form von Fertigprodukten zu sich, und das ist ein großes Problem. Die Qualität ihrer Ernährung zu verbessern bedeutet für viele, von Weißbrot – diesem angereicherten Mist, den uns die Ernährungswissenschaftler in den achtziger Jahren empfohlen haben – zu Vollkornbrot überzugehen. Nun, ein Vollkornbrötchen ist ein Schritt in die richtige Richtung. Aber Frauen können nicht nur von Vollkornbrötchen leben. Das ist keine vollwertige Ernährung. Vollkornbrötchen wachsen eben nicht auf dem Baum. Je näher man dem ursprünglichen Nahrungsmittel kommt, um so besser ist es, und um so mehr Nährwert hat es.
Lassen Sie es mich erklären. Vollkornbrötchen, Nudeln, Instant-Reis, Maismehl und Vollkornweizenmehl sind alle gut und schön und sicherlich sehr viel besser als dies abgepackte Zeug im Supermarkt. Aber es sind immer noch verarbeitete Nahrungsmittel, und sie stellen nicht die Qualität dar, die ich meine, wenn ich von ballaststoffreicher, hochwertiger und fettarmer Kost spreche.
Wenn diese – oder irgendwelche anderen – Nahrungsmittel verarbeitet werden, dann gehen die harten Samen, das Schrot und die Mehle verloren, aus denen sie hergestellt werden. Ein großer Teil des Nährwerts, der Faserstoffe und der Qualität des ursprünglichen Nahrungsmittels verschwinden, sobald das Brot, die Tortilla oder die Corn-flakes und andere Frühstücksfertigkost entstehen.

Wenn Sie zu viele Mehl- und Stärkeprodukte essen, bekommen Sie möglicherweise nicht die große Bandbreite an Nährstoffen, die Ihr Körper braucht, um etwas zu leisten. Einem großen Teil dieser Lebensmittel werden Zucker, Salz und manchmal Fett beigegeben – wegen des Geschmacks oder der Konsistenz. Denken Sie also daran, die Etiketten zu lesen – nicht alle Brotsorten sind gleich.

Ab und zu ein paar Corn-flakes oder Nudeln können nicht schaden, aber wir essen diese Lebensmittel üblicherweise nicht ab und zu, sondern wir beziehen die meisten unserer Kohlehydrate in dieser Form und lassen die Körner beiseite, die unserem Körper am besten bekommen und die ballaststoffreich, fettarm und ungeheuer vielseitig sind. Essen, genießen – aber Sie müssen begreifen, daß ein Vollkornbrötchen allein nicht genügt: Es sollte zusammen mit anderen Lebensmitteln gegessen werden.

Wie steht's mit Frühstück? Beginnen Sie mit einem riesigen Eiweißomelett, gefüllt mit Gemüse und reich an Gewürzen – ich liebe würzige Soßen, Kapern, Zwiebeln, Tomaten. Dann kommen die Vollkornbrötchen, keine Butter – ein wenig Senf, etwas grüner Salat. So machen Sie Ihren ballaststoffreichen, fettarmen, fantastisch schmeckenden Eiweiß-Frühstücks-Sandwich. Essen Sie nicht nur das Vollkornbrötchen, essen Sie eine Vielzahl richtiger Lebensmittel und genießen Sie sie.

OBST

Essen Sie ab und zu etwas Obst. Versuchen Sie aber nicht, nach dem Aufstehen mit ein wenig Obst auszukommen; erwarten Sie nicht, daß es als Energiequelle für den ganzen Tag reicht. Zucker verbrennt schnell, und ein Apfel gehört nicht zu den sättigendsten Dingen auf der Welt. Geben Sie ihn zu den Hafer- und anderen Frühstücksflocken oder was immer Sie sonst zum Frühstück essen. Wenn Ihnen danach ist, essen Sie im Lauf des Tages ein wenig Obst; wenn nicht – vergessen Sie's.

PROTEINE OHNE HOHEN FETTANTEIL

Die Spitze der Pyramide ist nicht unbedingt die allererste oder -beste Wahl; doch wenn Sie Truthahnfleisch wollen, dann achten Sie darauf, daß es (entsprechend der Fettformel) mager ist. Weißes Hähnchenfleisch, Fisch (nicht alle Fischsorten sind mager – überprüfen, überprüfen!) und das gute, alte stark proteinhaltige, magere Eiweiß. Es gibt weniger fetthaltige Proteinquellen als rotes Fleisch, Rindfleisch. Es gibt einfach kein mageres Rindfleisch; Rindfleisch ist ein fettreiches, ballaststoffarmes Lebensmittel mit gesättigten Fetten – ganz gleich, wie Sie es nach dem Willen der Fleischindustrie sehen sollen. Schweinefleisch, das andere weiße Fleisch – auf gar keinen Fall! Auch wenn die Fleischindustrie Millionen für Werbung ausgibt: Schweinefleisch ist fettreich, Punkt. Wenn Sie Fleisch essen wollen, dann sind die hier angegebenen Möglichkeiten die richtigen Quellen für Proteine ohne hohen Fettanteil. Aber vergessen Sie nicht: Bohnen sind gehaltvoller, besser und magerer.

Nun, was meinen Sie? Ist es nicht wunderbar? Und einfach. Denken Sie mal drüber nach. Aber drehen Sie nicht durch, werfen Sie nicht gleich den Kühlschrank aus der Küche. Sie müssen nicht das ganze Haus mit Gläsern und Hülsenfrüchten füllen. Fangen Sie einfach damit an, einige dieser Lebensmittel in Ihre tägliche Kost aufzunehmen, damit Sie weniger über Ihr Essen nachdenken müssen. Ich bin der Meinung: Je einfacher das alles ist, um so besser. Wenn man sich von Vollkorn, Bohnen und Gemüse ernährt, gibt es nicht viel Fett zu berechnen. Denken Sie nicht darüber nach, lernen Sie einfach, diese Nahrungsmittel entsprechend Ihrem Geschmack und dem Ihrer Familie zuzubereiten und bauen Sie sie in Ihren Speiseplan ein.
Was kann man mit Körnern alles anfangen? Die Möglichkeiten sind endlos: Suppen, Risottogerichte, Salate, Pasteten. Ich mache einen ›Hackbraten‹ aus Linsen – ich weiß, Sie möchten sich jetzt am liebsten übergeben; aber probieren Sie ihn, Sie werden ihn mögen – und er ist so gut, daß selbst der eingefleischteste Kartoffel-Fleisch-Ge-

müse-Mann überzeugt ist, den besten Hackbraten seines Lebens zu essen. Setzen Sie ihm den ›Braten‹ vor, lügen Sie ihn an: Er wird den Unterschied gar nicht bemerken – und die ganze Familie wird schlanker, kräftiger und gesünder werden.

Ganze Körner. Brauner Langkornreis, Grütze aus wildem Reis, Haferflocken, Polenta, brauner Kurzkornreis – die Liste ist endlos. Das ist das Fundament der Pyramide und sollte die Grundlage Ihrer Ernährung sein. Ganze Körner – zusammen mit den Bohnen und dem Gemüse – geben Ihrem Körper die Nährstoffe, die er zum Wohlbefinden braucht. Und sie beliefern ihn mit dem höchstwertigen Brennstoff, den er nur bekommen kann. Fettarm, reich an komplexen Kohlehydraten, Protein und jede Menge Ballaststoffe – so ist es richtig, so ändern Sie Ihr Aussehen und Ihr Befinden. Der einfachste und schnellste Weg, Ihren Körper zu verändern, führt über die qualitativ beste, fettärmste und ballaststoffreichste Kost; und am besten eignet sich Vollkorn.

Beginnen Sie, sich mit diesen Nahrungsmitteln vertraut zu machen; es gibt keinen Grund, sich vor irgend etwas zu fürchten. Wenn Sie in der Lage sind, ein großes Weihnachtsessen zuzubereiten und alles zur rechten Zeit auf den Tisch zu bringen, dann bringen Sie auch eine Reismahlzeit zustande – mit richtigem Reis statt diesem polierten weißen Dreck, der aus der Pappschachtel kommt.

Geben Sie zum Mittagessen dem gegrillten Hähnchen (ohne Haut) ein Körnergericht bei. Greifen Sie immer wieder zu Körnern und beobachten Sie Ihren Körper.

Es gibt Millionen guter Körner-Kochbücher auf dem Markt – holen Sie sich eins. Wenn die Reisrezepte mit Butter und Milch zubereitet werden: Kaufen Sie ein anderes! Bohnenrezepte gibt es wie Sand am Meer, experimentieren Sie mit ihnen, machen Sie sich vertraut mit diesen Nahrungsmitteln. Essen, genießen ...

Diese Kost gibt Ihrem Körper die Proteine, Mineralstoffe, Vitamine, Faserstoffe usw., usw., die Ihr Körper braucht. Sie macht es Ihnen sehr viel leichter, schlank, kräftig und gesund zu bleiben. Die Amerikanische Medizinervereinigung ist vielleicht noch nicht bereit, den Zusammenhang zwischen unserer Ernährung und unserem Befinden und Aussehen einzuräumen; aber ich weiß, daß die Öffentlichkeit bereit und in der Lage ist, die Veränderungen vorzunehmen, weil wir dabei sind zu sterben. Und es gibt nicht eine Person, die ihr Aussehen und ihr Befinden und ihre Lebensqualität nicht verbessern möchte. Sie wären schockiert, wenn Sie sehen könnten, welch riesigen Unterschied die kleinste Veränderung Ihrer Eßgewohnheiten in Ihrem Leben bewirken kann. Versuchen Sie es – vielleicht gefällt es Ihnen. Alles Gute.

Auch wenn es schwer ist zu glauben: Die Pyramide mit den ›vier elementaren‹ Lebensmitteln ist nach wie vor im Gebrauch als ›Führer zu einer gesunden Lebensweise‹. Wenn sie im Klassenzimmer Ihrer Kinder anzutreffen ist, warnen Sie sie: Sagen Sie ihnen, wie es wirklich ist, damit sie erfahren, was sie nicht essen sollen und wie sie den Schmerz und die körperlichen Schäden vermeiden, die Sie und ich erlebt haben, weil wir auf die ›Experten‹ gehört haben. Es gibt eine Verwendung für das Diagramm mit den ›vier elementaren‹ Lebensmitteln: Es sollte dazu eingesetzt werden, uns alle zu lehren, was wir essen sollen, damit wir garantiert einen Herz- oder Schlaganfall, Krebs, Fettsucht und Hunderte anderer Krankheiten bekommen. Werden Sie also unterernährt sein, wenn Sie anfangen, ballaststoffreiche, hochwertige und fettarme Kost zu essen? Nein, auf gar keinen Fall.

Indem ich besser und mehr aß, bekam ich die Energie, die ich brauchte, um den Tag zu überstehen. Es machte mich schlank, jetzt bin ich befreit, weil ich nur dann über Essen nachdenke, wenn ich mich frage, was ich essen möchte. Das wird auch in Ihrem Leben eine große Veränderung bedeuten. Es wird Sie von der zwanghaften Beschäftigung mit dem Thema ›Essen‹ befreien, mit der Sie derzeit leben.

Gerade eben bin ich von einem Sonntags-Brunch mit meinem Mann und den Kindern zurückgekommen. Hier ist mein Menu: ein riesiger Salat mit Essig-Zitronen-Dressing; einen mexikanischen Bohnen-Dip ohne Käse und Fleisch, aber mit fettarmen Chips; und zum Schluß ein Stapel Vollkornpfannkuchen mit Blaubeeren und Bananen, obendrauf frisches Obst und Ahornsirup. Was will man mehr? Glauben Sie, ich fühle mich benachteiligt? Als müßte ich vom Tisch aufstehen und sagen: »Etwas Süßes... ich will etwas Süßes.« Wenn Sie das wollen, kombinieren Sie einfach die Blaubeeren und die Bananen in Ihren Pfannkuchen und geben Sie ein wenig Obst hinzu – Sie werden vor lauter Süße würgen.

Ob ich das jeden Tag esse? Nein, meistens lasse ich die Pfannkuchen weg; aus irgendeinem Grund sind sie für mich mit Sonntags-Brunch verbunden. Aber der Salat, der Dip und vielleicht noch ein weiteres Gericht sind mein tägliches Mittagessen. (Wer kann jeden Tag zum Mexikaner gehen?) Ich habe bereits gebeichtet (eine, wie Sie wissen, sehr katholische Angelegenheit), daß ich mich um vorbildliches Benehmen nicht bemühe. Selbstbeherrschung ist niemals eine meiner Stärken gewesen. ›Zurückhaltung‹ gehört nicht in mein Vokabular. Hört sich dieses Buch etwa sehr zurückhaltend an? Bisher gibt es schon drei oder vier größere Industriezweige, die meinen Tod planen.

EHEMALIGE FETTE FRAU IM FLUSS ENTDECKT – FETTARME WÜRSTCHEN WAREN AN IHRE FÜSSE GEBUNDEN... Ausführlicher Bericht um elf.

Vergessen Sie Selbstbeherrschung und Verhaltensmodifikation. Sie werden nicht stattfinden. Glauben Sie nicht, daß Sie genügend Zeit damit zugebracht haben, es zu versuchen? Machen wir weiter mit etwas, das funktioniert, viel weniger Mühe und Energie erfordert und das Ihren Körper verändert.

Ballaststoffreiche, hochwertige und fettarme Kost – geben Sie ihr eine Chance und warten Sie ab, was passiert. Wenn es ›klick‹ macht, sind Sie dabei. Ich habe in den Augen so vieler Frauen ein Licht angehen sehen. Dann weiß ich: Jetzt haben sie's kapiert. Der Irrsinn in Ihrem Leben hört für immer auf.

Wenn Sie noch nicht im Lebensmittelladen waren, um die Fettformel zu benutzen; wenn Sie Ihren täglichen Kalorienverbrauch noch nicht

ausgeschnitten und eine Freundin angerufen haben, um ihn ihr zu zeigen; wenn Sie Ihre Speisekammer noch nicht zerlegt haben auf der Suche nach den Lügen renommierter Diätmarken, dann brauchen Sie vielleicht mehr Beweise.
Sollte ich Sie wirklich wütend machen, aufscheuchen und zu den Fahnen rufen? Wenn das Nachfolgende das nicht fertigbringt, dann schafft das überhaupt nichts. Vergleiche von Fettgehalten – sie werden Sie vom Stuhl hauen, und das mache ich am liebsten (Fettgehalte vergleichen, meine ich, nicht Leute vom Stuhl hauen, obwohl andererseits...).

Fettvergleiche

Ballaststoffreich und fettarm essen ist einfach, wenn man das Vergleichen von Fettgehalten versteht – im Gegensatz zum Zählen von Kalorien. Machen Sie sich keine Sorgen über Kalorien, schauen wir uns einfach nur das Fett an.
Auf den nächsten Seiten finden Sie in der linken Spalte einige Lebens- und Genußmittel, mit denen Sie nur allzu vertraut sind. Zusätzlich gibt es – von links nach rechts – die Spalten ›Gemüse‹, ›Hülsenfrüchte‹, ›Körner‹, ›Mehl- und Stärkeprodukte‹ und ›Obst‹. Es handelt sich immer nur um Beispiele, nicht um die einzig möglichen Vergleiche unter der Sonne.
Gehen wir sie einmal durch, und fangen wir am Anfang an: 1 Keks mit Schokostückchen. Einen, mehr nicht. Wie oft hat Ihnen die Diätgemeinde zugerufen: »Lernen Sie, nur einen zu essen und dann vom Tisch wegzugehen!?« (Verhaltensmodifikation, nicht wahr?) Nun, das ist nicht nett, selbst wenn Sie zu den Leuten gehören, die »einfach nur einen essen und dann vom Tisch weggehen« – und ich habe noch niemals jemanden getroffen, der das schafft.
Schauen Sie sich das an: Sie können 1 KEKS ODER 20 TASSEN REIS essen. AAAAAAAH! Es bedeutet: die gleiche Menge Fett. Das ist ein hervorragendes Beispiel für den Vergleich von ballaststoffarmer/fettreicher mit ballaststoffreicher/fettarmer Kost – Sie haben die Wahl.

Jedesmal, wenn ich darüber nachdenke, werde ich wütend. Wissen Sie, was man alles mit Reis machen kann? Suppen, Risottogerichte, Salate, Pasteten – die Liste ist endlos, und Sie haben 20 Tassen zu Ihrer Verfügung. Ein Keks. Ein Keks.

Ihr Ärzte, Ernährungswissenschaftler, Diätexperten der Welt: Warum habt ihr uns das nicht mitgeteilt? Wieso hat mir keiner der Fachleute jemals davon erzählt? Ihr Riesenknallköppe! Ihr habt mich glauben lassen, ich hätte dieses Problem, weil ich mich nicht beherrschen könnte; dabei war nicht ich das Problem, sondern das, was ich gegessen habe.

Sind Sie zu wütend weiterzulesen? Ich nicht, machen wir also weiter. Hüpfen Sie mit mir umher: Sie wollen eine Kleinigkeit zwischendurch? Wie wär's mit einem Schokoriegel? Was entspricht dem? 35 Tassen Popcorn. (Lesen Sie das Etikett genau, diese Popcorn-Jungs sind große Lügner. Wenden Sie die Fettformel an oder, besser noch, machen Sie Ihr eigenes Popcorn.) 35 Tassen Popcorn für einen Schokoriegel? Machen Sie Ihre 35 Tassen – salzen und genießen!

Weiter – ich weiß, daß ich umherspringe; aber betrachten Sie's einfach als geistige Übung – 1 T-Bone-Steak oder 150 Tassen grüne Bohnen. Was, glauben Sie, könnten Sie wohl mit den vielen grünen Bohnen anfangen – außer sich tagelang zu übergeben, nachdem Sie so viel gegessen haben? Wenn Sie glauben, daß 150 Tassen grüne Bohnen Sie nicht satt machen, ersetzen Sie sie durch 115 Bananen...

Aber Doktor, Doktor, wie soll ich mein Protein bekommen, wenn ich keinen Käse esse? Nun, einige Tassen Bohnen dürften genügen. Und dann grassiert da noch die Angst – die der Verband der Amerikanischen Milchwirtschaft Ihnen ins Hirn gepflanzt hat – daß Ihre Knochen ohne Käse zu Asche werden und zerbröseln. Verkrümmt, mit spröden Knochen werden Sie daherkommen und sich wünschen, Sie hätten mehr Milchprodukte gegessen, stimmt's? Falsch, falsch, falsch, Jungs – warum erzählt ihr den Leuten nicht die Wahrheit über Osteoporose und sagt ihnen, daß diese Krankheit nicht von einem Mangel an Kalzium kommt, sondern von einem zuviel an Proteinen?

Fettvergleichs-Tabelle

Fettreiche Lebens- oder Genußmittel	*Gemüse und Blattgemüse*	*Hülsenfrüchte*
1 Keks mit Schokostückchen 6 g Fett 78 Kalorien **69 % Fett**	**= 50 Karotten** 6 g Fett 1500 Kalorien **4 % Fett**	**= 10 Tassen Linsen** 6 g Fett 816 Kalorien **7 % Fett**
1 Stück Käsepizza 10 g Fett 250 Kalorien **36 % Fett**	**= 30 Tassen grüne Bohnen** 10 g Fett 1313 Kalorien **7 % Fett**	**= 12 Tassen gefleckte Bohnen** 10 g Fett 2811 Kalorien **3 % Fett**
1 Cheeseburger 30 g Fett 500 Kalorien **54 % Fett**	**= 80 Tassen Broccoli** 30 g Fett 1971 Kalorien **14 % Fett**	**= 30 Tassen gefleckte Bohnen** 30 g Fett 7028 Kalorien **4 % Fett**
1 EL Erdnußbutter 8 g Fett 94 Kalorien **77 % Fett**	**= 50 Tassen Blumenkohl** 8 g Fett 1200 Kalorien **6 % Fett**	**= 20 Tassen Linsensprossen** 8 g Fett 1632 Kalorien **4 % Fett**
1 Wurst- und Käsesandwich 11 g Fett 290 Kalorien **34 % Fett**	**= 80 Tassen Mangold** 11 g Fett 2800 Kalorien **4 % Fett**	**= 12 Tassen schwarze Bohnen** 11 g Fett 2724 Kalorien **4 % Fett**
1 Tasse Vollmilch oder Hüttenkäse 8 g Fett 160 Kalorien **45 % Fett**	**= 20 Tassen gedämpfter Spinat** 8 g Fett 493 Kalorien **15 % Fett**	**= 10 Tassen Limabohnen** 8 g Fett 2200 Kalorien **3 % Fett**

Fettvergleichs-Tabelle

Vollkornkost	*Mehl- und Stärkeprodukte*	*Obst*
= **20 Tassen Langkornreis** 6 g Fett 3242 Kalorien **2 % Fett**	= **6 Tassen Nudeln** 6 g Fett 1044 Kalorien **5 % Fett**	= **800 Trauben** 6 g Fett 1469 Kalorien **4 % Fett**
= **10 Tassen brauner Reis** 10 g Fett 2321 Kalorien **4 % Fett**	= **10 Tassen Nudeln** 10 g Fett 1740 Kalorien **5 % Fett**	= **800 Trauben** 10 g Fett 1469 Kalorien **6 % Fett**
= **90 Tassen Langkornreis** 8 g Fett 14 590 Kalorien **2 % Fett**	= **30 Tassen Vollkornnudeln** 8 g Fett 5220 Kalorien **5 % Fett**	= **50 Äpfel** 8 g Fett 4885 Kalorien **6 % Fett**
= **8 Tassen brauner Reis** 8 g Fett 1856 Kalorien **4 % Fett**	= **10 Vollkornbrötchen** 8 g Fett 1640 Kalorien **4 % Fett**	= **14 Bananen** 8 g Fett 1468 Kalorien **5 % Fett**
= **40 Tassen wilder Reis** 11 g Fett 6485 Kalorien **2 % Fett**	= **20 Pita-Sandwiches** 11 g Fett 1650 Kalorien **6 % Fett**	= **20 Tassen Erdbeeren** 11 g Fett 895 Kalorien **11 % Fett**
= **8 Tassen brauner Reis** 8 g Fett 1856 Kalorien **4 % Fett**	= **20 Tassen grüne Erbsen** 8 g Fett 2688 Kalorien **3 % Fett**	= **15 Tassen Blaubeeren** 8 g Fett 1218 Kalorien **6 % Fett**

Fettreiche Lebens- oder Genußmittel		*Gemüse und Blattgemüse*		*Hülsenfrüchte*
1 Snickers-Riegel	=	**30 Tassen grüner Paprika**	=	**18 Tassen Linsen**
13 g Fett 276 Kalorien **42 % Fett**		13 g Fett 750 Kalorien **16 % Fett**		13 g Fett 4134 Kalorien **3 % Fett**
10 Kartoffelchips	=	**30 Tassen Rosenkohl**	=	**12 Tassen schwarze Bohnen**
10 g Fett 150 Kalorien **60 % Fett**		10 g Fett 418 Kalorien **22 % Fett**		10 g Fett 2700 Kalorien **3 % Fett**
30 g amerikanischer Käse	=	**60 Karotten**	=	**10 Tassen Kidney-Bohnen**
8 g Fett 100 Kalorien **72 % Fett**		8 g Fett 1858 Kalorien **4 % Fett**		8 g Fett 2248 Kalorien **3 % Fett**
30 g Wurst	=	**25 Tassen Brokkoli**	=	**12 Tassen Linsen**
8 g Fett 88 Kalorien **82 % Fett**		8 g Fett 616 Kalorien **12 % Fett**		13 g Fett 2756 Kalorien **3 % Fett**
360 g T-Bone-Steak	=	**150 Tassen grüne Bohnen**	=	**60 Taseen Kidney-Bohnen**
60 g Fett 1020 Kalorien **53 % Fett**		60 g Fett 6563 Kalorien **8 % Fett**		60 g Fett 15 286 Kalorien **4 % Fett**

Und wenn ihr schon dabei seid: Warum sagt ihr uns nicht, was außer Kalzium sonst noch alles in unserem Essen ist – ihr kennt die Werte, die Untersuchungen sind längst gemacht worden. Was wir sonst noch in unserem Käse bekommen: Fett, Chemikalien, Farbstoffe, Salz... Wißt ihr was, Leute? Zum Teufel mit diesen Kerlen, sie haben

Vollkornkost	*Mehl- und Stärkeprodukte*	*Obst*
= 42 Tassen Langkornreis 13 g Fett 6800 Kalorien **2 % Fett**	**= 45 Tassen Popcorn** 13 g Fett 1035 Kalorien **6 % Fett**	**= 40 Kiwis** 13 g Fett 1854 Kalorien **11 % Fett**
= 35 Tassen Langkornreis 10 g Fett 5674 Kalorien **2 % Fett**	**= 40 Scheiben italienisches Brot** 10 g Fett 3312 Kalorien **3 % Fett**	**= 20 Mangos** 10 g Fett 2691 Kalorien **2 % Fett**
= 25 Tassen Langkornreis 8 g Fett 4053 Kalorien **2 % Fett**	**= 8 Mais-Tortilla** 8 g Fett 536 Kalorien **13 % Fett**	**= 12 Tassen Ananas** 8 g Fett 911 Kalorien **8 % Fett**
= 25 Tassen wilder Reis 8 g Fett 4530 Kalorien **2 % Fett**	**= 20 Tassen grüne Erbsen** 8 g Fett 2688 Kalorien **3 % Fett**	**= 50 Mandarinen** 8 g Fett 1848 Kalorien **4 % Fett**
= 60 Tassen Bulgur 60 g Fett 15 045 Kalorien **4 % Fett**	**= 50 englische Brötchen** 60 g Fett 6000 Kalorien **8 % Fett**	**= 115 Bananen** 60 g Fett 12 061 Kalorien **4 % Fett**

euch so lange angelogen, sie werden euch auch jetzt nicht die Wahrheit sagen. Findet sie selbst heraus. Wer immer euch in Diätfragen berät: Fragt ihn oder sie, ob ihr mit 200 Tassen collard greens ein wenig Kalzium bekommt oder nicht.

Apropos Milchprodukte: Gehen wir doch mal zu der einen Tasse

Vollmilch. Eine Tasse Milch oder 20 Tassen Spinat. Eine Tasse Milch oder 8 Tassen brauner Reis. Wie wär's mit einem Eßlöffel Erdnußbutter oder 20 Tassen Linsen? Ob Sie nun Linsen mögen oder eine andere Hülsenfrucht: Schauen Sie sich einfach nur den Vergleich an. Weniger Ballaststoffe als in einem Eßlöffel Erdnußbutter wird man kaum finden können – das nenn' ich wertlos und fettreich! Und wer soll davon satt werden?

Nicht die Lebensmittelvergleiche an sich sind wichtig, sondern der Gegensatz von ballaststoffreich/fettarm zu ballaststoffarm/fettreich. Aber wenn wir schon dabei sind, machen wir doch noch ein bißchen weiter: Kartoffelchips, 10 Stück. 10 Stück? Wer ißt schon 10 Kartoffelchips? Aber gut, wenn Sie nur 10 essen, sollen Sie sie haben – oder auch 40 Scheiben Brot. 40 Scheiben Brot wären natürlich besser, wenn Sie einen hektischen Tag haben, sie geben Ihnen mehr Energie und machen Sie satt, im Gegensatz zu den 20 Tassen Wasser, die Sie erst trinken müssen, bevor Sie einen Eßlöffel Erdnußbutter essen dürfen.

Ich kann's gar nicht erwarten, zum T-Bone-Steak zu kommen. Protein? Wie wär's mit den 10 Tassen Kidney-Bohnen? Wenn Sie die Menge halbieren und die 5 Tassen Bohnen mit 10 Tassen Langkornreis ergänzen, haben Sie alles Protein, das Sie brauchen.

Sie glauben, ich hasse Fleisch, nicht wahr? Nein, das stimmt nicht. Es geht hier nicht um Vegetarier gegen Fleischesser. Es gibt eine ganze Menge ungesunder, dicker und untrainierter Vegetarier. Aber es geht hier um Fett; und Fleisch und Milchprodukte sind nun einmal fettreich. Andererseits gibt es viele Nahrungsmittel ohne Fett, die ballaststoffreich und hochwertig sind und die Ihnen die Energie, Nährstoffe und Vitamine geben, die Sie zum Leben brauchen – und über die Sie sich KEINE SORGEN MACHEN MÜSSEN. ESSEN, ESSEN, ESSEN UND GENIESSEN. Warten Sie nicht, bis Sie die Gelegenheit bekommen, acht Jahre zu studieren, Ihre Zeit als Assistenzarzt abzureißen, um dann klügere Entscheidungen hinsichtlich Ihrer Ernährung zu treffen; bis dahin sind Sie vielleicht tot.

Es ist so einfach, eine ballaststoffreiche und fettarme Kost in Ihr

Leben zu integrieren. Essen Sie Ihr Hähnchen (ohne Haut) und ein wenig Gemüse, aber statt des Glases Milch geben Sie pfundweise Nudelsalat, ein Reisgericht, ein paar Bohnen dazu – und vielleicht können Sie ja, wenn Sie die Bohnen essen, das Hähnchen weglassen – und haben genau die Kost, von der Sie genug essen können, damit Sie satt werden und nichts entbehren müssen, die Kost, die mit Ihrem Körper arbeitet, damit er schlank, kräftig und gesund wird.
Es ist soviel leichter, als dick zu leben. Es ist nicht das Essen, was Sie dick macht: Fett macht dick. Ich versichere es Ihnen. Lesen Sie die Etiketten. Wenn Sie kein Wort auf dem Etikett aussprechen können, wenn es völlig unverständlich ist, legen Sie das Lebensmittel weg. Benutzen Sie Ihre Fettformel. Glauben Sie nie wieder einem Etikett. Sie spielen mit Ihrem Leben. Denen ist es egal, solange sie Ihr Geld bekommen – es interessiert sie nicht, in welchem Zustand Ihr Herz und Ihre Arterien sind, in welcher Verfassung Ihr Körper ist. Beginnen Sie ballaststoffreiche, hochwertige Kost zu essen, und schauen Sie sich an, was passiert. Der Unterschied in Ihrem Befinden wird sich sofort einstellen, der Unterschied in Ihrem Aussehen wird bald darauf folgen.
Mein Ziel ist es, Ihnen das Schlankwerden so einfach wie möglich zu machen – und nicht, Ihnen irgendwelche Diättheorien einzureden. Es geht hier nicht um Überzeugungen: Schauen Sie sich die Vergleiche an, und Sie werden erkennen, wie Sie so dick, müde und unbelastbar werden konnten.

Der Punkt, um den es geht, ist: Es ist nicht normal zu hungern, es ist wirkungslos und unmöglich durchzuhalten, gefährlich, und es garantiert Ihr Scheitern. In dem Augenblick, in dem Sie ballaststoffreiche, hochwertige und fettarme Kost zu essen beginnen, werden Sie mit Erstaunen erleben, wie viele Symptome einfach verschwinden – einschließlich Ihrer Eßstörungen. Die Erlaubnis zu essen trägt ganz gewiß dazu bei, Ihre zwanghafte Beschäftigung mit Essen zu beenden. Sie werden erstaunt sein zu sehen, wie diese ›Eßstörungen‹ davonfliegen können. Essen, wenn Sie hungrig sind, ist normal; das gleiche gilt für Essen, bis Sie satt sind. Wie viel Sie essen, wird und sollte täglich von ____________ (Bitte ausfüllen) abhängen. Sie haben's erraten: von Ihrem AKTIVITÄTSUMFANG.

> *Ich möchte nicht von einem Hirnschlag gelähmt oder von einem Herzanfall getötet werden. Mir war nicht klar, daß ich das beherrschen kann.*
>
> Kommentar einer Klientin

Bevor ich dieses Kapitel beende, möchte ich noch sagen, daß ich mir der Zusammenhänge zwischen Essen und emotionalen Problemen sehr wohl bewußt bin. Ich mache keine Witze: Es gibt psychologische Zusammenhänge mit allem. Leute haben Essensprobleme, die gefährlich oder lebensbedrohend sein können, und für diese Probleme Hilfe zu bekommen, ist außerordentlich wichtig. Es ist nicht mein Stil, mich für jemand auszugeben, der ich nicht bin. Ich bin keine Therapeutin, aber ich habe den Therapeuten etwas zu sagen. Ich kann's nun mal nicht lassen, und an dieser Stelle muß ich etwas loswerden:

Ich habe einen Vorschlag für alle Therapeuten und Diätkliniken: Warum geht ihr mit den Leuten, während sie in euren Sitzungen davon sprechen, wie oft sie sich gestern wieder übergeben haben, nicht an die frische Luft. Wie wäre es mit der Verbesserung dessen, was sie essen? Holen wir sie doch weg von der künstlichen, gezuckerten und chemischen Kost, von der wir alle wissen, daß sie für unseren Körper schädlich ist und eine Menge mit dem Gefühl zu tun hat, unausgeglichen zu sein, und geben wir ihnen den Brennstoff, der zur Heilung beiträgt. Und ist Heilen nicht genau das, was wir alle zu tun versuchen? Wer braucht gesundes Essen, Atmen und gesunde Bewegung mehr als jemand, der sich gerade erholt – wovon auch immer?

Es geht nicht darum, ob höherwertige, fettärmere Kost und ein wenig Sauerstoff das Problem lösen oder nicht. Aber es kann mit Sicherheit dazu beitragen, und wir können nicht länger bestreiten, daß unsere Ernährung und unsere Lebensweise direkt mit unserem Aussehen, unserem Befinden, unserer physischen wie auch unserer psychischen Gesundheit zusammenhängen. Es hat alles sehr viel mit Gesundung zu tun, und da ihr Jungs genau das zu erreichen versucht, warum nehmt ihr es nicht in euer Programm auf?

Zuckersucht. Das ist kein Witz: Zucker macht süchtig. Macht schon, zieht den Kopf aus dem Sand. All diese Eßstörungen, mit denen so viele Leute herumlaufen, haben mit der Tatsache zu tun, daß wir unseren Körper buchstäblich aushungern – oder? Unsere Maschinen bekommen nicht genug oder nicht den richtigen Brennstoff, und jetzt ist der Motor so verstopft und rostig und hat so wenig Öl, daß er nur hustend und stotternd seine tägliche Arbeit verrichten kann.

So leben wir. Ihr könnt die Seele nicht vom Körper trennen. Dasselbe Blut, der gleiche Sauerstoff, die den Körper ernähren, ernähren auch das Denken und die Seele. Wenn man sich vor lauter Sorgen ein körperliches Problem einhandeln kann, ein Magengeschwür zum Beispiel, dann kann doch eine körperliche Verfassung auch die Psyche beeinflussen? Nun, ohne irgendeine Art von Expertin zu sein, sage ich: sie kann. Ich weiß, wie sehr das eine mit dem anderen zu tun hat, weil ich es erlebt habe, und das gleiche gilt für Tausende anderer Frauen. Zum Teufel mit den Experten, die hier keine Verbindung sehen wollen. Ich war so deprimiert, daß ich nichts leisten konnte. Jetzt bin ich es nicht mehr. Ich konnte kaum über den Tag kommen, so müde war ich; heute könnte ich Bäume ausreißen. Mein Körper schmerzte, und heute tut er das nicht, sondern ist kräftig. Ich habe nichts an meinem Hirn verändert – ich bin noch genauso verrückt wie damals –, ich habe nur meinem Körper gegeben, was er physiologisch brauchte, um etwas leisten zu können, und das machte sich uneingeschränkt im seelischen und geistigen Bereich bemerkbar. Wenn man eine emotionale Störung hat, soll man eine Therapie machen – warum nicht? Aber man muß nach wie vor essen, atmen und sich bewegen, wenn man sein Aussehen und sein Befinden ändern will. Sie würden sich wundern, wieviel man verändern kann, wenn man diese drei Dinge verbessert und in sein Leben integriert.

Ich habe vor kurzem anläßlich seines zweiundfünfzigsten Geburtstags beim Verband der Amerikanischen Herzmedizin eine Rede gehalten. Großer Auftritt für eine Hausfrau aus Texas! Dort waren die Jungs, die die Vierfarbplakate entworfen haben: die ›ideale Herzfrequenz‹, die ›30 Prozent der täglichen Nahrungsaufnahme‹ – all das Zeug, das keiner von uns versteht.

Die Rede fand statt in einem wunderschönen Bankettsaal voller Schwestern, Therapeuten, Ärzten, Diätspezialisten, Ernährungswissenschaftlern und jeder anderen Art von Spezialisten, die man sich nur vorstellen kann ... und mir.

Und ich redete zu und mit diesen Leuten. Reden, reden, reden – etwa anderthalb Stunden lang. Tolle Leute, tolle Rede, Riesenspaß und jede Menge Informationen und Lachen.

Am Ende der Rede sagte ich mit allem Nachdruck, der mir möglich war:

»Bitte ... möchte irgend jemand in diesem Saal mir sagen, daß ich unverantwortlich handle?

Mir sagen, daß die Antwort auf dieses komplizierte, schmerzhafte Problem, mit dem Millionen von Frauen kämpfen, nicht so einfach ist?

Mir sagen, daß ich unrecht habe?

Mir sagen, daß ich verantwortungslos bin?«

Im Saal war es totenstill.

Es ist so einfach. *Beendet den Irrsinn* ist die Antwort auf das Problem. Nie wieder an den Symptomen herumdoktern. Sie können es schaffen – diesmal wird Ihr Scheitern nicht vorprogrammiert. Es ist verständlich und zu schaffen.

Der Verband der Amerikanischen Herzmedizin hat die Forschung, die Vierfarbplakate, die Fachleute und die überwachten Untersuchungsgruppen – aber sie erreichten mich nicht. Eine alleinstehende, dicke, deprimierte Hausfrau in Texas verstand nicht, wovon sie sprachen. Ich wußte nicht, wie ich das, was sie mir zu sagen hatten, in meinem Leben anwenden sollte. Es war zu kompliziert.

Die Rede war zu Ende – doch bevor ich das Podium verließ, sagte ich den Amerikanischen Herzmedizinern noch etwas. Ich sagte: Sie

haben die Forschung, Sie haben die Theorien, Sie haben die Wissenschaftler – aber Ihnen fehlt der Mund.
Wie wär's, wenn ihr Jungs mich anheuert, dann bekommen wir das Wissen zu jedem, der es braucht. Was haltet ihr davon? Wir arbeiten zusammen, um dieses Problem zu beseitigen.
Ich habe das Angebot von dort noch nicht bekommen. Aber ich bin sicher, es ist unterwegs.

Geschäft – das ist anderer Leute Geld.

DELPHINE DE GIRARDIN MARGUERITY, 1852

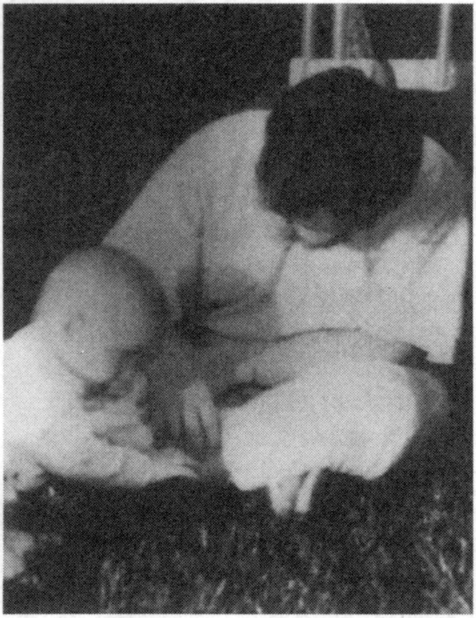

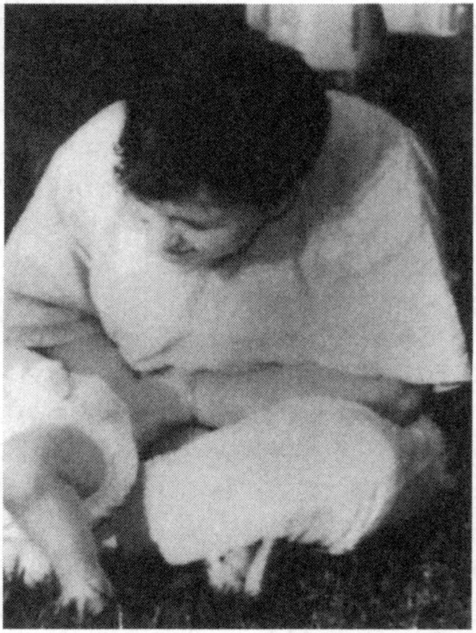

Die Hölle brach los! Die Ehe ging total in die Brüche, und ich wurde immer nur dicker und dicker. Mein jüngerer Sohn war elfeinhalb Monate alt. Ein Jahr nach seiner Geburt war ich fett. Ich fühlte mich wie ein großer Kübel Fett. Ohne Schmerzen und das Gefühl der Erschöpfung konnte ich mich kaum bewegen. Mein Haar wurde immer kürzer mein Körper immer dicker, mein Selbstwertgefühl war im Eimer, und ich fühlte mich sterbenselend.

5 Richtig atmen

Ohne Sauerstoff stirbt man.

Es ist an der Zeit zu leben.

Nicht einfach nur das Leben, das Sie kannten, bevor Sie dieses Buch kauften, sondern das Leben auf einem anderen Niveau. Einem zellularen Niveau.

Dies, meine Freunde, ist anders als jedes andere Leben, das Sie zuvor gekannt haben. Auf einem zellularen Niveau leben bedeutet, in Sauerstoff leben. Sie wissen schon, dies Zeug, das wir für selbstverständlich halten. Der Lebensspender. Etwas, ohne das niemand von uns leben kann.

Ohne Sauerstoff stirbt man.

Von Susan Powter. Gefällt's Ihnen? Hab' ich mir ausgedacht.

Es gibt nur eine Möglichkeit, den ›Lebensspender‹ in den eigenen Körper zu bekommen. Natürlich kennen Sie sie – man muß atmen. Kein Problem, ist doch selbstverständlich.

O nein, liebe Mit-Atmer; denn keiner von uns hat eine Vorstellung, wie man richtig atmet. Es geht nicht um gedankenloses Atmen, es geht um richtiges Atmen.

Wir setzen das alles als zu selbstverständlich voraus. Dabei braucht es, um genügend Sauerstoff in den Körper zu bekommen, mehr als nur atmen. Es verlangt, daß wir alle lernen, wie man es richtig macht, und uns darauf konzentrieren, jeden Tag ein paar buchstäblich lebensrettende Atemzüge zu machen.

Vor ein paar Jahren starb meine Mutter an Lungenkrebs. Wir könnten jetzt ganze Kapitel mit ihrer Lebensweise zubringen, die sie umbrachte, mit dem Essen, den Zigaretten, dem Mangel an Bewegung und so weiter. Ich könnte ganze Bücher über die Schrecken des Lungenkrebses schreiben. Aber was mit mir passierte, während ich ihr im Laufe ihrer letzten beiden Lebenswochen half, hat eine Menge mit diesem Kapitel zu tun.

Ich sah, wie eine Frau starb, weil ihr fehlte, wovon wir alle meinen, es sei einfach da – die Substanz, die jede Zelle und jeden Muskel in unserem Körper ernährt. Das ist keine ganz unwichtige Aussage, wenn man bedenkt, daß es in unserem Körper 75 Milliarden Zellen gibt. Also sehen wir bereits hier, daß der Sauerstoff, den wir einatmen, jede Menge Arbeit hat, wenn er all diese Zellen plus unsere Muskeln und inneren Organe zu versorgen hat. Atmen ist wichtiger, als irgend jemand von uns begreift.

Das Problem ist, daß wir

1. nicht genügend Sauerstoff bekommen;
2. niemals daran denken oder arbeiten, unser Atmen zu verbessern;
3. eine lebensspendende Kraft weder benutzen noch zu schätzen wissen.

Und die Folge ist, daß Milliarden von uns an einer Krankheit leiden, die ich Sauerstoffentzug genannt habe. (Wußten Sie, daß ich – abgesehen vom Bücherschreiben – auch Krankheiten benenne?) Bevor Sie die Ernsthaftigkeit dieser Störung verstehen können, mit der Sie täglich leben, müssen Sie sich eine Vorstellung davon verschaffen, was dieses Zeug ›Sauerstoff‹ ist, warum wir es brauchen, und was es zur Folge hat, wenn wir nicht genug davon bekommen.

Wir gehen mal vom gewöhnlichen menschlichen Körper aus. Ihrem Körper. In diesem Körper befinden sich jene 75 Milliarden Zellen. Stellen Sie sich vor: 75 Milliarden kleine Vögel in einem Nest, und ein riesiger Mutter-Sauerstoff-Vogel kommt daher und füttert jeden einzelnen. Ohne den Mama-Sauerstoff-Vogel würden all die kleinen Vögelchen sterben.

Klingt Ihnen zu sehr nach Science-fiction? Kann ich verstehen – diese

Analogie ist beängstigend; aber zumindest haben Sie jetzt eine Vorstellung.

Das erste Problem beim Sauerstoffentzug ist, daß Ihre Zellen und Muskeln genau das nicht bekommen, wovon sie leben. Können Sie sich vorstellen, was mit Zellen passiert, die über Jahre hinweg nicht genügend Sauerstoff bekommen haben? Wenn Sie jetzt noch Tonnen von Körperfett, schwache Muskeln, ein unzureichendes Kreislaufsystem und eine Kloake von Blutkreislauf dazurechnen – können Sie sich vorstellen, daß sich Krankheiten einstellen könnten? Vielleicht könnten die Zellen anfangen, sich zu verändern oder nicht mehr richtig zu reagieren? Immunsysteme könnten den Geist aufgeben? Nun gut, nun gut, ich gehe mal wieder zu weit, wenn ich unterstelle, daß Sauerstoff irgend etwas mit all diesen Dingen zu tun haben könnte. Schließlich hat die AMA (Vereinigung der Amerikanischen Herzmediziner) all dies nicht gesagt, und da komme ich wieder daher... Verzeihung, ich sollte besser weitermachen.

Atmen ist nichts Mysteriöses. Metaphysik hat nichts damit zu tun. Was mich betrifft, ist Indien nicht der ideale Ort zum Leben; und auf einem Berg auf einem Nagelbrett zu sitzen und zu atmen, ist nicht meine Vorstellung von Spaßhaben. (Ob man wohl noch klischeehafter werden kann? Ich frage mich, welches Fernsehprogramm mir in meiner Jugend dieses verzerrte Bild vermittelt hat.)

Lernen, wie man auf einem zellularen Niveau lebt, und begreifen, was Sauerstoff ist, bedeutet lernen, wie wir ihn hier und jetzt, in den USA der 90er Jahre, richtig benutzen. Die 90er-Jahre-Version eines Gurus hat ein zellulares Telefon in der Hand – wie kann irgend jemand heutzutage ohne so ein Ding leben? Sie brauchen keine Kerzen, Räucherstäbchen oder fließende Gewänder, und es ist auch nicht notwendig zu meditieren, um genügend Sauerstoff zum Leben zu bekommen. Jede Zelle und jeden Muskel in unserem Körper zu ernähren ist sehr viel konkreter, als die meisten von uns sich vorstellen können. Ihrem Körper den Sauerstoff zu verschaffen, den Sie brauchen, ist einfach – aber erst möchten Sie vielleicht wissen was das für ein Zeug ist.

Er ist der allerwichtigste Brennstoff.
Die ultimative Energie. Der wichtigste Bestandteil des Wohlbefindens. Der Ernährer des inneren Feuers. Holt die Olympische Flamme, ich steuere auf die Goldmedaille zu.
Der goldene Brennstoff.
Das Wundermittel.
Der beste Brennstoff im ganzen Land.
Übertrieben? Ganz und gar nicht. Wahr, wahr, keine Beschreibung könnte diesem Zeug gerecht werden.
Und so funktioniert es: Der Sauerstoff nährt das innere Feuer der 75 Billionen Zellen in Ihrem Körper, und das Produkt oder der Brennstoff, den dieses Feuer produziert, wird Adenosin-Triphosphat (ATP) genannt. Ohne ATP gibt es keine Energie, gibt es kein Leben. Ziemlich wichtig, dieses ATP. Die kleinen Vögel im Nest? Können Sie vergessen ohne ATP. Es liefert die Energie, die Sie brauchen, um den Arm zu heben, die Energie, die Sie brauchen, um zu fühlen, die Energie, die Sie brauchen, um zu denken. Unterbrechen Sie den Ausstoß von ATP – und Sie bekommen Symptome, die von Erschöpfung bis hin zu ernsthaften Krankheiten reichen.
Wie mutierende Zellen? Nicht genügend ATP? Mutierende Zellen? Krebs? Klingt alles weithergeholt, oder?
Zurück zum Atmen. ›Autonom‹ ist der offizielle Begriff, der zu seiner Beschreibung gebraucht wird. Jedesmal, wenn Sie einen Atemzug machen, machen das Zwerchfell und die Zwischenrippenmuskeln automatisch das, was sie tun sollen – sie dehnen sich aus und ziehen sich wieder zusammen, um die Luft freizugeben. ›Autonom‹ und ›automatisch‹ – liegen natürlich dicht beieinander. Automatisch bedeutet: ›ohne nachzudenken‹.
Atmen geschieht automatisch, Gott sei Dank, denn wenn wir darüber nachdenken müßten, wäre das unser Ende. Wie wir festgestellt haben, nehmen wir es als selbstverständlich. Ich finde es faszinierend, daß Sauerstoff etwas ist, worüber wir niemals sprechen, dessen Bedeutung niemals gelehrt wird, was in unserer Gesellschaft völlig ignoriert wird. Könnte das der Anfang all unserer Funktionsstörungen

sein? Die ultimative Funktionsstörung: Ein ganzes Land schweigt über die eine Sache, die uns allen Leben gibt. Je größer das Problem, um so größer das Schweigen – oder: Je größer das Schweigen, um so ernsthafter die Krankheit. Wir sind alle funktionsgestört. Nun: Von diesem Kapitel an wird sich das ändern. Das Wundermittel wird nicht länger verschwiegen. Damit ist es jetzt vorbei, ich komme aus meinem Versteck hervor und schwenke mein Sauerstoffbanner, marschiere nach Washington und schreie sie alle an: Schluß damit – hier und jetzt!

Ich wollte, ich hätte das alles gewußt, als ich 118 Kilo wog. Es ist nicht schwierig herauszufinden, wie sauerstoff-fit man ist. Ich hätte diese Zahl in Gold gerahmt. Tun Sie mir einen Gefallen: Rechnen Sie Ihre entsprechende Zahl aus und überprüfen Sie sie ein paar Monate später. Macht Spaß.

Und so stellen Sie Ihren Atmungsumfang fest: Sie brauchen Großmutters Maßband (ein Gegenstand, der wieder in Mode kommen sollte), Ihren Brustkorb und eine einfache Formel.

1. Nehmen Sie Ihr Maßband und legen Sie es um Ihren Brustkorb.
2. Atmen Sie aus.
3. Messen Sie den Umfang Ihres Brustkorbs, sobald Sie vollständig ausgeatmet haben; merken Sie sich die Zahl.
4. Holen Sie tief Luft.
5. Messen Sie Ihren Brustkorb am äußersten Punkt des Einatmens; merken Sie sich die Zahl.
6. Ziehen Sie die erste von der zweiten Zahl ab und teilen Sie das Ergebnis durch den ersten Meßwert.

Ich exerziere es einmal mit meinen Zahlen durch: Mein Mann, Ehemann Nummer zwei (ja, ja, ich hab's wieder getan), legte Großmutters Maßband um meine Brust. (Ich schwöre, das war wochenlang die einzige Aktivität, die auch nur annähernd in die Nähe von Sex kam – wer hat Zeit zum Liebemachen zwischen Arbeit, Kindern und Haushalt? Wenn Sie einen Weg gefunden haben, all dies auf die Reihe zu bekommen und dann auch noch die Sexkönigin zu sein, schreiben

Sie mir bitte, denn was das betrifft, versage ich jämmerlich.) Wie auch immer, hier sind die Ergebnisse: Nach dem Ausatmen beträgt mein Brustumfang 89 cm. Ich hole einmal sehr tief Luft, und meine Brust weitet sich aus auf 97 cm, was meinen Mann tief beeindruckt. Der Unterschied zwischen beiden Werten beträgt 8 cm. Jetzt hole ich den Taschenrechner, weil ich nicht teilen kann. Der Rechner teilt 8 durch 89 (das erste Brustumfangergebnis) und sagt 0,089 gleich 8,9 Prozent, was wir getrost auf 9 Prozent aufrunden können. Und jetzt schaue ich mir die Werte – die niedrigen, die hohen und die normalen – an, die die kleinen Männer in den weißen Mänteln in ihren Labors in jahrelanger Arbeit ausgetüftelt haben.

Es gibt einen Wert für ›ausgezeichnet durchtrainiert‹, es gibt den normalen Bereich, den niedrigen Wert und – überhaupt keine Erweiterung des Brustumfangs.

Kein Sauerstoff mehr.

Kein ATP mehr.

Kein Leben mehr.

Sie sind praktisch tot.

Trommelwirbel – jetzt werde ich eingeordnet.

Bin ich ausgezeichnet durchtrainiert? Leistungssportler haben eine Erweiterung von 15 Prozent.

In meinen kühnsten Träumen vielleicht.

Herzkranke und Leute, die an Erkrankungen der Atemwege leiden, haben Werte zwischen 2 und 5 Prozent. Anscheinend liege ich darüber. (Na, Gott sei Dank, als Fitneßexpertin ...)

Anhand meiner Testergebnisse komme ich zu dem Schluß, daß ein normaler Wert zwischen 5 und 10 Prozent liegt; ich bin also am oberen Ende von ›normal‹. Sie wissen, daß ich von Tests und Statistiken nicht sehr viel halte, aber alles, was sich so billig und einfach durchführen läßt, sollte man ausprobieren.

Wenn ich bedenke, wie ich mich fühlte, bevor ich anfing, meinen Körper zu verändern, muß ich feststellen, daß ich beinahe in die Kategorie der Herzkranken gehörte: Ich atmete fast niemals tief ein, und ich hatte auch nicht gerade einen kräftigen Kreislauf. Da mir die

Zahlen zum Vergleich fehlen, werden wir es niemals genau wissen. Aber Sie haben jetzt Ihre Zahlen, so daß Sie Ihren untrainierten Körper mit dem baldigen neuen und verbesserten Modell vergleichen können.

Am Atmen ist jedoch mehr dran als ATP, Brustumfangserweiterung und meine Theorie vom 90er-Jahre-Guru. Das Herz und die Lungen spielen in dem ganzen Vorgang eine sehr wichtige Rolle. Betrachten Sie sie als die wichtigsten Chefs des Sauerstoffverteilungssystems. Sie leiten den Sauerstoff in Ihren Blutkreislauf und verteilen ihn in Ihrem Körper. Aber das Sauerstoffdrama ist damit noch nicht zu Ende – es gibt noch ein paar Mitspieler. Die Arterien, durch die das Blut fließt, spielen ebenfalls eine Rolle bei der Aufrechterhaltung der Gesundheit der inneren Organe, die all dies Blut bekommen, und bei der Versorgung Ihrer Zellen und Muskeln mit Nährstoffen, die sie zum Leben brauchen.

Glauben Sie also nicht, daß Sie nicht mehr tun müssen als herumzulaufen und das abzuwarten, was sich ganz natürlich einstellt, und Sie bekommen, was Sie brauchen.

Gehen Sie also nicht einfach davon aus, daß Ihre Vögelchen das gefüttert bekommen, was sie benötigen, und daß unter ihnen nicht ein einziges unterernährt ist. Es braucht ein wenig mehr, 75 Milliarden zu ernähren (fragen Sie mal die indische Regierung!), aber nichts davon ist kompliziert.

Es gibt nur zwei Möglichkeiten, Sauerstoff in Ihren Körper zu bekommen. Die eine: Sie schleppen einen Sauerstofftank mit sich herum, und alle paar Minuten inhalieren Sie kräftig. Als ich entdeckte, wie wichtig Sauerstoff ist und wie sehr er mein Befinden und mein Aussehen beeinflußt – ja, die Haut, die Augen, das gesunde Strahlen, sie alle sind direkt verbunden mit Sauerstoff – da zog ich die Sauerstofftank-Option ernsthaft in Betracht. Aber das kam dann doch nicht in Frage. Es war schon genug, mich selbst, zwei Kinder und die Einkaufstüten herumzuschleppen; nehmen Sie noch einen Sauerstofftank dazu, und ich wäre ein für allemal aus dem Rennen gewesen. Doch wer soll das schon bestimmen? Was bei dem einen nicht geht, mag beim anderen funktionieren. Wenn also der Tank für Sie die Lösung ist... nur zu!

Die einzige andere Möglichkeit, Sauerstoff in Ihren Körper zu bekommen, ist Bewegung. Körperliche Betätigung. (Der Tank hört sich immer besser an, nicht wahr? Warum, glauben Sie, habe ich ihn jemals in Erwägung gezogen? Als ich von der zweiten Möglichkeit hörte, rannte ich – nun ja, ich ging schnell – zum nächsten Fachgeschäft für Medizinbedarf.)

> *Das Schlimmste ist, daß die meisten von diesen ›Beratern‹ nicht einen Tag ihres Lebens Übergewicht hatten. Wie können sie dann wissen, was eine übergewichtige Person durchmachen muß?*
>
> Kommentar einer Klientin

Körperliche Betätigung. Ein einfaches Konzept, aber für die meisten von uns eine beängstigende Realität. Wollen wir zusammen ein paar Begriffe assoziieren? Körperliche Betätigung.

Folter.

Schmerzen.

Erniedrigung.

Erschöpfung.

Geschlagen werden und sich wünschen, sterben zu dürfen.

Sie wissen, daß es Ihnen guttun soll, daß Sie es tun müssen, um ein ›gesundes Herz‹ zu haben. Sie haben vielleicht gerüchteweise von diesen Endorphinen gehört, die nur darauf warten, auf der Bühne zu erscheinen und Ihnen dieses herrliche Hochgefühl zu vermitteln. So gut wie dies Zeug, das sie einem im Krankenhaus nach einer Operation geben? Ich bezweifle es. Vielleicht haben Sie's ja schon mal ausprobiert – Sport treiben, meine ich, nicht das Zeug im Krankenhaus. Wenn ja, dann haben Sie sich der Weltgemeinde angeschlossen, denn Sie haben wahrscheinlich Folter, Schmerz, Erniedrigung und Erschöpfung erlebt, als Sie zum Gymnastikkurs, zu Aerobic, ins Fitneßcenter

gegangen sind – oder wo immer auch diese einfache Angelegenheit namens ›körperliche Betätigung‹ stattfindet.
Sie wissen bereits, daß Sie mit einer ganzen Reihe von Dingen recht haben, und so ist es diesmal auch. Körperliche Betätigung ist lebensnotwendig, und sie soll bewirken, daß Sie sich besser fühlen. Ihr Körper braucht jeden Tag Bewegung, damit er den Sauerstoff bekommt, den er braucht. Darüber hinaus bewirkt Bewegung eine Reihe anderer wichtiger Dinge. Sie kennen Ihre Stoffwechselstörung? Wenn Sie Ihren Arzt nach dem Zusammenhang zwischen Ihrer Diät und Ihrem Stoffwechsel fragen, dann fragen Sie bitte auch nach körperlicher Betätigung. »Herr Doktor, womit bringt man garantiert seinen Stoffwechsel durcheinander?« Wenn er es weiß, wird Ihr Arzt antworten: »Indem Sie nichts essen und sich nicht bewegen.«
Dann fragen Sie: »Herr Doktor, was heilt oder verbessert einen verhunzten Stoffwechsel?«
Ihr Arzt wird antworten, wenn er es weiß: »Nun, das Beste, um einen Stoffwechsel wieder in Ordnung zu bringen, sind Essen und Bewegung.«
Schön, schön, schön. Aber dieses Buch handelt nicht vom Gesundwerden; es handelt vom Schlankwerden, und es ist höchste Zeit, daß ich Ihnen sage, was der Sauerstoff damit zu tun hat, wenn Sie einen Teil des Fetts loswerden wollen, das überall an Ihrem Körper herunterhängt. Zunächst einmal: Fett verbrennt in Sauerstoff. Große, wichtige Erkenntnis für jeden, der Fett loswerden will.
Wie ich schon so oft gesagt habe: Es gibt nur eine Möglichkeit auf der Welt, Ihr Aussehen und Befinden zu verändern: Sie müssen essen, das wissen Sie schon. Sie müssen atmen, das wissen Sie auch schon. Und Sie müssen sich bewegen. Atmen und Bewegung sind beide sehr wichtig beim Verbrennen eines Teils Ihres Fettvorrats, und sie stellen sicher, daß er nicht wieder zurückkommt (Ihr neuer Stoffwechsel und Ihre ganz neue Ernährung werden schon dafür sorgen) und daß Ihr Körper bekommt, was er unbedingt zum Leben braucht.
Die Diätindustrie ist nicht die einzige Branche, die Sie angelogen und Ihnen Ihr Geld abgeknöpft hat. Die Lebensmittelhersteller haben

einen Unehrenplatz, aber auch die Fitneßindustrie. Lassen wir auch diese Kerle nicht ungeschoren davonkommen; sie haben weiß Gott ebenfalls viel Schaden angerichtet.

Gebt mir mal ein wenig Platz an dieser Stelle, denn ich habe etwas klarzustellen. Da dies mein Buch ist, kann ich mir für jedes Thema so viel Zeit nehmen, wie ich will – oder? Nun, ich habe folgendes zu sagen (und wenn man ein Spruchband auf einer Buchseite anbringen könnte, dann würde auf einem solchen stehen; los, Graphikabteilung, werdet mal kreativ!):

Die Aerobic-Industrie hat das Wort Aerobic vergewaltigt.

(Fettdruck – das soll kreativ sein?)

Um Fett durch körperliche Betätigung zu verbrennen, sollten Sie die Definition des Wortes aerobische Übungen verstehen.

Wie ein Trottel herumspringen? Tonnenweise Choreographie? Die lauteste Musik, die verrücktesten Bewegungen? Neonfarbene Leibchen allerorten? (Die Mode verändert sich gerade – wir haben schließlich die 90er Jahre – und in L.A. ist jetzt ›Grunge‹ angesagt – Gammellook. Die letzte Kursleiterin, die ich in L.A. hatte, trug schwarze Springerstiefel, die alten Turnhosen ihres Vaters und sah aus, als hätte sie seit Jahren nicht mehr gebadet. Ich bin mir nicht sicher, was schlimmer ist – das alte Barbie-Image oder dieser neue ›Look‹.)

Es ist für die Zukunft Ihres Körpers wichtig, daß Sie die richtige Definition von ›Aerobic‹ kennen. (Holt noch mal die Jungs von der Graphik rein!)

›Aerobic‹ ist jede Bewegung unter der Sonne, die 30 Minuten oder länger in frischer Luft stattfindet. Jede Bewegung. 30 Minuten lang im Zimmer auf und ab springen und dabei in der Nase bohren kann eine aerobische Übung sein. Spazieren gehen kann eine hervorragende aerobische Aktivität sein. Springen, Rudern, Wandern, Radfahren, Schwimmen – wozu immer Sie Lust haben. Aber wenn Sie wollen, daß es aerobisch ist, muß es in frischer Luft stattfinden, und wenn Sie Fett verbrennen wollen, muß es 30 Minuten oder mehr in frischer Luft sein.

Es ist kaum zu glauben, daß man etwas so Einfaches versauen kann – aber die haben es geschafft.
In wie vielen Fitneßclubs sind Sie Mitglied? Haben Sie Jahre damit zugebracht, sie alle zu bezahlen, nachdem Sie nur dreimal da gewesen sind? Oder machen Sie es wie ich – sehen Sie es als sinnvoller an, sie jeden Monat anrufen und um Zahlung betteln zu lassen? Dann müssen sie wenigstens für ihr Geld arbeiten. Wie oft haben Sie sich mit jedem Gramm Ihres Körpers vorgenommen, ein bestimmtes Trainingsprogramm durchzuhalten – um dann ein paar Wochen später aufzuhören? Wenn wir alle Trainingsfahrräder zurückgeben könnten, die irgendwo herumstehen und uns anstarren, während wir uns anziehen, dann könnten wir von dem Geld in jeder Stadt dieses Landes ein Heiligtum für körperliche Ertüchtigung errichten. Wir könnten sie ›Ode an die Gymnastik‹ nennen.
Aus wie vielen Aerobic-Stunden sind Sie herausgekommen und haben sich wie eine wandelnde Tote gefühlt? Vor einigen Jahren besuchte ich in New York ein sehr exklusives Fitneßstudio mit lauter Tänzerinnen und einigen sehr schönen Frauen. Ich lud eine Freundin ein, die unbedingt fit werden wollte: Mit wem sonst hätte sie gehen sollen als mit der Ex-118-Kilo-weiß-alles-über-Fitneß-Susan-Powter? Auf dem Weg zur Aerobic-Stunde erklärte ich ihr Sauerstoff, die 75 Milliarden Zellen, die Bedeutung von Konzentration und Kontrolle, die Sache mit der Kraft, die Sache mit der Fettverbrennung – ich erklärte alles. Meine Freundin war ganz wild darauf, diese Endorphine durch ihr Hirn laufen zu fühlen und sich mit Bewegung ein Hochgefühl zu verschaffen.
Nach ein paar Minuten ging sie hinaus.
Sehr vernünftig, dachte ich – Flüssigkeit nachfüllen.
Ich hatte ihr nicht erzählt, wie wichtig Rehydration ist, wenn man sich bewegt. Und sie war direkt zum Wasserhahn gegangen. Meine Freundin kam für einen Neuling besser zurecht, als ich gedacht hatte. Zwanzig Minuten später war sie noch nicht zurück. Vielleicht streckte sie sich ein wenig, kühlte sich ein wenig ab? Das war ein anderer wichtiger Grundsatz, den sie ohne meine Erklärung begriffen hatte –

Überhitzung ist lebensgefährlich; besser, man kühlt sich früh ab, als früh zu sterben. Keine Sorge also: Sie kam bestens klar.

Nach 40 Minuten begann ich mir Sorgen zu machen. Ich ging meine Freundin suchen, schaute erst beim Wasserhahn nach (nicht da), dann im Umkleideraum (nicht da), dann im gesamten Studio (auch nicht da).

Ich fand sie schließlich auf der Treppe zu diesem schicken Studio sitzen und eine Zigarette rauchen. Das war kein gutes Zeichen.

Sie haßte den Aerobic-Kurs. Es hatte auch keinen Endorphinrausch gegeben – die Zeit reichte nicht, sie war nur ein paar Minuten dabei gewesen. Sie hatte kein Fett verbrannt – schließlich verbrennt nicht viel in fünf Minuten. Kraft aufgebaut? Keine Chance. Gute Vorsätze? Ich hatte meine Zweifel. Was die grundsätzliche Veränderung der Lebensweise auf der Grundlage all der neuen Informationen betraf: Sie hätten einen großen Betrag darauf verwetten können, daß eben dies nicht stattfinden würde – und Sie hätten sehr gute Siegeschancen gehabt. Meine Freundin war nicht begeistert. Alles tat ihr weh, nicht so sehr emotional – obwohl sie auch das fühlte: die Erniedrigung, die Peinlichkeit, weil sie sich wie ein Trottel vorkam –, sondern körperlich. Die Übungen taten ihr weh. Sie hatte keine Chance, mitzuhalten. Sie fühlte sich fehl am Platz und wußte nicht, was sie tun sollte. Aber Rauchen gab ihr ein gutes Gefühl, also war sie für eine Zigarette nach draußen gegangen. Warum sollte sie nicht etwas tun, wobei sie sich gut fühlte, anstatt bei etwas zu bleiben, das ihr weh tat? Sehr normal, sehr gesund. Nicht meine Freundin, die hier auf den Stufen des schicken Studios saß, hatte ein Problem – ich hatte eins. Was war ich nur für eine Trainerin?

Die größte Modifiziererin aller Zeiten hatte etwas vergessen.

Hatte ich vergessen, woher ich einmal gekommen war? Aus dem Fitneßstudio mit der perfekten Kopie der Prinzessin am Empfang, wo ich das Bein einmal anhob, während der übrige Kurs dies 50mal tat?... Die Geschichte von den 75 Milliarden Zellen und den Endorphinen nützte meiner Freundin gar nichts, wenn sie nicht wußte, wie sie sich 30 Minuten lang in frischer Luft aufhalten und auf ihrem Fitneßniveau das Aerobic-Tempo lange genug durchhalten sollte, damit all diese wunderbaren Dinge geschehen würden. Ich hatte vergessen, ihr zu sagen, wie sie das tun sollte.

Ich hatte Mist gebaut.

Sie haben sich bestimmt schon einmal in der gleichen Lage befunden wie meine Freundin oder ich selbst (bevor ich zeitweiligen Gedächtnisschwund bekam): Sie waren nicht in der Lage mitzuhalten, waren zu untrainiert, um die Übungen zu machen, und fühlten sich wie ein Trottel. Als ich in der Klasse, die mich schließlich als die verrückte Dicke im Hintergrund akzeptierte, meine Übungen machte – Sie erinnern sich: einmal Beinheben hier, zweimal Armheben da –, bemerkte ich etwas Seltsames. Diese trainierten, ›normal‹ aussehenden Frauen begannen mir Fragen darüber zu stellen, was ich da tat, denn mein Körper veränderte sich dramatisch, während die ihren gleichblieben.

Warum bewegen Sie Ihre Arme so?

Bewirkt Auf-der-Stelle-Marschieren irgend etwas Bestimmtes? Sie machen das nämlich so oft.

Warum machen Sie nie diesen Einstieg mit drei Knien in der Luft mit? Stimmt was nicht mit der Bewegung?

Warum verändert sich Ihr Körper so schnell?

Wie heißen Sie? (Das war das erste Mal, möchte ich hinzufügen, daß mir jemand diese Frage stellte.)

Was sollte nur aus dieser Welt werden, wenn die Leute anfingen, die dickste Frau in der Gruppe über Aerobic auszufragen? Nun, in diesen Übungsstunden wurde die Modifizierung geboren, und sie funktioniert auch – aber das hatte ich vergessen, meiner Freundin an jenem Tag zu erzählen.

Als ich innerhalb meiner Möglichkeiten die Übungen modifizierte, anstatt mit anderer Leute Fitneßstufe mithalten zu wollen, passierte etwas Merkwürdiges. Am nächsten Tag wachte ich mit mehr Energie auf, als ich seit Jahren gehabt hatte. Klingt seltsam, ein wirksames Mittel gegen die Erschöpfung innerhalb von vierundzwanzig Stunden, aber genau das passierte. Und ich erwachte jeden Morgen mit der

Hoffnung, daß ich wirklich etwas Neues entdeckt hatte und daß ich diesmal, indem ich mich an mein Fitneßniveau hielt, wirklich in der Lage sein würde, mein Aussehen und mein Befinden zu verändern.
Sie werden folgendes tun: Zunächst werden Sie den Grundsatz der Sauerstoffaufnahme verstehen. (Grundsätze verstehen ist ein wichtiges Thema in diesem Buch, denn wenn Sie erst einmal begriffen haben, wovon überhaupt die Rede ist und wie Sie es in Ihrem Leben anwenden können, sind Sie frei. Und darum geht's in diesem Buch: sich befreien vom Irrsinn.) Einstweilen wird Ihre normale Atmung ausreichen – später werden wir zu fortgeschrittenem Atmen übergehen. Dann werden wir, damit das Blut Sauerstoff in jede Zelle und jeden Muskel in Ihrem Körper pumpt, Ihr Herz, Ihre Lungen, Ihre inneren Organe – eben einfach alles – in den richtigen Zustand bringen, damit Sie nur so strotzen vor Energie. Klingt das vernünftig?
Sie werden beginnen, Ihren Körper zu verändern, indem Sie auf Ihrer eigenen Fitneßstufe trainieren. Fantastisch – wie fühlen Sie sich? Wahrscheinlich schon besser – oder vielleicht auch nicht, denn Sie haben immer noch keine Ahnung, wie Sie von dem Sofa da hochkommen und sich bewegen sollen. Keine Sorge, die Lösung ist Modifikation, nicht Motivation; es ist Zeit, anzufangen.

> *Mir vorzustellen, daß ich überhaupt ein Fitneßniveau habe, ist an sich schon eine Leistung.*
>
> CATHY, eine Klientin

Fangen wir damit an, uns Ihre Fitneßstufe anzusehen; das gehört zum Schwierigsten, was Sie jemals werden tun müssen, bevor Sie mit den Übungen beginnen. Sich einzugestehen, wie ungeübt man ist, ist einer der Gründe, weshalb viele niemals anfangen, sich zu bewegen. Es ist nicht leicht. Tun wir's also.
Es ist wirklich einfach, jahrelang nicht auf seine Kreislaufbelastbarkeit zu achten, aber wenn die meisten Leute mit den Übungen anfangen und innerhalb von 30 Sekunden nach Luft schnappen, machen sie

schnell wieder einen Rückzieher, weil sie Angst haben, daß sie innerhalb weniger Minuten tot umfallen, wenn sie damit weitermachen. Es ist kein angenehmes Gefühl, nach fünf Minuten Aerobic schon keine Luft mehr zu bekommen und zu wissen, daß die Kursstunde noch 55 Minuten dauern soll.

Doch ich bin oft in eine Übungsstunde marschiert und dachte, ich könnte mindestens mit dem Rest der Gruppe mithalten – so wie ich in ein Kleidergeschäft ging und glaubte, ich könne mich in eine Größe 16 zwängen. Die gleiche Art von Illusion – oder nennt man das Selbstbetrug?

Die Wahrheit ist: Wenn man 118 Kilo wiegt und einen schwachen Kreislauf und schwache Muskeln hat, dann hat man auch keine Chance, mit irgend jemand mitzuhalten. Ein- oder zweimal den Arm heben, und es ist vorbei. Also war es an der Zeit, daß ich die Übungen für mich abänderte, damit ich die nächsten ein oder zwei mitmachen konnte. Es war peinlich und entmutigend, aber ich war bei alledem allein – Sie sind nicht allein.

Sich dem eigenen Fitneßniveau stellen heißt, sich einzugestehen, daß man sich nicht bewegen kann, ohne außer Atem zu kommen. Schön, das bedeutet, daß Sie nach wenigen Minuten die Übung abändern müssen. Na und? Sie fangen Ihre Übung einfach auf einem niedrigen Intensitätsniveau an, weil Ihr Herz und Ihr Kreislauf nicht fit sind.

Jeder kann sich eine Fitneßstufe erarbeiten, und genau das werden Sie vielleicht tun müssen. Stellen Sie sich also dieser Aufgabe. Wenn Sie während der Übungen ein paar tausendmal modifizieren müssen, ist trotzdem alles in Ordnung mit Ihnen, außer daß Sie Ihr Herz und Ihre Lungen kräftigen müssen, damit Sie mehr Ausdauer bekommen. Wenn Sie sich darauf einstellen und Ihre Aerobic-Aktivitäten dem anpassen, werden Sie in der Lage sein, 30 Minuten oder länger durchzuhalten – ganz gleich, wie belastbar Ihr Herz-Kreislauf-System ist... und das ist großartig, nicht wahr?

Ist Ihnen klar, was das bedeutet? Es bedeutet, daß jeder fit sein kann – unabhängig von Alter, Gewicht oder körperlicher Verfassung. Die alte Knieverletzung macht sich wieder bemerkbar? Nun, Sie modifizieren einfach die Übung. Abnutzungserscheinungen? Modifizieren Sie. Zu viel Körperfett, Probleme mit Bewegungen? Modifizieren. Sie rauchen wie ein Schlot und haben sich seit Jahren nicht mehr richtig bewegt? EINFACH MODIFIZIEREN. Wenn Sie sich auf dem nicht existierenden Fitneßniveau befinden, keine Sorge – dort war ich auch einmal, aber dort bin ich nicht mehr. Wenn Sie außer Atem kommen, sobald Sie irgend etwas bewegen, ist das ein gutes Zeichen; wenn Sie Ihre Einkaufstüten tragen und Ihre Arme zu schmerzen beginnen, dann ist das ebenfalls ein gutes Zeichen: der Beginn Ihres Fitneßniveaus. Wenn Sie Ihre Aerobic-Aktivität als den Gang zum Kühlschrank definieren, weil Sie sich etwas zu essen holen wollen, dann ist das kein gutes Zeichen.

Aber lassen Sie es nicht dabei bewenden; wir haben erst angefangen. Es gibt noch einen weiteren Schritt, den Sie machen müssen, damit Sie fiter werden können.

Der zweite Schritt besteht darin, daß Sie Ihr Fitneßziel definieren. Wir alle haben unsere eigene Fitneßstufe, aber das ist kein Grund, daß Sie sich weiterhin aus der Gruppe der Durchtrainierten ausschließen. Jeder hat auch sein eigenes Fitneßziel – etwas, was die Aerobic-Industrie vollständig ignoriert. Ich habe Klientinnen, die wollen tonnenweise Körperfett verlieren, mehr Kraft entwickeln und am Ende einen Bikini tragen können. Ich habe andere Klientinnen, die einfach nur belastbarer werden wollen. Deren Fitneßziel ist es, eine Treppe hochgehen zu können, ohne nach Atem ringen zu müssen. Und dann gibt es noch die Leute, denen es vor allem um Muskelkraft geht, damit die Schmerzen mit denen sie seit Jahren leben, verschwinden. Es gibt die arthritischen Patientinnen, die sich schon besser fühlen, wenn ihre Gelenke ein wenig Sauerstoff bekommen. Die rekonvaleszenten Herzkranken, die um eine neue Chance in ihrem Leben kämpfen – eine ganz andere Motivation als der Bikini. Es gibt die Frau, die ihren Stolz und ihre Selbstachtung wiedererlangen und ihr Leben wieder in den Griff bekommen will. Die Klientin, die unter Depressionen leidet und der es völlig egal ist, wie sie aussieht – sie will einfach nur die schwarze Wolke aufhellen, unter der sie ständig lebt. Ich habe so viele verschiedene Fitneßziele gesehen, wie ich Leute getroffen habe.

Einige Jahre nach meiner Erfahrung mit Bambi begriff ich, daß sie keineswegs besser war als ich, nur weil sie all die schicken Sprünge und Schritte konnte. Bambi war kein bißchen schlauer als ich – um genau zu sein, und halten wir dies hier fest: Sie war so dumm wie ein Eimer voll Steine. Aber es gab einen wichtigen Unterschied zwischen uns: Wir hatten unterschiedliche Fitneßniveaus und unterschiedliche Fitneßziele. Ich mußte ein Fitneßniveau erst einmal aufbauen; sie war schon weit fortgeschritten. Ich wollte nur die Übungen mitmachen können und vielleicht eines Tages besser aussehen als die Freundinnen des Prinzen; sie wollte mehr als alles andere auf der Welt ein Aerobic-Star werden. (Gibt es so etwas? Sehr viele Leute, denen ich in der Fitneßbranche begegnet bin, wollen unbedingt Aerobic-Stars werden. Was macht ein Aerobic-Star? Muß ich unbedingt rausfinden). Und sie benutzte dieses Training als Sprungbrett zum Ruhm.

»Halt mit oder geh raus.« Das sollte als Motto über der Tür jedes Kurses in jedem der in Massen entstehenden Aerobic-Studios dieses Landes stehen, denn solange Leute wie Sie und ich damit nicht anfangen, gibt es keine Modifikation. Es gibt nur eine Person, mit der Sie unbedingt mithalten müssen, und das sind Sie selbst. Ihr Fitneßniveau und Ihr Fitneßziel sind die einzigen Dinge, die Sie im Auge behalten müssen, um kräftiger zu werden und zum nächsthöheren Niveau überzugehen. Wenn Sie das tun, dann nutzen Sie nicht nur Ihre Mitgliedschaft besser aus, sondern Sie werden auch in der Lage sein, die Übungen so lange zu machen, bis der lebensnotwendige Sauerstoff durch Ihren ganzen Körper strömt und Sie die Früchte Ihrer Mühen ernten können – anstatt zusammengestaucht zu werden, mit blauem Gesicht den Raum zu verlassen und zu Hause den Rest des Tages im Bett zubringen zu müssen. Es ist sehr viel motivierender, auf seinem gegenwärtigen Niveau etwas leisten zu können und das jeweils folgende aufzubauen, als sich wie der größte Trottel im Raum zu fühlen. Ihr Fachleute von der Fitneßbranche, habt ihr das gehört? Versuchen wir doch mal, die Leute zu motivieren, indem wir ihnen die Möglichkeit zum Mitmachen geben – Modifikation – und ihnen danach helfen, ihre Fitneßstufe aufzubauen. Wie wär's denn damit – anstatt sie mit Rufen und Schreien und dröhnender Musik und immer schwierigeren Schritten und ständigem Lächeln anzufeuern? Ihr würdet euch wundern, wie viele dieser ›fetten‹, ›faulen‹ und ›unmotivierten‹ Leute positiv reagieren, wenn sie eine Vorstellung davon haben, was sie, zum Teufel, tun sollen und wie sie mithalten können.

Als ich meine Gliedmaßen bewegte, meine Muskeln benutzte und immer kräftiger wurde, konnte ich eine bestimmte Beinübung plötzlich mehrmals hintereinander durchführen. Eine Anregung für die Aerobic-Industrie: Wenn man die Kraft nicht hat, kann man die Übung nicht machen. Es ist noch schwieriger, wenn der Arm oder das Bein sehr dick ist und man noch keine Muskelkraft hat, sie zu heben. Und das weiß man, weil die Trainerin einem das Gefühl gibt, man sei ein Trottel, und man es folglich trotzdem versucht.

Das ist das Schöne an der Modifikation: Man arbeitet auf seinem eignen Fitneßniveau. Arme und Beine werden stärker, das Fett wird allmählich abgebaut – weil Sie 30 Minuten oder mehr Sauerstoff tanken und Fett verbrennen – und, zack, weiter geht's zur nächsten Fitneßstufe.

Ein Hinweis für die Leserin: Wenn Ihre Arme sich anfühlen, als ob sie gleich abfallen werden, dann sind Sie über Ihre Fitneßstufe hinausgegangen, und es wird Zeit zu modifizieren. Wenn Sie so außer Atem sind, daß Sie jede einzelne Sekunde hassen, dann wird es Zeit zu modifizieren – selbst dann, wenn Sie erst ein paar Minuten Aerobic machen. Wenn die Bewegung, die Ihnen der Möchtegern-Aerobic-Star vorführt, zu kompliziert ist, dann wird es Zeit zu modifizieren. Darf man eine Bewegung modifizieren? Aber natürlich. Und außerdem können Sie dann beobachten, wie der Aerobic-Star ausflippt, weil die dicke, untrainierte Frau die Frechheit hat, eine ihrer Übungen abzuändern.

Vor kurzem nahm eine Freundin von mir – sie ist noch nicht sehr fit, aber auf dem besten Wege dahin – an einem Kurs teil, der von einem Kerl abgehalten wurde, den jeder als einen arroganten Knallkopp

kennt. Er führte eine Übung vor, zwei Schritte mit einem Händeklatschen dazwischen. (Das Klatschen war ohne Zweifel ungemein förderlich für jedermanns Fitneß, glauben Sie nicht?) Nun, meine Freundin hatte ein paar Probleme mit den beiden Schritten und ließ daher das Händeklatschen einfach weg. Vor allen Leuten marschierte der Trainer zur Stereoanlage hinüber, drehte die Musik leiser und sagte zu meiner Freundin (stinksauer, ich schwör's: stinksauer): »Das Händeklatschen steht nicht zur Wahl, es ist Teil der Übung. Ich bin der Profi hier, und ich entscheide, wer in meinem Kurs was macht.«
Eine sehr, sehr wahre Geschichte.
Letzte Woche nahm ich in Los Angeles im Anschluß an die ›Home‹-Show an einem Kurs teil, und der Trainer führte eine Bewegung auf einem Schritt namens ›Um die ganze Welt‹ vor. Es ist die dümmste Bewegung, die man sich vorstellen kann, denn sie hat praktisch keinen Wert für Herz oder Kreislauf. Sie ist kompliziert und hat sehr viel mit Choreographie und sehr wenig mit Fitneß zu tun; und meine Füße tun weh, wenn ich mich zu oft drehe – vor allem, wenn ich mich auf einer 20 cm hohen Bank drehen muß. Also änderte ich die Bewegung ab. Der Trainer – ja, auch das war ein Mann; ich hacke nicht auf Männern herum, aber sehr viele von ihnen sind Dummköpfe, ich kann's nicht ändern – schrie über die Musik (fragen Sie mich nicht, wie laut er schreien mußte, um gehört zu werden): »Sie können wenigstens versuchen, meine Übung zu machen – geben Sie sich ein wenig Mühe!« Ich schrie zurück: »Und wenn ich sie abändere, weil ich verletzt bin?« Nur zur Erinnerung: Diese Debatte fand statt, während der ganze Kurs auf Bänken ›um die ganze Welt‹ marschierte und die Musik dazu brüllte. Wußte er nicht, daß ich die Königin der Modifikation bin?
»Was soll ich tun, wenn ich die Übung nicht machen kann?«
»Was ist, wenn die Übung mich verwirrt, und ich lieber etwas anderes mache?«
»Was ist, wenn ich einfach keine Lust habe, mit Ihnen um die ganze Welt zu gehen?«
Auf all diese Fragen wußte er keine einzige Antwort.

Ist dein Aerobic-Ego wichtiger als meine Verletzung? Solltest du – du mieses Stück Dreck – nicht für mich, die Klientin, die fünfzehn Dollar für deinen dämlichen, wertlosen und schlecht geleiteten Kurs bezahlt hat, die Anpassung vornehmen?

Für mich, die Person, die hergekommen ist, um zu üben?

Für mich und Millionen anderer, die kein Interesse daran haben, immer wieder um eine Bank herumzugehen, vor allem dann, wenn wir genau wissen, daß wir nach 25 Minuten Kurs unter Volldampf stehen sollten, anstatt irgendeine dämliche Übung zu machen, bei der einem der Puls mit jeder Sekunde weiter absackt – nur weil du ein so miserabler Trainer bist, daß ich dir nicht einmal, wenn ich es wollte, ›um die ganze Welt‹ folgen könnte.

Antworte mir, du Schwachkopf!

Ich wurde ein wenig sauer. Ich gebe es zu. Aber der Vorfall hatte einen wunden Punkt bei mir berührt. Ich schrie für all die Frauen, die mir ihre Geschichten erzählt haben – schlimmer als meine Erfahrung mit Bambi –, von der Demütigung und den körperlichen Schmerzen, die sie erlitten haben, weil sie versuchten, mit Idioten wie diesem Trainer um die Welt zu gehen. Er ging weg und nannte mich ein Miststück. Was soll's? Wir werden ›Miststück‹ für weniger als das genannt.

> *Ich war immer diejenige, die Schweißtropfen auf der Stirn hatte und keuchen mußte. Es war sehr peinlich ... Ich hatte immer das Gefühl, als machte ich die Übungen für alle anderen – nur nicht für mich selbst.*
>
> Kommentar einer Klientin

Wenn Sie Ihr Fitneßniveau definieren, bedeutet das, daß Sie zu Ihrem Arzt laufen und eine Reihe von Tests über sich ergehen lassen, daß Sie mit Hunderten von Diagrammen, Formeln und Berechnungen belästigt werden müssen? Ich weiß, daß jedes Aerobic-Video, das Sie sich ausleihen oder kaufen, daß jedes Fitneßprogramm, das Sie im

Fernsehen verfolgen, und jede Cassette, die Sie sich anhören, Ihnen erzählt, daß Sie zunächst Ihren Arzt aufsuchen sollen. Auch meine Audio- und Videoprogramme tun das – die Verleger haben mich gezwungen, eine solche Warnung voranzustellen; aber sie mußten mir praktisch den Mund zukleben, meine Hände fesseln und mich für mehrere Tage in eine Gummizelle sperren. Es ist nicht einfach, mich zu irgend etwas zu zwingen; aber wenn ich diese Informationen unter die Leute bringen will – und das will ich –, dann muß ich diesen Aufkleber überall anbringen, außer auf diesem Buch. (Mein Verleger bekommt einen Herzanfall – aber was soll's?).

Haltet euer Herz fest, Jungs, es geht los:

SIE MÜSSEN ZU KEINEM ARZT GEHEN, BEVOR SIE MIT EINEM TRAININGSPROGRAMM BEGINNEN.

Wieder ein Augenblick der Stille. Zeit, uns neu aufzustellen und mit unserer Herz-Kreislauf-Konditionierung und Aerobic-Modifizierung weiterzumachen.

Wenn Sie wegen eines Herzleidens oder ähnlichem in ärztlicher Behandlung sind, dann gehen Sie besser nicht mitten am Tag und bei 390 °C im Schatten joggen. Sie bekommen einen Hitzschlag und erzählen Ihrem Arzt, Susan Powter habe gesagt, Sie brauchten ihn nicht, um festzustellen, ob Sie joggen könnten oder nicht. Was ich sagte, war: Während Sie sich 30 Minuten oder länger bewegen, müssen Sie an der frischen Luft sein, und Sie müssen immer darauf achten, daß Sie auf Ihrer Fitneßstufe arbeiten – niemals darüber – und daß Modifizierung der Schlüssel zum Erfolg ist.

Die meisten von uns brauchen weder einen Arzt noch einen Belastungstest, um zu bestimmen, wie fit wir sind, denn die meisten von uns sind sehr dick, überhaupt nicht fit und nicht gesund. Brauchen Sie Ihren Arzt, damit der Ihnen das erzählt? Eine lange Treppe ist viel billiger und einfacher zu finden; gehen Sie diese hinauf, und achten Sie darauf, was passiert. Ringen Sie nach Luft? Falls ja, dann sind Sie herzkreislaufmäßig nicht fit. Bewegen Sie Ihre Arme ein paarmal auf und ab. Fühlen Sie sich an wie eine Tonne Ziegelsteine? Dann haben Sie nicht genug Kraft in Ihren Armen. Legen Sie sich einmal auf den Boden (wenn Sie das schaffen); ist es unmöglich, nur mit der Kraft Ihrer Bauchmuskeln hochzukommen? Wissen Sie überhaupt noch, was ein Bauchmuskel ist? Werden Sie von Ihren eigenen Brüsten erstickt? Dann haben Sie zu wenig Kraft in den Bauchmuskeln, und Sie haben zu viel Fett in der Mitte. Gehen Sie eine Weile umher. Fühlen Sie Ihre Beine pochen und anschwellen? Es wird Zeit, daß Sie Ihre Beine kräftigen und etwas von dem Fett verbrennen, unter dem Sie den ganzen Tag, jeden Tag, Ihr ganzes Leben stecken. Was benötigen wir von unserem Arzt? Brauchen wir ihn, um zu hören, daß wir nicht fit sind?

Der durchschnittliche Amerikaner ist bemitleidenswert untrainiert und zu dick. Die meisten von uns können keine Treppe hinaufgehen, ohne zu keuchen. Wenn wir uns nichts ausrenken wollen, sollten wir Rumpfbeugen besser vergessen. Wir leben mit den Schmerzen und der Erschöpfung, die sich einstellen, wenn man untrainiert und zu dick ist. Die meisten von uns haben kein gesundes Herz-Kreislauf-System oder nicht genügend Muskelkraft. Ist es also richtig, wenn man sagt, daß Millionen und Abermillionen von Menschen auf einer nicht existierenden, sehr niedrigen oder gerade eben erst vorhandenen Fitneßstufe leben? Man braucht keinen Belastungstest, um diese Aussage zu treffen.

Was kümmert's mich, ob Sie nun losziehen und viel Geld für einen Test ausgeben? Laß es laufen, Susan. Mach keinen Ärger. Halt den Mund. Es ist sicherer und einfacher für mich, wenn ich sage, was alle Welt sagt. Aber ich kann es nicht. Ich hab's nie gekonnt, werde es nie können. Es findet einfach nicht statt. Damit habe ich mein ganzes Leben hindurch fertig werden müssen.

Und das ist der Grund, weshalb ich mich so über Belastungstests aufrege: Tausende von Menschen haben mir gesagt, daß sie sich einen Belastungstest nicht leisten können (denn, nicht wahr, nicht jeder in den USA ist krankenversichert), und das sei der Grund, weshalb sie gar nicht erst mit irgendwelchen Übungen angefangen hätten. Sie haben Angst. Dabei ist das nur ein weiterer Fall von »Ohne mich erreichst du gar nichts!«. Der Verband der Amerikanischen Herzmedizin hat die gleiche Haltung wie die Diätbranche: »Denk nicht nach, Herzchen, und versuch nichts ohne mich!«

Das ist so unlogisch, wie man es sich nur vorstellen kann. Ich sterbe, innerlich und äußerlich; ich fühle mich schrecklich und sehe auch so aus; ich leide unter zehn Millionen Symptomen, weil ich zu dick und in schlechter körperlicher Verfassung bin. Ich bekomme jede Art von Medizin unter der Sonne – zum Teil, weil ich dick und nicht trainiert bin –, und ich kann erst dann anfangen, mein Problem zu lösen, wenn ich zum Arzt gehe, den ich mir nicht leisten kann, und mehr Geld ausgebe, das ich nicht habe – um dann noch mehr Arzneien zu brauchen, mich noch schlechter zu fühlen und am Ende zu ... sterben.

Wenn Sie einen Belastungstest wollen und ihn sich leisten können: Nur zu! Wenn nicht, dann schieben Sie nicht eins der Dinge hinaus, die das Problem wirklich angehen können – körperliche Betätigung. Seien Sie einfach schlau. Hören Sie auf Ihren Körper – und modifizieren Sie, modifizieren, modifizieren. Bevor ich mit meinen Spaziergängen begann, hatte ich keine Erlaubnis von meinem Arzt. Ich brauchte keinen Test, um zu wissen, daß ich dabei war zu sterben. Ich lebte jeden Tag mit den Gefühlen eines langsamen Todes, und ich mußte etwas tun, um die Richtung zu ändern, in die ich mich bewegte. Wenn Sie also ebenso untrainiert sind, wie ich es war, machen Sie sich keine Sorgen: Sie werden sich auf Ihrer Fitneßstufe bewegen, 30 Minuten oder länger Fett verbrennen und Ihre Muskelkraft und Herz-Kreislauf-Belastbarkeit verbessern. Was soll die ganze Aufregung?

Wenn Sie unbedingt einen Test wollen, hier ist einer. Sie können einen sofortigen Hinweis auf Ihren Zustand bekommen, wenn Sie Ihre Herzfrequenz in Ruhestellung bestimmen.

Und so wird's gemacht: Wenn Sie morgen früh aufwachen, bleiben Sie liegen und zählen eine Minute lang Ihre Pulsschläge. Wenn die Zahl zwischen 80 und 100 liegt, sind Sie kaum noch am Leben, sondern in extrem schlechter Verfassung. Wenn die Frequenz in Ruhestellung zwischen 60 und 80 liegt, befinden Sie sich im normalen bis

sehr guten Bereich; und wenn Sie eine Herzfrequenz in Ruhestellung von 40 bis 60 haben, sind Sie sehr fit.
Noch mal:

Sehr fit	40 bis 60
Normal	60 bis 80
Halbtot	80 bis 100

Jetzt haben Sie zwei Werte, die Sie sehr schön ›vorher‹ und ›nachher‹ vergleichen können: Herzfrequenz in Ruhestellung und Atmungsumfang. Nicht schlecht für jemand, von dem alle dachten, sie wisse nichts über Fitneß. Ich sag' Ihnen was: Werfen Sie Ihre Waage weg, diese beiden Werte sagen Ihnen mehr, bereiten Ihnen weniger Schmerzen und sind ein echter Hinweis darauf, wie Ihr Körper sich verändert.
Sehen Sie, wie unwichtig diese Waage ist, wenn Sie erst einmal den Unterschied zwischen schlank und fit verstehen und wissen, wie Sie Fitsein überwachen können? Sie werden erstaunt sein zu sehen, wie viele Möglichkeiten es gibt, die inneren und äußeren Veränderungen Ihres Körpers zu messen, während Sie allmählich fit werden. Wer hätte gedacht, daß wir in der Lage sein werden, all dies selbst zu tun, unsere eigenen Experten zu sein, unsere eigenen Fitneßziele zu definieren und unser Leben selbst zu regeln?
Ihre Werte für Atmungsumfang und Herzfrequenz in Ruhestellung sind aus mehreren Gründen nützlich. Der wichtigste ist die Tatsache, daß Sie nach wenigen Monaten schon den Beweis dafür haben, daß (wie ich immer sage) die inneren Veränderungen, die Sie in den ersten Monaten vornehmen, die äußeren Veränderungen dauerhaft machen. Welche besseren Indikatoren für innere Veränderungen gibt es, als diese beiden einfachen Zahlen? Ein weiterer wichtiger Grund ist, daß Sie sich selbst und Ihre Freundinnen damit beeindrucken können, was für eine Aerobic-Expertin Sie sind. Und der dritte wichtige Grund ist, daß Sie der Aerobic-Branche zeigen können, wie wenig

dazu gehört, eine Expertin zu sein. Bevor Sie dieses Buch zu Ende gelesen haben, werden Sie mehr wissen, als Ihre Aerobic-Trainerin je hoffen konnte zu begreifen.

Messen Sie also Ihre Herzfrequenz in Ruhestellung, merken Sie sich diese (denn Sie werden sie verbessern) und bleiben Sie weiterhin dabei, sich herz-kreislaufmäßig fit zu machen, indem Sie sich Sauerstoff holen und richtig verteilen.

Was benötigen Sie Ihrer Meinung nach, um Ihre Herz-Kreislauf-Belastbarkeit zu messen? Einen Monitor? Einen Arzt an Ihrer Seite, während Sie die Übungen machen? Wie kann man überhaupt feststellen, ob man bis an die Grenze der eigenen Belastbarkeit gegangen ist, ohne sich in ernsthafte Gefahr zu begeben?

Und wieder ist die Antwort sehr einfach. Nehmen Sie Kontakt mit Ihrem Körper auf und überwachen Sie Ihre Atmung. Sie brauchen sich nicht mit irgendwelchen piepsenden Geräten abzugeben: Sobald Sie außer Atem geraten, verbrennen Sie nicht länger Fett, sondern sind über Ihre Herz-Kreislauf-Belastbarkeit hinausgegangen. Und Sie sind nicht mehr im Sauerstoff, sondern draußen. Malt diesen Spruch auf jede Wand eines Aerobic-Raums im Lande: Wenn Sie keuchen, blau anlaufen und nach Atem ringen, sind Sie zu weit über Ihre Herz-Kreislauf-Belastbarkeit hinausgegangen, und es ist an der Zeit – genau! –, IHRE AEROBIC-ÜBUNG ZU MODIFIZIEREN, UM SAUERSTOFF ZU VERBRENNEN!

Aber ist wirklich nicht mehr nötig, als die Gesichtsfarbe zu überprüfen? Was ist mit dem berühmten Diagramm an der Wand jedes Trainingsstudios, das uns helfen soll, die Wirkung unserer Aerobic-Übungen zu verbessern? Was ist mit jenen ZAHLEN, Angaben zur Herzfrequenz nach 20 bis 25 Minuten Aerobic?

ZAHLEN, ZAHLEN ÜBERALL.

Während der Zeit meiner Erniedrigung und Folter – meinem Kurs bei Bambi mit 118 Kilo – hatte ich nicht die geringste Ahnung, weshalb plötzlich alle mit einem Arm in der Luft im Raum umhergingen (die erste Übung, bei der ich mithalten konnte) und Bambi Zahlen zuriefen: »17!« »21!« »26!« »19!« Die einzige Zahl, an die ich nach zwei Geburten innerhalb eines Jahres dachte, war das Datum meiner letzten Periode – also rief ich ihr das zu. Sie hätten Bambis Gesicht sehen sollen, als ich im Halbkreis umherging, mit dem Arm in der Luft (ohne zu wissen, warum), und »15. 12.!« schrie.

Arme Bambi. Ich war schon eine Belastung für sie – dick und in ihrem Kurs. Jetzt mußte sie sich auch Gedanken über meinen Geisteszustand machen, während alle anderen, nachdem sie ihre Zahlen gerufen hatten, das schwarzrote Diagramm an der Studiowand überprüften.

Nachdem ich Bambi das Datum meiner letzten Periode genannt hatte, wollte sie noch etwas von mir, das ich nicht verstand.

Irgend jemand über 30?

Dreißig was, Bambi?

Dreißig Pfund Übergewicht? Das gewinne ich locker.

Ich hob meine rechte Hand, weil meine linke schon in der Luft war, und auf Bambis Gesicht machte sich der Ausdruck tiefer Angst breit. Ich wußte es damals noch nicht, aber eine Frau mit 118 Kilo Gewicht, die nach 25 Minuten Aerobic eine Pulszahl von über 30 hat, befindet sich auf direktem Wege zur Intensivstation. Ich glaube, Bambi hatte Angst, sie würde der verrückten dicken Frau im Hintergrund Erste Hilfe leisten müssen. Würde es ihr gelingen, rechtzeitig durch die Menge zu mir zu gelangen? Würde sie ihren Mund auf den meinen pressen müssen? Wußte sie genau, wie Erste Hilfe zu leisten war? Fragen über Fragen gingen meiner Trainerin durch den Kopf, als ich ihr sagte, meine Zahl sei 130–140, ich wisse es nicht genau. Mit 130–140 bestand die reale Gefahr eines Herz- oder Schlaganfalls. Was sollte Bambi tun? Wie konnte sie mich auch nur sterben hören – bei der lauten Musik? O Gott, sie würde ihre Musik leiser stellen müssen – woher sollte sie dann ihre Motivation holen? Die arme Bambi hatte von mir die Nase reichlich voll. Ich war einfach eine zu große Belastung. Warum war ich in ihrem Kurs, nicht in einem anderen? Ich gab auf die einfachsten Fragen die verrücktesten Antworten, ich ging mit beiden Armen in der Luft herum und schrie Zahlen wie 130–140, die nicht existieren, und veranlaßte sie, sich Sorgen über meine Gesundheit und geistige Verfassung zu machen, während sie doch nichts weiter wollte, als einen Aerobic-Kurs zu leiten und sich selbst zu bewundern.

Ich muß noch eine Weile bei diesem Herzfrequenz-Diagramm verweilen, weil es so absolut sinnlos ist.

Die Wirksamkeit Ihrer Aerobic-Übungen zu überprüfen, indem Sie – mit Ihrem Arm in der Luft – Ihre Pulszahl messen und sie dann mit dem Herzfrequenz-Diagramm vergleichen, ist out. Unfug. Hat niemals (und wird niemals) irgend etwas messen können.

Die Aerobic-Experten haben sich dieses Ding namens Herzfrequenz-Idealbereich ausgedacht, die Zahl, die bestimmt, ob unsere Aerobic-Übung effektiv ist oder reine Verschwendung von Fettverbrennungszeit. Man sagt uns, daß der beste Fettverbrennungsbereich bei 60 bis 80 Prozent unserer maximalen Herzfrequenz liegt, wobei ›maximal‹ die Obergrenze bedeutet, bis zu der man gehen kann, bevor man tot umfällt. Man hat diese Zahl einzig und allein vom Lebensalter abgeleitet.

Na toll! Und was ist mit Fitneßstufen?

Was ist mit medizinischen Behandlungen? Was ist mit zeitlichem Abstand seit der letzten körperlichen Betätigung?

Verletzungen?

Krankheiten?

Was ist mit den Hunderten anderer Faktoren, die unseren effektiven Herzfrequenzbereich bestimmen? Keiner von diesen ist in Betracht gezogen worden, weil wir alle über einen Leisten geschlagen werden. Die Fachleute sagen uns nur, in welchem Bereich wir – unserem Alter entsprechend – sein sollten oder nicht, und damit hat sich's. Der Bereich von 60 bis 80 Prozent ist derjenige, in dem man gern wäre, wenn man bei Bambi seinen Puls gezählt, im Diagramm sein Alter herausgesucht und die eigene Zahl mit deren Definition von Effektivität verglichen hat. Wenn Sie sich innerhalb des Zielbereichs befinden, sind Sie in Ordnung; wenn nicht: Mach weiter, Herzchen, vielleicht schaffst du's mal.

Einer der größten Fehler bei all diesen Berechnungen, Zahlen und

Diagrammen der Experten liegt darin, daß der Bereich von 60 bis 80 Prozent der Wirksamkeit nur für Leute gilt, die bereits gut oder normal durchtrainiert sind und eine relativ niedrige Herzfrequenz in Ruhestellung haben. Wenn eine untrainierte Person Aerobic macht (etwas, das die Branche nicht in Erwägung zu ziehen scheint) und versucht, innerhalb dieses Bereichs, den die Experten empfehlen, zu arbeiten, würde folgendes passieren:

1. Sie würde nicht mehr als ein paar Minuten durchhalten.
2. Sie würde niemals an den Punkt gelangen, wo sie Fett verbrennt.
3. Sie würde ständig Sauerstoffmangel haben.
4. Sie wäre erschöpft und würde blau anlaufen.
5. Sie wäre niemals aerobisch fit.
6. Und wie Millionen anderer Menschen würde sie fortgehen und sich wünschen zu sterben; zumindest würde sie am nächsten Tag nicht wiederkommen und das alles noch einmal machen wollen.

Es gibt ein paar aufgeklärte menschliche Wesen, die mit mir einer Meinung sind und versuchen, diese Meinung auch anderen Experten zu vermitteln. Eines dieser Wesen ist F. A. Kulling von der Oklahoma State University. F. A. schlägt vor, daß wir die Leute ermutigen und anleiten sollten, im Bereich von 46 Prozent ihrer maximalen Herzfrequenz zu arbeiten – nicht 60 bis 80 Prozent. Er ist der Auffassung, daß man im 46-Prozent-Bereich mehr Fett verbrennt als bei der herkömmlichen Norm; daß man für einen längeren Zeitraum auf einer niedrigeren Intensitätsstufe seine Übungen machen kann, was einem alle Vorteile der aerobischen Konditionierung verschafft; daß es mehr Fitneßstufen mit einschließt und, zum Teufel, sehr viel besser ist als alles, was in der Vergangenheit angewandt wurde (das sind meine Worte – nicht die von F. A.). Auch Sally Edwards hat gerade ein neues Buch veröffentlicht; sie bietet eine ganze Reihe neuer Möglichkeiten an, wie man seine maximale Herzfrequenz herausfinden kann.

Bevor kluge Frauen wie Sally und mutige Männer wie F. A. sich zu Wort meldeten (was allerdings wenig bewirkt hat, die Industrie hält an ihrem alten Diagramm fest), hatte man keine andere Wahl, als in ein Aerobic-Studio zu gehen und sich sagen zu lassen, daß man nicht fit, sondern ungelenk und nicht belastbar sei und man sich bemühen müsse, den 60-bis-80-Prozent-Bereich zu schaffen (und sich dabei wie ein großer Versager zu fühlen). Alles mitzumachen, was der Trainer anordnete, ganz gleich, wie blau man anlief oder atemlos wurde, um im Bereich von 60 bis 80 Prozent zu sein, wenn man fertig war, und sich zu fühlen, als hätte man ›gründlich‹ gearbeitet.

Dank diesem Buch und F. A., unserem Freund in Oklahoma, haben Sie jetzt eine andere Möglichkeit. Es gibt noch eine Formel, die Sie sofort lernen können und die Ihnen helfen wird, Ihren eigenen Weg ins Land der Aerobic-Experten zu finden.

Formel Nr. 3: Sie beginnen mit der Karvone-Formel, d. h. dem alten Weg, Ihre ideale Herzfrequenz zu berechnen. Aber wir gehen auf eine neue Weise vor.

Nehmen Sie 220.

Ziehen Sie Ihr Alter ab.

Ziehen Sie Ihre Herzfrequenz in Ruhestellung ab.

Multiplizieren Sie mit 46 Prozent (früher waren das 60 Prozent oder 80 Prozent).

Zählen Sie wieder Ihre Herzfrequenz in Ruhestellung hinzu – und Sie haben Ihren Wert, die Zahl, die für die meisten von uns sehr viel näher bei der Wirklichkeit ist. In keinem Diagramm zur idealen Herzfrequenz werden Sie diesen Bereich jemals als akzeptabel genannt finden. Aber Sie können eine Menge Aufsehen erregen, wenn Sie dieses Konzept Ihrem Aerobic-Trainer erläutern und ihn bitten, Ihnen Ihren Bereich auf der Grundlage von 46 Prozent anstatt 60 bis 80 Prozent zu zeigen.

So wie bei den Jungs von der Amerikanischen Herzmedizin mit ihren 30 Prozent Fett in der täglichen Nahrungsaufnahme, habe ich eine Frage an die Aerobic-Wissenschaftler: Wo kommt die alte Karvone-Formel her? Wurden untrainierte Leute miteingeschlossen, als getestet wurde, bevor man eine Norm für uns alle festsetzte? Und wo sind die neuen Diagramme, die wirklich uns allen – auf allen Fitneßstufen und in allen körperlichen Verfassungen – helfen, fit zu werden? Ihr solltet besser eure Drucker anwerfen, Jungs, denn da draußen gibt es eine ganze Menge untrainierter Leute, die alle dabei sind, sich schlau zu machen und fit zu werden. Wir wollen die Antworten und die Ergebnisse, nicht wahr? Macht euch also bereit, Jungs, denn wir werden millionenfach in alle Aerobic-Studios in diesem Land marschieren.

Ich habe noch eine Nachricht für Sie: Sie brauchen nicht einmal diese Formel, wenn Sie nicht wollen. Ich habe sie auch nicht gebraucht, und ich benutze sie weder für mich noch für meine Klientinnen. Ich hab' was Besseres für Sie.

Die folgende Methode zur Überprüfung und Überwachung Ihrer Aerobic-Effektivität wird ›wahrgenommene Anstrengung‹ genannt. Diese Überwachungsmethode setzt voraus, daß Sie während der Trainingseinheit in sehr engem Kontakt mit Ihrem Ermüdungsgrad sowie Ihrem Sauerstoff und Ihrer Atmung sind. Sie ermöglicht es Ihnen, ständig Modifizierungen vorzunehmen, so daß Sie 30 Minuten oder länger Sauerstoff zuführen, ohne irgendwelche Tabellen oder Diagramme die ideale Fettverbrennungsstufe erreichen und jedesmal, wenn Sie Aerobic machen, ein sehr effektives ›Work-out‹ erzielen können.

Man sollte, wenn man das so liest, meinen, daß das eine sehr oft angewandte Überwachungsmethode ist. Aber haben Sie jemals davon gehört? Haben Sie irgendeine Vorstellung, wovon ich eigentlich spreche? Wenn nicht, dann gibt es dafür einen Grund. Es hat den Anschein, als hätten die Aerobic-Jungs mit den Jungs in den Labors der Vereinigung der Amerikanischen Herzmedizin geplauscht und als hätten sie beschlossen, daß wir nichts wollen, bei dem wir irgendeine Art von eigener Verantwortung übernehmen müßten. Es könnte ja sein, daß wir nicht damit fertig werden, wenn wir unsere eigenen Fitneßstufen und -programme bestimmen müssen; also geben sie lieber Richtlinien, die (scheinbar!) einfacher zu verstehen sind, auch wenn Sie für die Hälfte der Menschheit nicht gültig sein können.

Soll diese 220-Minus-Lebensalter-Formel einfach sein? Ich hab' sie niemals begriffen, ich hab' sie nie benutzt – und ich gehöre ›zur Branche‹. Die Experten können mich ruhig dumm nennen – oder sie können zur Kenntnis nehmen, daß ich wie Millionen anderer sie nicht verstanden habe.

Aber jetzt gibt es eine Möglichkeit, sich selbst zu überwachen, und ich weiß, daß Sie in der Lage sind, sie zu verstehen, sie anzuwenden und mehr für Ihr Geld aus ihr herauszuholen – ›wahrgenommene Anstrengung‹. Und so funktioniert sie: Sie achten genau auf Ihre Atmung, und sobald Sie außer Atem geraten, modifizieren Sie, d. h. Sie setzen Ihre Intensitätsstufe herab und bewegen sich auf dieser niedrigeren Stufe weiter. Sie achten ebenfalls genau auf Ihre Ermüdungsstufe: Sie sind die ganze Nacht wegen des Babys wach gewesen, also sind Sie in Ihrem 8-Uhr-Morgen-Kurs ein wenig müde, und deshalb modifizieren Sie. Haben Sie genug gegessen? (Himmel, hilf, Sie machen eine Diät. In dem Fall keine – ich wiederhole: keine Aerobic!) Sind Sie unterwegs gewesen und haben nur den Mist in der Raststätte essen können? Dann haben Sie wahrscheinlich nicht Ihren üblichen oktanreichen Brennstoff gehabt, also modifizieren Sie. Sind Sie wegen einer Million anderer Gründe müde? Wen kümmert es, warum – Sie werden bis ans Ende Ihres Fitneßlebens modifizieren. Es wird immer einen Grund für Modifizierungen geben, und der beste Weg, auf dem Sie dies überwachen können, ist, daß Sie mit einer ›wahrgenommenen Stufe der Anstrengung‹ arbeiten.

In den letzten Jahren hat sich daran für mich nicht viel geändert, trotz der 60 Kilo, die ich abgenommen habe; der Kreislaufbelastbarkeit, die ich erworben habe; der Muskelkraft und Gelenkigkeit; des Geschäfts, das ich aufgebaut habe; der Fernsehauftritte, die ich mache; der Reden, Seminare, des Buches. Es ist immer noch dasselbe: Wenn ich trainiere, modifiziere ich jeden Tag aus jedem nur erdenklichen Grund, und ich arbeite immer innerhalb meines Ermüdungsbereichs. 118 Kilo schwer 30 Minuten lang an frischer Luft spazierenzugehen, immer auf meiner eigenen Intensitätsstufe und immer mit einer Veränderung dieser Stufe, sobald ich außer Atem geriet – genauso mache ich es heute noch. Die Bambis dieser Welt und ich arbeiten lediglich auf einer höheren Intensitätsstufe. O Himmel, hab' ich mich doch eben in die Bambi-Kategorie eingeordnet – HILFE, HIIIIIIIILFEEE!

Während dieser ersten Spaziergänge hatte ich mit einigen körperlichen Beschwerden zu kämpfen, mit dem Stechen und Scheuern am ganzen Körper; mit der Tatsache, daß ich mich bei jeder Bewegung wie das Michelin-Männchen fühlte, wenn die Fettringe aneinander rieben; mit den Schmerzen im Rücken (das war meine Standardausrede dafür, daß ich nichts tat).

Ich kann mich nicht bewegen, ich hab' diese Rückenschmerzen... Nach zwei Geburten so kurz nacheinander ist das unvermeidlich, sagte mein Frauenarzt. Wenn ich Sport betreibe, könnte das meinem Rücken schaden.

O ja, vielen Dank, ich würde gern mit dir zu diesem Aerobic-Kurs gehen, aber, weißt du, ich muß an meinen Rücken denken.

Aber es gab da etwas, woran mein Arzt nicht gedacht hatte, als er mir die ständigen Schmerzen im unteren Bereich meines Rückens erklärte: das Fett, das von meinem Bauch und meinen Schenkeln herunterhing, die Bauchmuskeln, die so schwach waren, weil ich sie jahrelang vernachlässigt hatte. Ob das alles etwas mit dem Schmerz zu tun hatte, von dem er mir sagte, daß ich damit würde leben müssen? Oh, Doc, die Lösung für das Problem war viel einfacher und billiger als die Rezepte für Muskelentspannungsmittel. Mein Rezept hatte keine Nebenwirkungen, und ich löste das Problem. Ich verbrannte das Fett auf meinem Bauch und kräftigte meine obere, mittlere und untere Bauchmuskulatur. Ich wurde schlank, kräftig und gesund. Was halten Sie davon, Doc? Sind Sie beeindruckt? Sie sollten es sein.

Die Wut, die ich auf den Prinzen hatte? Wo haben sie die in ihrem Herzfrequenzdiagramm jemals berücksichtigt? Sie beeinflußte meine Bemühungen ganz wesentlich. Konzentration verlangt Energie. Wie oft stand ich morgens auf, machte mich bereit für meinen Spaziergang – und bekam dann einen Anruf vom Prinzen wegen des verspäteten Schecks oder seines ›Besuchs‹ oder worüber wir uns gerade stritten; und jedes Gramm Energie verließ sofort meinen Körper. Ich dachte sofort wieder: »Was soll das, seine Freundin hat Größe 38 und ich bin eine Kuh!« In meinem Kopf fingen die alten Tonbänder wieder an zu spielen wie ein Orchester, und ich fühlte mich emotional erschöpft. Also ging ich häufig schon in einem Zustand der Erschöpfung zur Tür hinaus. Ich mußte langsam gehen, denn mit jedem Schritt, den ich machte, schrien meine sieben anderen Ichs: »Laß es, du wirst doch niemals fit!« und: »Schau dich doch an, das dauert noch Jahre – glaubst du, daß dieser kleine Spaziergang jemals solche Schenkel verändern wird?!«

Aber nach ein paar Minuten, nachdem ich erst einmal diesen lebensspendenden Sauerstoff in meinem Blut und durch meinen Körper hatte kreisen lassen, bekam ich plötzlich wieder Energie – Sauerstoff, herrlicher Sauerstoff, er bewirkt Wunder für Geist und Herz –, fühlte mich ein wenig besser und begann an andere Dinge zu denken. Bevor ich es wußte, war ich 30 Minuten lang in frischer Luft spazierengegangen, hatte etwas Fett verbrannt, mich ein wenig gekräftigt und einen weiteren Schritt in Richtung meines Zieles gemacht.

ZUM TEUFEL MIT DEM PRINZEN, ICH WERDE FIT.

SCHERT EUCH AUS MEINEM KOPF, IHR SIEBEN ANDEREN ICHS, ICH HAB' KEINE ZEIT FÜR EUCH.

AUCH WENN DU GRÖSSE 38 TRÄGST, DU SCHLAMPE, ICH HABE EINE PERSÖNLICHKEIT, ICH KANN LESEN, ICH HABE ZWEI WUNDERBARE KINDER, DIE MICH LIEBEN, UND DU BIST NICHT IN DER LAGE, EINEN SATZ ZU BEENDEN, OHNE »ACH, DU MEINE GÜTE« ZU SAGEN ... ICH HASSE DICH!

Ich werde nach wie vor müde, sehr müde sogar. Es gibt immer noch Nächte, in denen ich kaum zum Schlafen komme. Es sind vielleicht keine Säuglinge mehr, die mich wachhalten, sondern Bücher und Termine – aber wo ist da der Unterschied?

Der Prinz macht mich immer noch wütend, er ist jetzt ein größerer Teil meines Lebens als zu der Zeit, da wir verheiratet waren. (Sie können damit rechnen, daß eine Erklärung dafür in Arbeit ist – ein ganzes Kapitel sogar.) Die Arbeit, die Rechnungen, das PMS – es ist alles dasselbe, und es macht mich immer noch müde, ängstlich, nervös, wütend und müde – hab' ich schon müde erwähnt? Und ich muß immer noch meine Übungen modifizieren, meinen Sauerstoff und meine Ermüdungsstufe überwachen und meine Intensitätsstufe erhöhen oder vermindern – je nachdem, wie fit ich bin, wie mein Fitneßziel aussieht und die Stufe meiner ›wahrgenommenen Anstrengung‹. Dicke oder untrainierte Leute sind überhaupt nicht anders – ganz gleich, was die Aerobic-Branche dazu sagt.

> *Wenn ich mal einen Tag keine Übungen gemacht habe, fühle ich weniger Energie – ich habe beobachtet, daß ich mich um so besser fühle, je mehr ich mich bewege.*
>
> JENNIFER, eine Klientin

Sie wissen, *weshalb* Sie für den Rest Ihres Fitneßlebens modifizieren werden: damit Sie Sauerstoff aufnehmen, Fett verbrennen und Ihre Herz-Kreislauf-Belastbarkeit verbessern. Sie wissen, warm Sie für den Rest Ihres Fitneßlebens modifizieren müssen: in dem Augenblick, da Sie nach Atem ringen, sobald Ihre Arme oder Beine sich anfühlen, als ob sie gleich abfallen wollten, wenn Sie hormonell erschöpft, müde, verletzt usw. usw. usw. sind.

Das einzige, was Sie noch nicht wissen, ist, *wie* man modifiziert. Auf den vorangegangenen Seiten ist der Begriff ›Intensitätsstufe‹ sehr oft benutzt worden. Sie waren vielleicht zu gefesselt von der Idee der Modifikation, so daß er Ihnen gar nicht aufgefallen ist; aber um die ›Intensitätsstufe‹ geht es – sie ist der Schlüssel, der die goldene Tür aufschließt, so daß Sie eintreten und den großen Schatz sehen können: Sauerstoff.

Wenn Sie begreifen, wie Sie während Ihrer Übungen Ihre Intensitätsstufe verändern können, dann wird das allein dafür sorgen, daß Sie durchhalten. Ihre Gedanken werden als erste zu flüstern beginnen: »Warum hören wir nicht auf mit dem Quatsch und gehen Fernsehen gucken? Wen interessiert überhaupt dieses verschwitzte Gehopse?« Es werden nicht Ihre Entschlossenheit und Ihre Willenskraft sein, die Sie bei der Stange halten, wenn Sie schon in den ersten drei Minuten nach einem Schmerz suchen, der Ihnen die Ausrede liefert, wieder nach Haus zu laufen und ins Bett zu gehen. Für den Rest Ihres Fitneßlebens wird es Ihr Verständnis sein, Ihre Fähigkeit, die Intensitätsstufe Ihrer Übungen anzupassen, die Sie an den Punkt bringen (und er kommt immer), an dem Sie genügend Sauerstoff haben, um einen klaren Kopf zu bekommen, an dem Sie anfangen, Ihren Körper zu bewegen, und an dem diese Endorphine durch Ihren Körper kreisen, Ihnen ein Hochgefühl vermitteln und Sie Ihre Übungen zu Ende bringen können.

In all den Jahren, in denen ich dies mache, habe ich nicht ein einziges Mal jemanden sagen hören: »O Gott, hätte ich das nur nicht gemacht.«

Tausende von Malen habe ich gehört: »Ich bin froh, daß ich das jetzt gemacht habe – ich fühle mich viel besser.«

Oder: »O Mann, ich dachte, ich würde heute nicht durchhalten, aber jetzt bin ich froh, daß ich nicht aufgegeben habe.«

Oder: »Ich hatte damit gerechnet, eine meiner schlimmsten Übungsstunden zu erleben, weil ich überhaupt keine Lust dazu hatte; aber es war eine meiner besten.«

Ich habe jeden nur erdenklichen Grund, nicht jeden Tag mein ›Workout‹ zu machen. Da ist zunächst die Tatsache, daß ich bereits fit bin und mein Aussehen und mein Befinden mir gefallen. Warum soll ich also nicht einen oder zwei Tage aussetzen? Meine Schenkel werden nicht sofort wieder dick werden, was soll's also? Dann ist da immer noch die Ausrede mit dem vollen Terminkalender. Die Kinder – sie müssen unbedingt zu diesem Baseballspiel, ich mach' meine Übungen morgen. Sehen Sie? Es hat sich nicht viel geändert. Ich muß mich immer noch zwingen, meine Übungen zu modifizieren, bis ich so weit bin, daß ich meine Intensitätsstufe erhöhen kann – und hinterher fühle ich mich immer hundertprozentig besser. Es funktioniert immer. Neulich hielt ich einen Kurs ab, und nach einer Stunde konzentrierten, energischen und fantastischen Fettverbrennens schaute ich die Gruppe an und sagte: »Ist das nicht das Größte? Sport ist das billigste, beste Hochgefühl, das es gibt – groooooßartig.«

Wie auch immer: Sie müssen wissen, wie Sie Ihre Intensitätsstufe nach oben oder unten verändern, bevor Sie sich dieses groooooßartige Gefühl jeden Tag verschaffen können.

Die Intensitätsstufe zu erhöhen bedeutet, die Übungen zu verschärfen; sie zu vermindern bedeutet, die Übungen einfacher zu machen. Es gibt keinen Unterschied zwischen niedrigen, mittleren oder hohen Fitneßstufen – außer der Intensitätsstufe, auf der die jeweilige Person ihre Übungen macht. Eine hohe Stufe bedeutet, daß man eine Übung 30 Minuten oder länger korrekt durchführt und je nach physischer Situation modifiziert. Dasselbe macht auch eine Person mit 180 Kilo – wo also ist der Unterschied? Es gibt keinen – außer daß die hervorragend durchtrainierte Person ihre Übungen auf einer höheren Intensitätsstufe machen sollte. Nicht etwa, weil sie ›besser‹ ist als die andere Person mit ihren 180 Kilo, sondern weil sie die Muskelkraft aufgebaut hat, um die Bewegungen durchzuführen, weil sie weniger Fett hat und also Arme und Beine leichter bewegen kann, und weil sie die Herz-Kreislauf-Belastbarkeit hat, um die Übung über den gleichen Zeitraum auf einer höheren Intensitätsstufe durchführen zu können.

Sie hat nichts, was Sie nicht auch haben; sie hat nur in Form gebracht, was Sie noch in Form bringen müssen. Sie ist nicht besser, nur fiter. Sie werden auf einer niedrigen Intensitätsstufe beginnen, so daß Sie die Fitneßstufe erreichen können, die Sie brauchen, bevor Sie zur nächsten übergehen und zur nächsten und zur nächsten, bis Sie in den Spiegel sehen und Ihnen gefällt, was Sie sehen und wie Sie sich fühlen, und dann werden Sie daran festhalten.

ES IST SO EINFACH. WIE KONNTE ES NUR JEMALS SO VERSAUT WERDEN?

Dies ist ein Schrei auf einer Druckseite.

Das Wie der Intensitätsstufe ist einfach. (Vielleicht sollte ich das ›Das einfache Buch‹ nennen?)

Es gibt eine Reihe von Dingen, die Ihre Intensitätsstufe sofort erhöhen oder verringern kann. Ich nehme einmal Spazierengehen als ein Übungsbeispiel, aber was ich sagen werde, gilt für alle Bewegungen, und ich werde im Verlauf meiner Erklärungen noch weitere Beispiele anführen.

Fangen wir mit dem Tempo an. Tempo ist ein Weg, auf dem Sie Ihre Intensitätsstufe verändern können.

Sie gehen eine Straße entlang – das ist kinderleicht, und Sie denken sich, daß Spazierengehen etwas für Schwächlinge ist. Also gehen Sie schneller. Sie können von einem langsamen Spaziergang zu einem schnelleren, zu einem Joggen übergehen, wenn Sie wollen. Ich schlage Joggen nicht etwa vor, denn ich hasse Joggen. Und Sie müssen es auch nicht, denn es gibt viele andere Möglichkeiten, wie Sie Ihren Spaziergang in eine höchst intensive körperliche Übung umwandeln können. Nur keine Sorge, es gibt viele Wege, auf denen Sie sich selbst herausfordern können. Wenn schwimmen zu leicht ist, dann schwimmen Sie während Ihrer 30 Minuten eben schneller. Wenn Radfahren zu leicht wird, treten Sie eben schneller in die Pedale.

Ein weiterer todsicherer Weg zur Erhöhung Ihrer Intensitätsstufe besteht darin, daß Sie die Reichweite Ihrer Bewegungen erhöhen

Das ist eines meiner ganz speziellen Reizthemen; ich kann Ihnen gar nicht sagen, wie oft ich in Aerobic-Studios die superfiten Frauen gesehen habe, wie sie seufzen und die Augen verdrehen, weil nichts auf der Welt – keine Übung, kein Schritt und kein Training – anspruchsvoll genug ist für ihr ungeheures Fitneßniveau. Aber während des Kurses sehen ihre Arme und Beine dann aus, als hätten sie ein Schloß an Ellenbogen oder Knie. Sie sind völlig verkrampft, und ihre Bewegungsreichweite (ein Begriff, mit dem jede ungeheuer fite Person vertraut sein sollte) kann man genausogut vergessen.

Die Bewegungsreichweite wird davon bestimmt, wie weit Sie nach oben, unten, vorwärts oder zur Seite hinausreichen, d. h. wie hoch Sie die Arme oder das Knie heben oder das Bein herausdrücken. Je größer die Reichweite, um so schwieriger die Bewegung und um so höher Ihre Intensitätsstufe. Ihre Bewegungsreichweite zu erhöhen bedeutet, daß Sie den jeweiligen Muskel stärker belasten und zusätzliche Muskeln in die Bewegung miteinbezogen werden. Mehr Muskeln zu aktivieren bedeutet, mehr Brennstoff zu verbrennen; mehr Brennstoff zu verbrennen bedeutet, Sie erreichen Ihr Fitneßziel schneller. Bevor Sie es einmal ausprobieren, ist es schwer nachzuvollziehen, wieviel die zusätzlichen ein oder zwei Zentimeter in Ihrer Bewegung ausmachen. Ich glaube, diejenigen, die dies am besten verstehen, sind die Tänzer: Beobachten Sie einmal, wie sie heben und drücken und eine Position halten. Wenn man weiß, wie anstrengend all das ist, möchte man ihre Kraft, Ausdauer und ihre Intensität anbeten. (Anbeten? Vielleicht gehe ich jetzt ein wenig zu weit – aber Sie wissen, was ich meine.) Es ist wirklich erstaunlich.

Sie gehen also spazieren, haben Ihr Tempo erhöht, und immer noch ist es nicht genug. Fügen Sie eine größere Bewegungsreichweite hinzu: Statt Ihre Arme einfach nur so seitlich schwingen zu lassen, pumpen Sie mit ihnen in langen Bewegungen. Sie können auch, während Sie Ihr Tempo beibehalten, die Bewegungsreichweite Ihrer Beine erhöhen – niemals die unteren Extremitäten vergessen! – und größere Schritte machen. Wird das Schwimmen zu einfach, selbst bei höherem Tempo? Einfach längere Züge machen – und Sie werden alle Muskeln an Ihrer Seite fühlen. Und das können Sie auch jetzt schon zusammen mit mir.

Legen Sie das Buch beiseite und heben Sie den rechten Arm in die Luft, während Sie auf Ihrem Stuhl sitzen. Nicht den Ellenbogen steif machen, das verursacht nur Verletzungen und trägt nichts zum Training des Arms bei. Also immer auf einen ›weichen‹ Ellenbogen achten, wenn Sie den Arm heben. Jetzt den Arm oben lassen und sich vorstellen, daß Sie Ihre rechte Schulter nach unten drücken – das Armheben soll von den Muskeln kommen, nicht davon, daß Sie Ihre Schultern an Ihre Ohren drücken – und noch ein paar Zentimeter weiter nach oben strecken. Schulter nach unten, Arm hoch. So halten, wenn das geht, oder die Übung modifizieren, indem Sie den Arm ausschütteln und wieder von vorn beginnen. (Sie modifizieren für eine Ausdauerstufe, die Sie noch nicht aufgebaut haben, aber bald werden Sie mehr Kraft und Ausdauer haben und Ihren Arm immer länger hochhalten können. Machen Sie sich keine Sorgen darüber!)

Als nächstes stellen Sie sich vor, daß Ihre Fingerspitzen lebendig sind (was sie ja auch sind), und Sie strecken den Arm durch sie und schicken Ihre Energie zur Zimmerdecke. Arm hoch, Schulter unten, Ellenbogen entspannt und ganz nach oben durch Ihre Fingerspitzen strecken.

Sehen Sie, was Sie gemacht haben? Sie haben eine Bewegung effektiv gestaltet, weil Sie mehr Muskeln benutzt haben als die superfite Person in der ersten Reihe, die ihre Arme herumwirft und sie herunterschwingen läßt.

Indem Sie mit einer größeren Bewegungsreichweite arbeiten, können Sie eine einfache Hocke zur Folter machen: einfach etwas tiefer hinunterdrücken oder – ohne steife Knie – etwas höher heben.

> *Es ist wunderbar, wie schnell man sich an Dinge gewöhnt – sogar an die allererstaunlichsten.*
>
> EDITH NESBITT, *Fünf Kinder und Es,* 1902

Ein anderer Tag, ein anderer Trick. Wenn Sie Ihre Intensitätsstufe noch weiter erhöhen wollen – denn kein Tempo ist schnell und kein Armstrecken hoch genug –, dann gibt es noch ein weiteres Element. Versuchen Sie, ein wenig Widerstand hinzuzufügen – genial, nicht wahr? Und gegen etwas zu drücken, durch etwas hindurchzugehen, gegen etwas zu heben oder hinunterzudrücken ist sehr viel schwerer, als die Arme und Beine herumzuwerfen oder schwingen zu lassen wie die Damen in der ersten Reihe.

Schön und gut, aber wogegen soll man drücken? Braucht man Geräte? Gibt es irgendwo ein Widerstandsgerät, von dem Sie noch nicht gehört haben? Nun, ich hab' da etwas für Sie: Schlamm. Alles, was Sie tun müssen, ist, sich Schlamm vorzustellen. Jawoll, Schlamm. Sie gehen. Ihr Tempo ist gut, Ihre Bewegungsreichweite ist lang. Jetzt geben Sie Schlamm hinzu. Stellen Sie sich vor, daß Ihre Arme durch Schlamm hindurchdrücken. Ihre Beine gehen durch Schlamm. Je dikker der Schlamm, um so größer der Widerstand.

Wenn Sie schwimmen, brauchen Sie sich keinen Schlamm zu denken, denn Wasser ist der beste Widerstand, den Sie sich wünschen können. Neulich las ich einen Artikel über eine neue Erkenntnis im Fitneßbereich: In einem Wasserbecken zu gehen verbrennt mehr Fett, als wenn man am Land geht. Dieser Artikel handelte noch eine ganze Weile vom Gehen im Wasser (im Wasser, nicht auf dem Wasser – das kann nur eine einzige Person), sagte aber nirgendwo etwas über das Warum. Ich saß da im Flugzeug, und in meinem Kopf schrie es: SAG IHNEN, WARUM! ERKLÄR IHNEN DIE SACHE MIT DEM WIDERSTAND! SAG IHNEN, DASS SIE IN DEN TURNVEREIN IN IHRER GEGEND GEHEN UND FIT WERDEN KÖNNEN – OHNE DIESE BLÖDEN AEROBIC-KURSE. SAG'S IHNEN, SAG'S IHNEN!

Was der Artikel überhaupt nicht erklärte, war, weshalb es effektiver ist und wie man es in seinem Leben anwenden kann, um sein Aussehen und Befinden zu verändern. Anscheinend ist das immer der Teil, den sie auslassen.

Sie können Schlamm beigeben, ohne jemals Schlamm beizugeben. Es endet nicht im Schlammloch. Ich hab' noch ein paar Widerstands-Tips auf Lager.

Auf einem Stepper? Versuchen Sie's mit ein wenig Bergaufgehen. Ja, stellen Sie den Widerstand ein wenig höher und gehen Sie im gleichen Tempo und mit einer großen Bewegungsreichweite in Armen und Beinen weiter, und Sie werden schneller nach Luft schnappen, als Sie sich vorstellen können.

Gehen Sie auf einem Sportplatz die Bahn entlang und fügen Sie dann die Treppenstufen hinzu. Gehen Sie ein paar Runden und nehmen Sie sich dann die Treppe vor. Sie müssen nicht hochlaufen, gehen genügt. Dann gehen Sie wieder ein paar Runden: Sie werden nicht glauben, wie sehr das Ihre Intensitätsstufe erhöht.

Die Intensitätsstufe erhöhen, erhöhen, erhöhen. Was ist mit Leserinnen, die erst anfangen, fit zu werden? Hab' ich Sie jetzt verscheucht wie eine schlechte Angewohnheit? Hab' ich mich nur gekümmert um die bereits Durchtrainierten, die immer nur mehr, mehr und mehr wollen? Was, zum Teufel, ist in mich gefahren?

Gandhi oder ein anderer kluger Mann hat gesagt, daß jedes Ding seinen Zweck habe. Ich habe erklärt, wie Sie die Intensität Ihrer Übungen erhöhen können, weil es dafür einen Grund gibt: Es hat einen Zweck.

Dies ist der Grund: Wenn Sie Ihre Intensitätsstufe hinaufsetzen können, dann können Sie sie auch HERABSETZEN.

Wenn Sie spazierengehen und nach Atem ringen – und es ist gleichgültig, ob Sie erst 3 Minuten gehen oder länger; Sie werden Ihre Herz-Kreislauf-Belastbarkeit noch verbessern, also keine Sorge! –, dann können Sie Ihr Tempo verringern, die Intensität Ihrer Bewegungen herabsetzen, bis Sie wieder zu Atem kommen, und dann wieder erhöhen. Wenn Sie eine Aerobic-Übung machen und zu keuchen beginnen, verringern Sie die Reichweite Ihrer Arm- und Beinbewegungen. Damit wird dem Muskel, den Sie beanspruchen, weniger abverlangt, werden weniger Muskeln beansprucht und wird Ihre Intensitätsstufe verringert. Sie haben noch mehr Möglichkeiten. Sie können mit Ihren Armen kürzere Drückbewegungen durch den Schlamm machen oder sie ganz aus der Übung herauslassen. Es ist völlig in Ordnung, wenn Ihre Arme die Übung solange nicht mitmachen, bis Sie wieder zu Atem gekommen sind; dann können Sie sie wieder miteinbeziehen.

Das ist es. Das ist der goldene Schlüssel, der die Geheimnisse der Fitneß aufschließt und Ihnen alles vor die Füße legt, was Sie brauchen, um fit zu werden. Wenn Sie diesen Gedanken begreifen, sind Sie frei – frei, um fit zu werden, Fett zu verbrennen, Kraft aufzubauen. Dann sind Sie frei, der nächsten Trainerin die Meinung zu sagen, wenn Sie wieder etwas machen sollen, wovon Sie wissen, daß es dumm und uneffektiv ist und nichts dazu beiträgt, etwas aufzubauen oder zu kräftigen. Frei, frei, endlich frei. Sie haben den Berg nicht nur gesehen, Sie stehen kurz davor, bis zur Spitze hochgehen zu können – ganz gleich, welches Ihr Fitneßniveau jetzt ist... wunderbaaaaaaar!

Finden Sie das aufregend? Sehen Sie, wie viele Möglichkeiten Sie haben? Sehen Sie, in welchem Maße Sie über Nacht eine Expertin werden können? Sehen Sie, wie Sie kräftig und gesund werden können – egal, auf welcher Fitneßstufe Sie beginnen? Sehen Sie, daß Fitneß für alle da ist? Verstehen Sie, weshalb ich die Fitneßbranche nicht leiden kann? Diese Leute haben mir nichts von alledem erzählt. Sie wußten es auch nicht. Wir hatten die Gelegenheit nicht, fit zu werden, weil niemand uns jemals gesagt hat, wie es geht. Sie sind nicht faul. Es fehlt Ihnen nicht an Motivation. Sie wußten nur nicht, was und wie Sie es anfangen sollten. Ich wußte es auch nicht. Als ich es selbst herausfand, machte ich es einfach. Motivation? Selbstachtung? Willenskraft? Was haben diese Begriffe damit zu tun? Wenn die Leute nicht wissen, wie und wann sie sich bewegen, was sie tun sollen, dann werden sie es auch nicht tun. Warum vergeuden wir unsere Zeit mit Geschwätz über diesen ganzen anderen Mist und machen den Mangel an Selbstachtung und Willenskraft für den Mangel an körperlicher Gesundheit verantwortlich? Ich habe es tausendmal gesehen: Leute, die nicht fit waren, als sie diese Informationen bekamen, sie begriffen und anwendeten – und die gesünder wurden, als sie sich jemals hatten vorstellen können. Meine Geschichte ist nur eine von Tausenden – sie ist nicht einzigartig. Sie können die gleiche Vorher-Nachher-Geschichte erleben, wenn Sie lernen, sich auf Ihrer Intensitätsstufe zu bewegen und von dort aus zur nächsten überzugehen.

Ich hab' eine Heimtrainergeschichte für Sie. Sie passierte mir vor ein paar Monaten in einem Aerobic-Studio. Jede Menge Heimtrainer im Raum, laute Musik und Treten in die Pedale; ›Kreiseln‹ nannten sie es. Ich bin ganz gut in Form. Zugegeben: Fahrradfahren ist niemals mein Ding gewesen, aber die notwendige Herz-Kreislauf-Belastbarkeit habe ich schon, kein Problem. Wir fangen also an zu ›radeln‹, werden langsam warm, und das Tempo wird allmählich schneller, während wir in den aerobischen Teil des Trainings übergehen. Dann fängt diese Trainerin an, Dinge zu tun, die ich noch niemals jemand anders habe tun sehen.

Widerstand? Fangen wir mal damit an, den Widerstand am Gerät höher einzustellen, bis der Schlamm wie Zuckerwatte zu sein scheint. Das hier fühlte sich eher an wie Treibsand. Dann noch ein wenig höher – was soll's, treten wir im Stehen in die Pedale. Und dann, als ob das noch nicht genug wäre, im Stehen das Tempo bei gleichem Widerstand erhöhen.

Bist du verrückt geworden?

Scher dich raus hier!

Ich werd' gleich kotzen, wenn ich das im Stehen mache.

Das ist kein Training, das ist bionisches Zeug.

Diese Trainerin – und ich benutze den Begriff ›Trainerin‹ in diesem Fall voller Respekt, denn sie begrüßte meine Freundin und mich, als wir in den Raum spazierten – fragte, ob wir neue ›Kreisler‹ seien. Der Titel gefiel mir, neue Kreisler. Sie überprüfte die Höhe meines Sitzes und gab mir das Gefühl, willkommen und am richtigen Ort zu sein. Sie gehörte zu den seltenen Trainerinnen in der Aerobic-Branche, die das können. Darüber hinaus war sie übermenschlich.

Ich sage Ihnen: Ich habe in den letzten Jahre einiges gesehen, aber diese Kraft, Ausdauer und Herz-Kreislauf-Belastbarkeit waren phänomenal. Fragen Sie mich nicht, wie perfekt ihr Körper war – ich meine die Art von Vollkommenheit, bei der man jeden Muskel sehen kann, modelliert, gebräunt und ohne ein Gramm Fett. (Aber Sie und ich haben ein netteres Wesen, was soll's also?) Nun, jeder hätte sich neben dieser Frau außer Form gefühlt, und ich machte da keine Ausnahme. Zunächst einmal mußte ich die Tatsache akzeptieren, daß ich neben ihr nicht mehr als ein großes Würstchen war – das ist nicht ganz einfach, wenn man eine ›Fitneßexpertin‹ mit einer eigenen Fernsehshow und irgendwie bekannt ist. Das kratzte ein wenig am alten Ego, aber ich kam schnell darüber hinweg, weil ich viel zu sehr damit beschäftigt war, alles, was sie während der Übungsstunde machte, zu modifizieren, damit ich nicht kollabierte. Ganz schön peinlich. Kann sich nicht auf den Beinen halten, muß sich übergeben? Hey, seht mal die große Fitneßexpertin, wie sie da in der Ecke zusammenklappt!

Als ich zum ersten Mal diese Kreiselübungen mitmachte, fühlte ich mich genauso wie bei meinem ersten Spaziergang oder wie damals, als ich zum ersten Mal ein Gewicht in die Hand nahm. Und es wird viele unterschiedliche Anfänge in Ihrem Fitneßleben geben. Modifizierung hört niemals auf; fangen Sie also jetzt damit an und machen Sie weiter.

Ich fühle mich jetzt fantastisch... ich esse die ganze Zeit, werde schlanker und passe in Kleider, die ich seit zwei Jahren nicht mehr getragen habe. HURRA! Kurz und gut, ich esse, ich atme, ich bewege mich. Es funktioniert, es funktioniert wirklich!
Kommentar einer Klientin

Ich erzähle Ihnen jetzt von Bill.
Bill hatte eine Reihe von Hindernissen auf seinem Fitneßweg zu überwinden. Er wog über 180 Kilo, wohnte anderthalb Stunden von meinem Studio entfernt und hatte einen Job, bei dem er während seiner Acht-Stunden-Nachtschicht stehen mußte. Der Kurs am frühen Morgen war der einzige, den er mitmachen konnte.
Bills Leben war unerträglich geworden. Er hatte keine Energie, er war zu dick, irgend etwas zu tun, er fühlte sich immer unwohl und genierte sich fast zu Tode, wenn er die Freundinnen seiner Töchter kichern hörte, weil er so dick war.
Bill war ein stolzer, wunderbarer Mann. Eines Tages brach er weinend in meinem Büro zusammen; er erzählte mir, daß sein Körpergewicht sein Leben zerstört habe. Er erklärte mir, daß er unfähig sei, sich körperlich allein sauber zu halten; seine Frau mußte ihm helfen, weil er um seinen eigenen Körper nicht mehr herumreichen konnte. Einen stolzen, wunderbaren, liebevollen Menschen zusammenbrechen zu sehen, weil er zu dick ist: Wenn Sie wissen wollen, was mich antreibt – das ist es. Bill und ich fingen an zu trainieren. Er arbeitete auf seiner Fitneßstufe, modifizierte immer wieder, verbrannte Fett, wurde kräftiger, verbesserte seine Herz-Kreislauf-Belastbarkeit und kehrte wieder ins Leben zurück.
Es gefiel ihm. Er lächelte, lachte, fühlte sich jeden Tag besser und erkannte, daß er nur tun mußte, was ich tat, was alle tun müssen, die

ihren Körper verändern wollen: essen, atmen, sich bewegen – es gibt keine andere Möglichkeit.

Eines Tages rief Bill mich sehr aufgeregt an. Bei der Arbeit hatte er sich am Knie verletzt und konnte nicht gehen. Es war nicht die ambulante Behandlung im Krankenhaus, die Verletzung am Knie selbst oder die Tatsache, daß er wochenlang nicht würde arbeiten können, was ihn so besorgt machte. Es war die Tatsache, daß er die eine Sache unterbrechen mußte, die dafür sorgte, daß er sich besser fühlte: sein Training.

Mit dem Training aufhören, weil Sie nicht gehen können? Bill, Bill, Sie sollten mich besser kennen. Ich stellte ihm einige Fragen:

»Können Sie zu Ihrem Auto gehen und hierherfahren?«

»Bis wann können Sie hier sein?«

»Haben Sie zu Haus ein paar kleine Gewichte?«

Ja, 14 Uhr und Ja lauteten seine Antworten. Dann lachte er und fragte: »Ihnen entkommt man wohl gar nicht? Wenn ein kaputtes Knie mich nicht vom Training befreit, was dann?« Und ich antwortete ihm: »Bill, solange Sie nicht in der Eisernen Lunge liegen, können Sie sich bewegen. Wenn Sie sich bewegen können, können Sie sich auch Sauerstoff verschaffen. Es gibt für beinahe alles eine Modifizierung, also kommen Sie her – es gibt Fett zu verbrennen.«

Um zwei Uhr nachmittags fingen wir mit dem Training an. Bill saß auf einem Stuhl und trainierte seinen Oberkörper mit 500 g schweren Hanteln. Sie wollen wissen, ob man im Sitzen Herz und Kreislauf trainieren kann? Machen Sie einfach, was Bill machte; innerhalb kürzester Zeit werden Sie schwitzen und Fett verbrennen. Als er später humpelnd das Studio verließ, war er schweißbedeckt, hatte seinen Oberkörper kräftig durchgearbeitet und fühlte sich großartig. Wie bei den meisten Dingen in meinem Leben lernte ich all dies, indem ich es machte. Etwas zu erleben und darüber zu sprechen scheint die Art und Weise zu sein, wie ich mir die Dinge aneigne. Dieses »Du mußt es erst durchmachen, bevor du es begreifst« ist weder für mich noch für irgend jemanden in meiner Umgebung einfach, aber es bringt einem ein paar großartige Erfahrungen. Ich werde es erklären.

Sehen Sie, ich konnte mit Bill, wie er mit seinem kaputten Knie auf diesem Stuhl saß, arbeiten, weil ich ein paar Monate lang genau dasselbe hatte tun müssen. Wenn Sie etwas über Rollstuhl-Fitneß wissen wollen, rufen Sie mich nur an!

Ich nehme mein Leben in die Hand, verändere meinen Körper, fange an, Aerobic zu unterrichten – und was mache ich als nächstes? Ich falle hin und breche mir beide Füße. Zweimal Gips, zwei Söhne – Kinder erziehen ist prima, wenn man nicht gehen kann –, Rollstuhl, Gehhilfe (an guten Tagen), und ich gehe durch Erfahrung Nr. 1 000 076 in meinem Leben und frage mich, wofür diese, zum Teufel, gut sein soll.

Nach dem Unfall, der Operation und nachdem das Betäubungsmittel verflogen war: Was, glauben Sie, war meine größte Sorge? Die Kinder? Die Rechnungen? Der Haushalt? Nein. Das einzige, was mir wirklich Sorgen machte, war die Angst, ich könnte wieder dick werden. Sie war schrecklicher, als irgendeine Operation oder gebrochene Füße hätten sein können.

Ram Dass, dieser spirituelle Inder, hat es sehr treffend ausgedrückt: Wenn du dabei bist, etwas aufzugeben, dann bist du nicht frei; es hält dich fest, weil du damit beschäftigt bist, es nicht zu tun. – Ich bin nicht sicher, ob er es so gesagt hat (kommt man in die Hölle, wenn man einen Guru falsch zitiert?), aber er hat es gesagt.

Sehen Sie, das Übergewicht hielt mich immer noch fest. Ich war sehr damit beschäftigt, es loszuwerden – und war dabei sehr erfolgreich, möchte ich hinzufügen –, aber es hatte mich immer noch im Griff. Mein Körper war schlank, stark und gesund – aber mein Denken war es nicht.

Nach der Operation wurde ich an einen Morphin-Tropf angeschlossen. Die Kanüle steckt im Arm, und sobald man den Schmerz fühlt, drückt man auf die Pumpe, und ein paar Tropfen Morphin werden in die Nährlösung gemischt. Innerhalb weniger Sekunden ist man glücklich wie ein satter Säugling. Je mehr ich darüber grübelte, daß ich wieder fett werden könnte, um so öfter drückte ich auf die Pumpe. Grübeln und pumpen, mehr tat ich nicht in den ersten paar

Tagen nach der Operation. Betäuben – ein ständiges Thema in meinem Leben. Und was hilft einem schneller ins Land, wo ›alles in Ordnung‹ sein wird, als Morphin? Leider erholte ich mich so weit, daß ich das Krankenhaus wieder verlassen konnte und mich meiner Angst vor dem Wiederdickwerden stellen mußte; denn so sehr ich sie auch bekniete: den Morphintropf durfte ich doch nicht mitnehmen.

Sehen Sie, das Problem war, daß ich inzwischen zu viel wußte, um wieder mit dem Hungern zu beginnen, wenn ich wieder dicker werden sollte. Essen – kein Problem, kann ich sehr gut. Atmen – prima, was soll ich sonst den ganzen Tag tun? Aber es war der Bewegungsteil der Formel, der mir Sorgen machte. Ich wußte damals eine Menge über Fitneß, und ich konnte andere fit machen, aber jemand wieder gehen ›machen‹ – der einzige, von dem ich weiß, daß er das kann, ist derselbe, der auch auf dem Wasser gehen kann; und ›Bewegung‹ hieß damals für mich: gehen.

Ich erzählte meinem Arzt von meinen Sorgen und fragte ihn, was ich tun könnte. Er gab mir das Gefühl, ich sei nicht ganz bei Trost. Also feuerte ich ihn. Sie hätten das sehen sollen: Eine gehunfähige, ehemals 118 Kilo schwere Frau mit beiden Beinen in Gips feuert ihn auf der Stelle. Das Hochgefühl hielt 30 Sekunden an, dann mußte ich mich wieder der Tatsache stellen, daß ich Angst hatte, dick zu werden; daß ich keine Antworten hatte, statt dessen beide Beine in Gips, und daß ich keinen Arzt hatte.

Zunächst mußte ich die Sache mit dem Fett regeln – einen Arzt findet man an jeder Straßenecke. Also tat ich folgendes: Zwei Wochen nach der Operation, an einem Mittwoch, dem Tag, an dem ich gewöhnlich das Konditionstraining für Männer leitete, stand ich auf, stieg ins Auto, fuhr zum Studio. Mein Arzt hätte einen Herzanfall bekommen, er hatte mir ausdrücklich verboten zu fahren; aber das galt nicht mehr, weil ich ja keinen Arzt mehr hatte. Also fuhr ich, stieg aus (was eine Ewigkeit dauerte), rollte in das Gebäude, in meinen Aerobic-Raum, dankte der Trainerin, die mich eine Woche lang vertreten hatte, sagte ihr, ich sei in Ordnung und brauche sie nicht mehr. Die

Männer in dem Kurs hatten nichts anderes von mir erwartet; aber Sie hätten das Gesicht der Trainerin sehen sollen, die mich noch nie zuvor gesehen hatte. Kahl, in einem Rollstuhl – und erzähle ihr, ich sei in Ordnung und brauche sie nicht mehr ...

Ich hielt meinen Kurs ab, indem ich alle Oberkörperbewegungen durchführte und in jedem Kurs einen der Teilnehmer bat, die Bewegungen durchzuführen, die ich ausrief. Wenn ich mit meinem Fitneßstudio keinen Erfolg gehabt hätte, dann hätte ich immer noch einen Job als Squaredance-Ansagerin bekommen können; nach ein paar Monaten konnte ich es sehr gut.

Bevor man nicht selbst mit einer Behinderung hat umgehen müssen, denkt man nicht darüber nach. Ich begriff sehr schnell, daß Badezimmer nicht für Behinderte gebaut sind, daß es nirgendwo bei den Bürgersteigen Stellen gibt, wo man mit dem Rollstuhl hinauf- oder hinunterrollen kann. Nichtbehinderte parken auf Behindertenparkplätzen. Gibt's nirgendwo eine Rampe? Mein Rollstuhl kommt diese Treppe nicht hoch – wie soll ich zu meinem Aerobic-Kurs gelangen?

Nun, ich legte wieder etwas Gewicht zu, genau 6,8 Kilo. Ich trainierte nicht mehr fünf Gruppen am Tag, sondern saß auf einem Stuhl und hielt mich an Demerol. (Pillen sind niemals so stark wie der Tropf, aber sie reichten aus.) Mein Stoffwechsel war völlig durcheinander, und so nahm ich wieder zu. Ich hörte nicht auf, zu essen und konzentriert zu atmen, und mein Körper entwickelte sich weiterhin. Wenn ich nicht gehen konnte, arbeitete ich an meinem Oberkörper, der so kräftig wurde wie nie zuvor. Streckübungen waren jetzt sehr einfach, denn mit beiden Beinen in Gips saß ich wie verankert am Boden; solche Gipsbeine sollten in jeder Streck- und Yogagruppe zur Verfügung stehen.

Meine Erfahrung mit meinen beiden gebrochenen Füßen machte sich jeden Tag bezahlt. Ich kenne so viele Leute, die mit so vielen unterschiedlichen Behinderungen zu kämpfen haben, und ich kann ihnen das gleiche sagen, was ich gerade vorhin gesagt habe: Solange Sie nicht in der Eisernen Lunge liegen, können Sie wieder fit werden. Nehmen Sie sich einen Stuhl, und wir fangen an zu arbeiten.

Wenn Sie Ihre Intensitätsstufe hinaufsetzen wollen, nehmen Sie sich ein paar Gewichte. All ihr Therapeuten, Ratgeber, Ärzte und Möchtegernexperten der Gewohnheiten untrainierter Leute, kommt an irgendeinem Tag in der Woche in mein Studio und schaut euch an, was dort passiert. Schaut euch an, wie hart diese Leute arbeiten, wenn man ihnen die richtigen Kenntnisse gibt und sie verstehen, wie sie diese an ihre Fitneßstufe anpassen können. Schaut euch die Konzentration, den Willen, die Anstrengung dieser ›faulen‹, ›undisziplinierten‹ und ›unmotivierten‹ Leute an. Und dann beobachtet, wie sie wieder Freude am Leben bekommen, ihr Aussehen und ihr Befinden ändern, kräftig werden und ihr Leben wieder in den Griff bekommen.

Ich bin noch niemals einer faulen Person begegnet, und ich habe während der letzten Jahre eine Menge Leute getroffen. Ich bin sehr vielen wütenden, verängstigten, verwirrten und skeptischen Menschen begegnet – aber keinen faulen. Es ist nicht Disziplin, was diesen Menschen fehlt, es sind dies die Kenntnisse. Niemand weiß, worum es geht, weil die ›Experten‹ alles so verdammt kompliziert gemacht haben.

Es ist nicht Faulheit, was Sie daran gehindert hat, Ihre Mitgliedschaft im Fitneßclub voll auszunützen. Man läßt Sie und die vielen Millionen anderer, die zu diesen Orten strömen, im unklaren darüber, was Sie tun sollen, und wie Sie es tun sollen. Sollen Sie vielleicht Tag für Tag zurückkommen, ohne zu wissen, worum es geht? Untrainierte Leute, dicke Leute, alte Leute, Leute, die sich von einer Krankheit erholen, die Ungelenken, jeder, der mit einer Abnutzungskrankheit zu kämpfen hat – sie alle brauchen Sauerstoff, kräftige Muskeln und einen gesunden Prozentsatz an Körperfett. Sie alle und jeder andere, der schlank, kräftig und gesund werden will, müssen das gleiche tun, was ich auch getan habe.

Verstehen, wie man auf seiner Fitneßstufe arbeitet und auf dieser Stufe modifiziert, ist der Weg; und bisher bin ich noch keiner Übung begegnet, die man nicht modifizieren konnte. Wenn Sie Ihre Intensitätsstufe hinauf- oder herabsetzen, werden Sie durchhalten und danach zur nächsthöheren Stufe übergehen können. Fitneß ist für alle da, Fitneß ist erreichbar, und Fitneß ist einfach, nicht kompliziert.

> Wenn der doppelte Salto rückwärts bei Ihnen nicht funktioniert: modifizieren, modifizieren, modifizieren! Aber hören Sie nicht auf, sich zu bewegen!

Wie Sie beginnen

Das Folgende müssen Sie wissen, um beginnen zu können. Zunächst einmal: Atmen. Sauerstoff. Der Lebensspender, Sie erinnern sich? Müde? Machen Sie eine dieser Atemübungen, statt eine Tasse Kaffee zu trinken. Sie sind drauf und dran, jemanden umzubringen? Ich habe eine Übung zum tiefen Atmen, die Ihnen helfen wird, darüber hinwegzukommen. Aber wir müssen zunächst einmal zur Gewohnheit des Atmens zurückkehren.
Das setzt voraus, daß wir genau dies tun: zur Gewohnheit zurückkehren. Der beste Weg, das zu erreichen, besteht darin, hundertmal am Tag konzentriert zu atmen.
Das ist eine Susan-Powter-Atemübung. Hundertmal am Tag anhalten denken, atmen.
Machen Sie sich keine Sorgen über Technik, Art und Weise, Berge, Gesänge, was auch immer. Einfach nur atmen. Einatmen durch die Nase, ausatmen durch den Mund. Und wieder: ein durch die Nase, aus durch den Mund. Und noch einmal: ein durch die Nase, aus durch den Mund. Und noch einmal ...
Einhundertmal am Tag.

Bauchatmung

Wenn Sie einen Schritt weitergehen wollen, probieren Sie mal das Folgende aus: Bauchatmung, einfach und wirksam. Dazu müssen Sie von Ihrem Bauch her atmen anstatt mit dem Brustkorb, wie Sie es

jetzt wahrscheinlich tun. Um sicherzustellen, daß Sie vom Bauch her atmen, sollten Sie folgendes tun:
Setzen Sie sich auf einen Stuhl.
Legen Sie Ihre rechte Hand auf die Brust und die linke auf den Bauch.
Atmen Sie ein.
Wenn Ihre rechte Hand sich stärker bewegt als Ihre linke, atmen Sie mit der Brust. Wenn Ihre rechte Hand an Ihrer Kehle liegen würde, könnten Sie es richtig sehen ... aber Sie wollen etwas anderes.
Ja, richtig: ausatmen.
Wieder einatmen, konzentrieren Sie sich dabei auf Ihre linke Hand. Lassen Sie die linke Hand durch das Einatmen hochkommen. Beim ersten Mal fühlt es sich seltsam an, aber wenn Sie es ein paarmal ausprobieren, werden Sie sehen, wie schnell Sie zum Bauchatmer werden. Das gleiche gibt's noch in der Rückenlage mit einem Telefonbuch – immer wieder eine Variante, so bin ich eben.
Legen Sie sich auf den Fußboden.
Legen Sie das Buch auf Ihren Bauch.
Einatmen und das Buch dabei hochkommen lassen.
Ausatmen und das Buch absinken lassen.
Schon nach kurzer Zeit können Sie das Buch weglassen, weil Sie sich so sehr an Bauchatmung gewöhnt haben, daß Brustatmung Ihnen fremd sein wird.

Wie oft? Ein paarmal am Tag. Morgens und abends wäre schön, aber machen Sie sich nicht verrückt: Dies ist kein in Stein gemeißelter Zeitplan. Machen Sie es, wann immer Sie können, und so oft, wie Sie daran denken. Sauerstoff ist der wichtigste Bestandteil des Wohlbefindens; je öfter Sie es also praktizieren, um so mehr werden Sie davon bekommen. Und je mehr Sie davon bekommen, um so schneller werden Sie gesund.

Wo? Wo immer es möglich ist. Im Auto auf dem Weg zur Arbeit. Schalten Sie das Radio für zwei Minuten aus und atmen Sie. Wen kümmert's, wie Sie aussehen? Wir bohren in der Nase im Auto und

tun so, als könne uns niemand sehen – warum sollen wir dann nicht Bauchatmung üben und so tun, als seien wir unsichtbar?
Wo immer Sie zwei Minuten zum Bauchatmen finden können, tun Sie es!

TIEFES ATMEN

Das ist der Martini, das Valium des Atmens. Wenn Sie das Gefühl haben, kurz vor dem Platzen zu stehen, probieren Sie das hier aus. Tief atmen ist gut gegen Streß. Der Martini oder das Valium sind vielleicht stärker, einfacher anzuwenden und zu Beginn wirkungsvoller; aber wenn Sie erst ein paarmal das tiefe Atmen praktiziert haben, werden Sie überrascht sein, wie effektiv es ist. Außerdem ist es viel billiger, hat keine Nebenwirkungen und funktioniert.
Vollständig ausatmen.
Mit dem Bauch ausatmen, diesmal jedoch ganz tief, so daß alle Luft aus Ihrem Bauch- und Brustraum herausgedrückt wird.
Einatmen und erst den Bauch mit Luft füllen, dann die Brust, bis hoch zum Schlüsselbein und den Schultern.
Immer weiter einatmen, bis Sie ganz mit Luft gefüllt sind. Denken Sie daran, wie das Telefonbuch hochkommt.
Jetzt ausatmen.
Langsam und in Gegenrichtung: erst das Schlüsselbein.
Dann der Brustraum.
Dann die Bauchwände – oben, in der Mitte, unten –, langsam die Bauchmuskeln zusammenziehen und das letzte bißchen Luft aus dem Körper drücken.
Ausatmen ist Entspannen. Erinnern Sie sich an Ihren letzten Seufzer? Vielleicht war es ein schönes, entspanntes Seufzen, während Sie auf einem Balkon mit Blick aufs Meer saßen und jemand Ihnen das Frühstück servierte. Aber wenn Sie ein ähnliches Leben führen wie ich, dann war es vermutlich, als Sie gestern abend ins Bett gefallen sind.
Die Atemexperten dieser Welt sagen, daß beim tiefen Atmen das Ausatmen doppelt so lange dauern sollte wie das Einatmen. Lassen

Sie sich Zeit, während Sie den Atem vom Schlüsselbein bis zum Bauch ›herausseufzen‹.

Wie oft? Wann immer Sie sich müde, gestreßt, am Ende Ihrer Kraft fühlen oder einfach einen Augenblick für sich selbst haben wollen und das nicht recht möglich ist. So oft, wie Sie wollen. Tief atmen ist ein Luxus, der Ihnen zur Verfügung steht – Sie können ihn sich leisten, wann immer Sie wollen.

Wo? Überall. Aber seien Sie vorsichtig: Diese Technik ist so wunderbar, daß Sie unwillkürlich ganz entspannt Ihre Augen schließen werden – und das macht sich am Steuer des Autos nicht besonders gut. Während Sie atmen, können Sie vielleicht die ›Tonbänder‹ in Ihrem Kopf neu ›bespielen‹. Denken Sie beispielsweise an eine neue Definition von ›Übung‹:
Übung bedeutet Energie.
Bewegung verbrennt Fett.
Sie erhöht die Kraft.
Sie verbessert den Stoffwechsel.
Üben macht den Körper schlank, stark und gesund.
Nehmen Sie sich die Zeit, während des Atmens daran zu denken. Warum nicht zwei Techniken miteinander verbinden? Es wird nur dazu beitragen, Ihren Körper zu verändern.

TRAINIEREN

Wann trainieren Sie? Wann immer es in Ihren Zeitplan paßt.
Was machen Sie?
Eine aerobische Übung, die Sie 30 Minuten oder länger ganz gezielt Sauerstoff aufnehmen läßt.

Wie oft? Fünf- bis sechsmal die Woche, wenn Sie Fett verbrennen und Ihren Körper verändern wollen.
Dreimal die Woche, wenn Sie Ihren Zustand beibehalten wollen.

Viermal die Woche, wenn Sie Ihren Stoffwechsel ein klein wenig beschleunigen wollen.

Wie, zum Teufel, trainieren Sie, wenn Sie untrainiert oder dick sind oder tausend körperliche Beschwerden haben? Indem Sie immer auf Ihrer Fitneßstute arbeiten. Immer für Sauerstoff sorgen. Während jedes Trainings Ihre Intensitätsstufe anpassen – so oft dies notwendig ist. Denken Sie, während Sie trainieren, über das nach, was Sie gerade tun.

Sie bewegen sich, um die 75 Milliarden Zellen und jeden Muskel Ihres Körpers mit Sauerstoff zu versorgen.

Sie bewegen sich, um Brennstoff und Fett zu verbrennen; Sie bewegen sich, um Ihr Aussehen und Befinden zu verändern.

Sie konkurrieren mit niemandem.

Sie machen genau das gleiche, was jeder, der schlank, kräftig und gesund werden will, machen muß.

Und es funktioniert.

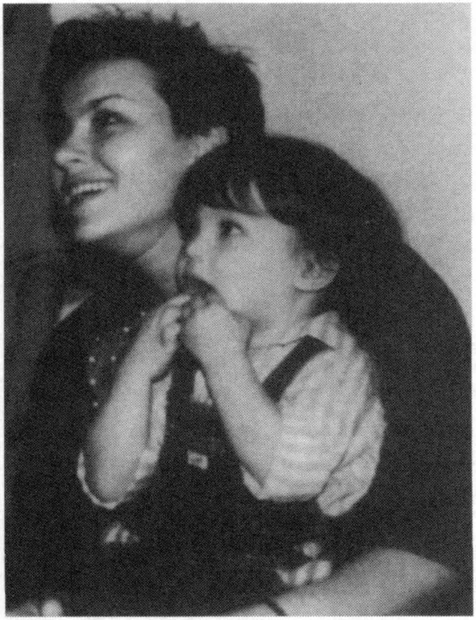

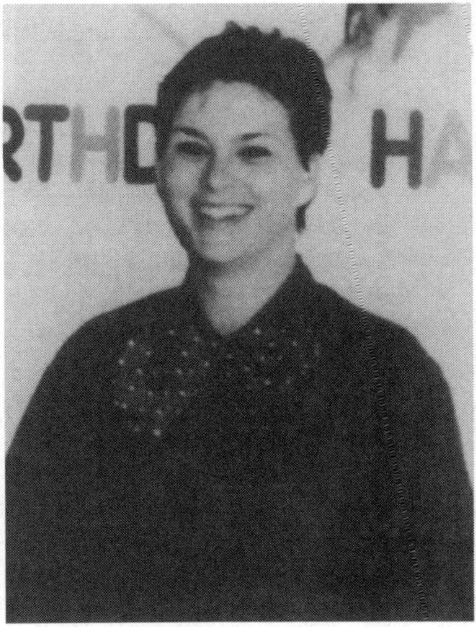

Die Modekönigin.
Wenn Sie auf der Suche nach Mode für Geburtstagspartys sind, dann hätten Sie mich damals suchen sollen ... Es ist schon nicht mehr komisch, wenn der Gummi vom Papphütchen einen zu ersticken droht.

6 Richtig bewegen

Es ist niemals zu spät – weder in der Fantasie noch im Leben –, um etwas zu ändern.

Nancy Thayer

Sie sind eine Herz-Kreislauf-Maschine. Sie können sich 30 Minuten lang bewegen und Sauerstoff aufnehmen – ganz gleich, von welchem Fitneßniveau Sie ausgehen. Das mag für die ersten Wochen genügen, aber schon bald werden Sie nach mehr verlangen.

Sie werden den Wunsch haben, die Fitneß aufzubauen, von der Sie wissen, daß sie sich unter all dem Fett verbirgt; und der beste Weg, dies zu erreichen, besteht darin zu lernen, sich richtig zu bewegen.

Dieses Kapitel handelt vom richtigen Sich-Bewegen, und das bedeutet den Unterschied zwischen einem nutzlosen ›Work-out‹ und einem effektiven. Die Damen in der ersten Reihe des Aerobic-Kurses sollten an dieser Stelle zuhören.

Aerobic bedeutet nicht einfach, jeden Tag die immer wieder gleichen Bewegungen auszuführen. Es bedeutet, diese Bewegungen dazu einzusetzen, daß sich Ihr Körper verändert; und das können Sie nur erreichen, indem Sie bei jeder Bewegung, die Sie ausführen, auf Haltung, Widerstand, Kontrolle und Erweiterung achten.

Während ich dabei war, meinen Körper zu verändern, war Modifizierung meine große Entdeckung. Widerstand, d.h. die Schlamm-Theorie, war der Zuckerguß auf dem Kuchen – dann kamen Haltung, Kontrolle und Erweiterung. Und das führte zu großen Veränderungen in meinen Übungen. Ich habe die größten Anfänger gesehen, die so gut wie keine Herz-Kreislauf-Belastbarkeit hatten, die jedoch die Prinzipien Haltung, Widerstand, Kontrolle und Erweiterung auf ihre modifizierten Bewegungen anwandten und daher schneller weiterkamen als jene, die sich auf einer viel höheren Fitneßstufe befanden, aber herumsprangen wie Idioten.

Sie wollen in die Spitzenklasse der Fitneß gehören? Dann müssen Sie auf korrekte Haltung achten.

Haltung hat mit der Frage zu tun, wie Sie eine Bewegung ausführen. Korrekte Haltung bedeutet ganz einfach, daß Sie die Muskeln benutzen, an denen Sie gerade arbeiten, um die Bewegung auszuführen, anstatt wie verrückt herumzuhüpfen. Eine nicht korrekte Haltung kann man überall in der Aerobic-Branche beobachten. Trainer und Kund(inn)en schwingen umher wie Affen, springen und hüpfen, ohne irgendwie auf Haltung zu achten – was völlig in Ordnung ist, wenn man weder ein hohes Verletzungsrisiko scheut und auch gern Bewegungen ausführt, die nichts zur Veränderung des Körpers beitragen, und wenn man es sich zum Ziel gesetzt hat, wie ein Affe schwingen zu können. Das war aber niemals mein Ziel; also fing ich an, bei jeder meiner Übungen auf die korrekte Haltung zu achten und die Veränderung meines Körpers weiterzutreiben.

Am besten gebe ich Ihnen, um Haltung zu definieren, ein paar abschreckende Beispiele für schlechte Haltung.

Aus dem Liegen in die Sitzhaltung kommen: Hier sehen Sie fast immer sehr schlechte Haltung. Um ihre Bauchmuskeln zu trainieren, legen viele die gefalteten Hände in den Nacken und ziehen sich hoch. Das ist ein hervorragendes Beispiel für eine Übung ohne korrekte Haltung, die die Bauchmuskeln kaum kräftigt und nicht sehr viel dazu beiträgt, den Körper zu verändern. Ich sehe, wie diese Leute ihre Bauchmuskeln aufpumpen, sich hochziehen, höre sie schnaufen und stöhnen – und kein Teil ihrer Bauchdecke wird dabei gefordert.

Schauen Sie sich einmal in Ihrem Fitneßstudio die Teilnehmer an, die an diesen Maschinen arbeiten. Wie ist das mit dem Stair-Master, der Maschine, von der jeder behauptet, daß er im Studio an ihr trainiert? Auf und ab wird gepumpt – das sei großartig für die Beine, gut für den Kreislauf, und dann kommt der Oberkörper dran. Die meisten Leute hängen über diesen Maschinen, keuchen und schnaufen – und befinden sich weiter oberhalb ihrer Kreislaufbelastbarkeit, bekommen zu wenig Sauerstoff und verbrennen kein Fett; und wegen der schlechten Haltung kommt der Oberkörper viel zu kurz. Warum nicht so viel wie möglich gleichzeitig trainieren? Lassen Sie den Oberkörper arbeiten, während Sie etwas für Ihren Kreislauf tun, holen Sie aus jeder Bewegung so viel wie möglich heraus. Doch das geht nur, wenn Sie sich während der Bewegung der richtigen Grundhaltung bewußt sind und das jedesmal, wenn Sie die Bewegung ausführen, auch beachten. Stellen Sie sich auf den Stair-Master. Genau: Legen Sie das Buch beiseite und stellen Sie sich hin. Während Sie da stehen, müssen Sie als erstes daran denken, Ihre Schultern herunterzudrücken. Um zu verstehen, wie sich das anfühlt, heben Sie Ihre Schulter immer weiter hoch, hoch, hoch – bis zu Ihren Ohren. Jetzt drücken Sie sie im Halbkreis herunter. Fühlen Sie es? Wie fühlt es sich an, wenn Ihre Schultern heruntergedrückt sind? Denken Sie daran; Sie werden es noch oft anwenden.

Als nächstes die Schultern vom Bauch her aufrichten. Auch das bedeutet: die korrekte Haltung einnehmen. Sie stehen mit abgesenkten Schultern. Stellen Sie sich jetzt Ihre Bauchgegend vor und heben Sie sie an! Machen Sie sich keine Sorgen, wenn Sie nichts fühlen, weil Ihre Bauchmuskeln so verkümmert sind, daß Sie fast kein Gefühl mehr haben – Sie werden die notwendige Kraft noch bekommen. Jetzt konzentrieren Sie sich ganz aufs Aufrichten. Schultern nach unten – wenn Sie diese Übung zum ersten Mal machen, wird Ihre erste Reaktion darin bestehen, daß Sie Ihre Schultern hochziehen. Das ist ein gutes Beispiel dafür, wie es ist, wenn man andere Muskelgruppen einsetzt als diejenigen, die man kräftigen will, und außerdem Spannung aufbaut. Die Spannung in Ihren Schultern, die Sie dadurch aufbauen, daß Sie sie hochziehen, wird niemals Ihre Bauchdecke kräftigen. Die Bauchdecke muß das Aufrichten durchführen, und dafür müssen Sie die Bauchmuskeln aktivieren.

Also stehen Sie jetzt mit den Schultern nach unten und richten sich durch die Bauchdecke auf: die Bauchmuskeln verrichten die Arbeit. Und jetzt atmen – das ist auch etwas, das sofort wieder vergessen wird, wenn man den Leuten sagt, daß sie sich aufrichten sollen: Sie halten den Atem an. Aufrichten und atmen gleichzeitig!

Als nächstes die Gelenke lockern! Richtige Haltung setzt lockere Gelenke voraus. Die Gelenke steif zu machen, baut keine Kraft auf, verbrennt kein Fett und trägt nicht zur Übung bei. Ein steifes Ellbogen- oder Kniegelenk kann sogar zu Verletzungen führen, und wer will das schon? Während Sie also stehen und atmen – Schultern nach unten, Bauchdecke angehoben –, lockern Sie die Gelenke. Achten Sie darauf, daß Sie sich nicht nach vorn beugen – das ist niemals gut –; versuchen Sie, einfach nur zu lockern. Als letzten Schritt zur guten Haltung verlagern Sie Ihr Gewicht auf die Hacken; Knie weich, Becken leicht eingezogen, Bauchmuskeln angehoben, Schultern nach unten und atmen nicht vergessen. So geht das! Ist es bequem? Nun, Sie bleiben nicht einfach stehen, sondern gehen ein wenig spazieren, einfach so. Gehen in korrekter Haltung ist sehr viel effektiver und wird Ihren Körper zehnmal so schnell verändern als die meist übliche Art zu gehen. Wir gehen meistens flott; aber Sie können darauf wetten, daß unsere Schultern angezogen sind, der Bauch ist wabbelig, die Arme schwingen, und weit und breit ist keine Haltung zu sehen. Welch ein Unterschied, wenn Sie Ihren flotten Spaziergang in korrekter Haltung – Schultern entspannt, Knie weich, Bauchdecke angehoben – machen und auch den Rest dieses Kapitels noch umsetzen. Dieselbe Person, die gleiche Fitneßstufe, aber ein völlig anderes Gehen.

Stellen Sie sich das gleiche vor, wenn Sie schwimmen oder auf Ihrem Heimtrainer sitzen. Da kann man oft die schlimmsten Haltungen sehen. Die meisten sitzen ganz nach vorn gelehnt, schlafen über den Handgriffen ein und trampeln wie verrückt. Klasse Übung, was? Versuchen Sie's mal mit Haltung: Bauch eingezogen, Knie weich, Schultern nach unten, Körper aufgerichtet – und atmen Sie! Sie werden all dies nicht beim ersten Mal anwenden können; es ist eben sehr viel, was man beachten muß. Aber im Lauf der Zeit kommt es dann; und alles zusammen führt zu einer viel besseren Übung und zu einer werdenden Fitneßexpertin.

Beim Gehen, Radeln, Schwimmen (oder was sonst Ihre aerobische Aktivität ist) ist korrekte Haltung ein guter Anfang – aber eben nur ein Anfang. Es wird Zeit, ein wenig Schlamm beizugeben.

Schlamm bedeutet Widerstand, und Widerstand wird Ihnen helfen, Ihr Intensitätsniveau zu erhöhen, wenn Ihnen nach einer Herausforderung zumute ist. Widerstand gehört ebenfalls zu den Großen Vier, die ein Training effektiv gestalten. Stellen Sie sich Schlamm vor, Treibsand, Wasser – stellen Sie sich vor, was Sie wollen; die Hauptsache ist, Sie stellen sich Widerstand vor. Und es sind nicht nur Ihre Arme, die gegen einen Widerstand drücken, es sind auch Ihre Beine; und Ihr Rumpf drückt ebenfalls gegen einen Widerstand. Stellen Sie sich die Luft um Sie herum als Treibsand vor. Gehen Sie gegen einen Widerstand und in perfekter Haltung, und Sie werden sehen, wie stark die Intensität Ihrer Übung steigt, ohne daß Sie sonst etwas verändern. Das gleiche Gehen, dieselbe Person – und die Übung wird trotzdem schwieriger und effektiver.

Eine wichtige Anmerkung an dieser Stelle. Als ich Ihnen sagte, Sie sollten die Arme durch Treibsand bewegen, da meinte ich, daß Sie die Arme vor- und zurückbewegen. Das ist ein Geheimnis, das viele Trainer in der Aerobic-Branche entweder nicht kennen oder ihren Kursteilnehmern zu sagen vergessen. Jede Bewegung hat zwei Teile: nach vorn drücken und hinten ziehen. Nach oben heben und nach unten drücken. Und das schließt auch die albernen Übungen mit ein, bei denen die Leute sich aus liegender Haltung aufrichten. Sie reißen den Kopf nach oben und lassen sich rückwärts fallen, was zu einer Reihe verschiedener Ergebnisse führt. Erstens benutzen Sie kaum Ihre Bauchmuskeln; zumeist ziehen Arme und Hände den Kopf und damit den Oberkörper hoch, Muskeln werden kaum trainiert. Zweitens vernachlässigen Sie den zweiten Teil der Übung, das Absenken des Oberkörpers, fast vollständig; und damit wird sie, was die Kräftigung der Bauchmuskulatur betrifft, etwa so wirkungsvoll, als wenn man den Zeigefinger bewegen würde, um die Bauchdecke zu kräftigen. Und Sie können fast sicher sein, daß Sie außerdem Ihre Nacken- und Schultermuskeln verziehen und manchmal sogar verletzen.

Wenn Sie aus jeder Bewegung und Übung das Maximum herausholen wollen, achten Sie auf beides – gegen Widerstand und bei korrekter Haltung. Es ist verblüffend, wie effektiv einige der allereinfachsten Übungen sein können, wenn sie nur richtig durchgeführt werden. He, Leute von der Aerobic-Branche, habt ihr das gehört? Wie wäre es, wenn ihr einmal die ganze alberne Choreographie weglassen würdet – die überhaupt nichts bringt, sondern nur die Leute verwirrt – und zu ein paar einfachen, effektiven Bewegungen übergehen und diese richtig vormachen würdet? Dann könntet ihr mehr als nur eine Fitneßstufe in einem Kurs anleiten, weil die Übungen nicht die Hälfte der Menschheit von vornherein ausschließen würde, wie es heute meistens der Fall ist... Aber dann gäb's da ein anderes Problem, das noch größer wäre als dasjenige, das ihr bisher geschaffen habt: Die Trainer würden trainieren müssen. Und das wäre ja wohl zuviel verlangt.

Wenn Sie die Bewegung durchgängig richtig durchführen wollen, müssen Sie noch Kontrolle hinzufügen. Richtig: Kontrollieren Sie sich. Eine Bewegung zu kontrollieren setzt voraus, daß Sie über sie nachdenken. Einfach nur mit den Armen zu schlenkern, kommt für Sie jetzt nicht mehr in Frage; und Ihre Arme mit Schlamm zu bedecken, verringert die Möglichkeit, daß dies doch noch passieren könnte, beträchtlich. Aber durch Kontrollieren stellen Sie sicher, daß es in Ihrem gesamten Fitneßleben nie wieder passiert.

Um sich kontrollieren zu können, müssen Sie langsamer werden. Das ist ein weiteres großes Problem der meisten Fitneßprogramme: Wegen des Tempos der Musik und der mangelhaften Anleitung ist es unmöglich, irgend etwas von dem, was Sie tun sollen, zu kontrollieren. He, Aerobic-Leute: Warum, zum Teufel, werdet ihr nicht langsamer? Ihr wißt doch, daß die Erhöhung der Intensitätsstufe während eines Trainings nichts mit Geschwindigkeit zu tun hat. Ihr wißt doch, daß eine Übung um so effektiver ist, je mehr sie in guter Haltung und mit Widerstand sowie Kontrolle ausgeführt wird. Und ihr wißt, daß

es unmöglich ist, die Bewegung in ihrer gesamten Reichweite auszuführen oder sie zu kontrollieren, wenn die Musik so schnell ist. Stellt sie langsamer, langsamer, langsamer ...
Wenn Sie über eine Bewegung oder die Muskeln, die Sie während dieser Bewegung einsetzen, nachdenken, machen Sie sie automatisch effektiver. Müssen Sie ein Muskeldiagramm auswendig lernen, bevor Sie das tun können? Seien Sie statt dessen eine Aerobic-Expertin – eigentlich sind Sie's schon, also: keine Sorge! Wenn es um Muskeln geht, kenne ich auch nur die Grundlagen: Bizeps, Trizeps, Bauchmuskeln; Quadrizeps – das ist der große vordere Muskel im Oberschenkel; Glutaeus maximus – der Gesäßmuskel. Wen interessiert schon jeder einzelne Muskel im Körper – wie Mathematik brauchen Sie auch dieses Wissen gar nicht, also machen Sie sich nicht die Mühe, es zu lernen. (O Gott, jeder Mathelehrer im Land verbrennt gerade dieses Buch.) Sie wissen, was ich meine: Das einzige, was Sie tun müssen, um an den Muskel zu denken, den Sie gerade benutzen, ist, an den Muskel zu denken, den Sie gerade benutzen. Wo fühlen Sie ihn? Wenn der von Ihnen beanspruchte Muskel sich auf der Unterseite Ihres Armes befindet, dann stellen Sie sich die Unterseite Ihres Armes vor. Es ist nicht notwendig, daß Sie den offiziellen Namen des Muskels wissen, Trizeps, oder seine Form und Größe kennen – wen interessiert das? Beine – stellen Sie sich Ihre Beine vor. Und immer so weiter, bis Sie mit Ihrem Körper vertrauter sind.
Es dürfte wohl einige Zeit her sein, seit Sie zum letzten Mal an Ihre Muskeln gedacht haben. Im Lauf der Zeit werden Sie mit den Namen der Muskeln vertraut werden, mit der Aerobic-Sprache und all den schicken Ausdrücken, die in der Fitneßwelt benutzt werden, wenn Sie anfangen, bewußt zu essen, zu atmen und sich zu bewegen und dabei schlank, kräftig und gesund werden. Sie wissen vielleicht noch gar nicht, wieviel Sie wissen wollen; möglicherweise studieren Sie am Ende den menschlichen Körper und werden eine Muskelexpertin. Oder Sie machen es wie ich: wissen gerade so viel, daß Sie sicher sein können, den jeweils richtigen Muskel zu beanspruchen und Ihre Sache richtig zu machen – und daß Sie in der Lage sind, ab und zu

einen Muskel identifizieren zu können und ansonsten weiter an Ihrer Fitneß zu arbeiten.
Wahrscheinlich müssen Sie niemals wissen, wie jeder Muskel aussieht oder welchen Sie gerade für welche Übung benutzen. An einer bestimmten Armbewegung sind vielleicht Brust, Schulter und Rücken beteiligt. Sie wissen das, weil Sie es fühlen. Es muß weder kompliziert sein noch voll und ganz verstanden werden, bevor Sie damit beginnen; aber es muß in der korrekten Haltung, gegen Widerstand und mit Kontrolle gemacht werden.
Während Sie auf Widerstand und Kontrolle achten, versuchen Sie doch einmal, Erweiterung hinzuzufügen. Strecken Sie sich so weit, wie Sie können, ohne ein Gelenk steif zu machen. Wenn Sie erst einmal Haltung, Widerstand Kontrolle und Erweiterung kombinieren, dann werden Sie jede von Ihnen ausgesuchte Übung besser durchführen als die meisten Leute da draußen. Das ist mein Ziel – na ja, nicht mein einziges Ziel. Ja, ich möchte, daß Sie soviel wie möglich aus Ihrer Übung herausholen, aber ich möchte auch, daß Sie jedem aus der Aerobic-Branche, dem Sie über den Weg laufen, mit Ihrem Können imponieren... Nennen Sie mich ruhig selbstsüchtig, aber so ist es.
Erweiterung: Sie drücken gegen Schlamm und Sie ziehen gegen Schlamm, immer gegen Widerstand. Ihre Schultern sind unten, die Bauchmuskeln sind angehoben, die Gelenke weich: Haltung, Haltung, Haltung. Und dann erweitern Sie: Wenn Sie Ihre Bewegung auch nur um ein oder zwei Zentimeter erweitern, macht das schon einen Riesenunterschied. Wenn Sie spazierengehen, strecken Sie Ihre Beine, so weit Sie können. Sie sollen nicht einfach nur gehen: sondern erweitern und gehen!
Was machen Sie jetzt? Ich benutze mehr Muskeln, rufen Sie mir zu. Drücken Sie die Arme nach oben, so weit es geht. Was machen Sie jetzt? Schreien Sie es zusammen mit mir: ICH BENUTZE MEHR MUSKELN, UM DIE BEWEGUNG AUSZUFÜHREN. Denken Sie darüber nach. Nein, denken Sie nicht, tun Sie's einfach. Machen Sie einen Schritt zur Seite. Legen Sie jetzt das Buch weg und machen Sie einen

Schritt zur Seite, als hätten Sie noch nie etwas von Erweiterung gehört. Ganz einfach: Machen Sie nur einen normalen Seitenschritt. Jetzt erweitern Sie die Bewegung: Erweitern Sie Ihren Schritt um zwei, drei Zentimeter – oder wie ich jeden Tag in meinem Studio sage: Um ein Brett. Ich habe nämlich in meinem Studio einen Hartholzfußboden, der mich ein Vermögen gekostet hat. Und weil er so teuer war, stelle ich mich in die Mitte des Raums, zeige auf das jeweils nächste Brett und fordere meine Klientinnen auf, auf dieses nächste Brett zu treten, wenn sie einen Seitenschritt machen; auf diese Weise kann ich die Kosten rechtfertigen.

Damit erreiche ich zweierlei. Erstens (und vor allem) kann ich mich so mit den Kosten für den Fußboden anfreunden. Zweitens muß nun die Person, die die Bewegung ausführt – und ich hoffe, der ganze Kurs –, erweitern, mehr Muskeln benutzen, und sie wird so ihr Fitneßziel schneller erreichen. Bemerken Sie die Harmonie, die darin liegt? Kosten und Effektivität werden kombiniert... es wird eine vollkommene Ehe.

Eine vollkommene Ehe. Dieser Gedanke deprimiert mich. Bisher habe ich es nicht geschafft, dieses Gleichgewicht zu finden... werde ich es je erreichen? Ich gebe mir wirklich Mühe, aber ich scheitere fortwährend. Nun, ich werde es weiterhin mit dieser Ehe versuchen, denn sie ist es wert – ich sollte sagen: Er ist es wert, denn er ist es wirklich. Dies ist kein Eheberatungsbuch, denn andernfalls würde man mich den Wölfen vorwerfen, wenn ich auch nur versuche, ein solches zu schreiben. Bleiben wir also bei den Übungen – davon verstehe ich etwas.

Wenn Sie, nachdem Sie die Idee der ballaststoffreichen, fettarmen Ernährung sowie die Theorie vom ›Leben im Sauerstoff für den Rest meines Lebens‹ verstanden haben, nunmehr wissen wollen, wie man trainiert und dies so, daß Sie mit Sicherheit effektiv vorgehen, dann haben Sie's. Glauben Sie mir, dann wissen Sie mehr, als die meisten der Superfiten jemals wissen werden. Haltung, Widerstand, Kontrolle und Erweiterung sind die Voraussetzungen, um mehr Muskeln zu benutzen und eine Bewegung wirkungsvoll zu machen. Es funktioniert. Wenden Sie's an, soweit und sooft Sie können. Seien Sie dabei geduldig mit sich selbst und verlangen Sie niemals Vollkommenheit – denn die gibt es nicht. ›Schritt für Schritt‹ ist eine gute Vorgangsweise. ›Immer nur ein Stein zur selben Zeit‹ ist eine andere, und weitere fallen mir nicht ein; tun wir also so, als seien diese beiden die einzigen Baustein-Theorien auf der Welt. Wenn Sie nur Widerstand und Kontrolle anwenden, aber auf Erweiterung und Haltung verzichten, was soll's? Es geht nicht um alles oder nichts. Momentan können Sie eben nicht mehr; und wenn Sie es dafür das nächste Mal besser machen, ist das sinnvoller und wirkungsvoller. All diese für Sie neuen Ideen senken sich nicht über Nacht in Ihr Gehirn. Sie werden allerdings in Ihren Träumen vorkommen. Eine meiner Klientinnen hatte einen schrecklichen Traum, den sie mir unbedingt erzählen mußte. Sie lief voller Todesangst vor einem Verrückten davon. (Haben Sie auch diese Träume, in denen Sie von jemandem verfolgt werden?) Wie auch immer, sie rannte um ihr Leben – aber sie lief in Haltung, achtete die ganze Zeit auf Widerstand, Kontrolle und Erweiterung. Sie hatte Angst, umgebracht zu werden, machte sich aber gleichzeitig Sorgen, die Bewegungen nicht richtig zu machen und so ihre Übungsstunde zu vertun.

Vielleicht sagen einige Aerobic-Experten, daß ich zu viel von Ihnen verlange; aber Sie wissen es besser. Wir hören hier nicht auf. Es gibt noch etwas, von dem Sie vielleicht noch nichts wissen, doch das Sie auf Ihre nächste Fitneßstufe katapultieren wird.

> *Ich habe Kraft niemals als etwas Nützliches angesehen.*
> *Für mich ist es eine ganz neue Vorstellung.*
>
> Kommentar einer Klientin

Krafttraining

Keine Angst, es ist alles in Ordnung. Ich weiß besser als jeder andere, daß das letzte, was Sie jetzt gebrauchen können, Körpermasse ist. Wenn mir jemand in der Zeit, als ich 118 Kilo wog, geraten hätte, Gewichte in die Hand zu nehmen und ein Krafttraining anzufangen, hätte ich den vermutlich für die grausamste Person auf Erden und für völlig durchgedreht gehalten. Ich hätte angenommen, daß die Steroide ihm offensichtlich das Gefühl für Wirklichkeit geraubt hatten, wenn er auch nur annehmen konnte, daß Krafttraining etwas für mich wäre. Aber ich wäre im Irrtum gewesen.

Krafttraining ist etwas, das ich gleich von Anfang an hätte machen sollen, und es ist genau das, womit Sie jetzt sofort beginnen sollten. Kombinieren Sie es mit der Verbesserung Ihrer Kreislaufbelastbarkeit, denn dann werden Sie schneller zu Ergebnissen kommen als nur durch Ihre aerobischen Aktivitäten.

Wie?

Die Mythen und Ängste, die ums Gewichtheben kreisen, sind erstaunlich. Frauen haben eine Heidenangst, sie könnten so aussehen wie die Damen in den Bodybuildung-Zeitschriften. Wer könnte es ihnen übelnehmen. Mit allem Respekt vor diesen Damen: Sie sehen schrecklich aus. Ich möchte so nicht aussehen: Muskelmassen, Hungerdiäten, literweise Körperöl und alberne Posen sind nichts für mich. Ich möchte einfach nur gut aussehen und mich auch so fühlen – und wenn ein Gewichttraining mich nicht dahin bringt, interessiert es mich nicht.

Befassen wir uns zunächst einmal mit dem Thema ›fettarme Muskelmasse oder nicht‹ und gehen wir dann über zu etwas Wichtigerem: gutem Aussehen.

Ihre Muskeln müssen kräftig und gut entwickelt sein, und sie müssen mit Sauerstoff versorgt werden, damit sie funktionieren und all das tun können, was Sie den ganzen Tag von ihnen verlangen. Jede Bewegung, die Sie machen, jede Funktion Ihres Körpers setzt Muskeln voraus; und je kräftiger und entwickelter die sind, um so besser funk-

tionieren sie. Das ist eine Tatsache: Je gesünder ein Muskel ist, um so besser funktioniert er.
Die Pflege Ihrer Muskeln gleicht jeder anderen körperlichen Pflege. Sie beinhaltet das gleiche wie die ›Instandhaltung‹ Ihres Kreislaufs – richtige Haltung, Widerstand, Kontrolle und Erweiterung –, wenn diese regelmäßig und über einen bestimmten Zeitraum angewandt wird, so daß Sie zu den Ergebnissen kommen, die Sie sich wünschen. Wenn Sie Krafttraining machen, müssen Sie Ihre Fitneßstufe und Ihr Fitneßziel ebenso definieren, wie wenn Sie Ihr Herz-Kreislauf-Training machen; und die innerlichen Veränderungen, die Sie zu Beginn vornehmen, machen die äußerlichen Veränderungen, wie sie sich am Endergebnis zeigen, dauerhaft. Es ist der gleiche Vorgang: so schlank, kräftig und gesund zu werden, wie Sie wollen.
Ich bekam eine Ahnung, was Krafttraining mir bringen könnte, als ich begann, die Bücher führender Bodybuilder zu lesen. Sie schreiben natürlich niemals über dicke Frauen und geben ebensowenig Modifizierungen für die Übungen oder Durchgänge an. Schließlich: Wer kommt schon auf die Idee, daß eine dicke, untrainierte Person irgend etwas Ähnliches wie ein Training machen könnte? Aber ich fing an, einige der Dinge, die sie vorstellten, nachzumachen – und die Ergebnisse waren verblüffend.
Damals wußte ich etwas sehr Wichtiges noch nicht. (Ist es nicht toll, wie all dies Zeug, von dem ich Ihnen erzähle, mir zufällig passiert ist? Sie könnten mich eine ›Expertin durch Erfahrung‹ nennen.) Was ich damals noch nicht wußte – und was ich jetzt, da ich eine ›Fitneßexpertin‹ bin, mit Ihnen teilen kann –, ist, daß fettarme Muskelmasse Fett verbrennt. Viel Fett. Sie verbraucht Brennstoff nur langsam, aber sehr lange; und einer der Brennstoffe, den sie verbrennt ist … fügen Sie's bitte selber ein, denn Sie wissen es längst … FETT, FETT, FETT!
Wenn Sie durch Gewichtheben Ihre Muskelmasse vergrößern, erreichen Sie mehrere Dinge. Sie erhöhen Ihre Fettverbrennung, was zu diesem Zeitpunkt Ihr Ziel ist, und Sie erleichtern sich das Leben. Die Einkaufstüten, die Sie ein- oder zweimal die Woche schleppen, werden beträchtlich leichter, wenn Sie kräftige Muskeln zum Heben

haben. Die Babys, die Sie auf jeder Hüfte tragen – kein Problem. Gebt mir mehr – wenn Sie mehr Babys wollen, müssen Sie nur den Prinzen rufen, er wird Ihnen dazu verhelfen, kein Problem. Sie wollen Ihre Rückenschmerzen loswerden? Versuchen Sie mal, Ihre Bauchmuskeln zu kräftigen, Sie werden sehen, was das für Auswirkungen auf Ihren Rücken hat. Beinschmerzen? Sie glauben nicht, was kräftige Beinmuskeln für einen Unterschied machen.

Sie bemerken sicherlich, daß ich die ganze Zeit von ›Muskeln kräftigen‹ spreche, nicht davon, Muskelmasse aufzubauen. Masse aufzubauen ist etwas, worüber Sie sich keine Gedanken machen müssen, es sei denn, Sie sind bereit, wie ein Tier zu trainieren und hundertpfundweise Gewichte zu stemmen. Ist Ihnen klar, was diese Frauen auf sich nehmen, damit sie die Muskelmassen erzielen, um so auszusehen, wie sie aussehen? Hunderte Pfund an Gewichten, ständiges Trainieren, als würden sie in einer Turnhalle leben, Diäten, die Sie sich nicht vorstellen können. Wenn Sie finden, daß Sie und ich Medaillen an unserer Wohnzimmerwand hängen haben sollten – die Häuser dieser Frauen müßten über und über nur mit Medaillen dekoriert sein für all die fettarme Diät und all das Hungern vor den Wettbewerben. Es ist überhaupt nicht nötig, daß Sie all das durchmachen, wenn Sie nicht mehr wollen, als kräftig zu werden, gut auszusehen, Ihren Arbeitstag durchzustehen und Ihre täglichen Aktivitäten kinderleicht zu machen.

Dies Buch handelt davon, schlanker zu werden; und da fettarme Muskelmasse Brennstoff verbraucht, werden Sie mehr davon verbrennen, wenn Sie mehr Muskelmasse haben. Es gibt noch einen weiteren Vorteil. Während Sie Fett verbrennen, wollen Sie sicher sein, daß unter all dem Fett Muskeln entwickelt werden, damit – wenn das Fett erst einmal verbrannt ist – Sie einen hübschen Arm haben, ein gutaussehendes Bein oder einen knackigen Hintern – im Gegensatz zu all dem wabbligen Zeug an Armen und Beinen und so gut wie keiner Kraft.

Und noch ein Geheimnis, das Ihnen gefallen wird (und erzählen Sie's Ihrem Arzt, wenn er Sie das nächste Mal wieder auf eine 1000-Kalorien-Diät setzen will): Ein Pfund Muskelmasse wiegt ebensoviel wie ein Pfund Fett. Wenn Sie die obenerwähnte Diät machen, dann verlieren Sie vor allem Wasser, das Sie sofort wieder zurückbekommen, wenn Sie etwas trinken, sowie Muskelmasse. Und was Sie als (fettarme) Muskelmasse verlieren, das legen Sie als Fett wieder zu. Sagen Sie's Ihrem Arzt, es wird ihn mächtig schockieren.

> *Ich habe jetzt mehr Kraft in meinen Armen, Beinen und Hüften. Jetzt freue ich mich auf den nächsten Tag. Alles ist möglich!*
>
> LINDA, eine Klientin

Nehmen wir einmal an, Sie wiegen etwas über 68 Kilo, und 25 Prozent davon sind Körperfett. Sie können sich nicht leiden und machen eine Diät, 1000, 2000 Kalorien am Tag ... Sie wissen schon: Hungern. Nehmen wir an, Sie haben genügend Willenskraft, durchzuhalten, bis Sie etwas über 9 Kilo abgenommen haben. Bravo: 9 Kilo weniger. Wenn Sie, wie etwa 98 Prozent von uns, dieses Gewicht innerhalb eines halben Jahres wieder drauf haben, sind Sie wieder bei knapp 70 Kilo, Sie elende Versagerin ... aber diesmal haben Sie 26 Prozent Körperfett. Machen Sie das gleiche noch mal, sind Sie bei 31 Prozent Körperfett. Und noch mal ... es geht immer so weiter, denn Sie legen nicht Muskelmasse wieder zu, weil Sie die aufbauen müssen. Noch einmal: Was Sie an Muskelmasse verlieren, bekommen Sie als Fett wieder zurück. Ist das nicht erstaunlich? Jedesmal, wenn ich mein altes Gewicht wiederhatte, fühlte ich mich wabbliger, schwerer, unförmiger. Ich hielt das zunächst für Einbildung, ich mit meinem verrückten Körper und Hirn. Unglaublich.
Wenn Sie zu dem Schluß kommen, daß das, was ich hier sage, einen Sinn ergibt, und Sie, statt eine Diät zu machen, Körperfett verlieren und fettarme Muskelmasse aufbauen wollen, werden Sie schließlich Fett loswerden und Muskeln dazubekommen. Also noch einmal: Ein Pfund Muskeln wiegt ebensoviel wie ein Pfund Fett; aber der ganz wesentliche Unterschied ist der, daß ein Pfund Fett den *fünffachen*

Umfang von einem Pfund Muskelmasse hat. Fett liegt nur herum und nimmt Platz weg – sehr viel Platz.

Glauben Sie mir: Sie verlieren das Fett, indem Sie keine Diät machen, sondern das Fett in Ihrer täglichen Nahrungsaufnahme verringern. Dann vermehren Sie Ihre Muskelmasse durch Krafttraining – und am Ende sind Sie schlanker, als Sie jemals waren oder sich vorstellen konnten. Denken Sie daran: Die Muskeln verbrauchen weiterhin Brennstoff; Sie werden zu einer fettverbrennenden Maschine, ohne darüber nachdenken zu müssen.

Ich stehe morgens auf – eine schlanke, kräftige und gesunde Person –, und ich verbrenne mehr Fett als damals, als ich mit einem Gewicht von 118 Kilo meine ›Work-outs‹ machte, weil mein Körper heute eine viel leistungsfähigere Maschine ist. Ich habe viel mehr stoffwechselaktives Gewebe als mit 118 Kilo Gewicht. Und wenn ich mehr stoffwechselaktives Gewebe – sprich: Muskeln – habe, dann verbrenne ich mehr Fett. Und Muskeln sind das stoffwechselaktivste Gewebe im ganzen Körper. Werfen Sie Ihren Stoffwechsel an! Halten Sie ihn in Gang. Mein Körper ist eine Verbrennungsmaschine – egal, ob ich nichts tue oder meine Übungen mache. Fett bewirkt nichts anderes, als Sie zu verstopfen, Sie auszudehnen und Sie am Ende zu zerstören. Fett ist nicht aktiv, aber Muskeln sind es. Verbrennen Sie also Fett, vermehren Sie Ihre Muskelmasse, und Sie werden sich sehr viel wohler fühlen als jetzt.

Ich habe einige Zeit damit zugebracht, mehr Muskeln zu bekommen. Aber ich besitze keinen Gewichtsgürtel; sind die nicht schrecklich häßlich? Wann immer es möglich ist, mache ich Gewichtheben. Mein Körper ist ein Fettverbrenner, und der Ihre kann es auch werden, wenn Sie bereit sind, zusammen mit mir und Jennifer, die Sie auf den Fotos auf den nächsten Seiten sehen, fettarme Muskelmasse aufzubauen.

Stellen Sie sich vor, wie Ihr Hintern aussieht, wenn Sie erst einmal alles Fett verbrannt und mehr Muskeln haben und dann Ihre Shorts anziehen! Sie können es schaffen, und es ist einfach. Wollen Sie? Dann machen Sie Krafttraining mit uns. Müde? Krafttraining. Sie wollen sich leicht und kräftig fühlen und daß die Beschwerden zum Fenster hinausfliegen? Krafttraining.

Mir war gar nicht klar, wie sehr ich außer Form geraten war, bis ich versuchte, sie wieder zurückzubekommen.
Kommentar einer Klientin

Ich hatte eine Freundin, eine richtige Aerobic-Königin. Beverly kannte jeden Trainer, jede Trainerin in der Stadt, machte alle Kurse mit und hatte jede Übung drauf. Das einzige Problem war, daß sie häßliche Beine hatte. Die häßlichsten Beine der Stadt – sie konnte machen, was sie wollte: dicke, baumstammähnliche Beine. Wie wenig sie auch aß, wie viele Aerobic-Kurse sie auch mitmachte – ihr ganzer Körper sah gut aus, nur diese schrecklichen Schenkel und Beine blieben häßlich. Klar: Das war erblich bedingt, sie konnte nichts daran machen. Damit war sie geboren worden, das hatte sie zu akzeptieren gelernt. Wenn sie jemanden kennenlernte, war ihr Standardsatz: »Hallo, ich bin Beverly, ich habe schreckliche Beine, und es gibt nichts, was ich daran ändern könnte.« Eines Tages kam sie zu mir, und als erstes änderten wir ihre Diät, darin bin ich groß. Ballaststoffreich, fettarm, und keine Fragen bitte. Sie begann mit einem Krafttraining für ihre Beine. Das kannte sie alles schon, und die Tatsache, daß ich es ihr empfahl, bestätigte nur, was sie schon vermutet hatte: nämlich, daß ich verrückt war. Aber was auch immer der Grund war – vermutlich Verzweiflung: Sie hörte auf mich.
Beverly verringerte nicht nur ihr Körperfett in einem Maße, wie sie selbst es nicht für möglich gehalten hatte, auch ihre Beine veränderten sich und sahen jetzt hundert Prozent besser aus. Ihr Augenblick der Herrlichkeit kam eines Tages, nachdem sie einige Monate mit den Gewichten gearbeitet hatte; im Studio kam eine Frau auf sie zu und sagte: »Ich starre schon die ganze Zeit Ihre Beine an, ich träume davon, auch einmal solche Beine zu haben.«
Das war Beverlys Augenblick der duftenden Rosen – und er ist es im-

mer noch, möchte ich hinzufügen. Sie hat nicht von Geburt an großartige Beine; und wenn sie zunimmt, scheint alles Fett genau dort zu landen. Ihre Beine werden vielleicht niemals so sein wie bei einer Frau, die von Anfang an schöne Beine hat; aber sie sehen heute doch verdammt gut aus. Wenn erst einmal diese knochenverlängernde Operation erfunden worden ist, dann steht sie vielleicht Schlange danach – direkt vor mir –, aber bis dahin mag sie ihre Beine so sehr, daß sie nur noch Röcke, Shorts und anderes trägt, was sie zur Geltung bringt. Seitdem hat Beverly die reale Welt verlassen und ihre Familie schrecklich enttäuscht, indem sie Fitneßtrainerin geworden ist und den Massen großartige Beinübungen beibringt. Nettes Ende der Geschichte, oder?

Krafttraining ist billig – Sie brauchen nicht mehr als ein paar einfache Hanteln. Und es funktioniert! Es wird Ihnen helfen, fettarme Muskelmasse aufzubauen und Ihr Aussehen und Befinden zu verändern. Deshalb empfehle ich es Ihnen.

Halten Sie sich an die Fotos. Arbeiten Sie mit Jenn und mir und werden Sie schlank, kräftig und gesund.

Widerstandstraining für Muskelbelastbarkeit und -tonus

Was Sie brauchen, um anfangen zu können

- Einen Stuhl mit gerader Rückenlehne
- Einen Spiegel (muß aber nicht sein)
- Hanteln für den Oberkörper
  Am Anfang: 1 kg, 1,5 kg und 2,5 kg
  Später: 2,5 kg, 4 kg und 5 kg
  Für Fortgeschrittene: 5 kg, 6 kg und 7,5 kg
- Beingelenkgewichte für Beine und Bauch
  Am Anfang: keine (setzen Sie das Gewicht der Beine ein)
  Später: 1 kg–2,5 kg
  Fortgeschrittene: 2,5 kg–4 kg

Bevor Sie mit Ihrem Widerstandstrainingsprogramm beginnen, hier ein paar Begriffe, mit denen Sie sich vertraut machen sollten:
Durchgang = eine vollständige Übungsbewegung von Anfang bis Ende.
Satz = eine bestimmte Anzahl von aufeinanderfolgenden Durchgängen.
Ruhe = eine kurze Pause (etwa 60 Sekunden) zwischen zwei Sätzen zur Muskelerholung. Es dauert 3 Minuten, bis die Muskeln das ATP (den Energievorrat) erneuert haben; 80 Prozent des ATP können in 60 Sekunden erneuert werden.
Kontraktion = das Anspannen der Muskeln.

Diese Übungen können jeden Tag durchgeführt werden. Achten Sie darauf, daß Sie nach jedem Trainingstag einen Tag aussetzen.

Allgemeine Richtlinien

- Alle Oberkörperübungen werden bei angehobenem Brustkorb und entspannten Schultern durchgeführt. Die Schulterblätter sollten sich anfühlen, als stießen sie zusammen. Strecken Sie Ihre Wirbelsäule und stellen Sie sich vor, Sie würden Ihren Kopf zur Decke hinaufstrecken.
- Vermeiden Sie es, Ihre Schultern nach vorn zu rollen oder sie zu den Ohren hochzuziehen.
- Behalten Sie die natürliche Krümmung des unteren Rückenbereichs bei. Lassen Sie das Becken nicht zu weit nach vorn oder hinten rotieren; zu weit nach vorn überdehnt die Wirbelsäule und schafft Spannung im unteren Rückenbereich; zu weit nach hinten schafft einen zu flachen Rücken und eine Krümmung des oberen Rückenbereichs. Ziehen Sie die Bauchmuskeln fest ein und halten Sie die Hüften in einer neutralen, entspannten Stellung.
- Machen Sie bei jeder Übung 10 Durchgänge.
- Ruhen Sie sich 60 Sekunden zwischen jedem Satz à 10 Durchgänge aus.

- Machen Sie je Übung 3 Sätze.
- Wenn Sie 3 Sätze à 10 Durchgänge mit Ihrem leichtesten Gewicht ohne Schwierigkeiten machen können, gehen Sie zum nächstgrößeren Gewicht über. Wenn Sie zum Beispiel mit einem 1,5-kg-Gewicht beginnen, machen Sie dann mit einem 2,5-kg-Gewicht weiter.
- Konzentrieren Sie sich auf den Muskel, an dem Sie arbeiten.
- Wenn Sie Ihre Hanteln im Stehen aufnehmen: Immer in den Knien beugen, niemals in der Hüfte.
- Übrigens: Wenn Sie diese Übungen machen, gehören untergeschlagene Beine *nicht* zur richtigen Haltung; ich posiere nur für die Kamera.

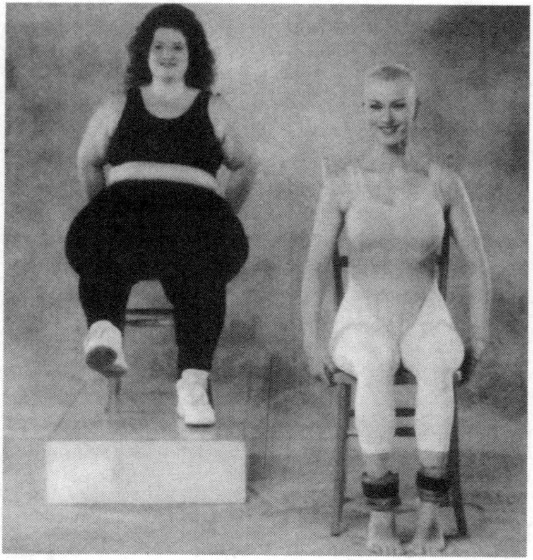

Dies ist Jenn (Jennifer), mit einem Gesicht wie eine irische Prinzessin und einem Körper, der sich so schnell verändert, daß es mich jedesmal wieder aufs neue verblüfft. Von über 140 Kilo bis herunter auf... was immer du willst, Jenn: Ich grüße dich. Vielen Dank dafür, daß du mir geholfen hast zu zeigen, wie's gemacht wird.

1. BEINSTRECKEN: OBERSCHENKEL

Ausgangsposition:

- Legen Sie Beingewichte an, wenn Sie die Intensität steigern wollen.
- Setzen Sie sich auf einen Stuhl, Füße flach auf dem Boden.
- Halten Sie sich am Rücken oder an der Unterseite der Sitzfläche fest, so behalten Sie das Gleichgewicht.

Die Übung:

- Strecken Sie ein Bein ganz aus, indem Sie den Oberschenkelmuskel (Quadrizeps) anspannen.
- Anspannung lösen und langsam in die Ausgangsposition zurückkehren.
- Machen Sie 10 Durchgänge, dann das Bein wechseln. Insgesamt 3 Sätze je Bein (abwechselnd) mit 10 Durchgängen je Satz.

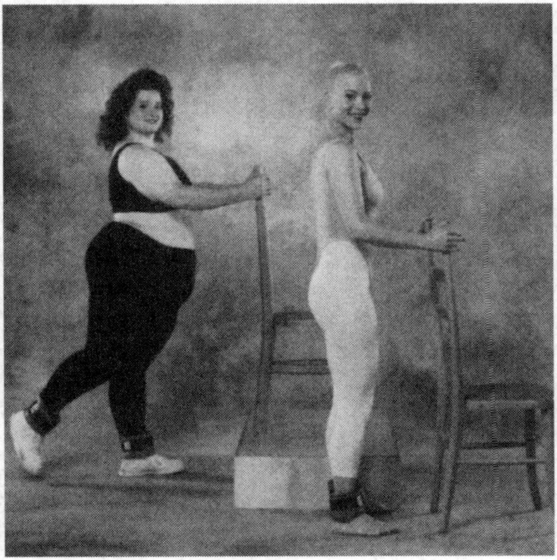

2. HÜFTSTRECKEN: GESÄSSMUSKEL (GLUTAEUS MAXIMUS)

Ausgangsposition:

- Legen Sie Beingewichte an, wenn Sie die Intensität erhöhen wollen.
- Stellen Sie sich hinter die Rückenlehne Ihres Stuhls.
- Legen Sie für Ihr Gleichgewicht die Hände auf die Lehne.
- Ihre Füße sollten leicht gespreizt sein (Schulterbreite) und die Knie weich.
- Denken Sie an Ihre Haltung: Bauchmuskeln fest, Brustkorb hoch, Schultern entspannt. Die Schulterblätter fühlen sich an, als stießen sie hinten zusammen.

Die Übung:

- Fuß anwinkeln und das Bein langsam in Richtung der hinter Ihnen liegenden Wand ausstrecken, dabei den Gesäßmuskel anspannen. Langsam die Anspannung lösen und in die Ausgangsposition zurückkehren.
- Machen Sie 10 Durchgänge, dann Bein wechseln. Insgesamt 3 Sätze je Bein (abwechselnd) mit 10 Durchgängen je Satz.

Wichtig:

- Achten Sie auf die richtige Haltung und lassen Sie das Standbein leicht eingeknickt. (Auf dem Foto ist Jennifers Bein zu stark durchgedrückt.)

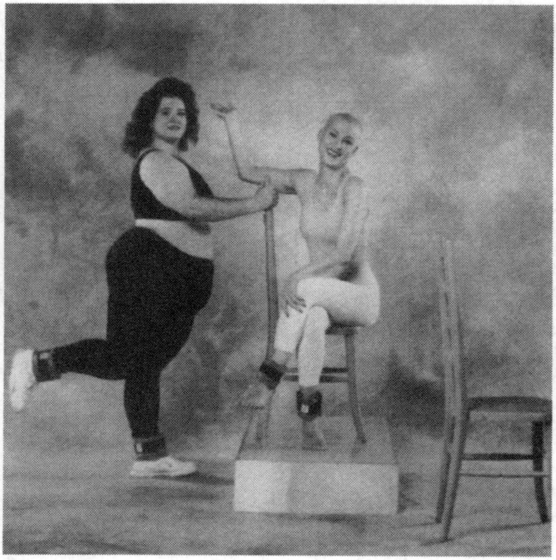

3. UNTERSCHENKELBEUGER

Ausgangsposition:
- Legen Sie Beingewichte an, wenn Sie die Intensität erhöhen wollen.
- Stellen Sie sich hinter die Rückenlehne Ihres Stuhls.
- Legen Sie die Hände auf die Lehne.
- Füße in Schulterbreite auseinander, Knie weich.
- Das übende Bein ist angewinkelt, die Zehen ruhen auf dem Boden.

Die Übung:
- Fuß anwinkeln, Hacken zum Gesäß heben und Unterschenkelbeuger anspannen.
- Spannung lösen und in die Ausgangsposition zurückkehren.
- Machen Sie 10 Durchgänge, dann Bein wechseln. Insgesamt 3 Sätze je Bein (abwechselnd) mit 10 Durchgängen je Satz.

Wichtig:
- Das übende Bein bleibt parallel zum Standbein.
- Lassen Sie das Knie nicht nach vorn schwingen.
- Lassen Sie das Standbein leicht angewinkelt. (Jennifers Knie ist zu stark durchgedrückt.)

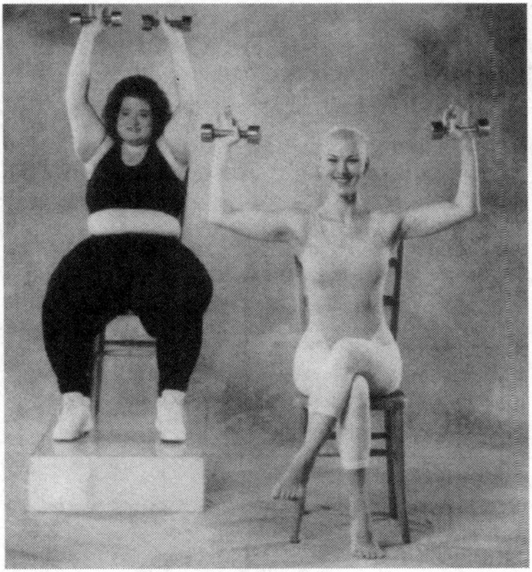

4. HANTELDRÜCKEN: SCHULTERMUSKEL, TRIZEPS

Ausgangsposition:

- Sie sitzen auf dem Stuhl, Füße flach auf dem Boden.
- Brustkorb anheben, Schultern entspannen, Bauchmuskeln anspannen.

Die Übung:

- Drücken Sie die Hanteln ganz nach oben, ohne das Ellbogengelenk durchzudrücken. Die Anspannung ist im Schultermuskel, nicht im Gelenk.
- In die Ausgangsposition zurückkehren und wiederholen; insgesamt 3 Sätze à 10 Durchgänge.

Wichtig:

- Während der Aufwärtsbewegung ausatmen, während der Abwärtsbewegung einatmen.
- Auf richtige Haltung achten: Die Handgelenke bleiben während der gesamten Aufwärtsbewegung direkt über den Ellbogen.
- Lassen Sie Ihre Schultern unten und dadurch spannungsfrei.
- Halten Sie die Hanteln so locker wie möglich; wenden Sie die Energie für die Armbewegungen auf.

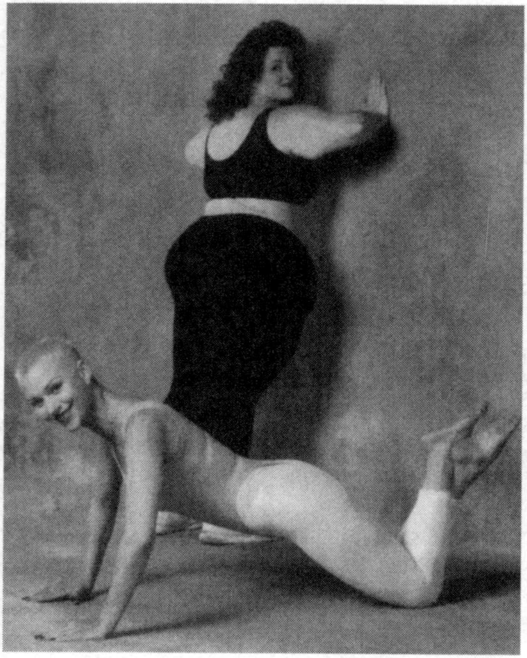

5. ›LIEGESTÜTZ‹ AN DER WAND: BRUSTMUSKELN, TRIZEPS

Jennifer macht die Übung für Anfänger, während ich die Variante für Fortgeschrittene auf dem Fußboden vorführe. Beginnen wir mit Jennifer:

Ausgangsposition:

- Die Füße stehen in Schulterbreite auseinander und etwa 30 cm von der Wand entfernt. (Je größer der Abstand, um so schwieriger die Übung.)
- Legen Sie Ihre Handflächen in Schulterhöhe gegen die Wand, etwas mehr als schulterbreit auseinander.
- Drehen Sie die Fingerspitzen leicht nach innen; damit belasten Sie Ihre Brustmuskeln stärker. Wenn Finger nach oben oder unten zeigen, betonen Sie den Trizeps.

Die Übung:

- Füße flach auf dem Boden; lassen Sie sich langsam schräg zur Wand ab, bis Ihre Brust diese fast berührt.

- Halten Sie Ihren Körper in einer geraden Linie und drücken Sie ihn wieder in die Ausgangsposition zurück.
- Vermeiden Sie ein Durchdrücken der Ellbogen.
- Machen Sie 3 Sätze à 10 Durchgänge.
- Erhöhen Sie die Intensität, indem Sie sich etwas weiter von der Wand entfernt aufstellen. Als nächsten Schritt stellen Sie sich auf eine Kiste und führen die Übung von dort aus durch, bevor Sie zum Fußboden übergehen.
- Achten Sie darauf, daß Ihre Übungswand solide ist.

Fortgeschrittene (wie ich zum Beispiel):

- Nehmen Sie die Position auf dem Fußboden ein.
- Die Handhaltung bleibt die gleiche.
- Wenn Sie sehr weit fortgeschritten sind, stützen Sie sich anstatt mit den Knien mit den Zehenspitzen ab. Achten Sie weiterhin darauf, daß Ihre Bauchmuskeln fest sind; so unterstützen Sie den unteren Rückenbereich. Lassen Sie den ganzen Körper (nicht nur den Brustbereich) zum Boden ab. Drücken Sie sich langsam nach oben. Insgesamt 3 Sätze à 10 Durchgänge.

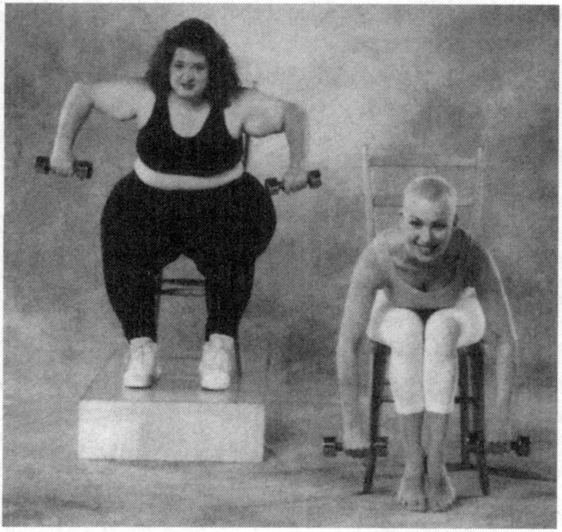

6. HANTELÜBUNG IN VORLAGE: BREITER RÜCKENMUSKEL, HINTERE DELTAMUSKELN, MITTLERE TRAPEZOIDE UND RHOMBOIDE

Ausgangsposition:
- Sie sitzen auf einem Stuhl, Füße flach auf dem Boden.
- Beugen Sie sich aus der Hüfte nach vorn, lassen Sie den Oberkörper in Vorlage; Schultern nicht verkrampfen.
- Mit einer Hantel in jeder Hand Arme nach unten ausstrecken, die Handflächen zeigen nach hinten.

Die Übung:
- Heben Sie die Ellbogen in Richtung Ihrer Rückenmitte an, als ob Sie einen Gummiball zwischen Ihren Schulterblättern einklemmen.
- In die Ausgangsposition zurückkehren und die Bewegung wiederholen; 3 Sätze à 10 Durchgänge. Legen Sie zwischen jedem Satz 60 Sekunden Pause ein.

Wichtig:
- Wenn Sie Spannung in Ihrem Rücken fühlen, drücken Sie die Schultern herunter und zurück.
- Nicht nach oben schauen, sondern auf einen Punkt ca. 1,5 m vor Ihnen; so vermeiden Sie leichter Spannungen im Nacken.

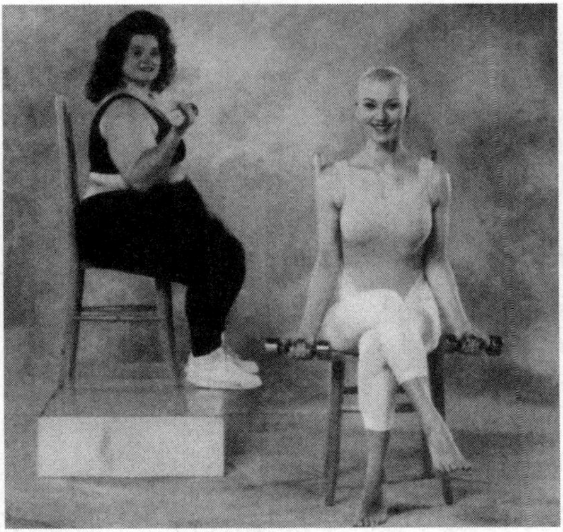

7. HANTELÜBUNG IM SITZEN: BIZEPS

Ausgangsposition:

- Sie sitzen auf einem Stuhl, Bauchmuskeln angespannt, Brustkorb angehoben. Verlängern Sie Ihr Rückgrat.
- Nehmen Sie eine Hantel in jede Hand, lassen Sie die Arme seitlich herabhängen, die Handflächen zeigen nach vorn, die Ellbogen liegen am Körper an.

Die Übung:

- Hanteln anheben, Bizeps am höchsten Punkt der Bewegung anspannen.
- Hanteln langsam in die Ausgangsposition sinken lassen.
- Bewegung wiederholen: 3 Sätze à 10 Durchgänge.

Wichtig:

- Hanteln weder fallen noch schwingen lassen.
- Oberkörper stabil halten; nicht vor- und zurückpendeln.
- Die Hände halten die Hanteln locker; konzentrieren Sie sich auf die Anspannung des Bizeps.

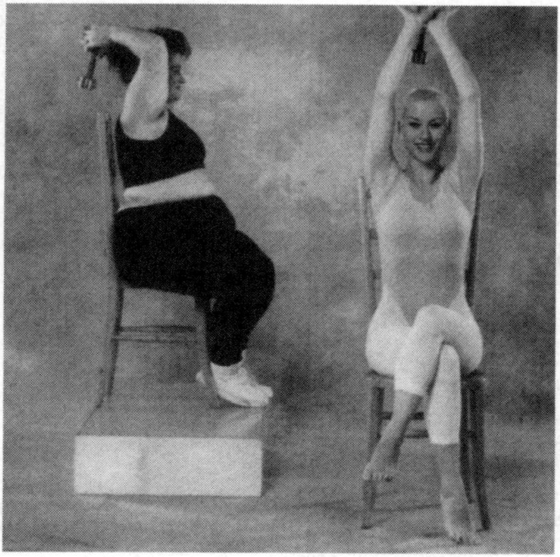

8. HANTELÜBUNG IM SITZEN: TRIZEPS

Ausgangsposition:
- Sie sitzen auf einem Stuhl, Füße flach auf dem Boden.
- Halten Sie eine Hantel mit beiden Händen, die Daumen sind am Hantelende verschränkt, die Handflächen sind offen und zeigen nach oben.
- Strecken Sie die Arme über den Kopf, Ellbogen seitlich fest am Kopf.
- Ellbogen sind leicht angewinkelt.

Die Übung:
- Beugen Sie die Ellbogen und lassen Sie die Hantel langsam nach unten ab.
- Spannen Sie den Trizeps an, indem Sie die offenen Handflächen nach oben strecken.
- 3 Sätze à 10 Durchgänge.

Wichtig:
- Wenn Sie diese Übung noch als unangenehm empfinden, lassen Sie sie zunächst aus. Wenn Sie erst schlanker und kräftiger geworden sind, werden Sie sie Ihrem Programm hinzufügen können.
- Halten Sie den Nacken spannungsfrei, indem Sie Ihre Schultern ständig nach unten und rückwärts drücken.

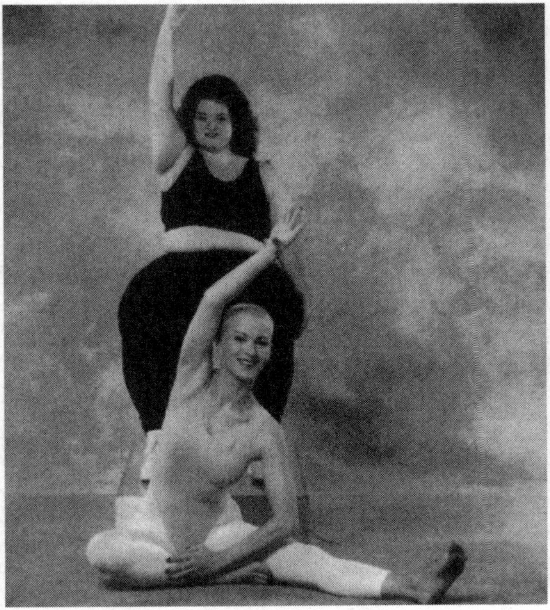

9. EINARMIGE STRECKÜBUNG: GROSSER RÜCKENMUSKEL, SCHRÄGE BAUCHMUSKELN

Anfängerposition (Jennifer):

- Sie sitzen auf dem Stuhl, Bauchmuskeln fest, Wirbelsäule aufrecht und Kopf nach oben gestreckt.
- Rechten Arm heben und zur Decke strecken.
- 30 Sekunden in dieser Position halten.
- Mit dem linken Arm wiederholen.

Fortgeschrittenenposition (ich):

- Gott sei Dank, wir sitzen auf dem Fußboden!
- Strecken Sie das linke Bein und ziehen Sie das rechte Bein an, bis der rechte Fuß das linke Bein berührt.
- Bauchmuskeln fest, Wirbelsäule aufrecht und Kopf nach oben gestreckt.
- Den rechten Arm nach oben strecken, langsam den Oberkörper nach links beugen.
- 30 Sekunden halten, auf der anderen Seite wiederholen.

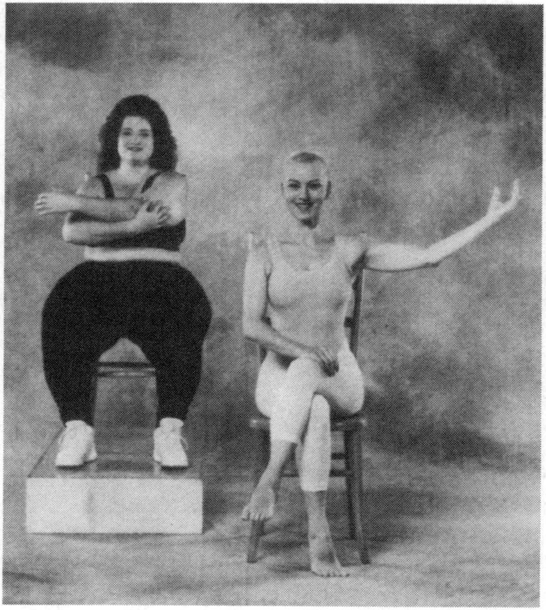

10. RÜCKEN- UND SCHULTERSTRECKÜBUNG: OBERE TRAPEZOIDE UND HINTERE DELTOIDE

- Sie sitzen auf einem Stuhl.
- Strecken Sie den rechten Arm zur Seite, winkeln Sie ihn an und bringen Sie ihn vor Ihre Körpermitte.
- Legen Sie die linke Hand zwischen Ellbogen und Schulter des rechten Arms.
- Drücken Sie mit der linken Hand den rechten Arm gegen die Brust; Sie fühlen die Dehnung im mittleren Rücken- und hinteren Schulterbereich.
- 30 Sekunden halten und mit dem anderen Arm wiederholen.

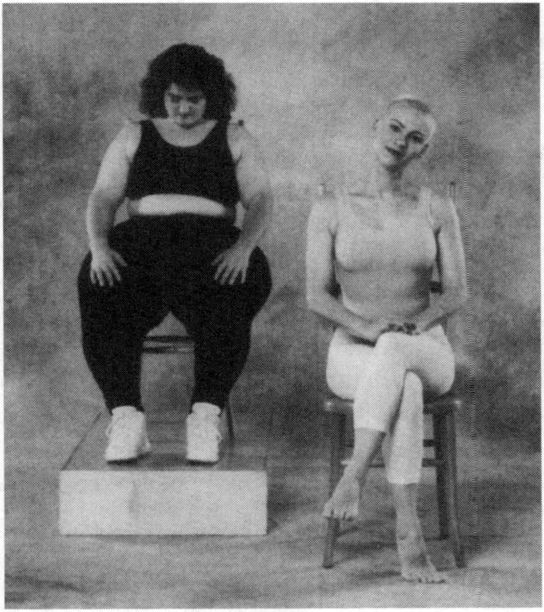

11. NACKENSTRECKÜBUNG

- Drücken Sie Ihr Ohr gegen die Schulter und halten Sie d ese Position 10 Sekunden lang.
- Lassen Sie den Kopf nach vorn rollen, Kinnspitze liegt am Körper an, 10 Sekunden halten.
- Den Kopf zur anderen Seite rollen, 10 Sekunden halten.
- Wiederholen, so oft Sie wollen.
- Achten Sie auf die gerade Grundhaltung!

Jetzt haben Sie die Wahl: Sie können hier aufhören und nur noch dafür sorgen, daß Sie besser aussehen, oder Sie können mir auf dem nächsten Schritt folgen – zu einem herrlichen Gefühl!

Beweglichkeitstraining

Es scheint alles auf Training hinauszulaufen, nicht wahr? Nun, genau das soll es auch: Sie für ein besseres Leben trainieren, damit Sie den Irrsinn in Ihrem Leben beenden. Es liegt ganz bei Ihnen.

Beweglichkeitstraining – warum sollten Sie sich damit befassen? Was hat die Fähigkeit, die eigenen Zehen berühren zu können, mit Schlankerwerden zu tun?

Die Antwort darauf lautet: Nicht sehr viel. All die Menschen, die mit der Fähigkeit geboren wurden, ihr Gesicht auf den Boden drücken zu können, können Ihnen ziemlich gleichgültig sein. Was soll's also?

Nun, ich denke so darüber: Fett zu verbrennen und Ihre Herz-Kreislauf-Belastbarbeit und Muskelkraft zu verbessern, sind zunächst einmal die wichtigsten Dinge für Sie, denn all dies ist notwendig, damit Sie Veränderungen an Ihrem Körper sehen. Und das ist sehr aufregend und motivierend. Ein Beweglichkeitstraining wird Ihnen nicht viel bringen, wenn Sie nicht mehr wollen, als in den Spiegel zu schauen und zu sehen, daß Sie schlank geworden sind.

Also vergessen Sie's, oder? Nein – denn selbst wenn ein paar Dehnungsübungen nicht gerade tonnenweise Fett verbrennen, Ihre fettarme Muskelmasse nicht vermehren und Ihre Erscheinung nicht in Ihr Traumbild verwandeln, haben sie doch einige großartige Nebenwirkungen, die sehr zum allgemeinen Ziel beitragen. Gewiß, Sie verlängern und dehnen die Muskeln, die während Ihrer Aerobic-Übungen angespannt werden; das ist gut. Blut und Sauerstoff fließen durch Ihre Muskeln und halten sie beweglich. Das ist großartig – und Sie werden es großartig finden, wenn Sie achtzig sind und die einzige, die sich vornüber beugen und den Puck vom Shuffleboard aufnehmen kann. Aber das ist nicht der Grund, weshalb ich glaube, daß es wich-

tig ist, wenn Sie ein wenig Beweglichkeitstraining in Ihr Fitneßprogramm mit aufnehmen. Zunächst einmal verschafft es einem ein gutes Gefühl. Ich meine nicht die zackigen Laufbewegungen, die manche Leute vorführen, bevor sie joggen gehen. Ich meine ein langsames, kontrolliertes, erweitertes Dehnen gegen Widerstand: eine Dehnposition einnehmen und beibehalten. Schultern entspannt, Brustkorb hoch – die Haltung bleibt immer die gleiche – und dadurch die Muskeln dehnen ... Es ist ein großartiges Gefühl und eine hervorragende Ergänzung zu Ihrem Herz-Kreislauf-Training.
Dehnen trägt dazu bei, Verletzungen zu verhindern (auch wenn es Ihnen nicht viel nützt, sollten Sie einmal von einer dreieinhalb Meter hohen Mauer fallen). Muskeln, Sehnen und Bänder werden weniger schnell gezerrt, wenn Sie regelmäßig auch Dehnübungen machen.
Aber das ist immer noch nicht der Grund, weshalb ich meine, daß Sie es tun sollten. Ich finde, daß Sie sich nach jeder Fettverbrennungssitzung einige Augenblicke Zeit nehmen sollten, in denen Sie wieder in Kontakt mit einem Körper kommen, über den Sie vielleicht seit Jahren nicht mehr nachgedacht haben. Ein paar Augenblicke der Konzentration, des Kontakts mit Ihrem Körper und der Stille (wenn nicht gerade die ›metaphysische Musik‹ Sie anbrüllt, die in einigen Aerobic-Studios während der Abkühlphase zu hören ist), geben Ihnen die Möglichkeit, Ihren Körper wieder zu fühlen. Denken Sie mal darüber nach; und vielleicht verbinden Sie es mit ein paar mentalen Übungen, in denen Sie Ihre Ziele neu definieren, während Sie sitzen, stehen oder liegen und sich dehnen.
Als ich anfing, meinen Körper zu verändern, dachte ich über Dehnen nicht viel nach. Wen interessierte es schon, ob ich meine Zehen berühren konnte? Ich war zu sehr damit beschäftigt, herauszufinden, was es mit alledem auf sich hatte und wie ich jemals in eine kleinere Kleidergröße passen könnte. Als ich dann durchtrainiert war, begann ich ab und zu auch ein paar Dehnungsübungen zu machen. Ich dachte, für jemanden, der steif wie ein Brett geboren worden war, sei ich ziemlich gut. Ich hätte mich als ›relativ beweglich‹ bezeichnet – bis zu dem Augenblick, als ich ... einen Yoga-Kurs machte. Ich bin fit,

kräftig und annehmbar beweglich. Ich bin eine Frau, also kann ich alles. Folglich mache ich zusammen mit einer Freundin diesen Yoga-Kurs mit.

Liebe Leute, wenn Ihr auch nur einen Augenblick lang glaubt, ihr wärt beweglich, dann geht zu einem dieser Kurse. Als erstes schlug die Yoga-Lehrerin gegen einen riesigen Gong und fiel in einen Singsang. Alle schlossen die Augen – außer mir natürlich; ich linste weiter durch ein halboffenes Auge. Also: der Gong gongte, die Lehrerin sang ihren Singsang in einer fremden Sprache – und dann sollten wir uns auf unsere Schafwolldecken setzen und mit dem Kurs beginnen. (Schafwolle leitet Energie – wußten Sie das? Ich hätte Schafwolle über mein Schloß in Garland hängen sollen, vielleicht hätte mir das über den Tag geholfen.) Die Übungen fangen also an – und innerhalb weniger Minuten bin ich drauf und dran, den Zirkus Barnum & Bailey anzurufen: Denn diese Leute gehören in den Zirkus, gar keine Frage. Wenn wir den Gong weglassen und alle in bunte Kostüme stecken – die Menge wäre begeistert. Ich konnte einfach nicht glauben, was die da vollführten – und was von mir verlangt wurde.

Die Lehrerin kam herüber, um dem steifen Brett (mir) zu helfen. Sie war hübsch, sehr freundlich und sanft – was sonst erwartet man von einer Yoga-Lehrerin: etwa daß sie ruppig ist wie ein Lastwagenfahrer? Nicht dran zu denken: Diese Leute müssen sanft und freundlich sein – es gehört zu ihrer Stellenbeschreibung. Sie schlug einige alternative Stellungen vor – und ich liebte sie sofort dafür; ich überlegte, ob es vielleicht möglich sei, sie in einen knallbunten Gymnastikanzug zu stecken und in die Aerobic-Branche zu schicken. Die können ganz gewiß jede gebrauchen, die die Idee der Modifikation begriffen hatte – und wenn es ein verkleideter Yogi ist. Sie bat mich, eine modifizierte Version der Bein-um-den-Kopf-Übung zu machen. »Um das zu können, müßte ich erst einmal eine Gelenksoperation machen lassen. Kann ich nicht etwas anderes tun, zum Beispiel nur hier sitzen und zugucken, wie ihr alle diese unnatürlichen Bewegungen vollführt?«

Seitdem habe ich ein paar von diesen Sonnenbegrüßungen und Pferdfliegt-zum-Mond-Übungen gelernt, und es entspricht alles nicht unbedingt meiner Vorstellung von Spaßhaben. Aber seit jenem Erlebnis habe ich große Hochachtung für Beweglichkeit, Yoga-Leute und Zirkusartisten.

Beweglichkeit wird immer mit ›Aufwärmen‹ in Verbindung gebracht. Es gibt ein paar Dinge, die in Aerobic-Studios und Fitneßcentern gang und gäbe sind und die mich rasend machen. Zum Beispiel Leute, die sich mit den Händen im Nacken aus dem Liegen in die Sitzhaltung reißen. Oder diese Bauchmuskelgestelle, die man in den Studios findet und auf denen die Leute liegen, die Füße unter Polstern fixiert; und dann schwingen sie auf und ab, und das Ganze soll die Bauchmuskeln kräftigen – was da an Schäden im unteren Rückenbereich angerichtet wird, ist nur schwer zu ertragen. (Meistens steht noch irgendein ›Trainer‹ dabei, der der Person, die sich den unteren Rücken zerreißt, vorzählt: noch acht, durchhalten ... HIIIIILFEE!)

Schwer zu ertragen sind auch all die Streckübungen, die man an diesen Orten beobachten kann. Da sitzen sie dann mit dem Kopf über den Knien und rucken ein paarmal hin und her. Oder sie stehen, Arme in der Luft, und rucken nach links und rucken nach rechts. Oder sie beugen sich und rucken mit den Fingerspitzen zu den Füßen. Was soll das?

Man hat uns gesagt, daß wir vor jedem Training ein paar statische Dehnübungen machen sollen. Einen Ausfallschritt – wenn man bis zum Boden kommt. Hier anheben, dort drücken, ein paar Sekunden halten – und schon fertig. Ruck, ruck, ruck, und schon sind wir aufgewärmt und können anfangen – Fett zu verbrennen. Und wir sind vor Verletzungen geschützt, weil wir ja aufgewärmt sind.

He, Aerobic-Leute, ihr solltet es besser wissen! Ihr wißt doch, daß man Muskeln am besten aufwärmt, indem man sie mit Blut und Sauerstoff versorgt. Und das schafft man vor allem, indem man sich bewegt. Langsam beginnen, Muskeln und Kreislaufsystem aufwärmen, Atem stabilisieren – dann ist man warm und kann die Intensität verstärken und mit dem aerobischen Teil seiner Übungen beginnen – 30 Minuten oder länger. Dann läßt man sich abkühlen. Wieder langsam; es ist der gleiche Ansatz wie beim Aufwärmen, aber man nennt es Abkühlen, weil man von der aerobischen Ebene herabkommt – und DANN SOLLTE MAN SEINE MUSKELN DEHNEN. MUSKELN SOLLTEN GEDEHNT WERDEN, SOLANGE SIE WARM SIND, ERHITZT, HEISS – NICHT, WENN SIE KALT SIND.

Die Yoga-Leute wissen das; deshalb drehen sie die Heizung auf – ganz gleich, wie warm es draußen ist. In deren Übungsräumen ist es wie in einer Sauna, weil sie mit warmen Muskeln arbeiten wollen. Die Sportphysiologen wissen das, die Ärzte vielleicht nicht. Aber meine Frage lautet: Warum weiß es die Aerobic-Branche nicht? Und wo kriegt ihr diese albernen Fußpressen her?

Wärmen Sie Ihre Muskeln mit langsamen Bewegungen auf.

Erhöhen Sie die Intensität.

Fangen Sie an, Fett zu verbrennen.

Kühlen Sie sich mit langsamen Bewegungen ab.

Dann: Dehnen Sie sich und werden Sie eine Yogi.

Wir wollen einmal das Training ›zerlegen‹:

HALTUNG

Wann: Immer, wenn Sie sich bewegen. Stellen Sie sich die Haltung vor.

ERWEITERUNG

Wann: Immer, wenn Sie sich bewegen.

KONTROLLE

Wann: Immer, wenn Sie sich bewegen.

Krafttraining

Vermehren Sie Ihre Muskelmasse, damit Sie:
- mehr Fett verbrennen;
- kräftig genug sind, sich aufrecht zu halten;
- einen Hintern haben, der gut aussieht, wenn all das Fett verbrannt ist;
- am Ende keine leeren Säcke anstatt Armen, Beinen und Bauchmuskeln haben.

Wann: Jeden zweiten Tag wäre gut. Dreimal die Woche. Was immer gut für Sie ist.

Beweglichkeitstraining

Nicht rucken ... bitte, keine ruckartigen Bewegungen!
Dehnen Sie sich nach Ihren aerobischen Übungen, wenn die Muskeln noch warm sind.
Nehmen Sie die Dehnungsposition ein und stellen Sie sich diese gleichzeitig vor.
Achten Sie auf die korrekte Haltung, und halten Sie die Dehnposition mindestens 20 bis 30 Sekunden.
Stellen Sie sich Ihren Körper vor, wenn Sie die soeben benutzten Muskeln längen und dehnen.

Wann: Jedesmal am Ende Ihrer aerobischen Übungen wäre gut; wenn das nicht geht, versuchen Sie, wöchentlich ein paarmal zu dehnen. Es ist wichtig, daß Sie es in Ihr Training mit aufnehmen – und man fühlt sich verdammt gut dabei. Also gönnen Sie sich dieses Gefühl und dehnen Sie ab und zu. Sehen Sie, Training ist gar nicht so schlimm, wenn einem klar ist, was man da eigentlich macht; wenn man weiß, wie man es machen soll; und was es einem nutzen wird. Dann werden Sie es mit sehr viel größerer Wahrscheinlichkeit auch

tun, und Sie werden ganz bestimmt mit den Ergebnissen besser leben können.
Ich war fett, und ich war fit. Fit ist besser.

> *Nachdem ich die erste Trainingsstunde hinter mir hatte (mit jeder Menge Modifizierungen), war ich gleichzeitig glücklich und traurig. Glücklich, weil ich die Stunde durchgehalten hatte; traurig und beschämt, weil ich zugelassen hatte, daß ich so dick und unförmig geworden war.*
>
> Kommentar einer Klientin

Bauchmuskeln

Das Kapitel mit den Trainingsübungen ist zu Ende. Ich habe alles erklärt und zusammengefaßt, und wir nähern uns jetzt Kapitel 7: ›Die Veränderungen genießen‹.
Fett verbrennen – sehr schön, das müssen wir alle. Fettarme Muskelmasse vermehren – leuchtet mir ein, sehr gut. Herz-Kreislauf-Belastbarkeit verbessern – eine gute Sache; die Pumpe und die Filter wieder in Schwung bringen und die Erfolge aller Anstrengungen ernten. Aber Susan, liebe Susan – WAS IST MIT MEINEM BAUCH? WAS, ZUM TEUFEL, SOLL ICH MIT DEM DING MACHEN, DAS MIR ZU DEN OBERSCHENKELN HERUNTERHÄNGT?
Ich gebe Ihnen jetzt einen Augenblick Zeit, damit Sie wieder zu Atem kommen, und sage Ihnen: Ich weiß, daß das einer der am meisten gehaßten Teile am weiblichen Körper ist. Ihr Frauenarzt hat Ihnen (so wie meiner mir) gesagt, daß Sie Ihren Bauch nach mehreren Geburten nie wieder in Form bekommen werden. Alle Gymnastik der Welt scheint ihn, wenn Sie erst einmal die Fünfunddreißig überschritten haben, nicht verändern zu können, und Sie würden Zehntausende zahlen, wenn er wieder flach und glatt wäre, mit kleinen Hüftknochen an der Seite. Nun, genau davon handelt dieser nächste Abschnitt.

Keine Aufregung, wir werden das Problem lösen. Niemals das Symptom behandeln, immer nur das Problem.

Was da an Ihrem Bauch herunterhängt, ist Fett. Das einzige, was dieses Fett von Ihrem Bauch (und Ihrem übrigen Körper) verbrennen wird, ist aerobische Aktivität. Es wird verbrennen – denken Sie einfach an das, was Sie in den Kapiteln 4 und 5 gelernt haben: kein Fett aufnehmen, Fett verbrennen, für wenig Körperfett sorgen. Es ist völlig ausgeschlossen, daß Ihnen das Fett am Bauch herunterhängt, wenn Sie nur noch 15, 16, 17, 20 Prozent Körperfett haben, Ihre fettarme Muskelmasse größer geworden ist und Sie schlank, kräftig und gesund sind. Denken Sie mal drüber nach. Kann man überall schlank sein und nur am Bauch nicht? Völlig ausgeschlossen! Fett wird am Bauch genauso verbrannt wie überall sonst.

Wenn Sie also Ihre aerobischen Übungen machen, widmen Sie einige Einheiten dem Fett auf Ihrem Bauch. Stellen Sie sich das Bild einer flachen, waschbrettartigen Bauchregion vor, wenn das Ihr Traumziel ist, denn Sie können es erreichen.

Als nächstes müssen Sie die Muskeln unter all dem Fett kräftigen. Aufsitzübungen? Nicht gleich am Anfang. Zum Einstieg ist es sehr gut, wenn Sie nur gezielt Ihre Bauchdecke beim Training bewegen, wenn Sie im Auto oder am Schreibtisch sitzen, oder wo immer Sie sich sonst im Laufe eines Tages befinden. Genau: Sie können an jedem beliebigen Ort an der Kräftigung Ihrer Bauchmuskeln arbeiten, indem Sie nur eines tun: Daran denken und sich aufrichten.

Wenn Sie in Ihrem Auto sitzen, ob Sie's nun fühlen oder nicht, richten Sie sich über Ihre Bauchdecke auf und behalten Sie diese Haltung bei. Hören Sie nicht auf zu atmen – man neigt dazu, die Bauchmuskeln anzuspannen und den Atem anzuhalten. Atmen Sie weiter, während Sie sich strecken und halten, so wie Sie daran denken, Ihre Schultern unten zu lassen. Am Anfang fällt es Ihnen vielleicht schwer, sich auch nur ein paar Augenblicke aufzurichten und zu halten was soll's? Es bedeutet nur, daß Ihr Bauchbereich schwach ist, also beginnen Sie auf einer niedrigen Intensitätsstufe – Sie bauen die Kraft in Ihrer Bauchdecke auf, während Sie Fett verbrennen – und ändern sie später. Je kräftiger die Muskeln werden, um so länger werden Sie sie anspannen können. Je weniger Fett von Ihrem Bauch herabhängt, um so leichter wird Ihnen das fallen; und je mehr Sie über ihn nachdenken, ihn kräftigen und wieder Kontakt mit den Muskeln bekommen, um so einfacher wird es sein.

Wo immer Sie auch sind und sich bewegen, während jedes Trainings: Mit Hilfe der Bauchdecke aufrichten. Stellen Sie sich vor, daß Sie einen Teil Ihres Körpers benutzen, der völlig vernachlässigt worden ist, den Sie aber jetzt kräftigen und dessen Fett Sie jetzt verbrennen.

Wenn Sie soweit sind und ein paar ›offizielle‹ Bauchübungen machen können,

legen Sie sich auf den Boden, Knie angezogen,

Energie in den Fersen,

Becken leicht angezogen,

und legen Sie – je nach Ihrer Fitneß – die Hände neben sich oder hinter Ihren Kopf. Die Hände hinter dem Kopf erschweren die Übung; aber beide Haltungen sind in Ordnung.

Der Kopf ruht in Ihren Händen, wenn diese hinter dem Kopf sind. Die Hände nicht ineinander falten, einfach nur den Kopf ruhen lassen. Ihr Kopf ist nicht leicht – einige von uns schleppen ein Kopfgewicht von viereinhalb bis fast sieben Kilo mit sich herum; setzen Sie dieses Gewicht also ruhig als Widerstand für Ihre Bauchhebeübung ein. Lassen Sie es los und heben Sie es mit Hilfe der Bauchdecke an.

Heben Sie Ihren Brustkorb an, bis Ihre Schultern gerade über dem Boden sind. Sie werden sofort fühlen, wie Ihr Kopf und Nacken nach oben ziehen.

Genau das passiert, wenn man die Schwäche seiner Bauchmuskeln ausgleichen will. Anstatt Ihren Brustkorb mit Hilfe der Bauchmuskeln anzuheben, versuchen Sie, diese Arbeit von Ihrem Kopf und Nacken tun zu lassen. Die einzige Möglichkeit, dies zu verhindern, ist, die Bauchmuskeln zu kräftigen. Das geht aber nicht, wenn Ihr Kopf und Ihre Nackenmuskeln die Arbeit verrichten. (Keine Arbeit ohne Erfahrung, ohne Erfahrung keine Arbeit – das gleiche Dilemma.) Sie heben ein paar Zentimeter an – dabei immer daran denkend, Kopf und

Nacken entspannt zu lassen – indem Sie Ihrer Bauchdecke das Anheben und Absenken überlassen, und vermehren so die Kraft in Ihren Bauchmuskeln. Stellen Sie sich Bewegungen von jeweils etwa zwei bis drei Zentimetern vor. Anheben, absenken, anheben, absenken – es ist kinderleicht. Sie müssen sich nur auf Ihren Bauch konzentrieren und die Muskeln arbeiten lassen.

Wenn Sie eine Steigerung wollen, dann heben Sie – falls das möglich ist – ein Bein an.

Das Knie oberhalb des unteren Teils der Bauchdecke, um den unteren Rückenbereich zu schützen.

Knie immer weich.

Heben Sie Ihren Brustkorb zwei Zentimeter in Richtung Knie.

Lassen Sie den Brustkorb um zwei Zentimeter ab.

Wiederholen Sie den Vorgang, während das andere Bein angezogen ist. Versuchen Sie es mit beiden Beinen.

Nehmen Sie beide Beine hoch.

Knie weich.

Brustkorb hebt sich in Richtung der Füße.

Die Bewegung kommt von der Bauchdecke.

Kopf und Nacken sind entspannt.

Atmen.

Anheben und ablassen.

Was Sie durch das Einbeziehen eines Beins oder beider Beine erreicht haben, ist, daß Sie Ihre Bauchmuskeln stärker fordern. Die Übung ist anstrengender, und Sie erhöhen auf diese Weise sofort ihre Intensität.

Wenn Sie Anfängerin sind, können Sie auch beide Füße auf dem Boden lassen, während Sie Ihre zwei Zentimeter anheben und wieder ablassen. Wenn Sie dann irgendwann das Gefühl haben, kräftig genug zu sein, beziehen Sie die Beine mit ein. Versuchen Sie es ein paarmal; dann stellen Sie wieder beide Füße auf den Boden. Sie bestimmen es selbst. Wie wissen Sie, wann Sie soweit sind, die Intensität zu erhöhen? Sobald Ihnen die Übung leicht erscheint. Fordern Sie sich – wie bei Ihrem Krafttraining – selbst heraus, achten Sie auf

Haltung, Kontrolle und Erweiterung, damit Sie Verletzungen vermeiden und soviel wie möglich aus der Übung herausholen. Schrecken Sie nicht davor zurück, die Intensität zu erhöhen; wenn Sie merken, daß Sie sich zuviel zugemutet haben, verringern Sie sie einfach wieder.

Mein Bauch war meine Problemzone. Ich weiß noch, wie ich in meinem Wohnzimmer saß und völlig deprimiert nach den Fettrollen um meinen Bauch griff, daran zog, wie ich ihn haßte und weinte, weil ich keine Ahnung hatte, wie ich das jemals wieder loswerden könnte, noch wußte, wie ich damit leben sollte. Ich arbeitete schwer daran, mein Körperfett zu reduzieren, und mein Bauch verschwand als letzter. Aber er ist weg! Und ich bin einfach froh darüber, daß er verschwunden ist. Ich arbeite nach wie vor hart daran, meine Bauchmuskeln zu kräftigen, denn es ist mein Ziel, die kräftigsten Bauchmuskeln der Welt zu haben. Es ist für mich eines der herrlichsten Erlebnisse, wenn ich ein Krafttraining mitmache und nach einer wirklich harten Trainingseinheit noch Kraft übrig habe. Egal, wie mein Körper aussieht: Wenn mein Bauch sich nicht kräftig anfühlt, fühle ich mich insgesamt nicht stark. Er ist mein Fitneßanzeiger, weil er mein fettester und schwächster Teil war und ich ihn am meisten haßte.

Wenn ich Ihnen sagen würde, wie oft am Tag ich meine Bauchdecke anspanne und einziehe, dabei die Kraft und Kontrolle fühle, würden Sie mich für verrückt halten, denn es ist schon etwas übertrieben. Aber andererseits hab' ich es mir verdient. Der einzige Weg, zu einem kräftigen Bauch zu kommen, besteht darin, die Kraft aufzubauen. Diese Kraft bekommt man nirgendwo sonst, nicht durch Liposome oder durch kosmetische Operationen. Nichts kann Fett verbrennen – außer aerobischem Training. Dieser ganze Mist über C-Sektionen und daß man niemals wieder Kraft in den Muskel bekommen kann, ist eben dies: Mist. Wenn Sie einen Muskel durchtrennen, heilt er wieder – ebenso wie Ihre Haut, wenn Sie sie aufgeschnitten haben. Sie können die Kraft absolut wiedergewinnen, wenn Sie daran arbeiten. Kinder zu haben bedeutet nicht, daß Sie für den Rest Ihres Lebens mit einem Hängebauch herumlaufen müssen. Einige Frauen können zwanzig Kinder zur Welt bringen und gleich nach der Geburt wieder einen flachen Bauch haben; aber sie sind die einprozentige Ausnahme. Sie müssen vielleicht härter arbeiten als die Frauen mit dem natürlich flachen Bauch, aber Sie können die Bauchmuskeln Ihrer Träume entwickeln, indem Sie das Fett verbrennen und Ihre Muskelkraft entwickeln. Was da von Ihrem Bauch herabhängt, ist nicht angeboren – es ist Fett. Sie haben keinen schlaffen Bauch, weil Sie Kinder zur Welt gebracht haben, sondern weil Sie zu viel Fett und zu wenig Kraft im Muskel haben.

Ganz gleich, wie erwachsen Sie sind oder wie selbstbewußt Sie als Kind waren: Einen Hüftknochen wiederzuentdecken, nachdem Sie eine Zeitlang fett gewesen sind, versetzt die meisten in große Aufregung. Als ich allmählich wieder einen Hüftknochen zu fühlen begann, drehte ich fast durch. Und als ich ihn wieder sah? Ich könnte diesen Tag in aller Ehrlichkeit zu den besten Tagen meines Lebens zählen. Finden Sie das kindisch? Geburt, Tod, Ehe – ich habe das alles erlebt; doch meine Hüftknochen wiederzubekommen: Das gehört zu den wichtigsten Augenblicken meines Lebens.

Beängstigend! Sie lesen ein Buch, geschrieben von jemandem, der bereit ist, das zuzugeben. Das ist noch beängstigender.

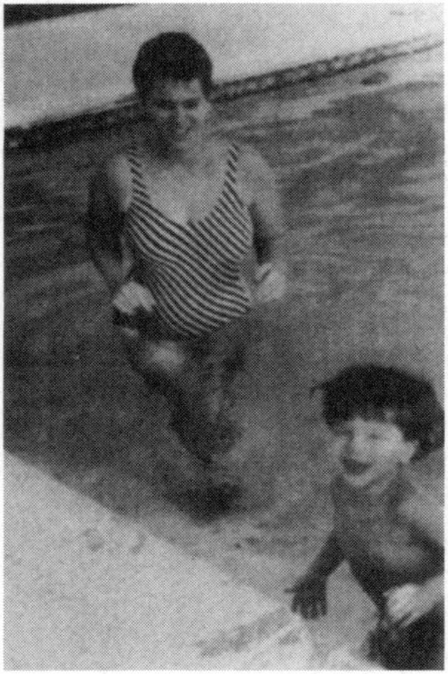

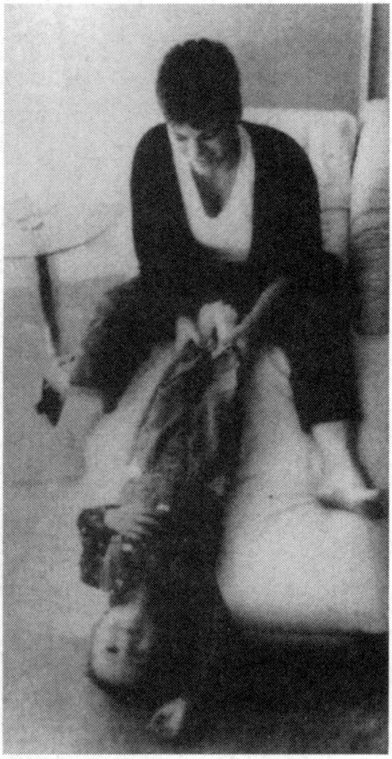

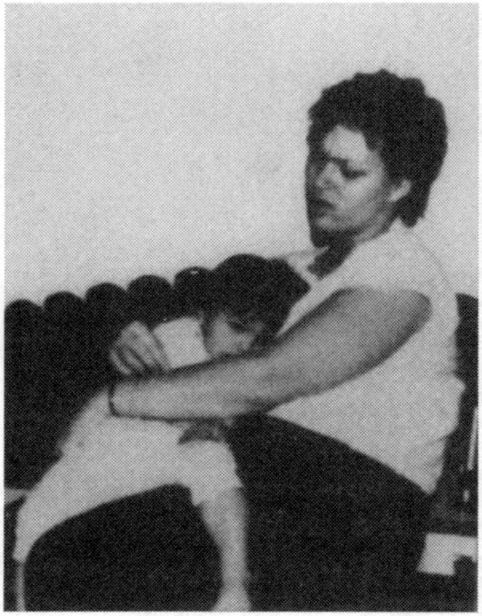

Immer noch keine Badeschönheit, aber ich sehe schon besser aus. Einen Badeanzug anzuziehen und mit meinen Kindern schwimmen zu gehen, war eine große Sache. Allmählich erholte ich mich wieder – das vor allem bedeuteten diese Jahre für mich.

7 Die Veränderungen geniessen

Es ist gut, das Leben im Körper einer Frau zu erfahren.

Karen Katafiasz, *Die Feiert-das-Frausein-Therapie*

Diese Woche rief mich Linda aus Florida an. Sie sprach mit Sally, meiner Assistentin, und fragte nach mir. Ich glaube nicht, daß sie mit meinem Rückruf rechnete, denn als ich sie anrief, bekam sie fast einen Herzanfall.

Sie hatte angerufen, weil sie wissen wollte, was sie im Verlauf eines Monats an Veränderungen durch bewußtes Essen, Atmen und Training erwarten könne. Sie müsse sich für ein paar kommende Ereignisse in Form bringen und wollte erfahren, wann diese Veränderungen einsetzen würden.

Meine Unterhaltung mit Linda war fantastisch. Wir fingen an mit der Frage »Wann wird das passieren?« und landeten am Ende bei einem echten Verständnis der Vorgänge, die ihr Leben verändern würden. Also dachte ich mir, daß Sie und ich die gleiche Unterhaltung führen könnten, wobei ich beide Rollen spielen würde – manchmal ist so eine gespaltene Persönlichkeit ganz praktisch.

Was können Sie von einer veränderten Ernährung, einem anderen Atmen und einer neuen Art, sich zu bewegen, erwarten? Eine sehr vernünftige Frage! Als erstes können Sie erwarten, Ihr Leben zurückzugewinnen, von den Toten aufzuerstehen – unter denen die meisten von uns leben – und Kraft, Stärke und Wahlmöglichkeiten zu gewinnen, die Sie nie zuvor hatten. Sie können ganz gewiß mehr erwarten als von irgendeiner Diät, die Sie jemals gemacht haben; andererseits wäre das nicht schwierig, denn von keiner Diät haben Sie je etwas anderes gehabt als Hungern und Entbehrung. Den Irrsinn in Ihrem Leben zu beenden, ist weder schmerzhaft noch teuer, und es wird Sie auch nicht gesellschaftlich behindern.

Sie werden nie wieder auf Essen verzichten müssen, wenn alle anderen essen: »Nein, danke schön, ich esse nichts, ich nehme nur flüssige Nahrung zu mir, weil ich außer Kontrolle bin, hasse, wie ich mich fühle und aussehe, und weil ich gerade Diät Nr. 1 000 000 000 001 meines Lebens mache. Vielleicht scheitere ich mit dieser ja genauso, wie ich schon mit den anderen 1 000 000 000 000 gescheitert bin ...

Ihr Körper wird bekommen, was er benötigt, und wird so gut aussehen und sich anfühlen wie schon seit Jahren nicht mehr. Und das Beste ist: Die inneren Veränderungen, die Sie erzielen, indem Sie Ihren Stoffwechsel verbessern, fettarme Muskelmasse aufbauen, Körperfett verbrennen und die 75 Milliarden Körperzellen mit Blut und Sauerstoff versorgen, werden die äußeren Veränderungen von Dauer sein lassen.

Linda war seit drei Wochen dabei, ihre Ernährung, ihr Atmen und ihre körperliche Betätigung umzustellen. Ich fragte, wie sie sich fühle. »Wenn ich früher morgens aufstand, fühlten sich meine Füße an wie Blei. Und nach den paar Wochen sind sie nicht mehr so schwer.

Neulich ging ich mit einer Freundin einkaufen, und erst um halb sieben war ich so müde, daß ich eine Pause einlegen mußte.«

Linda, ich liebe das. Dafür lebe ich – Entdeckungen wie diese in nur drei Wochen. Was könnte man mehr verlangen? Das ist Klasse, und es wird immer besser. »Früher dachte ich nie über meinen Körper nach. Ich hätte niemals geglaubt, ich könnte selbst bestimmen, wie ich aussehen möchte. Das einzige Gefühl, das ich für meinen Körper hatte, war Haß. Es war, als lebte ich im Körper eines Feindes.«

An dieser Stelle fing ich beinahe an zu weinen. Jemand dies »im Körper eines Feindes leben« sagen zu hören über den schönen, genialen, vollkommenen Körper, den wir – wir alle – haben! Alle diese Wunder und Möglichkeiten, die unser Körper hat – und ihn dann am Ende hassen!? Es ist sehr, sehr traurig, aber ich höre so etwas ständig.

»Jetzt fange ich an, meinen Körper als jemanden anzusehen, mit dem ich zusammenarbeiten kann.« (Ein wenig schizophren, aber verständlich.)

»He, Linda«, sagte ich, »wieviel wiegst du?«

»181 Kilo, und ich bin 1,63 m groß.«

»Linda, was ist das für ein Ereignis, für das du unbedingt in ein paar Monaten vollkommen werden mußt?« Das ist die Realität, Leute! 181 Kilo und gleichzeitig in ein paar Monaten Vollkommenheit erlangen wollen.

»Eine Familienfeier; alle werden da sein. Ich weiß, daß Essen, Atmen und Bewegung die Antwort sind, und ich möchte ihnen allen zeigen, daß ich es schaffen kann.«

Alle Alarmlichter gehen an ... GEFAHR, GEFAHR, GEFAHR!

Für alle Lindas dieser Welt: Streicht die Familienfeier. Legt euch eine Grippe oder sonstwas zu. Legt euch eine Ausrede zu, wie wenn ihr nicht zur Arbeit gehen könnt, weil ihr das Gefühl habt, noch so ein Tag bringt euch um. Lügt. Geht nicht hin. Meidet es wie die Pest.

Genießt, daß eure Füße sich so leicht anfühlen wie schon seit Jahren nicht mehr, bevor ihr euch der nächsten emotionalen Belastung aussetzt, die euch vielleicht wieder zum Fressen veranlassen könnte. Genießt eine Weile, daß eure Kleidung immer weiter wird. Gebt euch die Möglichkeit, die Energie in euer Leben zurückkehren zu fühlen, und geht diesem Vorgang die Chance, die Hoffnung in Gang zu setzen, die dieser ganze Prozeß euch wieder gibt.

Hoffnung ist keine ungreifbare, romantische Vorstellung, die niemand von uns jemals wird berühren können. Niemand und nichts reicht uns diese Hoffnung auf einem Silbertablett. Meine Hoffnung ist durch sehr viel harte Arbeit entwickelt und aufgebaut worden und dadurch, daß ich etwas Greifbares und Begreifliches geschaffen habe, an das ich mich halten kann.

Daß ich meinen Körper und mein Leben veränderte, geschah nicht zufällig. Ich habe nicht zuerst meine Gefühle und mein Denken geheilt, sondern ich fing bei meinem Körper an und gab ihm, was er zum Funktionieren braucht. Und dann begann ich, wieder Hoffnung zu fühlen.

So wie Sie dachte ich, ich könne nur auf das Endergebnis hoffen. *Wenn ich erst einmal schlank bin, wird alles in Ordnung sein.* Wenn man diese Aussage gedruckt vor sich sieht, erkennt man, wie dumm sie eigentlich ist. Hoffnung durch einen schlanken Körper? Was hat das eine mit dem anderen zu tun? Wir sind darauf gedrillt worden, nur an eines zu glauben und nur einem Bedeutung beizumessen: dem Endergebnis. Doch statt dessen sollten wir lernen, den Vorgang der Veränderung zu schätzen und zu genießen.

Während ich meinen Körper veränderte, wuchs meine Hoffnung und wurde immer stärker. Alles, was ich im Lauf der Zeit erreichte, war Nahrung für die Hoffnung, die ich allmählich zu fühlen begann; und für das Selbstwertgefühl, das ich wieder aufbaute; und den Glauben daran, daß ich es schaffen könnte: schlank und stark und gesund zu werden.

Wie soll man so etwas messen? Das erste Kleidungsstück, das weiter wird, die erste Trainingsstunde, die man durchhält, die erste Person, die einen mit großen Augen anstarrt, weil man nicht aussieht, wie man einmal ausgesehen hat? All dies hat nichts mit dem Endergebnis zu tun – und alles mit dem Vorgang der Veränderungen, und dieser Prozeß ist herrlich.

Jeder Schritt auf diesem Weg brachte die Hoffnung zurück, die Träume, die Aufregung und die Ziele, die ich aus den Augen verloren hatte, die Dinge, die mit der Explosion in die Luft flogen – man könnte sie auch die Kriegsopfer nennen. Meine Hoffnungen und Träume stellten sich wieder ein und wurden immer stärker.

Wie sieht die Formel für Hoffnung aus? Das ist die letztendlich unbeantwortbare Frage, denn niemand weiß auch nur, wovon genau die Rede ist. Sie wissen todsicher, wie das Gefühl ist, wenn man sie verloren hat – aber was ist Hoffnung, und wie bekommt man sie? Auch wenn es nach sehr wenig klingt, möchte ich doch vorschlagen, daß Sie etwas ausprobieren, um den Kreislauf von Selbsthaß, negativem Selbstbild, Hunger und Entbehrung zu durchbrechen: Versuchen Sie,

Ihrem Körper zu geben, was er zum Gesundwerden braucht, und genießen Sie den Prozeß der Veränderung.

Hoffnung wiederzugewinnen, hat mir das Leben gerettet. Ich veränderte meinen Körper – ja und? Nicht das Ergebnis war von Bedeutung, es war der Weg dorthin.

Wann wußte ich, daß ich es schaffen könnte? Nicht, als ich anfing. Glauben Sie, ein gutaussehender Körper macht einen großen Unterschied, wenn man sich drei Kameras gegenüber sieht und zum ersten – oder zum tausendsten – Mal eine Live-Fernsehsendung macht? Oder wenn ein Verleger einem eine Menge Geld als Vorschuß gibt, damit man ein Buch schreibt? Es ist nicht der schlankere Körper, der einem jeden Morgen hilft, um fünf Uhr aufzustehen und zu tippen, bevor die Kinder für die Schule fertiggemacht werden müssen und der eigene Tag beginnt. Es ist die physische Kraft, ein Körper, der auf einer hohen Intensitätsstufe beginnen und eine lange Zeit auf dieser Stufe durchhalten kann. Ein starker, durchtrainierter Körper – und dann betet man. Alles in allem: Was bedeutet es, meinen Körper zu verändern? Wenn mich Leute im Flughafen ansprechen und um meinen Rat fragen, dann hilft mir nur die Hoffnung – die Hoffnung, daß ich sage, was sie hören müssen; die Hoffnung, daß ich die Frauen erreiche, die die Informationen brauchen, und daß ich mich richtig darstelle und in ihrem Leben eine Veränderung bewirke.

Wenn dieses Buch Ihnen Hoffnung gibt, dann kann ich mit allem, was ich bin, sagen, daß Sie getrost darauf vertrauen können, daß es funktioniert.

Meine Hoffnung kam in Gestalt der sehr guten Informationen, die ich verstehen und in meinem Leben anwenden konnte. Die Ergebnisse anzuschauen, die sich im Lauf der Zeit einstellten – vom ersten Gefühl der Energie bis zum winzigen schwarzen Bikini –, half mir, darauf zu vertrauen, daß ich mein Leben wieder in den Griff bekommen könnte. Ob wir nun ein Leben neu aufbauen oder mit den Wechseljahren kämpfen: Es ist immer das gleiche.

Viele der Frauen in meinem Studio durchleben einen Prozeß, den jede Frau der Welt durchmachen wird. Ich bin diesen Frauen so dankbar, die uns vorangegangen sind und das Thema ›Wechseljahre‹ aus der verschwiegenen Ecke geholt haben – in der es voller Scham und Peinlichkeit versteckt worden war – und die natürliche Ordnung wiederhergestellt haben sowie die Achtung vor einem Vorgang, der ein wunderbarer Teil des Frauseins ist. Meine Klientinnen haben ihre Gefühle mit mir geteilt, und sie schlagen sich mit einigen der Probleme herum, die ich hatte, als meine Ehe zerbrach und mein Leben in lauter Stücke zerfiel. Verlust an Kontrolle. Das Gefühl, daß einem Entscheidungsmöglichkeiten genommen werden und man nichts dagegen tun kann. Fühlen und sehen, wie der Körper sich direkt vor den eigenen Augen verändert – und man kann nichts dagegen tun.

Moment mal! Man kann nichts dagegen tun? Wie wäre es, wenn Sie so schlank, stark und gesund würden, wie Sie noch niemals waren – und das jetzt? Wie wäre es, wenn Sie Ihrem Körper den Sauerstoff verschaffen würden, den er braucht? Wie wäre es, wenn Sie dem Beispiel einer meiner Großmutter-Klientinnen folgen würden? Gestern kam sie ins Studio und trug einen gelbroten, hautengen Aerobic-Dreß und sah fantastisch aus. Sie macht seit einiger Zeit intensives Krafttraining und meinte: »Meine Oma hat niemals so ausgesehen und sich auch nicht so gefühlt. Selbst wenn mir knallheiß ist, sehe ich besser aus und fühle ich mich besser als jemals zuvor in meinem Leben.« Hoffnung, Hoffnung, Hoffnung... Wenn es Hoffnung ist, was Sie brauchen, dann verkaufe ich Hoffnung. Wickeln Sie's ein und nehmen Sie's mit nach Haus, denn es funktioniert.

Meine Freundin Jill – die sich vor meinen Augen von einem krankhaft heißhungrigen, ängstlichen Kind zur schönsten, selbstsichersten, stärksten und aufgeklärtesten Frau entwickelt hat, der ich je begegnet bin – hat mir aufgetragen, Ihnen unbedingt zu sagen, daß Sie den Prozeß der Veränderung genießen sollen, weil das die einzige Möglichkeit ist, Hoffnung wiederaufzubauen. Und es ist die Hoffnung, was Ihnen den Frieden und die Zuversicht gibt, daß Sie es schaffen können – ganz gleich, was passiert.

Also, Linda, vermeide alles, was dich von dem Vorgang ablenkt. Du machst all dies nicht für deine Familie – zum Teufel mit ihr. Mach's nicht für deinen Mann. Vergiß, was die Leute über das reden, was du kannst oder angeblich nicht kannst. Wen interessiert das? Um all das geht es nicht. Es geht darum, gesund zu werden. Fit. Schlank, stark und gesund. Darum, dein Aussehen und Befinden zu ändern – und nicht die Meinung anderer über dich.

Dies ist das erste Mal in meinem Leben, daß ich mit einem Gefühl der Freude und der Hoffnung über meine Möglichkeiten in die Zukunft blicken kann.

Kommentar einer Klientin

Wenn du einen Trick wissen möchtest, wie du bei der Stange bleiben kannst, dann habe ich einen für dich. Wenn du erst einmal begriffen hast, wie wenig fit du bist, und mit den Veränderungen begonnen hast, kann es sein, daß du ins Zweifeln kommst. (Das geschieht natürlich, bevor deine Mauer der Hoffnung errichtet und so stark geworden ist, daß nichts sie umwerfen kann.) Die unmittelbaren Ergebnisse, die du sehen und fühlen wirst, haben wenig Bedeutung in einer Gesellschaft, die alles und jedes *sofort* will. Wir sind so weit im Irrsinn fortgeschritten, daß wir das perfekte Resultat umgehend haben müssen, selbst wenn wir halbtot sind und mit einem Gewicht von 180 Kilo angefangen haben.

Aber so kannst du deinen unmittelbaren Ergebnissen Bedeutung geben:

Stell dir jeden Tag die folgenden Fragen, wenn nötig hundertmal am Tag. Mach es, während du Atemübungen machst (zwei Fliegen mit einer Klappe):

Fühle ich mich besser?
Habe ich mehr Energie?
Fühle ich mich kräftiger?
Werde ich schlanker?
Lohnt es sich?

Wenn die Antwort auf eine oder alle diese Fragen »Ja« lautet – mach weiter und schau nicht zurück! Geh nur immer voran.
Ich habe noch einen Vorschlag für dich. Er ist Teil des neuen Kontrollsystems, das dir vielleicht ein wenig Übelkeit bereiten wird.
Studiere deinen Körper. Trage Kleidung, die es dir ermöglicht, deinen Körper zu sehen, während du trainierst – und die Veränderungen genießt, vergiß es nicht! Und hab' einen Augenblick Geduld mit mir.
Während der letzten Jahre habe ich Hunderte von Kursen trainiert, und in ihnen sind immer jede Menge dicke Frauen in zweiteiligen Aerobic-Anzügen. Sport-BHs und enge Hosen, nackter Bauch. Solche Sachen waren nicht einfach zu finden, bis eine 118 Kilo schwere Frau diese Kleidungsstücke entwarf, damit andere Frauen ihren sich verändernden Körper beobachten konnten. Diese Sachen haben nichts mit Mode zu tun, sondern alles mit Fitwerden, Qualität und Funktion. Welcher Funktion? Es sind Kleidungsstücke, die dazu da sind, mit Ihrem Körper zu arbeiten, während Sie fit werden. Schweißaufnahme ist wichtig, wenn Sie sehr stark schwitzen. Daß Sie sich bewegen können, ist wichtig; das allerletzte, was eine dicke Frau gebrauchen kann, ist, daß irgend etwas ihre Bewegungen behindert (die Fettpolster sind lästig genug): einschnürende Gummizüge, einengender Stoff und alles, was einem den Hintern hochwandert, wenn man sich zu bewegen versucht. Ihre Kleidung muß sich mit Ihnen, nicht gegen Sie bewegen. (Sind wir jetzt von der Beendigung des Irrsinns in Ihrem Leben zu Einkaufsanleitungen für Trainingsanzüge übergegangen? Nein; ich sage Ihnen sofort, warum, zum Teufel, Sie Ihren Körper zeigen sollen.)
Wenn Sie glauben, daß Energie, daß die Kraft, sich zu bewegen und daß leichtere Füße zu haben aufregend ist, dann nenne ich Ihnen jetzt den Kitzel Nummer 101: die eigenen Rippen wiederzusehen. Die Sache mit dem Schlüsselbein ist unbeschreiblich. Es ist großartig zu beobachten, wie der eigene Körper nicht länger mit Fett bedeckt ist, sondern immer schlanker wird. Aber Sie können nichts sehen, wenn Sie von oben bis unten in einem Trainingsanzug stecken. Entdecken Sie sich also! Ziehen Sie diese Trainingssachen aus (Sie brauchen

keine zusätzliche Bedeckung, davon haben Sie genug) und schauen Sie sich Ihren Körper an. Beobachten Sie, wie er sich verändert. Treten Sie wieder in Kontakt mit ihm. Sie wissen, daß Sie dick und nicht fit sind. Schauen Sie ihn sich an und verändern Sie ihn. Genießen Sie die Veränderungen. Es dauert vielleicht eine Weile, bis Sie sich daran gewöhnt haben, aber Sie werden es lernen.

Als ich noch 118 Kilo wog und das traditionelle Kontrollgerät benutzte, d. h. als ich alle dreißig Sekunden auf die Waage hüpfte, wurde mein Leben von den Zahlen gesteuert, die sie mir anzeigte. Wenn ich wieder ein halbes Pfund zugenommen hatte, war mein Tag beim Teufel. Ich war deprimiert und hungerte den Rest des Tages, nur um am nächsten Morgen dieses halbe Pfund nicht mehr zu sehen. Diese Zeiten sind für mich vorbei – und sie sind es auch für Sie. Sie haben eine neue Kontrollmöglichkeit und ein neues Bewußtsein eines völlig anderen Vorgangs.

Ich war gerade bei Beth. Wenn jemand die Veränderungen genießt, dann sie: Beth hat den Weg von Größe 30 zu Größe 14 zurückgelegt. Sie steht vor einem Spiegel und betrachtet sich in Blue jeans und einer weißen Bluse.

»Heute liebe ich Spiegel. Bei jeder Gelegenheit starre ich einen an und schaue die Person an, die zu mir zurückschaut. Ich glaube, ich werde mich mal von einem Profi fotografieren lassen... Hast du das schon mal gemacht?«

Während sie redet, höre ich nicht zu, denn ich muß an die ersten Jeans denken, in die ich wieder paßte. Es war wunderbar. Wieder etwas *in* den Hosen zu tragen, ist ein Luxus, den nur eine ehemals dicke Person nachvollziehen kann.

Ein Gürtel ist unbeschreiblich. Allmählich die eigene Taille wieder sehen zu können, zu wissen, daß man unter all dem Fett eine Taille hat und sie eines Tages wird sehen können, ist ohne der Schatten eines Zweifels der größte Spaß überhaupt. Es ähnelt einer Schwangerschaft, dem Warten darauf, daß das Kind geboren wird und man ihm begegnen kann. Es sind die gleichen Fragen:

Werde ich es mögen?

Wird es groß oder klein sein?
Wie wird meine Beziehung zu ihm sein?
Dann kommen die speziellen Bauch-Fragen:
Werde ich einen Gürtel tragen?
Werde ich mir Ketten umhängen?
Werde ich ihn mir tätowieren lassen?
Werde ich ihn bei jeder Gelegenheit der Welt zeigen?
Werde ich meinen Mann Schlagsahne von meinem Bauch essen lassen?

Finden Sie, ich gehe zu weit? Das ist eine Frage, die nur Sie beantworten können. Zufälligerweise mag ich es, wenn jemand Schlagsahne von meinem Bauch ißt.

Beth hat sich in sich selbst ›verliebt‹. Sie zu sehen, wie sie sich selbst im Spiegel betrachtete, sich bewunderte und so stolz auf ihre Leistung war, versetzte mich sofort in die Zeit zurück, als ich einige meiner großartigsten Erlebnisse beim Kleiderkauf hatte.

Badeanzüge anprobieren. Gibt es etwas Schwierigeres? Jede Frau der Welt haßt die alljährlich wiederkehrende Gelegenheit, bei der man sich in diesen häßlichen, neonbeleuchteten Kabinen seinen Körper aus jedem Blickwinkel ansehen muß. Nach meinem Erlebnis als gestrandeter blau-weißer Wal hatte ich mir geschworen, nie wieder in meinem Leben in ein Bademodengeschäft zu gehen – bis zu dem Tag, als ich meinen Wagen bei einem Einkaufszentrum parkte, um Brot zu kaufen, und schließlich in ein Geschäft ging, das ausschließlich Bademoden verkaufte. Jede Farbe, Form und Größe war vertreten – und der alte Irrsinn ›12, 14, 16, du-bist-hier-verkehrt‹ ging wieder los. Badeanzüge überall, und ich stand mittendrin und wußte nicht, zu welchem Ende der Stange ich gehen sollte.

Selbstmotivation Nr. 101. Die gespaltene Persönlichkeit kam voll zum Tragen, und ich fing an, mit mir selbst zu reden: »Du hast hart gearbeitet, du siehst gut aus, du fühlst dich gut, dein Selbstwertgefühl hängt nicht an dem Ständer da. Egal, was in diesem Laden passiert, du bist in Ordnung.«

Ich hatte das Gefühl, als ginge ich in einen Kampf, als meldete ich mich freiwillig zu einem Sprung in die Löwengrube. Ich hatte Angst und genierte mich, bevor ich auch nur den ersten Badeanzug anprobiert hatte.

Ohne nachzudenken, marschierte ich zu den Ständern mit den Größen 10 und 12. Gewiß, ich hatte meinen Körper verändert, das war offensichtlich – bei den Größen, die ich trug, und so, wie ich mich fühlte. Aber hier ging es um Bademode – winzige Stückchen Stoff, die alles zeigen. Nichts hätte mich zu den kleineren Größen zerren können.

Alles, was ich tat, bereitete mir Unbehagen. Während ich unauffällig die 10er- und 12er-Größen durchsuchte, fragte ich mich, ob irgend jemand in diesem Geschäft wußte, daß ich einmal 118 Kilo gewogen hatte und Badeanzüge anzuprobieren zu den schwierigsten Dingen gehörte, die ich jemals getan hatte. Natürlich wußten es alle, sie mußten mich ja nur ansehen.

Ruhig, Susan.

Tu so, als ob du Dutzende von diesen Dingern zu Haus hast und nur eine Erweiterung deiner Sammlung vornimmst.

Ich suchte ein paar Teile in Größe 10 heraus und nahm auf dem Weg zur Umkleidekabine noch ein paar in Größe 8 mit – nur um zu sehen, ob sie mir wohl jemals passen könnten.

Versuch's, nimm Größe 8. Trau dich, nimm einen Bikini.

Bikini?

Einen schwarzen Bikini, Größe 8.

Du bist ganz allein in der Kabine.

Probier ihn an und schau, wie er aussieht.

Niemand wird je etwas merken.

Ich gehe also ins Neonlicht, schließe die Kabine – und jetzt kommt er, mein Augenblick der Wahrheit: Ich probiere Badeanzüge an.

Als ich die Größe 10 anprobierte, fiel sie zu Boden, und in dem Augenblick schwor ich mir, Anproben immer mit einer Größe zu beginnen, die garantiert zu Boden fallen würde. Besser kann ein Tag nicht anfangen!

Größe 8: viel zu groß! Ich mußte die Verkäuferin bitten, den gleichen schwarzen Bikini in Größe 6 zu holen. Sie guckte mich an und fragte sich anscheinend, warum, zum Teufel, ich überhaupt 10er und 8er anprobiert hatte, und schlug vor, mir das Teil in Größe 4 oder 2 zu holen. Raus hier! Größe 4 oder 2?

Sie kam zurück – und was passierte? Größe 4 war zu groß. Die 2 paßte wie angegossen. Es gibt keine Worte, die diesen Augenblick beschreiben könnten ... Genaugenommen war es ein wenig mehr als ein Augenblick, denn ich stand völlig unter Schock, während ich mich von allen Seiten betrachtete. Nicht nur sahen diese beiden mit einem wenig Band befestigten Stückchen Stoff gut an mir aus – die Klumpen und Wulste, die überall meine Oberschenkel und meinen Bauch übersät hatten, waren verschwunden. Ich konnte auf und ab springen – und ich tat es auch sofort, in dieser Umkleidekabine –, und mein Körper schwabbelte nicht. Sexy? Jawoll, es sah sehr sexy aus.

Ich begriff sofort, was Beth mir gesagt hatte: Es ist ein großartiger Tag, wenn Spiegel und Kameras zu Freunden werden. Es war ein großartiger Augenblick, als ich meinen Körper in einem Bikini betrachtete.

Ohne genug Geld auf dem Konto, um die Hypothek für diesen Monat zahlen zu können, kaufte ich die beiden winzigen Stückchen Stoff, die ein Vermögen kosteten. (Mrs. Klein bezieht anscheinend ihren Stoff von den tibetanischen Berggipfeln, denn dieser Bikini war unglaublich teuer.) Aber eventuell das Auto zu verkaufen, um mir dieses Ding leisten zu können, schien mir in dem Augenblick nur vernünftig zu sein. Ich hatte nicht vor, den Laden ohne es zu verlassen. Niemand kann mir vorwerfen, dieser Bikini hätte sich nicht amortisiert: Ich habe ihn zehnmillionenmal getragen – es mußte noch nicht einmal zu einer Pool-Party sein. Heute hat er einen Ehrenplatz in meiner Unterwäscheschublade, weil er inzwischen völlig fadenscheinig geworden ist. Aber Sie können Gift drauf nehmen: Jedesmal, wenn ich die Schublade öffne, zaubert dieser uralte Bikini in Größe 2 ein Lächeln auf mein Gesicht.

Sofort nach der Geburt meines zweiten Kindes sagte mir eine Freundin, ich solle den Augenblick, den Vorgang genießen, denn er würde

nie wieder zurückkommen. Ich würde nie wieder in der Lage sein, ihn zurückzuholen.
Zurückholen?
Wer würde das wollen?
Warum sollte ich mich jemals an zwei dicht aufeinanderfolgende Geburten erinnern wollen – geschweige denn, das Ereignis genießen? Schließlich war ich auf dem besten Weg zu einer kaputten Ehe, verrückt vor Angst und hormonell so durcheinander, wie es schlimmer nicht geht.

Es ist großartig, wenn meine Schwester zu mir sagt: »He, Jo, wo ist deine zweite Hälfte?«

JOANNE, Ellington, Connecticut

Und nur für den Fall, daß Sie der Liste noch etwas anfügen möchten: Ich hatte keine Ahnung, wie ich den nächsten Tag durchstehen sollte; so wollen wir von ›das Ereignis genießen‹ lieber gar nicht reden.
Und wieder brauchte ich ewig, bis ich begriffen hatte, was sie meinte. Heute verstehe ich es: Mir ist sehr viel von dem Ereignis entgangen, und ich bedaure das.
Vor kurzem, während einer geschäftlichen Verabredung, zählte ich eins und eins zusammen und erkannte, daß einen Vorgang zu genießen (und dies zu lernen) immer dasselbe ist – ganz gleich, von welchem Prozeß wir reden.
Ein sehr reicher Geschäftsmann (und ich meine die Art von ›reich‹, die die Fantasie der meisten Leute bei weitem übersteigt) schaute mich an und sagte: »Susan, was Sie tun, ist wunderbar. Es ist gut organisiert, hat sehr viel Ehrlichkeit und Integrität und wird in kürzester Zeit mit einem scharfen Verstand und einem guten Sinn fürs Geschäft getan. Ich hoffe nur, daß Sie erkennen: Es macht sehr viel mehr Spaß, dorthin zu kommen, als dort zu sein. Sie sollten den Weg dorthin genießen, es kommt nichts Besseres danach.«
Damals, mitten in ziemlich wichtigen Verhandlungen, machte dieser

Rat keinen großen Eindruck auf mich und rief nicht mehr als eine sehr diplomatische Reaktion hervor: Das ist sehr nett, vielen Dank für den Ratschlag, aber ich brauche Ihr Geld, damit wir dieses Projekt auf die Beine bekommen und Millionen von Frauen die Botschaft hören, die sie so dringend benötigen, damit sie ihr Leben verändern können. Vielen Dank – aber machen wir jetzt weiter!

Doch heute begreife ich es. Den eigenen Körper verändern, ein Kind bekommen oder die Finanzierung für ein Projekt zusammenzubekommen – es ist alles das gleiche. Es sind der Vorgang, die Entwicklung, die einen stark machen. Der Vorgang baut Ihr Selbstwertgefühl wieder auf, die Entwicklung zündet wieder ein großes Feuer in Ihnen an.

Ein Teil davon war, wieder Größe 2 tragen zu können;

aber auch, daß meine Oberschenkel nicht mehr aneinander scheuerten;

daß ich bei jedem Schritt auf dem Weg mein Ziel erreichte – und das gab mir ein besseres Gefühl als irgend etwas sonst;

daß ich fühlte, wie die Angst aus meinem Leben verschwand und allmählich die Hoffnung zurückkehrte;

daß ich entdeckte, daß mit mir alles in Ordnung war – nicht ich hatte versagt, das System hatte mich im Stich gelassen.

He, Nany, ich weiß endlich, was du gemeint hast. Betrachte mich als Genie, zähle mich zu den am weitesten entwickelten Leuten auf diesem Planeten. Die Entwicklung ist wunderbar. Ich habe es millionenfach gesagt: Wenn Sie von Größe 28 auf Größe 20 abnehmen können, warum sollen Sie dann nicht auf jede andere, Ihnen als Traum vorschwebende Größe abnehmen? Es ist der gleiche Prozeß. Die Kraft, die hinter dem Begreifen dieser Tatsache und dem Durchleben dieser Entwicklung steckt, ist unschätzbar. Sie ist herrlich. Seien Sie klüger, als ich es war. Genießen Sie, was Beth, Penny und all die anderen Frauen, die klüger waren als ich, mich gelehrt haben. Verschwenden Sie diese Erfahrung nicht, Sie werden nie wieder Größe 28 tragen. Schauen Sie sich selbst bei Ihrer Veränderung zu. Fühlen Sie sie, begreifen Sie sie und genießen Sie diese Veränderung. Hätte

ich das Wissen gehabt, das Sie haben, und die Unterstützung und Ermutigung, die Sie haben, ich hätte jedes einzelne Gefühl aufgeschrieben; ich hätte vorher und nachher ein Ganzkörpernacktfoto von mir gemacht. Und ich hätte mich an jeden Augenblick erinnert.
Wollen Sie erleben, wie jemand sich verändert? Schauen Sie sich einmal das Diagramm einer meiner Klientinnen an.
Vor vier Monaten wog sie 141 Kilo, konnte sich kaum bewegen und fühlte sich schrecklich. Sie war 1,63 m groß und fett. Schauen Sie sich ihre Maße ›vorher‹ und ›nachher‹ an:

	Vorher	Nachher	Veränderung
Datum:	19. 1. 1993	15. 4. 1993	
Trizeps	45,7 cm	43,2 cm	–2,5 cm
Brust	127,6 cm	119,4 cm	–8,2 cm
Taille	117,5 cm	112,4 cm	–5,1 cm
Hüfte	167,6 cm	162,6 cm	–5,0 cm
Oberschenkel	91,4 cm	85,7 cm	–5,7 cm
Brustmuskeln	118,1 cm	115,0 cm	–3,1 cm
Gesamt			–29,6cm

Ihr Körper hat insgesamt 29,6 cm Fett verloren. Ihr Körperfett ist von 66,9 auf 58,6 Prozent heruntergegangen.
Sie hat fettarme Muskelmasse vermehrt, ihre Herz-Kreislauf-Belastung verbessert und trainiert auf einer Intensitätsstufe, die sie sich niemals hätte träumen lassen.
Alles, was sie jetzt noch tun muß, ist, weiterhin das zu tun, was sie jetzt tut – und zuzusehen, wie das Fett wegschmilzt und die Muskeln sich vermehren. Sie findet die Entwicklung herrlich, und das führt dazu, daß sie ziemlich bekannt wird. Wenn Sie eine schöne Frau sehen wollen, dann schauen Sie sich die Krafttrainings-Fotos an: Das ist Jenn. Und stellen Sie fest, wie Jenn schlanker, kräftiger und gesünder wird.
Genießen Sie die Veränderungen, lassen Sie die alten ›Tonbänder‹ verstummen und spielen Sie die neuen ab, setzen Sie Ihre Fitneßstufe

hinauf – das sind alles nützliche Dinge, aber sie stellen sich nicht immer auf einfache Weise ein. Also wollen wir sehen, wie wir sie Ihnen so leicht wie möglich machen können. Es gibt Übungen für den Körper, und es gibt Übungen für das Denken. Und Denkmodifikation ist etwas völlig anderes.

> *Der Beginn einer Angewohnheit ist wie ein unsichtbarer Faden, aber jedesmal, wenn wir die Handlung wiederholen, fügen wir dem Faden eine weitere Faser hinzu, bis aus ihm ein starkes Seil wird, das uns unwiderruflich bindet – in Gedanken und Taten.*
> ORISON SWETT MARDEN

Leistungssportler kennen Denkmodifikation und wenden sie ständig an. Nun – sind Sie nicht auch im Training? Trainieren Sie nicht für einen neuen Körper? Warum sollten Sie nicht auch die Vorteile der Denkmodifikation nutzen können, damit der Prozeß einfacher wird und Sie alle Unterstützung und Instrumente haben, die Sie brauchen, um ihn so leicht und so wirkungsvoll wie möglich zu machen? Vielleicht ist das genau der kleine Unterschied, der Sie Ihr Ziel – Ihr Fitneßziel – erreichen läßt.

Es gibt keinen Grund, weshalb Sie nicht alles, was Ihnen zur Verfügung steht, nutzen sollten. Die Olympialäuferin und Sie – der Unterschied ist nicht sehr groß: beide stehen im Training, beide verbrennen Körperfett, bauen fettarme Muskelmasse auf, verbessern ihre Herz-Kreislauf-Belastbarkeit, und beide haben ein ganz bestimmtes Fitneßziel vor Augen. Olympiateilnehmer trainieren möglicherweise jahrelang ihren Körper; aber ebensolange trainieren sie ihr Denken. Und letzteres ist ebenso wichtig, manchmal sogar wichtiger als das körperliche Training, um ein Rennen zu gewinnen. Sie verbringen viel Zeit damit, ein solches Rennen in ihrer Fantasie ablaufen zu lassen, sich das Endergebnis vorzustellen, die Hitze zu empfinden, die Menge brüllen zu hören, die Schwere ihrer Beine und das Pumpen ihres Herzens gegen Ende des Rennens zu fühlen. Schließlich sehen

sie die Ziellinie: Das Band leuchtet in der Sonne, die Trompeten schmettern ... Nun, was mich betrifft: Wenn man seine Fantasie spielen läßt, dann richtig! Das mit den Trompeten ist meine Idee. Laßt die Trompeter aufmarschieren – schließlich will ich Gold gewinnen!
Mary Lou Retton (fragen Sie mich nicht, weshalb ich sie als Beispiel genommen habe) sprach einmal von ihrer Vorstellungskraft, die sie einsetzte, um die erste Amerikanerin zu werden, die eine Goldmedaille bei einem Turnwettbewerb gewinnt. (Ich weiß, warum ich sie ausgesucht habe: Sie ist eine Frau, und sie gewann eine Goldmedaille – deshalb.)
»Ich sah mich in meiner Fantasie turnen, und das war wirklich eine gewaltige Hilfe. Da ich immer Probleme auf dem Schwebebalken hatte, stellte ich mir den Balken und meine Kür darauf vor und sah mich am Ende gerade und perfekt landen.«
Wenn die Vorstellungskraft Mary Lou Retton half, warum dann nicht auch Ihnen? Warum nicht die gleiche Technik anwenden, die sie in ihrem Training benutzte, denn anscheinend funktioniert sie ja? Denkmodifikation bedeutet: Ihr Hirn zu trainieren, während Sie an Ihrem Körper arbeiten.
Bambi hat diese Technik mir gegenüber nie erwähnt. (Bambi hat, genaugenommen, nie ein Wort mit mir gesprochen.) Aber wenn sie für die Sportler dieser Welt gut genug ist, dann ist sie auch gut genug für Sie.
Sie müssen sich nicht einmal in Ihrem örtlichen tibetanischen Kloster anmelden, selbst wenn es eins in Ihrer Stadt gibt. Es ist tatsächlich eine ganz einfache Prozedur, und sie setzt keine zehn Jahre einsamer Meditation voraus.
J. Krishnamurti sagte:

> Meditatives Denken ist still.
> Es ist nicht die Stille eines ruhigen Abends.
> Es ist die Stille, wenn die Gedanken
> mit all ihren Bildern, ihrer Arbeit und ihren Vorstellungen
> vollständig aufhören.

Genau, Krishnamurti, gut gesagt! Sobald Ihr Denken still ist und seine Vorstellungen und Bilder verschwinden – und wenn auch nur für eine Sekunde –, können Sie anfangen, Ihr Gehirn mit neuen und anderen Bildern zu füllen.

Das Gehirn neu füllen: Ihre eigene Werbung betreiben. Wenn Sie mal in Ruhe darüber nachdenken, erkennen Sie, daß alles, was wir fühlen, denken oder glauben, von jemand oder etwas anderem in uns gepflanzt worden ist. Ob es sich dabei um Familie, Freunde, Fernsehen, Zeitschriften, gesellschaftliche Regeln oder Gesetze handelt – es ist in unser Gehirn programmiert worden und beeinflußt in großem Umfang unser Denken, unser Fühlen und unsere Lebensweise. Unser Gehirn ist wie ein Computer und reagiert auf das, was man ihm befohlen hat. Ich habe nicht vor, mich lange über dieses Thema zu verbreiten; ich möchte nur vorschlagen, daß Sie über die Möglichkeit nachdenken, sich ein neues Bild von Ihrem Körper einzuprogrammieren – entweder das ideale Endergebnis oder die körperliche Realität, die Ihnen entspricht.

Ich sage Ihnen, was ich gemacht habe: Während meiner Genesung – und als das sehe ich die Veränderung meines Körpers an – arbeitete ich drei bis fünf Minuten täglich daran, ein Endergebnis zu sehen. Nicht die Bilder, mit denen ich aus jeder Richtung überschüttet wurde, sondern mein Endergebnis: Das, was ich vom Fitsein erwartete.

Ich wollte einen schlankeren Körper. Also begann ich mir meinen Körper so schlank vorzustellen, wie ich ihn wollte. Ich gestehe an dieser Stelle: Das war sehr, sehr schlank. Kraft war wichtig für mich, ich hatte die Nase voll von all den Schmerzen. Also stellte ich mir einen kräftigen Körper vor. Ich versuchte, die Kraft zu fühlen und sie als deutlich sichtbare Muskeln zu sehen. Energie war ebenfalls wichtig. Während ich mir meinen Wunschkörper vorstellte, fügte ich soviel Energie hinzu, daß ich über den Tag kommen und abends noch Kraft übrig haben würde. Und schließlich kamen noch Kleidungsstücke (das kleine schwarze Kleid), Schuhe (die schwarzen mit den Stilettoabsätzen), Badeanzüge (der winzige schwarze Bikini) sowie Situatio-

nen hinzu (ich stellte mir die Leute vor, die mir das Gefühl gegeben hatten, fett und häßlich zu sein, und den Ausdruck des Erstaunens auf ihren Gesichtern, wenn sie mich wiedersehen würden.)
Es dauerte eine Weile, bis ich die Verbindung zwischen meinem Denken und meinem Körper hergestellt hatte. Sehen Sie, ich haßte mein Befinden und mein Aussehen so sehr, daß das Wiederherstellen dieser Verbindung am Anfang nicht einfach war. Ich brauchte ein paar Wochen, bis ich sah, daß mein Kopf wieder in Kontakt mit meinem Körper war – nicht mit dem von jemand anderem. Die Models und Bilder in jeder Zeitschrift, die ich in die Hand nahm, kamen mir am Anfang als erste in den Sinn. Mein Kopf war so lange mit anderer Leute Körper in Verbindung gewesen, daß ich mich zu fragen begann, ob ich fähig sei zu sehen, was einmal mein Körper gewesen war. Ich hatte vergessen, wie es sich anfühlte, so auszusehen und sich so zu fühlen, wie ich verzweifelt wieder aussehen und mich fühlen wollte. Und innerhalb weniger Minuten war ich wieder im gespalteten Denken aus der Zeit meiner Panikanfälle. Mein Kopf war nach wenigen Sekunden des Fantasierens mit so vielen anderen Körpern verbunden, daß ich mich fragte, ob das wohl sinnvoll oder schädlich sei.
Es nahm nur ein paar Minuten täglich in Anspruch – aber das ist viel Zeit, wenn man kleine Kinder hat – und dauerte nur ein paar Wochen, bis mein Denken begann, den Kontakt zu meinem Körper aufzunehmen, zu Susan, wie ich war: 118 Kilo schwer. Ich war etwas deprimiert – ich fühlte mich zwar ein wenig besser, aber ich hatte nicht gerade den Seelenfrieden eines Buddhisten – und ich war sehr untrainiert. Schließlich begann ich zu sehen, wer ich war, ohne mich im schönen, großen, schlanken Körper eines Models vorzustellen – und plötzlich begann alles zusammenzupassen.
Es war nicht immer sehr einfach. Die mentalen Kämpfe, die in meinem Kopf stattfanden, bevor ich auch nur annähernd den Zustand ruhiger Meditation erreichen konnte, waren etwas, wofür der *National Enquirer* eine Menge Geld bezahlt hätte: TEXANISCHE HAUSFRAU SCHLÄGT SCHLACHT GEGEN FREMDE IN IHREM KOPF!
Die gespaltene, doppelte Persönlichkeit. Susan I, die verzweifelt ver-

suchte, besser auszusehen und sich besser zu fühlen, und Susan II, die bei jedem Schritt des Weges zweifelte, ob das wohl jemals Wirklichkeit werden würde. Susan II – die sich an vergangene Fehlschläge erinnerte, die sich beharrlich weigerte zu glauben, daß sich jemals etwas ändern oder daß es diesmal so werden würde, wie ich es brauchte – war die Persönlichkeit, die meistens die Oberhand hatte. Ich begann Susan II als ein Ungeheuer zu betrachten.

Vielleicht überschreite ich jetzt gerade eine Grenze für Sie. Wenn wir anfangen, über Fantasie und Monster zu reden, kann ich verstehen, daß Sie dieses Buch zumindest für einen Augenblick zur Seite legen, bevor Sie weiterlesen. Aber vergessen Sie nicht: Wir sprechen davon, den Irrsinn in Ihrem Leben zu beenden; und obwohl Ihnen das jetzt vielleicht ein wenig verrückt erscheinen mag, ist es Teil des Entwicklungsprozesses. Machen Sie also eine Pause, wenn es sein muß, aber haben Sie Geduld mit mir und denken Sie über Gedanken-Modifizierung nach.

Meine ersten Auseinandersetzungen mit dem Selbstzweifel-Monster waren denkbar weit entfernt von jenem Seelenfrieden, von dem ich meinte, er sei mit Stillsitzen, Konzentration und Meditation verbunden. Es war eine ständige Auseinandersetzung in meinem Kopf:

»Nein, Susan II, du sieht so nicht aus, und du wirst auch niemals so aussehen!«

»Was du gerade siehst, ist der Körper von jemand anderem, du wirst dem niemals ähnlich sehen.«

»Nimm Vernunft an, Susan; wenn das möglich wäre, hättest du es schon längst geschafft. Schließlich hast du schon jede Diät gemacht, die es gibt – und es ist nicht eingetreten. Was, glaubst du, wirst du mit ein wenig Meditation erreichen? Es auf diese Weise schaffen? Haha, du Trottel, so einfach kann es gar nicht sein.«

»... O GOTT, ich halt's nicht länger aus ... haltet den Film an, die Kinder brauchen mich, ich muß gehen.«

»Beeil dich, meditiere, das ist heute deine letzte Möglichkeit. Sehen, fühlen – beeil dich, mach es!«

Es war völlig verrückt und durchgedreht. Wenn ich Ihnen also vorschlage, daß Sie Ihren Kopf und Ihren Körper miteinander verbinden, sage ich nicht, daß das ein sofortiges Allheilmittel ist. Ich sage nur, daß man an dieser Technik arbeiten kann und sollte – wie an Ihrem Fitneßniveau – und daß sie es wert ist, in Ihr Leben aufgenommen zu werden.

Sie ist umsonst, sie ist einfach und sie funktioniert. Wie Sauerstoff ist sie da und muß nur begriffen und benutzt werden, damit Sie Ihr Ziel schneller und leichter erreichen. Bauen Sie sie auf, entwickeln Sie sie und kräftigen Sie sie. Das Monster zum Schweigen zu bringen, die ständigen negativen Selbstbilder, die in Ihrem Kopf umgehen, zu verscheuchen, ist wichtig und wertvoll.

Als ich mit meinen Spaziergängen anfing und mich so gut fühlte, schaltete sich bald mein Gehirn ein: »Das ist zwecklos. Du bist so dick, du wirst dich niemals besser fühlen; warum machst du dir diese Mühe?« Ich fühlte mich, als ob jemand in meinem Kopf die Knöpfe bediente, den Negativsender heraussuchte und die Lautstärke einstellte. Da war sie wieder, Susan II, in voller Lautstärke! Geben Sie noch ein schweres hormonelles Ungleichgewicht, Wut und Haß auf den Prinzen sowie Erschöpfung hinzu – und schon lebte Mister Hirnkontrolle in meinem Kopf, und Sie können sich vorstellen, was ich hatte. Es ist ein Wunder, daß ich das überstanden habe. Das Ungeheuer war immer bei mir, ging mit mir spazieren, ging mit mir einkaufen, saß bei mir im Wohnzimmer und ging mit mir zu Bett. Es hörte niemals auf, mich auf meine Oberschenkel, meinen Bauch, meine Arme hinzuweisen und mich aufzufordern, die Realität zu sehen. Es hörte niemals damit auf, mich daran zu erinnern, daß ich die dickste Person im Aerobic-Kurs war. Wenn ich müde oder deprimiert war – das heißt: meistens –, hatte es mich im Griff.

»Heute brauchst du nicht zum Kurs zu gehen, was soll's?«

»Du wirst sowieso niemals wie die aussehen!«

»Spar dir die Mühe, mach 'ne Pause.«

»Morgen ist auch noch ein Tag.«

Allmählich begann ich, Susan II von Susan I zu unterscheiden, das Monster von meinen Träumen und Zielen. Was machte ich also? Ich baute einen Käfig, einen riesigen, eisernen Käfig mit Schloß und Schlüssel. Ich mußte einen Weg finden, dem Monster für eine Weile den Mund zu stopfen, damit ich mich umprogrammieren konnte. Damit ich meinem Hirn die Botschaften schicken konnte, die es empfangen sollte, anstelle von dem Zeug, das ihm Tag und Nacht vorgespielt wurde. Damit ich sehen und fühlen konnte, was ich sehen und fühlen wollte – anstelle von dem, was ich zu sehen und zu fühlen gezwungen wurde.

An einigen Tagen mußte ich mehr kämpfen als an anderen, aber schließlich lernte ich, das Monster in den Käfig zu stecken, die Tür abzuschließen – ich verwaltete den Schlüssel – und es dort lange genug festzuhalten, um darüber nachdenken zu können, was ich mir von Fitneß erwartete. In der gesamten Veränderung meines Lebens war die Fähigkeit, das Monster unter Verschluß zu halten und mein Gehirn umzuprogrammieren, eines der wirkungsvollsten Instrumente, die ich besaß. Die alten, automatischen Tonbänder durch neue zu ersetzen, trug sicherlich zu meiner körperlichen und seelischen Veränderung bei.

Anstatt in den Spiegel zu schauen und sterben zu wollen, weil ich sah, wie dick meine Oberschenkel waren und wieviel Weg ich noch vor mir hatte, dachte ich darüber nach, was ich verändern wollte und wie weit ich schon gekommen war. Meine Denkrichtung veränderte sich: Ich dachte jetzt darüber nach, wie ich jede Zelle und jeden Muskel meines Körpers mit Sauerstoff versorgen könnte und wie das meinem Körper helfen würde, gesund zu werden. Ich dachte darüber nach, meinen Oberkörper, meinen Bauch und meine Beine zu kräftigen und wie ich aussehen und mich fühlen würde, wenn ich erst einmal schlank, kräftig und gesund sein würde. Jeden Tag ging ich spazieren und machte mir meine Fantasien, und mein Denken und mein Körper begannen zusammenzuarbeiten. Ich fing an zu fühlen, daß es machbar war. Jeden Tag arbeitete ich an meinem Körper und meinem Denken; es gab keinen spirituellen Moment oder Augenblick der Erleuchtung, die meine Sicht von mir veränderten, es war ein Entwicklungsprozeß. Nichts führte mich durch diese schwierigen Zeiten,

und es gab auch keine gute Fee, keine Stimmen und keine neuentdeckte spirituelle Kraft.
Es waren der physische (Essen, Atmen und Bewegung) und der mentale Prozeß (die tägliche Konzentration auf das, was ich mir von diesen Veränderungen erwartete), die zusammenarbeiteten und mir halfen, mein Ziel zu erreichen. Es war nichts Magisches, nichts Mystisches und nichts Kompliziertes daran.

Während ich meditierte, um mit meinem Körper wieder in Kontakt zu kommen, weinte ich! Nein, ›schluchzte‹ ist das richtige Wort; ich konnte die ganze Trauer fühlen, die ich mit meiner Professionalität und meinem Intellekt zugedeckt hatte.
Kommentar einer Klientin

Sich vorzustellen, wie Ihr Körper aussehen und sich anfühlen soll, ist nicht das einzige Gedankenspiel, das Sie spielen können, während Sie Ihren Körper verändern. Lernen, sich auf einen bestimmten Muskel zu konzentrieren – ob nun zum Abkühlen oder um ihn anzuspannen –, ist ein weiteres hervorragendes Gedankenspiel, das die Wirksamkeit der Übungen steigert.
Es klingt ein wenig verrückt – aber wann haben Sie das letzte Mal über Ihre Fußgelenke nachgedacht? Ich habe schon viele Kurse abgehalten, die mit dem Aufrufen von Bildern enden. Dreißig dicke Frauen liegen auf dem Fußboden oder sitzen auf Stühlen, die Augen geschlossen, und lernen, ihre Gedanken auf einen bestimmten Punkt zu richten. Und dann komme ich zu der Stelle, wo ich sage: »Denken Sie an Ihre Fesseln«, und die Hälfte der Anwesenden reißt die Augen auf und schaut mich an, als ob ich den Verstand verloren hätte. Warum sollten sie über ihre Fußgelenke nachdenken? Warum sollten Sie über *Ihre* Fußgelenke nachdenken?
Denken wir ein paar Minuten darüber nach, was Ihre Fußknöchel für Sie tun. Den ganzen Tag und die halbe Nacht tragen sie – in vielen Fällen – sehr viel Gewicht.

Es sind sehr kleine Fußgelenke.
Sie biegen sich für Sie.
Sie drehen sich für Sie.
Sie gehen für Sie abwärts.

Ihre Fußgelenke verrichten sehr viel Arbeit, sie stehen unter enormem Druck; und ohne darüber nachzudenken, erwarten wir, daß sie weiterhin funktionieren. Ich kenne nichts, was funktionieren kann, ohne daß man ihm den einen oder anderen Gedanken widmet. Ist es nicht das, was Frauen ihren Ehemännern seit Jahrhunderten sagen? (Ich sage es noch nicht seit Jahrhunderten, aber mitten in meiner zweiten Ehe diesen Gedanken immer und immer wieder sagen zu müssen, läßt es wie Jahrhunderte erscheinen.) Ich brauche Anerkennung, Aufmerksamkeit... und das gleiche gilt für Ihre Fußgelenke. Wenn Sie sich auf Ihren Körper konzentrieren, ein paar Minuten täglich damit zubringen, den Kontakt wiederaufzunehmen, gleichen Sie den Irrtum aus, daß unsere Körper immer weiter funktionieren werden – ganz gleich, was wir ihnen antun: Das werden sie nämlich nicht!

Es ist einfach zu lernen, wie Sie Ihre Fußgelenke entspannen können, wenn Sie zuvor über sie nachgedacht haben. Lassen Sie die Spannung in den Gelenken nach. Wenn Sie das tun können, warum können Sie dann nicht in Gedanken zu Ihrer Wade hochwandern und diese an- oder entspannen? Und auf diese Weise hilft Ihnen Ihr Denken, schlanker, kräftiger und gesünder zu werden.

Sie machen sich ein Bild dessen, was Sie sich vom Fitsein erwarten. Sie kommen wieder in Berührung mit Teilen Ihres Körpers, über die Sie niemals nachgedacht haben, konzentrieren sich auf Ihre Muskeln und arbeiten wirkungsvoll an ihnen – durch Konzentration und Kontrolle.

Als ich meinen Körper veränderte, dachte ich darüber nach, was ich wollte. Von der Einleitung bis Kapitel 7 dieses Buches haben Sie wahrscheinlich gedacht, daß ich so oberflächlich bin, wie man es sich nur vorstellen kann. Nun, das stimmt nicht. Meine Ziele sind hoch und meine Träume reichen tief.

Und das waren meine Fantasien:
Besser auszusehen als die Freundin meines Exmannes.
Mich sexy zu fühlen und so auszusehen; mich in winzigen schwarzen Kleidern zu sehen.
Auf Partys oder bei sonstigen Gelegenheiten die schlankste Frau zu sein.
Von allen möglichen Männern eingeladen zu werden, damit ich, wenn ich wollte, Einladungen ausschlagen könnte. Großartig aussehende Arme wie die Models zu haben und mir diese Arme in winzigen Sonnenanzügen vorzustellen.
Den flachsten Bauch der Welt zu haben, konkav wäre schön.
Liebe zu machen.
Die Leute, die mich als dick kannten, den Atem anhalten zu hören, wenn ich vorbeiginge.
Meinen Exmann betteln zu hören, ich möge doch zurückkommen und es noch einmal mit ihm versuchen.
Glauben Sie nicht, daß Gandhi stolz auf mich gewesen wäre? Betrachten Sie mich als eine Jüngerin. Bringt mich zu den Bergen Indiens und lehrt all die Jungs, die da oben sitzen, wie's richtig gemacht wird. Die Königin der Meditation kommt zum Berg.
Beängstigend, nicht wahr? Sicher fällt Ihnen auf, daß keines der Bilder etwas mit Gesundheit zu tun hatte. Weit und breit kein Gesundheitsziel in Sicht; es dreht sich nur um besseres Aussehen. Als Inhaberin eines Fitneßstudios, Aerobic-Trainerin, Verfasserin eines Buches über Schlank-, Kräftig- und Gesundwerden sollte ich Sie anlügen. Ständig auf Gesundheit und Wohlbefinden verweisen. Aber die Wahrheit ist: In meinen Meditationen fand das nie statt. Das waren meine Ziele – ich habe sie erreicht und noch mehr dazu; also: ein Hoch auf die Vorstellungskraft, auf Essen, Atmen und Bewegung.
Sie müssen anfangen, über Ihre Ziele nachzudenken, wie immer die auch aussehen. Definieren Sie ganz genau, was Sie sich vom Fitsein erwarten. In der Abgeschiedenheit Ihres Gehirns können Sie ruhig die Wahrheit sagen. Seien Sie ganz genau und ehrlich und konzentrieren Sie sich darauf. Lassen Sie es ganz wirklich sein. Entwickeln

Sie es, wie Sie Ihre Herz-Kreislauf-Belastbarkeit entwickeln, Ihre Körperkraft aufbauen und Fett verbrennen. Es gibt keine unrealistischen Ziele außer sich vorzustellen, man könne 1,90 m groß werden, wenn man nur 1,60 m ist. Wenn Sie sich wirklich nichts anderes vorstellen können als eine andere Person, dann machen Sie neben diesem Essen-, Atmen-, Bewegungs-Zeug noch zusätzlich eine Therapie – es kann nicht schaden. Wir brauchen alle eine.

Neben »Wenn man's nicht sehen kann, wen kümmert's?« lautet mein Motto: »Nutze alles, was du hast!« Erwarten Sie keine religiöse Erfahrung, obwohl Sie vielleicht ziemlich überrascht sein werden, was alles passiert, wenn Sie ein paar Minuten in Stille konzentriert atmen: etwas, wofür wir uns sonst niemals die Zeit nehmen. Machen Sie Ihre Vorstellungskraft zu einem Teil der Grundlagen Ihres Wohlbefindens. Beide Welten können einander begegnen: Indien kommt in die Vororte von Städten der westlichen Welt. Sie können trotz der Kinder, des Hauses, der Rechnungen und der täglichen Hetze immer noch meditieren. Sich etwas vorzustellen, nachdem Sie den Telefonhörer aufgelegt, den Fernseher aus- und die Mikrowelle für das Abendessen eingeschaltet haben, ist keine Sünde. Wer hat je behauptet, Sie müßten weiße Gewänder tragen und Haare unter den Achseln haben, um meditieren zu können?

Haare unter den Achseln? Wo hab' ich das her? Der Prinz sagte einmal etwas Bedenkenswertes. Etwas. Einmal. Das möchte ich klarstellen.

Der Prinz ist ein sehr männlicher Mann. Toller Körper, Macho, hämmert und repariert gern – er ist ein schwerarbeitender männlicher Mann. Fügen Sie das unseren übrigen Unterschieden noch hinzu: Macho und Feministin heiraten. Was war ich, als ich ihn heiratete: blind und taubstumm? Wie auch immer. Eines Tages nahm ich ihn mit ins Reformhaus, weil ich ihm ein paar der herrlichen Sachen zeigen wollte, die in den Regalen eines Reformhauses zu finden sind und die man in unserem Supermarkt einfach nicht bekommt. Ich meine Sachen wie Seetang, Klettenwurzel, Ginseng – was will man mehr?

Der Prinz blies sich auf wie ein Kugelfisch. Der Ort bedrohte seinen ganzen Machostolz. Ich laufe umher und zeige ihm meine Entdeckungen, wir kaufen ein paar Sachen, bezahlen. Sobald wir zur Tür draußen sind, guckt der Prinz mich an und sagt: »Wenn diese Leute angeblich so gesund sind, warum sehen sie dann so doof und krank aus?«

Nun, da ich zurückschaue und diese Geschichte mit Ihnen teile, erstaunt es mich, daß ich einen Mann heiratete, der das Wort *doof* benutzte – aber Liebe ist so blind wie eine Fledermaus, und der Prinz hatte ja recht: Jeder in dem Laden sah aus, als verbrächte er gerade die letzten paar Tage auf Erden und als hätte keiner vor ihnen in den letzten zwanzig Jahren das Tageslicht gesehen. Eingefallen, blaß, ausgemergelt und doof – ja, doof. Und genau das dachten der Prinz und ich – das nette, aufstrebende, junge Vorstadtehepaar –, wenn wir Worte wie ›Meditation‹ hörten: Laß dich auf dem Berg nieder, gib all deine weltliche Habe auf, laß die Haare unter deinen Armen und auf deinen Beinen wachsen und sitze lange, lange reglos da.

Gar nicht wahr. Ich sage Ihnen, was ich gemacht habe: Ich suchte mir eine bequeme Haltung zum Sitzen; in einer schmerzenden oder unbequemen Haltung zu sitzen, während man sich auf etwas konzentrieren will, ist keine gute Idee. Davon einmal abgesehen, ist es völlig gleichgültig, wie Sie sitzen. Schließen Sie Ihre Augen. Holen Sie ein paarmal tief Luft. Stellen Sie sich diese Atemzüge als reinigend vor. Sie nehmen Sauerstoff auf und weisen die ganze Spannung, Furcht und alle negativen Selbstbilder von sich. Während Sie atmen, beginnen Sie sich ein genaues Bild dessen zu machen, was Sie sich vom Essen, Atmen und Bewegen erwarten.

Wenn Sie einen schlankeren Körper wollen, dann stellen Sie ihn sich so schlank vor, wie Sie ihn haben wollen. Wenn Sie Kraft wollen, dann stellen Sie sich Ihren Körper so stark vor, wie Sie ihn haben wollen: Ihre Muskeln heben sich deutlich ab, Sie sehen die Einschnitte in Ihren Oberschenkeln, Ihrem Hintern, Ihren Hüften und Armen, in Ihrem Rücken. Sie fühlen die Kraft. Sie verbinden dies Gefühl mit Ihrem Körper. Sie fühlen sich frei und stark. Sie sehen sich, wie Sie

laufen, springen und mit Leichtigkeit zehn volle Einkaufstüten heben können. Seien Sie so detailliert wie möglich, wenn Sie sich Kraft, Schlankheit und Wohlbefinden vorstellen.
Wenn Sie eine größere Herz-Kreislauf-Belastbarkeit wollen, stellen Sie sich vor, daß Ihr Körper Sauerstoff effektiver verarbeiten kann. Fühlen Sie die Energie, die Sie übrig haben, wenn Sie gesund sind. Sie sehen sich selbst als olympische Läuferin, eine Sprinterin, die nach dem Rennen noch Luft hat. Sie sehen Ihren Körper, wie er sich nach einer starken Belastung schnell wieder erholt. In Ihrer Fantasie laufen Sie hinter Ihrem Zweijährigen her, bei brütender Hitze und mit dem Arm voller Wäsche, und Sie sind nicht außer Atem. Es spielt keine Rolle, was Sie sich vorstellen; als einziges zählt, daß die Dinge, die für Sie am wichtigsten sind, zu Ihrem mentalen Foto gehören. Als ich mich an diese Übung gewöhnt hatte, begann ich, in meiner Vorstellung Filme ablaufen zu lassen: Ich stellte nur vor, wie ich in dem winzigen schwarzen Kleid und mit hohen Absätzen zu einer Party ging, wo ich – natürlich – schlanker und kräftiger als alle anderen war. Ich hörte die anderen Anwesenden den Atem anhalten. Dann traf ich den Prinzen und seine Freundin, die, was ihr Haar und Gesicht betraf, keinen guten Tag hatte und überhaupt nicht annähernd so gut aussah wie ich. Der Prinz fiel auf die Knie, weinte und jammerte und bettelte, ich möge nach Haus kommen und seinem Leben Erfüllung geben. Er entschuldigte sich für den Schmerz und die Qual, die er mir mit seiner Dummheit und Selbstsucht angetan hatte ... Worauf ich an beiden vorbei zu einem anderen Mann rauschte, einem wunderschönen, kultivierten Mann mit dem vollkommenen Körper, der den Boden anbetete, auf dem ich ging ... Meine Vorstellung wurde mit jeder Sekunde Meditation dramatischer und detaillierter – und Sie können sich etwa vorstellen, wie es endete: in einer Tragödie. Der Prinz liegt blutend und schreiend vor dem Haus – seine Freundin hat ihn beim Ausparken überfahren. Sie tötete vor lauter schlechtem Gewissen.
Also: Entwickeln Sie Ihre Fantasien so detailliert wie möglich. Alles, was Sie wollen, ist erlaubt. Ich brauchte dieses dramatische Ende sehr

lange – es gab mir die Möglichkeit, meine Wut abzubauen. Stellen Sie sich Ihren Körper in jeder Situation vor, in der er sich Ihren Wünschen nach befinden soll. Wenn Sie alles wollen – und ich hoffe, Sie wollen alles, denn es ist erreichbar –, dann müssen Sie beginnen, sich Ihren Körper genauso schlank, stark und gesund vorzustellen, wie Sie ihn wollen, und dieses Bild im Gedächtnis behalten. »Es gibt nur einen Weg, eine schlechte Angewohnheit zu verändern: sie durch eine gute zu ersetzen.« Diesen Satz habe ich einmal in einem Spielfilm über Drogenmißbrauch gehört. Er leuchtete mir sehr ein, als ich dabei war, meinen Körper zu verändern. Ich hatte einige schlechte Angewohnheiten entwickelt. Sie durch gute zu ersetzen bedeutete, die grundlegenden Informationen zur Veränderung meines Körpers zu bekommen und sie jeden Tag anzuwenden. Es bedeutete auch, so viele Instrumente, Techniken (oder wie immer Sie es nennen wollen) zu finden, wie mir möglich war, damit ich immer weiter vorwärtskommen konnte.

Fit zu sein hat nicht alle meine schlechten Angewohnheiten abgestellt. Eine höhere Gewalt wäre nötig, alle diese Angewohnheiten, die ich mühevoll entwickelt habe, auszulöschen. Aber jeden Tag arbeite ich weiter daran, bessere Angewohnheiten zu entwickeln; und einer der billigsten, wirkungsvollsten und leichtesten Wege, dies zu erreichen, besteht darin, daß ich mein Denken einsetze, um zu definieren, was ich will, das Ergebnis vor mir zu sehen und ein paar Minuten lang mich darauf zu konzentrieren.

Ich hatte einmal eine Klientin, die innerhalb weniger Minuten den Teil ›Essen, Atmen, Bewegen‹ ihres Programms begriffen hatte. Aber die Modifikation ihrer Gedanken war eine ganz andere Sache. Sie hatte größte Schwierigkeiten, ein Bild von sich als einer anderen, einer nicht dicken und unbeholfenen Person zu entwerfen. Nachdem sie zwei Wochen lang daran gearbeitet hatte, erzählte sie mir, daß es endlich funktioniert habe: »Ich hab's geschafft. Mein Kopf ist von Ihrem Körper runter. Jetzt ist mein Kopf auf meinem Körper.« Wendy ist nicht mehr das gleiche halbtote menschliche Wesen, dem ich vor nicht mehr als sechs Monaten begegnet bin. Sie hat ihr Fitneßziel erreicht, und jetzt arbeitet sie an einigen neuen Zielen. Wenn diese Frau heute etwas erreichen will, holt sie sich die Informationen, die sie braucht, arbeitet damit und stellt sich genau vor, was sie will ... Ich glaube, sie arbeitet daran, Präsidentin der Vereinigten Staaten zu werden.

PASS AUF, AMERIKA: KANN GUT SEIN, DASS SIE ES SCHAFFT!

Man muß tun, wovon man glaubt, man könne es nicht.

ELEANOR ROOSEVELT, *Man lernt, indem man tut,* 1960

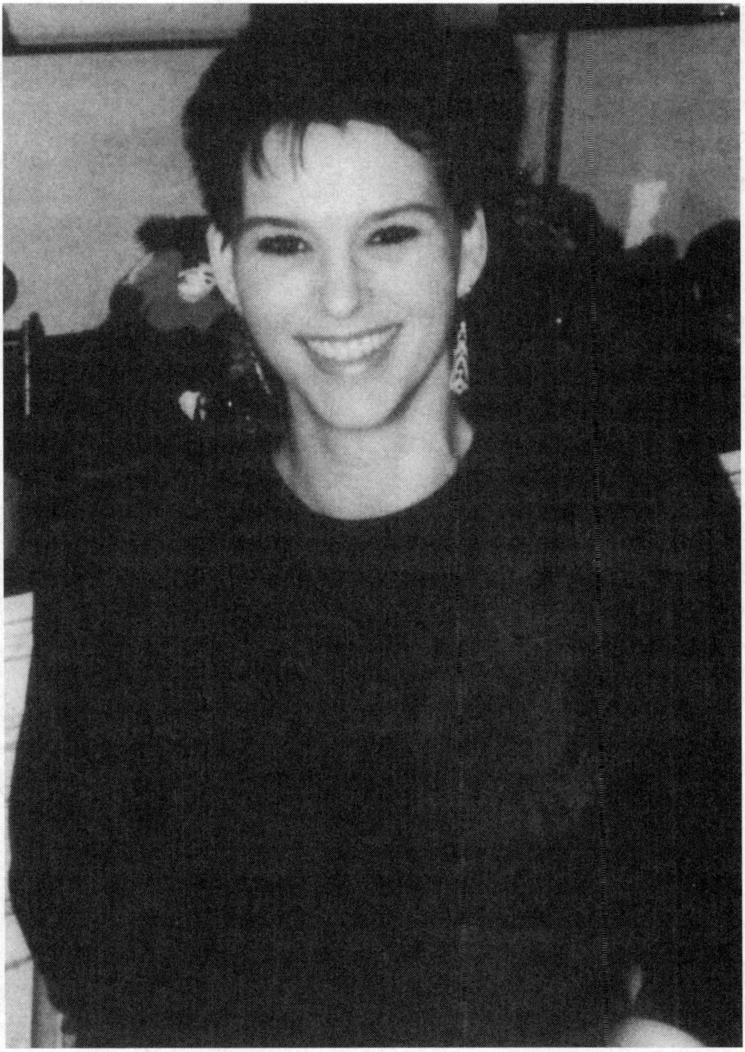

Wenn Sie genau hinschauen, sehen Sie noch ein paar Fettröllchen in der Mitte; aber ich hatte mich bis zu diesem Zeitpunkt schon stark verändert. Glauben Sie mir: Die Röllchen sind für immer verschwunden.

8 Fragen und Antworten

Sei geduldig mit allem, das ungelöst ist in deinem Herzen, und versuche, die Fragen selbst zu lieben.

Rainer Maria Rilke

Ich habe die letzten vier Jahre damit zugebracht, die USA zu bereisen und vor bzw. mit jeder nur denkbaren Gruppe Reden und Seminare über Wohlbefinden zu halten. Große Menschenmengen, kleine Gruppen, große Städte, kleine Städte, Kirchen, Gebetsstätten und Krankenhäuser. Mein liebster Teil eines jeden Seminars sind die Fragen und Antworten am Ende.

Wie ich schon im Fernsehen und überall sonst, wo ich war, gesagt habe: Ich kenne keinen Hochmut; ich spreche über alles. Verbinden Sie diesen Mangel an Hochmut mit den wunderbaren Frauen, die zu meinen Seminaren kommen und möglichst viel Informationen wollen, und Sie können sich die Art von Fragen vorstellen, die gestellt werden.

Es hat Veranstaltungen gegeben, bei denen der Frage-und-Antwort-Teil länger dauerte als das Seminar selbst. Lachen, Tränen, Respekt, Liebe – all das ist Teil der Energie und des Vertrauens gewesen, die Hunderte von Malen bei solchen Zusammenkünften und Gesprächen zu erleben waren.

Die Frage-und-Antwort-Teile in vielen der Bücher, die ich gelesen habe, dringen niemals zum Kern der Dinge vor, und nur selten wurden die Fragen auch beantwortet. Ich fühlte mich am Ende immer wie eine neugierige ältliche Tante, weil ich Antworten auf Fragen haben wollte, die anscheinend nicht druckreif waren.

Nun, ich wiederhole mich: Ich kenne keinen Hochmut. Ich habe diese Fragen schon früher beantwortet, und ich werde es wieder tun – die Fragen, die die Leute wirklich interessieren.

1. Wie oft sollte ich trainieren?

Ihr Körper braucht jeden Tag Sauerstoff, und Ihre Muskeln müssen beansprucht werden. 30 bis 60 Minuten am Tag sind nicht zu viel von Ihrem vollen Terminkalender verlangt, wenn Sie den Nutzen dieser Übungen haben wollen – vor allem: die zusätzliche Energie! Ich hoffe, daß das aerobische Training jetzt für Sie etwas anderes bedeutet als zu Beginn des Buches. Niemand sollte sich jemals zu Tode quälen oder in Grund und Boden trainieren; aber nehmen Sie sich die Zeit, sich täglich auf Ihrer eigenen Fitneßstufe zu bewegen. Wenn Sie dieser einmal nicht gewachsen sind, weil Ihr Tag sehr anstrengend war, Sie sich von einer Grippe oder Erkältung erholen, können Sie sich natürlich abweichend davon bewegen. Sie modifizieren einfach Ihr Fitneßniveau. Ein 15minütiger Spaziergang kann sinnvoller sein als 30 Minuten auf dem Stair-Master (oder was immer Sie sonst tun). Wenn Ihr Zustand dem auch nicht gewachsen ist, versuchen Sie es mit fünf Minuten spazieren gehen.

2. Ich mache jetzt seit 2 Wochen meine Übungen und habe noch nicht abgenommen. Wann fängt das Abnehmen an?

Sie werden anfangen abzunehmen, sobald Ihr Körper beginnt, den Fettvorrat, den Sie aufgebaut haben, abzubauen. Je mehr Sie verbrennen, um so mehr werden Sie los. Ein schneller Gewichtsverlust bedeutet zum größten Teil Verlust an Wasser und Muskelgewebe. Dieses Gewicht verschwindet schnell und kommt ebenso schnell wieder zurück. Körperfett loszuwerden, ist ein ganz anderer Vorgang. Da Ihre Waage jetzt stumm ist, macht es auch wenig Sinn, wenn Sie sich fragen, wann das Abnehmen anfängt. Ihr neues ›Überwachungssystem‹ sollte aus den folgenden Fragen bestehen:

Habe ich mehr Energie?
Werde ich kräftiger?
Werde ich schlanker?
Fühle ich mich besser?
Das Fett wird verschwinden; geben Sie ihm ein wenig mehr Zeit als zwei Wochen.

3. Wieviel sollte ich wiegen?

Jedesmal, wenn ich bei einem Arzt eine Tabelle sehe, in der das Durchschnittsgewicht in Abhängigkeit von Größe, Alter, Körpertyp oder Was-sonst-noch dargestellt wird, haut es mich um. Ich möchte gern wissen, wo sie diese Zahlen hernehmen. Wenn Ihr Körperfett sich in einem gesunden Bereich bewegt, wenn Sie die fettarme Muskelmasse haben, mit der Sie sich wohl fühlen, und wenn Sie in den Spiegel sehen und Ihnen gefällt, wie Sie aussehen und sich fühlen – so viel sollten Sie wiegen!

4. Was ist mit besonderen Gelegenheiten – was esse ich da?

Oft höre ich: »In Ordnung, kapiert, klingt alles sehr vernünftig. Aber in zwei Monaten bin ich bei einer Hochzeit: was soll ich da essen?«
Wer weiß schon, worauf Sie in zwei Monaten Appetit haben? Wird das kurz vor Ihrer Periode sein? Werden Sie frustriert oder müde sein, Appetit auf etwas Süßes oder Salziges haben?
Wegen des Hungers und der Entbehrung, die eine normale Diät mit sich bringt, ist Essen in der Vergangenheit zu etwas geworden, das man fürchten muß, das im voraus zu planen ist – eine niemals endende Zwangsvorstellung. Damit ist es jetzt vorbei! Sie werden essen, was Sie wollen, wozu Sie in Stimmung sind und, wenn Sie sich wegen Fett Sorgen machen, was bei dieser Hochzeit den niedrigsten Fettgehalt hat.
Essen ist nicht länger Ihr Feind. Es ist Ihr Brennstoff. Genießen Sie es. Essen Sie!

5. Baue ich Muskeln durch Laufen oder Gehen auf? Werden meine Beine dicker?

Jedesmal, wenn Sie einen Muskel benutzen, bauen Sie ihn auf. Sie werden Kraft und Belastbarkeit aufbauen. Um Muskelpakete aufbauen zu können, müssen Sie allerdings tonnenweise Gewichte heben oder bewegen und oft genug eine regelmäßige Steroid-Diät halten. Es ist nicht einfach, dicke Muskeln zu bekommen – halten Sie sich doch vor Augen, wie hart die Gewichtheber daran arbeiten müssen. Kraft und Belastbarkeit aufzubauen, ist nicht dasselbe wie Muskelpakete zu bekommen.

6. Was ist mit den Kindern? Was sollen sie essen?

Kinder sollten das gleiche essen wie Sie auch. *Sie machen keine Diät.* Sie beenden den Irrsinn, indem Sie hochwertige, ballaststoffreiche und fettarme Nahrung zu sich nehmen. Fettsucht grassiert wie eine Epidemie unter den Kindern. Sie entwickeln sich so schnell und müssen in unserer heutigen Gesellschaft mit so viel Druck fertigwerden. Wer also braucht hochwertigen Brennstoff dringender als unsere Kinder? Das ganze Getue um Erziehung und Entwicklung erscheint zweitrangig angesichts der Tatsache, daß unsere Kinder von Chemikalien und Konservierungsmitteln leben: Instant-Mist. Unsere Kinder sind falsch ernährt; wir sollten uns deswegen schämen.

7. Verlangsamt sich der Stoffwechsel mit dem Alter?

Ja, mit zunehmendem Alter wird unser Stoffwechsel langsamer. Es ist jedoch alles relativ: Ich kenne einige Fünfunddreißigjährige, die so wenig tun und so außer Form sind, daß sie auf dem Niveau von Achtzigjährigen funktionieren. Wenn Sie richtig essen, sich richtig bewegen und richtig atmen, werden Sie eine gesunde Lebensweise und einen gesunden Stoffwechsel beibehalten. Es ist nicht zwingend notwendig, daß man ab fünfzig dazu verurteilt ist, auf einer nach unten führenden Spirale zu leben.

8. Ist das Frühstück wirklich die wichtigste Mahlzeit?

Die wichtigste? Wer soll das wissen? Alle Mahlzeiten sind wichtig. Sich Brennstoff verschaffen, wenn man ihn braucht, ist wichtig. Es hängt alles sehr vom einzelnen und seinem (oder ihrem) Zeitplan ab. Ich esse nicht gern gleich nach dem Aufstehen, aber wenn ich mich ein paar Stunden lang bewegt habe, esse ich ein riesiges Frühstück. Was bedeutet Frühstück? Wenn es Zwangsernährung nach dem Aufwachen bedeutet, taugt es nichts. Wenn es bedeutet, hungrig zu sein und zum ersten Mal am Tag Brennstoff aufzunehmen, dann ist es nicht wichtiger als jede andere Mahlzeit am Tag. Sie sollten essen wenn Sie hungrig sind.

9. Wieviel Wasser sollte ich trinken?

Ich liebe diese Frage nach dem Wasser! Sie sollten trinken, wenn Sie durstig sind, und versuchen, Wasser zu trinken.
Wenn zum Abnehmen Wassertrinken ausreichen würde, wenn diese acht Gläser am Tag, die man uns zu trinken gelehrt hat, irgend etwas bewirken würden, ich wäre begeistert! Ich wäre eine Nixe! All das Gerede hat nichts mit irgend etwas zu tun – wie alles andere, über das wir gesprochen haben, ist es nur künstlich aufgeblasen worden. Warten Sie nicht, bis Sie Schaum vorm Mund bekommen, bevor Sie ein Glas Wasser trinken. Trinken Sie, wenn Sie Durst haben, und essen Sie, wenn Sie hungrig sind. Das ist gesund. Zwangstrinken ist nicht nur Irrsinn, es hat auch nichts mit dem Abbau von Körperfett zu tun.

10. Warum hat mich mein Arzt/meine Ärztin auf eine kalorienarme Diät gesetzt?

Wenn es dafür keine gute medizinische Begründung gibt, dann wahrscheinlich deshalb, weil er oder sie es nicht besser weiß. Fragen Sie einfach, was Sie denn als Brennstoff zu sich nehmen sollen und ob es eine andere Möglichkeit als Hungern gibt.

11. Wie lange dauert es, bis ich meinen Stoffwechsel geändert habe?

Im Durchschnitt dauert es sechs bis acht Wochen, bis Sie Ihren Stoffwechsel beschleunigt haben – das ist die Standardantwort der ›Industrie‹. Aber es gibt so viele Variablen: Ihre Anlagen, Ihr Fitneßniveau oder Ihr Mangel an Fitneß, die Intensität Ihres Trainings, Ihre Beharrlichkeit und Konzentration sowie auch die Nahrung, die Sie essen, und mögliche Medikamente, die Sie einnehmen.
Ich kann Ihnen aus eigener Erfahrung berichten – und aus der von Tausenden von Leuten, die ich in den letzten Jahren sich habe verändern sehen –, daß unsere Körper schnell reagieren, wenn wir durchgängig hochwertigen Brennstoff zu uns nehmen und auf unserer Fitneßstufe trainieren. Doch wen kümmert es, wie lange es genau dauert? Machen Sie einfach weiter.

12. Stimmt es, daß mein Körper auch nach den Übungen noch Brennstoff verbraucht?

Ja, auch nach dem Training verbrennt der Körper noch Brennstoff. Die Gelehrten streiten sich noch, wie lange. Was aber wichtiger ist: Durch das Training funktionieren das Herz-Kreislauf-System und die Muskeln Ihres Körpers besser, und er verarbeitet Sauerstoff effektiver.

13. Soll ich weiterhin Kalorien zählen?

Ihre Kalorienaufnahme steht in direktem Zusammenhang mit der Energie, die Sie aufwenden. Sie verbrauchen Brennstoff – ganz gleich, was Sie tun.
Die einzige Kalorienzahl, die Sie beachten sollten, ist die Mindestzahl, die Sie nicht unterschreiten sollten, wenn Ihr Körper nicht ausgehungert werden soll. Wenn Ihnen davon jetzt übel wird, gehen Sie zu Kapitel 4 zurück und frischen Sie die dortige Information noch einmal auf.

Wenn Sie nichts tun – und ich meine *nichts* – und 3000 Kalorien am Tag essen, nehmen Sie zu. Was Sie nicht verbrennen, verwandelt sich in Fett, und Sie werden dick. Davon einmal abgesehen: Nein, Sie sollten keine Kalorien zählen. An manchen Tagen werden Sie mehr essen, weil Sie mehr Energie verbrauchen, an anderen Tagen werden Sie nichts von Essen wissen wollen. Und an manchen Tagen wird es irgend etwas dazwischen sein. Essen Sie, wenn Sie hungrig sind.

14. Was mache ich an Festtagen, wenn überall Versuchungen lauern?

Festtage sind eine Zeit zum Feiern. Aber wir alle stehen unter dem enormen Druck, daß jede dieser besonderen Gelegenheiten einfach ganz wunderbar werden muß. Ich finde sie immer sehr anstrengend, und jedesmal schwöre ich, daß nächstes Jahr alles ganz anders wird. Die emotionale und finanzielle Belastung, die sie für Sie und Ihre Familie bedeuten, verdienen ein Buch für sich.
Was aber das Essen angeht, müssen Sie vor diesen ›besonderen Gelegenheiten‹ keine Angst mehr haben. Sie nehmen fettarme Nahrung zu sich. Wenn Sie irgendwo zum Essen eingeladen sind und wissen, daß man dort noch in den finsteren Zeiten der Fetterziehung lebt, essen Sie, bevor Sie losgehen. Stopfen Sie sich mit Ihrem fettarmen Lieblingsessen voll, bis allein schon der Gedanke an Essen Sie krank macht. Trinken Sie während des ›Anlasses‹ ein Glas Bier oder Wein (es sei denn, Sie haben ein Alkoholproblem) und vergessen Sie den Mist, der auf dem Tisch steht.

15. Kann ich ohne körperliche Bewegung abnehmen?

Leicht. Hungern garantiert immer Gewichtsabnahme. Aber um Körperfett zu verbrennen, müssen Sie die Reduzierung des Fetts, das Sie aufnehmen, mit gezielter körperlicher Bewegung verbinden – wobei es nicht nur ums Abnehmen geht. Wenn also Ihre Frage lautet:

»Kann ich schlank, kräftig und gesund werden, ohne mich körperlich zu betätigen?« lautet die Antwort: »Mit Sicherheit nicht!«

16. Was ist mit Zellulitis?

Hier haben wir wirklich mal einen Begriff, der von Geheimnis und Verwirrung umgeben ist: ZELLULITIS. Es gibt Cremes, Lotions, elektrische Geräte und sogar Institutionen, die gegen Zellulitis helfen sollen.

Nun, es ist ganz einfach: Zellulitis ist Fett, daran gibt es keinen Zweifel, und das ist auch schon das ganze Geheimnis.

Als ich 118 Kilo wog, hatte ich mehr von dem klumpigen Zeug – meine Beschreibung von Zellulitis – an meinem Körper, als man sich vorstellen kann. Stellen Sie es sich nicht vor: Ergreifen Sie Ihren Oberschenkel. Schauen Sie ihn sich an – er ist fett. Je schlanker Sie werden, um so weniger werden Sie davon haben. Sie werden es los, indem Sie es durch richtiges Essen, Atmen und Bewegen verbrennen.

17. Was ist mit Fettabsaugung?

Warum wird davon so ein Aufhebens gemacht? Wenn das Absaugen von Körperfett etwas nützen würde, dann würde ich es empfehlen. Ich hätte es selbst machen lassen, und es würde auf der ganzen Welt keine dicke Frau mehr geben, denn wir würden unsere ganze Habe verkaufen, um diese sehr teure Prozedur bezahlen zu können. Ich kenne nicht alle Einzelheiten, aber ich kann Ihnen versichern, daß schlank, kräftig und gesund zu werden mit alledem nichts zu tun hat.

18. Was ist, wenn ich eine Stunde nach meiner letzten Mahlzeit wieder Hunger bekomme?

ESSEN! Wenn Sie kräftiger und gesünder werden, Muskeln aufbauen und Ihrem Körper mehr abverlangen, brauchen Sie mehr Brennstoff. An einigen Tagen werden Sie fressen wie ein Tier. Wer hat behauptet, man solle zu ganz bestimmten Zeiten frühstücken bzw. zu Mittag oder Abendbrot essen? Wahrscheinlich dieselben Leute, die uns den Unsinn von den ›drei ordentlichen Mahlzeiten am Tag‹ erzählt und all die anderen verkehrten Informationen gegeben haben. Wenn Sie wenige Stunden nach der letzten Mahlzeit hungrig sind, essen Sie!

19. Was ist mit Diätgetränken – sind sie ungesund?

Ungesund? Reinigt man nicht die Decks von Schiffen der Kriegsmarine mit Coke? Erinnern Sie sich an das Experiment im Chemieunterricht, bei dem man einen Zahn in ein Glas Diätsoda legte, und innerhalb weniger Tage hatte der Zahn sich aufgelöst? Wenn Sie sich wegen Fett Sorgen machen, und Ihr Diätgetränk enthält kein Fett, trinken Sie es. Wenn Sie sich aber auch wegen Chemikalien, Farbstoffen und Ihre eigene Gesundheit sorgen, halten Sie besser größtmöglichen Abstand von dem Zeug.

20. Bleibt das ewig so? Werde ich immer Aerobic machen müssen?

Für mich bleibt das ewig so. Ich möchte niemals mit meinen Übungen aufhören – weil ich mich schlecht fühle, wenn ich sie nicht mache, und weil ich mich sehr gut fühle, wenn ich sie mache. Ich hoffe, Sie verändern Ihre Lebensweise ein für allemal. Die ersten Veränderungen vornehmen und sie dann beibehalten, nachdem Sie Ihr gewünschtes Fitneßniveau erreicht haben, sind zwei verschiedene Dinge. Wenn Sie es erst einmal aufgebaut haben, ist es sehr einfach, diese Grundlage Ihres Wohlbefindens aufrechtzuhalten, und es macht nur drei- bis viermal die Woche ein Herz-Kreislauf-Training notwendig.

Ich hoffe, Sie finden die Herausforderungen eines starken, schlanken und gesunden Körpers vergnüglich.

21. Wie bringe ich all dies meinem Mann bei, der ein typischer ›Kartoffel-Fleisch-Gemüse-Typ‹ ist?

Sehr, sehr langsam. Wenn Sie jetzt sofort den Kühlschrank und die Vorratsschränke leerfegen, einen Eimer Weizengras auf den Tisch stellen und ausrufen: »In dieser Familie kein Fett mehr – ab heute wird gesund gelebt!«, dann ernten Sie nur Aufstand.
Wenn Sie einen Hackbraten machen, versuchen Sie's mal mit Linsen und fettarmer Bratensoße – Sie merken den Unterschied nicht. Wenn Sie Hähnchen machen, lassen Sie die Haut weg und garen Sie es in Zitrone. Geben Sie einen Reissalat zu dem Gericht und einen fettarmen Nachtisch hinterher.
Nehmen Sie die Veränderungen langsam vor und achten Sie darauf, daß Ihr fettarmes Essen gut gewürzt und schmackhaft ist. Und machen Sie kein Gesprächsthema draus. Denn schließlich machen Sie keine Diät: Sie verändern die Ernährung Ihrer Familie, damit Sie schlanker und gesünder werden.

22. Was ist mit Eßstörungen?

Ich hatte eine Eßstörung. Man wiegt keine 118 Kilo, ohne eine Eßstörung zu haben. Sie hieß »zu viel essen, weil ich zornig, verletzt und deprimiert war«. Die Anonymen Fettsüchtigen hören es gar nicht gern, wenn ich dies sage – aber statt darüber zu reden, wie oft Sie sich gestern übergeben haben, machen Sie lieber einen Spaziergang und gönnen Sie Ihrem Hirn und Körper ein wenig Sauerstoff. Es könnte den Heilungsprozeß unterstützen.
Ich bin keine Therapeutin und gebe das auch nicht vor. Ich weiß, es gibt emotionale Probleme, die dazu führen können, daß jemand dick wird. Sind nicht die meisten von uns in einer irgendwie nicht ganz intakten Familie aufgewachsen? Ich glaube, wir sind alle von irgendeiner Art von Ersatzdroge abhängig.
Neunzig Prozent von uns sind dick, weil wir zu viel fettreiches Essen aufnehmen und uns zu wenig bewegen. Das ist das Problem, und es

ist einfach zu lösen. Die Symptome des Problems sind endlos. Wenn Sie Ihrem Körper die Grundlage des Wohlbefindens verschaffen: Essen, Atmen und Bewegung jeden Tag – dann werden Sie überrascht sein, wie viele dieser Symptome verschwinden werden.

23. Ich leide unter dem prämenstruellen Syndrom. Hilft mir da besser Essen, Atmen und Bewegen?

Nach der Geburt meines zweiten Sohnes war ich ein seelisches Wrack. Drei Tage vor meiner Periode konnte ein einfacher Lebensmitteleinkauf einen Angstanfall bei mir auslösen, so daß ich fluchtartig den Laden verließ – ohne die Einkäufe! Mein PMS war so schlimm, daß ich anderthalb Wochen vor jeder Periode Progesteron-Spritzen bekam. PMS ist alles andere als komisch; jede, die mit einer hormonellen Störung zu kämpfen hat, weiß, wie schrecklich es ist, sich jeden Monat damit auseinandersetzen zu müssen.
In diesem Bereich gibt es einige wichtige Forschungen. Es existiert allerdings auch eine riesige Menge an Nichtwissen und Nichtwissenwollen unter den Medizinern bezüglich dieses sehr realen hormonellen Ungleichgewichts, unter dem Millionen Frauen jeden Monat leiden.
Fit zu sein wird PMS nicht heilen. Aber schlank, stark und gesund zu sein, kann gar nicht anders als hilfreich zu sein. Ich habe immer noch ein ›schweres PMS‹. Aber glauben Sie mir: Damit jeden Monat als kräftige und gesunde Person fertig zu werden, ist meilenweit entfernt von der Situation, als ich 118 Kilo wog, mein Aussehen und mein Befinden haßte und zusätzlich Monat für Monat damit zu kämpfen hatte.

24. Werde ich jemals wieder Fett essen können?

Sicher – wenn Sie es je wieder wollen. Es ist verblüffend, was passiert, wenn man seinem Körper ein Gift entzieht und es dann – wenn auch in kleinen Mengen – wieder zu sich nimmt. Nachdem ich einige

Monate auf fettarme Kost geachtet hatte, ging ich zu einer Party. Ich wußte nicht, wieviel Fett in den Salatsoßen und dem übrigen dort angebotenen Essen war, aber ich glaubte, daß ich nur fettarme Dinge aß. Doch innerhalb weniger Stunden hatte ich den schlimmsten Durchfall und fühlte mich gräßlich – fettig und krank. Ich esse fettarm, weil ich keine fette Kost essen möchte und weil sie mir Übelkeit verursacht.
Wenn Sie erst einmal zu einer fettarmen Ernährung übergegangen sind, wird Ihr Körper Sie wissen lassen, daß er keine fettreiche Kost mehr toleriert.

25. Muß ich meinen Arzt aufsuchen, bevor ich mit meinem Trainingsprogramm beginne?

Dies ist eines meiner Lieblingsthemen, und die Antwort ist: NEIN! Es ist viel wichtiger, daß Sie erst dann mit den Übungen beginnen, wenn Sie sich über Ihr Fitneßniveau und Ihren körperlichen Zustand im klaren sind und Ihre Fitneßberaterin Ihnen zeigt, wie Sie die Übungen dem anpassen. Ich behaupte nicht, daß Sie Ihren Arzt nicht aufsuchen sollen, wenn Sie in letzter Zeit eine Herzoperation hatten und jetzt vorhaben, Waldläufe zu machen. Wenn Sie wegen einer Verletzung, einer Abnutzungskrankheit oder eines sonstigen ernsten Leidens in Behandlung sind, dann sollten Sie natürlich wissen, was Ihr Arzt für notwendig ansieht.
Aber wenn Sie einfach nur dick und untrainiert sind und gesund werden wollen, brauchen Sie nicht zum Arzt zu gehen, um dann einen Spaziergang zu machen und fettarme Kost zu essen.
Wie könnte das schädlich sein? Ihr Arzt dürfte ebenfalls der Meinung sein, daß für Sie, solange Sie nicht wegen eines Leidens behandelt werden, vermehrter Sauerstoff, fettärmeres Essen und eine verbesserte Herz-Kreislauf-Belastbarkeit nur von Nutzen sein können.

26. Muß ich Vegetarierin werden?

Ich esse seit Jahren kein Fleisch mehr. Nicht, weil ich Mitleid mit den Kühen habe (tut mir leid, liebe Tierfreunde), sondern weil ich Fleisch nicht vertrage und es gräßlich aussieht. Ich habe über 60 Kilo als Vegetarierin zugelegt. Einige der dicksten Klientinnen, die ich hatte, waren Vegetarierinnen. Jeder, der Milchprodukte, Nüsse und all die anderen fettreichen ›natürlichen nichttierischen Produkte‹ ißt, kann mit Leichtigkeit genauso dick werden wie die tieressenden, bakterienverseuchten, dickdarmverstopften Fleischesser.
Mageres Fleisch gibt es einfach nicht – es ist ein Widerspruch in sich selbst. Ein ›mageres‹ 225-g-Steak hat so viel Fett wie acht Teelöffel Butter – was soll daran mager sein? Die gesättigten Fette aus tierischen Produkten bringen uns um. Lesen Sie noch mal Kapitel 4, dort finden Sie die notwendigen Informationen, um entscheiden zu können, ob Sie jemals wieder Fleisch essen sollten oder können – ich tue das sicher nicht. Aber denken Sie daran: Vegetarier zu sein läßt Sie nicht automatisch schlank und gesund werden.

27. Wenn das alles so einfach ist, warum macht es dann nicht jeder?

Keine Ahnung! Ich glaube wirklich, daß all dies von der Industrien kompliziert gemacht worden ist, die davon profitieren, daß Sie ständig scheitern und krank werden, damit sie Sie ›heilen‹ können – d. h. die gezielt ihren eigenen Bedarf schaffen.

28. Muß ich in einem Bioladen einkaufen?

Wenn Sie's dort aushalten! In den meisten Bioläden, in deren ich eingekauft habe, scheinen die Angestellten ein paar Hirnzellen verloren zu haben oder auf unglaubliche Weise immer noch in den sechziger Jahren zu leben. Müssen wir alle T-Shirts mit Batik-Druck und ›Rasta‹-Locken tragen? Und können wir nicht das ganze Geschäft professioneller betreiben?

Es gibt andere Möglichkeiten als Bioläden. Die großen Lebensmittelketten beginnen sich darauf einzustellen, daß die Verbraucher, was die Qualität ihrer Ernährung betrifft, bewußter werden. Immer mehr dieser Läden bieten fettarme Zwischenmahlzeiten, mehr Körnerprodukte sowie Markennamen an, die früher nur den Naturkostläden vorbehalten waren.
Eine sehr wichtige Sache sind organische Produkte: Wenn Sie Obst oder Gemüse kaufen können, das nicht gespritzt, gewachst, bestrahlt, gefärbt oder zum Reifen mit Gas behandelt worden ist – tun Sie es; es ist mit Sicherheit höherwertige Nahrung.

29. Sollte ich meine Übungen machen, wenn ich müde bin?

Ja, Sie sollten täglich trainieren. Wichtig ist bei alledem, daß Sie sich jeden Tag auf Ihrer jeweiligen Fitneßstufe bewegen. Wenn Sie müde sind, arbeiten Sie auf diesem Ermüdungsniveau, d.h. einer niedrigeren Intensitätsstufe, während Sie sich darauf konzentrieren, Sauerstoff aufzunehmen, und sich Zeit für Ihren Körper und Ihre Gedanken nehmen.
Ich arbeite immer, wenn ich mich bewege, auf meinem Fitneßniveau, ob ich nun müde von der Arbeit oder sauer auf meinen Mann bin, ob mir der Fuß weh tut oder ich kurz vor meiner Periode stehe – oder was sonst gerade los ist. Vielleicht schaffen Sie nicht immer Ihre sechs Tage in der Woche; einen oder zwei Tage auszulassen, ist kein Problem. Wenn Sie auf Ihrem Fitneßniveau trainieren, können Sie Ihre Übungen machen – ohne den Druck, daß Sie jedesmal, wenn Sie Ihre Turnschuhe anziehen, ein Kraftpaket sein müssen.

30. Jedesmal, wenn ich ab- und wieder zunehme, scheine ich fetter zu sein – spinne ich?

Nein, ganz und gar nicht. Sie werden fetter. Schreiben Sie es auf und bringen Sie es Ihrem Arzt oder Gewichtsberater und fragen Sie sie, ob es stimmt. Sagen Sie ihnen, Susan schickt Sie, und bereiten Sie sich

auf die Wahrheit vor, die in Ihnen den Wunsch wachruft, ihnen an die Kehle zu springen.
Wenn Sie durch eine Diät (Hungern) abnehmen, verlieren Sie Wasser und Muskelgewebe – zusammen mit einer Reihe anderer Dinge (Ihrer Gesundheit, zum Beispiel). Was Sie an fettarmer Muskelmasse verlieren, legen Sie als Fett wieder zu. Ich muß es wiederholen: WAS SIE AN FETTARMER MUSKELMASSE VERLIEREN, LEGEN SIE ALS FETT WIEDER ZU. Ihre Diät – und die Millionen anderen Hungerkuren, die wir hinter uns haben – macht Sie fetter und schwächer. Das ist keine Einbildung. Sie werden jedesmal, wenn Sie ab- und wieder zunehmen, fetter. Machen Sie bitte, bitte nie wieder eine Diät.

31. Susan, Sie sehen so verändert aus, und Sie sind so voller Energie. Haben Sie eine kosmetische Operation machen lassen, um so zu werden?

Diese Frage höre ich oft.
Was das betrifft, möchte ich eines klarstellen: Wenn es eine Operation auf Erden gäbe, mit der man 60 Kilo loswerden kann, mit der man Arme, Bauch und Beine kräftigen, die Herz-Kreislauf-Belastbarkeit verbessern und einen Körper innen und außen vollständig verändern kann – ICH WÄRE DIE ERSTE, DIE DANACH ANSTEHEN WÜRDE, und ich würde sie jedem menschlichen Wesen unter der Sonne empfehlen. Warum nicht? Wir wären alle gesund, hätten Energie, würden gut aussehen und uns so fühlen und nichts weiter brauchen. Leider gibt es eine solche Operation nicht, und es wird sie auch niemals geben. Das ist kein gangbarer Weg. Ich habe meinen Körper verändert, indem ich ballaststoffreiche, hochwertige, fettarme Kost gegessen, auf meinem Fitneßniveau trainiert und meinen Körper mit Sauerstoff versorgt habe, der so sehr an Sauerstoffmangel litt, daß er kaum funktionieren konnte – d.h. indem ich meinem Körper gegeben habe, was er brauchte, um eine gesunde, gut eingestellte Fettverbrennungsmaschine zu werden. So

habe ich meinen Körper verändert, und das ist der einzige Weg, auf dem Sie jemals Ihr Aussehen und Ihr Befinden werden verändern können.

Aber habe ich eine Schönheitsoperation hinter mir? ABSOLUT! Würde ich mich weiteren unterziehen? Bis ich sechzig bin, sehe ich wahrscheinlich aus, als ob ich im Windkanal stehe, so weit wird mein Gesicht nach hinten gerutscht sein. JA, JA, JA, was immer mir ein gutes Gefühl gibt: Ich bin dabei.

Etwa ein Jahr, nachdem ich meinen Körper verändert hatte, ließ ich meinen Bauch straffen. Diese Entscheidung gründete sich auf eine Reihe von Fakten.

Zunächst einmal wurde diese Operation bezahlt. Für die meisten von uns ist das Motivation genug, etwas machen zu lassen.

Zweitens: Mein Körper sah wirklich gut aus, er gefiel mir. Das einzige, was nicht so war, wie ich es wollte, war die schlaffe Haut an meinem Bauch – nicht vom Abnehmen, Leute, sondern von den beiden dicht aufeinanderfolgenden Geburten. Sie wissen, wovon ich rede: dieses merkwürdige Zeug um den Bauchnabel herum, das aussieht wie die Haut einer Hundertachtjährigen.

An dieser Stelle bekomme ich immer wieder Ärger. Aber all den Gruppen da draußen, die mir einreden wollen, daß ich mich selbst hassen muß, wenn ich irgend etwas verändern lasse, weil ich versuche, einem unmöglichen Ideal zu entsprechen, und daß ich andere Frauen dadurch verrate, sage ich: GEHT ZUM TEUFEL!

Ich versuche nicht, einem Bild zu entsprechen, weil die männerdominierte Welt es mir befiehlt. Ich kann und werde niemals dazu gezwungen werden. Mich kümmert nicht, was sie für hübsch halten. Ja, natürlich bin ich von Barbie beeinflußt worden – wer von uns ist das nicht? Aber jede Frau, die mit einem Mann wie Ken schläft, könnte niemals mein Idol sein. Ja, ich bin beeinflußt worden, aber das war nicht der Grund für meine Schönheitsoperation.

Ich habe meinen Bauch für *mich* straffen lassen.

Ich habe meine Ohren für *mich* verändern lassen.

Und ich werde vielleicht noch alles mögliche an mir verändern lassen.

Die politischen Argumente, ob Schönheitsoperationen in Ordnung sind oder nicht, interessieren mich nicht.
Was mich besorgt macht, sind jene Leute, die meinen, sie könnten mit einer kosmetischen Prozedur ihr Problem lösen, daß sie fett und nicht fit sind. Fettabsaugung funktioniert nicht, wenn Sie Ihre Lebensweise nicht ändern. Sich den Bauch straffen zu lassen, weil Sie dick sind, ist verrückt. Sie werden danach immer noch dick sein und immer dicker werden, solange Sie die Ernährung nicht ändern und nicht lernen, richtig zu atmen und sich richtig zu bewegen.
Wenn Sie fit sind, dürfen Sie machen, was Ihnen Spaß macht (wie ich es tat, nachdem ich bereits fit war). Vielleicht habe ich zu dem Zeitpunkt, da man mich ins Grab legt, eine andere Staatsangehörigkeit – was soll's also?
Mein Bauch ist ein kleiner Teil meines Körpers, der nur wenig Fett hat und der kräftig und gesund ist; meine operierten Ohren haben mein Leben nicht verändert, aber ich bin sehr zufrieden, daß ich beides habe machen lassen.
Sie entscheiden selbst, ob Sie etwas mit dem Messer verändern lassen oder nicht. Aber bitte erst dann, wenn Sie schlank, kräftig und gesund sind. Dann werden Sie hinterher noch besser aussehen – es sei denn, es geht etwas schief (aber dieses Risiko geht man immer ein, wenn man sich unters Messer begibt). Ich meinte, dieses Risiko eingehen zu können. Gott sei Dank klappte es, und jetzt bin ich Susan ohne die zusätzliche Haut um meinen Bauchnabel und mit Ohren, die nicht länger aussehen, als gehörten sie zu Dumbo, dem Elefanten.

TEIL DREI

Gesundheit

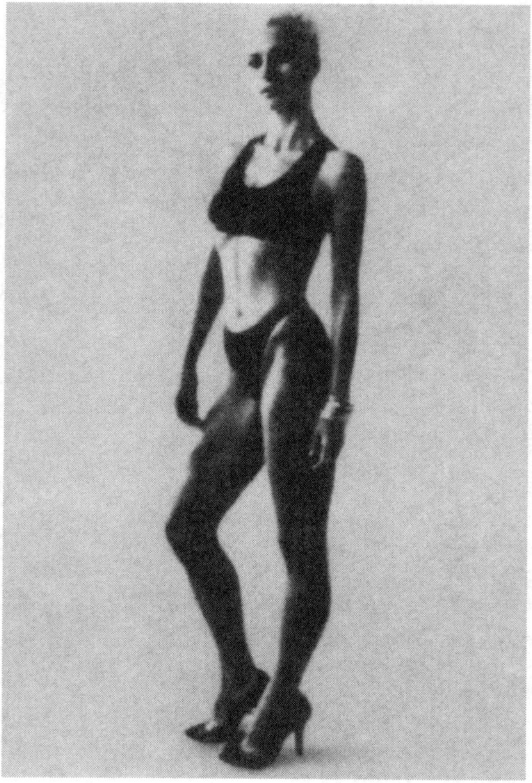

Jeder sagte mir, ich sollte dieses Foto nicht verwenden, wenn ich über die Auswirkungen von richtigem Essen, Atmen und Sichbewegen sprach. »Du wirst jede Frau in Amerika beleidigen.« – »Es sieht zu sexy aus.« – »Du siehst zu stark aus, niemand wird glauben, daß du es bist.« – »Hohe Absätze und Bikini – das wirkt ordinär, und die amerikanische Frau mag Ordinäres nicht.« Blablabla ...

Susans Antwort damals und heute:

Es gibt in diesem Land nicht eine Frau, die nicht gern in der Lage wäre, in einem knappen Bikini herumzuspringen, ohne dabei am ganzen Körper zu wabbeln. Vielleicht würden es einige vorziehen, dies nur in den eigenen vier Wänden zu tun und nicht – wie ich – im Fernsehen. Aber jede Frau wird verstehen, weshalb ich bis heute ganz begeistert von diesem Foto bin – und sie muß nicht 118 Kilo gewogen haben, um es zu verstehen.

Sexy? Was, zum Teufel, ist an ›sexy‹ auszusetzen?

Niemand wird glauben, daß ich es bin? Wer soll es sonst sein? Schauen Sie sich doch das Haar an.

Hohe Absätze und Bikini = ordinär? Na, dann sollten wir mal mit den Organisatoren des ›Miß Amerika‹-Wettbewerbs reden – da muß dringend etwas unternommen werden!

9 Mein Leben verändert sich

Da ich mich weiterhin gleichmäßig aus dem Nebel in das Sonnenlicht bewege, sind ausgeprägte Reaktionen und die Fähigkeit, diese festzuhalten, besonders wichtig für mich.

Toni McNaron

Nehmen Sie ein wenig ab, werden Sie etwas kräftiger, und Ihr ganzes Leben wird sich verändern. Sie werden Dinge schaffen, die Sie vorher nicht für möglich gehalten haben:
das ganze Land bereisen;
im Fernsehen auftreten;
ein Buch schreiben;
Ihre eigene Fernsehshow haben ... realistisch?
Nun, realistisch oder nicht – aber genau das ist mir passiert.

Leslie (eine meiner Klientinnen) und ich traten kürzlich in einer Talkshow im Fernsehen auf. Wenn Sie auf der Welt zwei Personen suchen sollten, die einander so unähnlich sind wie Tag und Nacht, dann würden Leslie und ich das Ende Ihrer Suche bedeuten.
Sie ist ein Kleinstadtmädchen aus dem Süden.
Ihrem Ehemann ergeben (nicht, daß ich das nicht wäre – ich meine, wenn Sie jemanden suchen, die ›zu Ihrem Mann steht‹, rufen Sie mich).
Einzelkind.
Sehr, sehr behütet und beschützt aufgewachsen.
Ruhig.

Und sie hat ihr ganzes Leben gelernt, kein Aufsehen zu erregen. Und immer nett zu sein.
Wir hatten nichts gemeinsam – außer einer enormen Gewichtszunahme. Leslie wog so um die 138 Kilo. Physisch funktionierte sie praktisch nicht mehr. Ständig war sie müde. Sie hatte alle mit dem Dicksein verbundenen Leiden: angeschwollene Gelenke, Rückenschmerzen, und sie fühlte sich immer unwohl. Seelisch schien sie nach außen hin in Ordnung zu sein, eine nette, freundliche, kein Aufsehen erregende Person; aber innerlich fühlte sie sich elend. Leslie wünschte sich mehr als alles andere, nicht dick zu sein, aber nachdem sie jahrelang jede Diät unter der Sonne ausprobiert hatte, fand sie sich mit der Tatsache ab, daß sie niemals etwas anderes als dick sein würde.
Leslie kam zu einem Vortrag, den ich hielt. Unter Hunderten von Leuten stach ihr Gesicht heraus, weil sie so hübsch war. Ein paar Tage später kam sie in mein Studio. In einer Gruppe von dicken, untrainierten und unbeholfenen Leuten stach sie wieder hervor. Aber diesmal war es nicht ihr hübsches Gesicht, sondern die Tatsache, daß sie so schüchtern, unglaublich untrainiert (sie konnte ihre Arme nicht länger als ein paar Sekunden hochhalten) und enorm dick war. Sie wog nicht am meisten von allen im Raum, aber weil sie relativ klein und kompakt ist, sah sie riesig aus: groß, rund und unwohl. Ich versuche immer, nicht vorherzusagen, wer lernen wird, den Irrsinn zu beenden, und wer nicht; aber ich muß zugeben, daß es schwierig war, Leslie am ersten Tag zu beobachten und nicht daran zu zweifeln, daß sie es jemals schaffen würde. Die Kombination ihrer körperlichen Probleme mit ihrer schüchternen und ängstlichen Haltung ließen mich fürchten, daß sie dem Prozeß wohl niemals eine Chance würde geben können.
Nun, weisen Sie mich ruhig zurecht.
Schlagen Sie mir meine eigene Ignoranz um die Ohren.
Strafen Sie mich für den Rest meines Lebens und streichen Sie mich aus der Liste der Wahrsager.
Sie lernte sehr wohl, was Sie gerade lernen, und das besser, als die

meisten von uns es könnten. Wie man besser ißt, atmet und sich bewegt. Sie trägt um etliche Größen kleinere Kleidung, hat mehr Muskelkraft, als sie sich je vorstellen konnte (hat nun einen kleinen, durchtrainierten, kompakten, sportlichen Körper), hat eine Kreislauf-Belastbarkeit für Tage und Energie für zehn. Sie überlegt sich zur Zeit, den Beruf zu wechseln und ins Fitneßgeschäft zu gehen. Nun, in hübschen Shorts und Tops herumzulaufen, Freude an dem zu haben, was man macht, und anderer Leute Leben zu verändern, hat seine Vorteile. Fragen Sie mal Leslie.

Leslie hat eine Menge zu sagen, und als ich sie fragte, ob sie Lust hätte, es im Fernsehen zu tun, sagte sie sofort zu und verabredete sich mit mir in New York. Also flog sie nach New York, nahm sich ein Hotelzimmer, und am nächsten Morgen trafen wir uns.

Welch eine Wirkung hatte diese Frau auf Millionen anderer Frauen! Dieser schüchterne, höfliche Südstaatencharme kann beißen wie eine Schlange – etwas, das, glaube ich, die meisten Frauen von dort längst wußten, bevor ich aufkreuzte und es vormachte. Die Diätindustrie wurde an jenem Tag gehörig gebissen; eine sehr effektive Methode, die ich noch lernen muß. Fliegen mit Honig fangen – oder wie immer dieser alte Spruch lautet. Leslie war selbstsicher, klar und stark vor der Kamera. Sie verhielt sich, als hätte sie ihr ganzes Leben schon Fernsehen gemacht. Das war gewiß nicht dieselbe Frau, die vor Monaten zu meinem Vortrag gekommen war.

Warum erzähle ich diese kleine Geschichte?

Wen interessiert es schon, ob Leslie und ich in derselben Fernsehshow aufgetreten sind? *Sie* sollte es interessieren, denn diese Geschichte handelt von Ihnen, mir, Leslie, von uns allen. Sie trat nicht nur in einer Fernsehshow vor Millionen von Menschen auf und war dabei so routiniert wie ein Profi; sie machte noch einiges andere.

Leslie war noch niemals zuvor geflogen.

Sie war noch niemals vorher in New York gewesen. Sie hatte ihr ganzes Leben in einer kleinen Stadt in den Südstaaten verbracht, wo man ständig Warnungen vor den Gefahren hört, die in New York an jeder Ecke lauern.

Leslie hatte eine ganze Menge Dinge noch nicht getan, die sie auf jener Reise tat. Wie schaffte sie das? Gab ihr die Tatsache, daß sie abgenommen hatte, den Mut, ein Flugzeug zu besteigen, nach New York zu fliegen, sich ein Hotelzimmer zu nehmen, abends einen Spaziergang zu machen, sich mit mir am nächsten Morgen zu treffen und im Fernsehen aufzutreten? Ist Abnehmen alles, was man dazu braucht? Gibt eine größere Selbstachtung jedem den Mut, die Professionalität und die Haltung, so etwas zu schaffen? War es die Tatsache, daß wir beide abgenommen hatten, was zwischen diesen beiden Gegensätzen, Leslie und mir, diese wunderbare Achtung und Freundschaft entstehen ließ?
Nein.

Mich kümmert mehr, fit und gesund zu werden, als kosmetische Überlegungen anzustellen (obwohl auch das natürlich angenehm ist!). Ich bin zu jung, um mich wie eine alte Person zu fühlen.
Kommentar einer Klientin

Wenn ich dies Gerede von der ›Selbstachtung‹ noch einmal höre, werde ich kotzen. Jede Zeitschrift, die man in die Hand nimmt, jeder Ratgeber zum Abnehmen, den man liest, redet ›davon‹.
Ich habe nicht meine Selbstachtung vergrößert.
Leslie hat nicht ihre Selbstachtung vergrößert. Sie ist gesund geworden. Es brauchte eine Menge mehr als größere Selbstachtung, um das zu tun, was sie tat. Wenn man nicht mehr brauchte als größere Selbstachtung, würde dieser ganze Käse mit der ›positiven Selbstbestätigung‹ funktionieren.
»Schau fünf Minuten am Tag in den Spiegel und sage dir, daß du dich liebst.«
Ich habe es ausprobiert, und innerhalb weniger Tage wurde ich Sybille:
»Ich liebe mich ...«
»Ist gar nicht wahr – du bist dick und fühlst dich elend!«

»Ich bin glücklich, ich zu sein ...«
»Unmöglich! Du leistest nichts, du fühlst dich schrecklich, und du siehst aus wie ein Tier!«
»Mir gefällt, wo ich bin, ganz gleich, wo das ist ...«
»Hör auf dich zu belügen; du würdest deine Seele verkaufen, um besser auszusehen und dich besser zu fühlen!«
Das ganze positive Selbstbestätigen machte, solange ich fett und nicht fit war, meinen emotionalen Zustand nur noch komplizierter. In meinem Gehirn wurde auch so schon genug durcheinander geredet. Wir alle wissen, wie man sich fühlt, wenn man krank ist; wenn man zum Beispiel eine Grippe hat. Ihre Selbstachtung zu vergrößern, positive Selbstbestätigung oder diese netten, kleinen Meditationssprüche bewirken nur sehr wenig, damit Sie erledigen können, was zu erledigen ist – ob Sie nun das Essen kochen oder Mutter, Ehefrau oder berufstätig sein müssen. Wenn Sie krank sind, können Sie's nicht. Was immer Ihre Pläne für den Rest der Woche sein mögen – betreffend die Kinder, das Haus, den Beruf, persönliche Pläne: Wenn Sie morgen früh mit einer Grippe aufwachen, gehen diese Pläne – und seien sie noch so gut – zum Teufel.
Es macht gar keinen Unterschied, ob Ihr Kopf jetzt sagt: »Ich stehe einfach auf und mache das Essen!« Sie schaffen es gerade bis zur Bettkante, und dann sind Sie erschöpft. Damit hat es sich bereits.
Ich war krank. Leslie war krank. Kann gut sein, daß Sie, während Sie dieses Buch lesen, krank sind. Es ist körperlich, nicht seelisch. ES HAT NICHTS MIT EINER GRÖSSEREN SELBSTACHTUNG ZU TUN!
Es gibt nur eine Lösung für das Problem: Wenn Sie krank sind, müssen Sie gesund werden. Essen, richtig Atmen und Sichbewegen werden Ihnen dabei helfen.
Glauben Sie, Leslie war nicht nervös vor ihrem Fernsehauftritt? Um mehrere Größen kleinere Kleidung nahm ihr nichts von ihrer Nervosität. Wie schaffte sie es dann? Sie hatte neue Kraftquellen, aus denen sie jetzt schöpfen konnte.
Sie war stark, physisch stark. Niemand weiß besser als Leslie, daß jeder gesund werden kann. Niemand kennt die Veränderung besser,

die sich einstellt, wenn man fit wird, als die Leslies dieser Welt. Sie hatte etwas zu sagen, und nichts würde sie daran hindern. Das ist eine innere Kraft, die sich nur einstellt, wenn man den Prozeß durchmacht und die Veränderungen vornimmt. Man verdient sich diese Kraft. Niemand kann sie einem geben, und niemand kann sie einem nehmen.

Vor der Sendung hatte Leslie ein riesiges, ballaststoffreiches, fettarmes Frühstück gegessen (da ist sie wieder, die Sache mit dem Brennstoff), war spazieren gegangen, hatte eine Weile über die Sendung nachgedacht und darüber, was sie sagen wollte. (Während man durch die Straßen von Manhattan geht, um zu meditieren – ob das wohl so sicher ist?) Als es soweit war, war sie physisch und mental bereit. Natürlich ist sie stolz auf sich. Ja, ihr Selbstwertgefühl ist besser geworden, so wie ihr Körper sich verändert hat; aber daraus schöpfte sie nicht ihre Kraft, um zu tun, was sie tat.

Es war nicht meine größere Selbstachtung, die mich aufrechthielt, während ich mein Studio aufbaute (klingt, als wäre ich mit Hammer und Nägeln darangegangen, nicht wahr?) und mein Geschäft entwickelte. Als ich zum ersten Mal im Fernsehen auftrat, war das in einer Liveshow. Ich hatte noch nie in meinem Leben vor einer Kamera gesessen. Ich kam früh am Morgen ins Studio, saß in einem scheußlich gelben Zimmer herum, und als jemand mit Kopfhörern seinen Kopf hereinstreckte, meinen Namen schrie, mich zu einem Sitz brachte und wieder fortging, war es nicht die Tatsache, daß ich soviel Gewicht losgeworden war, die mich durchhalten ließ, bis endlich die Moderatorin kam und wir vor fünf Millionen Frauen miteinander zu sprechen begannen. Diese sechs Minuten hätte es niemals gegeben – denn ich hätte einen Herzanfall bekommen –, ohne sehr viel physische Kraft, ohne die Konzentration (Vorstellungsvermögen ist sehr praktisch, wenn man seinen ängstlichen Herzschlag beruhigen muß), ohne den Sauerstoff, ohne das Wohlbefinden, das ich über so viel Zeit selbst entwickelt hatte. Hätte ich eine Grippe gehabt, wäre es praktisch unmöglich gewesen. Leistung zu bringen, wenn man krank ist, ist sehr schwierig. In diesem Zustand befand ich mich lange Zeit, in diesem Zustand lebte Leslie.

Wenn Sie sich in diesem Krankheitszustand befinden, hat Ihr Körper nicht genügend Sauerstoff, um Leistung zu bringen, nicht genügend Muskelkraft, um Sie aufrecht zu halten, und kein kräftiges Herz, um Blut und Sauerstoff durch ihn zu pumpen. Und wenn Sie dann noch tonnenweise überschüssiges Fett mit sich herumschleppen, dann wird es für Sie noch schwieriger, Ihren Tag, Beruf oder Ihre Funktion zu bewältigen. Ihre Ziele zu erreichen, Ihre Träume zu erfüllen, braucht Energie, die Sie nicht haben.

Ich hatte die Energie nicht, über meine Träume nachzudenken. Leslie hatte ihre Träume vergessen. Es ist lächerlich, auf eine größere Selbstachtung zu warten, bevor man sein Leben zu leben beginnt. Es ist nicht zu schaffen; und wir haben allesamt unsere Macken. Es gibt nicht eine Familie da draußen, die wirklich intakt ist. Wir sind alle auf die eine oder andere Weise mißbraucht worden. Jeder hat jemanden mit einem Alkohol- oder Drogen- oder irgendeinem anderen seelischen Problem in der Familie. Es würde für die meisten von uns zu lange dauern und zu viel kosten, wenn wir erst einmal unsere Selbstachtung vergrößern wollten.

Wenn man sein Aussehen und Befinden haßt, ist das nicht nur ein seelisches, sondern auch ein körperliches Problem.

Dies alles hat nichts mit Selbstachtung zu tun. Es hat damit zu tun, daß Sie Ihrem Körper geben, was er braucht, um jeden Tag funktionieren zu können, und daß Sie ihn mit mehr Energie, mehr Kraft und weniger Fett reagieren lassen. Und am Ende werden Sie mehr Alternativen haben.

Wenn Sie mehr Möglichkeiten haben, werden Sie andere Entscheidungen treffen. Wenn Sie wissen, wie Sie auf Ihrer Fitneßstufe trainieren können, ohne das Gefühl zu haben, Sie würden gleich sterben, wenn Sie verstehen, was Sie da tun und wie Sie es tun sollen, dann machen Sie vielleicht nur einen Spaziergang, wenn Sie frustriert, wütend oder ängstlich sind – anstatt sofort zum Kühlschrank zu rennen. Was immer der Auslöser ist: Das ist nicht, worauf es ankommt; er wird auch dann noch da sein, wenn Sie fit sind. Glauben Sie mir, Leslie und ich werden immer noch wütend, enttäuscht und ängstlich;

aber wir haben zwanzig verschiedene Wege, diese Gefühle abzubauen oder mit ihnen umzugehen. Die einzige Möglichkeit, die ich hatte, als ich 118 Kilo wog, war der Kühlschrank.
Die Hungerkuren funktionierten nicht. Ich habe sie alle ausprobiert.
Die Aerobic-Kurse, zu denen ich ging, waren einfach zu demütigend und zu schmerzhaft.
Die Ärzte hatten keine Antworten.
Die Ernährungberater machten alles zu kompliziert für mich.
Die Schlankheitsberaterin sprach mit mir, als sei ich ein kleines Kind ohne Selbstkontrolle.
Welche Wahl hatte ich schon?
Wo sollte ich hin mit dem Zorn, dem Schmerz, der Frustration und der Angst, mit denen ich jeden Tag lebte?

> *Während der letzten sechs Jahre habe ich beständig zugenommen (vor allem während meiner Schwangerschaften, die ich als eine Erlaubnis, viel zu essen, ansah!); und es ist das einzige, worüber ich nachdenke und woran ich mich messe. Es ist so ziemlich das einzige, worauf ich meinen ›Erfolg‹ aufbaue – und also bin ich eine totale ›Versagerin‹.*
> Kommentar einer Klientin

Ich erzähle Ihnen jetzt etwas über Wut. Vor einigen Tagen rief ein Reporter jeden an, den ich kannte, folgte meinen Kindern zur Schule, interviewte meinen Exehemann, lungerte ständig vor dem Haus herum und tat so ziemlich alles, um mich zu verärgern. Mein Körper ist sehr fit. Mein Leben ist herrlich. Meine Kinder sind wohlauf. Ich kann meine Rechnungen zahlen, der Prinz und ich sind in Ordnung. Aber seien wir ehrlich: Wenn ich erlebe, wie so ein Knallkopp durch mein Leben schleicht und versucht, irgendeinen Schmutz über mich auszugraben, dann ist das nicht gerade eine streßarme Situation. Ich habe neuerdings eine Menge Respekt für Sean Penn. Ich verstehe, weshalb er jedem Reporter, den er sieht, eine knallt – diese

Kerle können eine Pest sein. Der Druck und die Angst, die ich erlebte, unterschieden sich nicht von dem unglaublichen Druck und der Furcht, die sich einstellten, als mein weißer Lattenzaun explodierte. Der große Unterschied in meinem Leben ist jetzt, daß ich viele, viele verschiedene Möglichkeiten habe, die Angst loszuwerden oder mit ihr umzugehen.

Anstatt herumzuschreien oder dagegen anzuessen, ging ich ins Studio und verordnete mir einen Aerobic-Kurs: zweieinhalb Stunden Gewichte stemmen, schwitzen, sich konzentrieren und alles loswerden. Ich hätte das nicht gekonnt, als ich 118 Kilo wog. Auch der Familien-Fahrradausflug war keine Möglichkeit. Ich habe mir die Werkzeuge erarbeitet, die mir diese Möglichkeiten eröffnen. Vielleicht gibt es Therapiepatientinnen, die dieses Buch lesen und denken, daß ich alles zu sehr vereinfache. Nun, ich glaube das nicht. Während Sie an all diesen Dingen arbeiten, mit denen Sie sich auseinandersetzen: Warum verschaffen Sie sich nicht ein wenig Sauerstoff? Könnte das schaden? Während Sie darüber sprechen, wie Sie sich gestern übergeben haben, wie zwanghaft oder neurotisch Sie wohl sind: Gehen Sie doch spazieren. Fangen Sie an, Ihrem Körper zu geben, was er zum Leben braucht. Wie könnte es etwas anderes als hilfreich sein? Wenn diese Denkweise simpel ist: auch gut – aber ist sie falsch? Ist sie wertlos? Warum fangen Sie nicht an, den Körper zu heilen, während Sie an der Heilung der Seele arbeiten? Ich habe herausgefunden, daß es sehr viel einfacher ist, den Körper wieder gesundzumachen. Ich habe noch stramme fünfzig Jahre vor mir, bevor meine Seele in Ordnung ist; aber in der Zwischenzeit sehe ich sehr gut aus und fühle mich auch so. Und ich habe viel mehr Alternativen und sehr viel mehr Kontrolle über mein Leben, indem ich körperlich gesund werde. Warum also nicht damit beginnen, richtig zu essen, zu atmen und sich zu bewegen und den eigenen Körper von den Toten zurückzuholen? Der beste Anfang liegt in Ihren eigenen Händen. Es ist nicht nur das Gewicht, das sich verändern wird.

Bitte, ihr Frauenzeitschriften:

Hört auf, euch aufs Abnehmen zu konzentrieren.

Genug Gerede über Selbstachtung. Hört auf, an den Symptomen herumzudoktern.
Löst das Problem.

> *Ich fing an, mich vor Essen zu fürchten. Ich versteckte es und aß, ohne daß irgend jemand es wußte. Ich aß heimlich, bis ich krank davon wurde. Allmählich wurde ich vom Essen kontrolliert.*
> *Ich nahm zu, mein Körpergewicht wurde zu einer Zwangsvorstellung... Manchmal habe ich immer noch Angst vor Essen und bin immer noch versucht, entweder zu fressen oder zu fasten. Von einem Extrem ins andere.*
>
> KATHY, eine Klientin

Mein Leben als alleinstehende, 118 Kilo schwere, fette, nicht fite und nicht gesunde Mutter von zwei Kindern unterschied sich sehr von meinem jetzigen Leben als unabhängige, schlanke, kräftige, fite, gesunde Mutter von zwei Kindern.
Zwei Leben, dieselbe Person.
Ich war so sehr in dem Irrsinn des Hungerns befangen, körperlich so krank, daß am Morgen aufzustehen eine riesige Leistung bedeutete. Meine Fahrt zum Postamt überwältigte mich, denn sie lohnte die Mühe nicht, die es mich kostete, es dorthin zu schaffen. Ich konnte an nichts anderes denken als daran, den Tag zu überleben. Wenn Sie sich auch so fühlen, dann müssen Sie die gleiche Entwicklung hinter sich bringen, die mich gesund werden ließ. Wir müssen alle das gleiche tun, um unserem Körper eine Grundlage für Wohlbefinden zu geben und dann darauf aufzubauen. Bauen Sie das Leben auf, das Sie möchten. Erreichen Sie die Ziele, die Sie sich setzen. Erfüllen Sie die Träume, die Sie haben. Abnehmen gehört kaum noch dazu. Es ist ein wunderbarer Nebeneffekt. Sie werden Ihr Leben vollständig verändern, wenn Sie das eigentliche Problem lösen.
Mein Leben hat sich, seit ich gesund wurde, dramatisch verändert. Ich bete meine Söhne an – das hat sich nicht geändert. Ich gehöre zu den

Müttern, die im Supermarkt an der Kasse ihre Fotos hervorholen und annehmen, alle anderen Anwesenden sind rasend an den Bildern ihrer Kinder von Geburt bis Gegenwart interessiert.
Meine Kinder sind jetzt alt genug, daß sie, nachdem sie einem Haufen Klientinnen, Freundinnen oder Ladenpersonal vorgestellt worden sind, sagen können: »Mama, kannst du nicht alles Herrliche und Schöne aus deiner Vorstellung weglassen und einfach nur sagen, wie wir heißen? Wir sagen dann nett guten Tag und gehen.«
Kinder aufzuziehen ist schwierig. Jede Mutter, die dies liest, weiß das. Zwei Kinder, die nur ein Jahr auseinander sind, aufzuziehen, wenn man allein, depressiv, dick und nicht gesund ist, ist fast unmöglich. Einmal, als die Jungs noch klein waren – in der Doppelkarre mit dem Doppelpaket Windeln –, gingen wir Unterhemdchen und Gummihöschen kaufen (keine Wegwerfwindeln, dafür war ich zu umweltbewußt; lieber wasche ich täglich neunzig Windeln – zwei Babys, zweifach Windeln, Sie können sich's ausmalen). Sie wissen alle, wie das ist, wenn man mit zwei kleinen Kindern einkaufen geht: alles andere als entspannt oder lustig. Der Laden war rammelvoll, die Jungs versuchten alle dreißig Sekunden, aus der Karre zu entkommen, und ich war am Ende meiner Kraft. Ich wollte nicht mehr, als ein paar Gummihöschen kaufen und anschließend anderthalb Monate schlafen. Mit den Höschen und den Hemdchen in der Hand, ging ich zur Kasse. Während die Kassiererin meine Einkäufe eintippte, drehte sich die Frau vor mir um, lächelte und sagte: »Sind das Ihre Jungs?«
In dem Augenblick war ich so kaputt, daß ich kaum sprechen konnte, aber ich brachte es doch fertig zu sagen: »Ja, das sind sie.«
Darauf sagte die Frau: »Es muß sehr schwierig sein, zwei Kinder großzuziehen, die fast gleich alt sind. Meine sind zwei Jahre auseinander, und ich finde es sehr anstrengend. Sie sehen glücklich und gesund aus. Anscheinend machen Sie alles richtig – ich bewundere Sie.«
Ich schaute diese vollkommen fremde Frau an, die mir gerade gegeben hatte, was ich so verzweifelt brauchte – Anerkennung –, und brach in Tränen aus.

Sie legte ihre Arme um mich und hielt mich fest, während ich weinte, mich entschuldigte, zu erklären versuchte und schluchzte.

Die junge Kassiererin wußte nicht, was sie tun sollte. Zwei Frauen, die einander vor zwei Minuten noch völlig fremd gewesen waren, standen da vor ihr, hielten einander weinend fest und sprachen über Einsamkeit, Schmerz und Angst.

Ich verließ den Laden und fühlte mich wie eine Idiotin; ich hatte Angst, mein eigenes Spiegelbild zu sehen und durchzudrehen. Die Frau begriff meinen Schmerz. Ganz bestimmt hatte sie so etwas auch erlebt und nahm sich nun die Zeit, eine andere verzweifelte Mutter zu trösten. Ihre Anerkennung und ihr Verständnis gaben mir das Gefühl, weniger allein und verrückt zu sein. In ihren Armen erlebte ich einen Augenblick des Friedens und der Hilfe, die zu diesem Zeitpunkt überlebensnotwendig waren. Die Jungs waren glücklich und gesund, aber ich erlebte eine harte Zeit. Ich übertreibe nicht, wenn ich Ihnen sage, daß ich an manchen Tagen nicht mehr fertigbrachte, als am Morgen aufzustehen. Ich wäre so gern mit nach draußen gegangen, um mit ihnen im Garten zu spielen; und wäre gern gutaussehend und gesund und die Art von Mutter gewesen, über die ich gelesen oder die ich im Fernsehen gesehen hatte – die Mutter, die ich meinte sein zu müssen. Sie wissen schon: Doris, Harriet, Barbies Mutter (hat Barbie eine Mutter oder fiel sie einfach nur vom Himmel ohne den häßlichen Vorgang der Geburt?). Dabei gab ich mir Mühe: machte sie beide sauber, zog sie an, lud sie ins Auto, fuhr zum Park, warf ein- oder zweimal den Ball und fühlte mich, als würde ich als nächstes sterben.

Geben Sie Schuldgefühl, Scham und Frustration darüber, daß ich nicht die beste Mutter der Welt war, in einen Topf, mischen Sie den Haß und die Wut, die ich für den Prinzen und seine Prinzessin empfand, darunter, werfen Sie eine Hormonstörung mit hinein – und Sie bekommen eine sehr explosive Suppe. Das ist mindestens ein Jahr nächtliches Fressen wert.

Andere Mütter schienen alles auf die Reihe zu bringen. Sie kennen sie: Ein paar Wochen nach der Geburt passen sie schon wieder in ihre alten Jeans. Ihr Haar ist immer ordentlich, ihr Make-up hübsch, und sie tragen immer nette, saubere, passende Kleidung. Das Haar und das Make-up kann ich ja noch verstehen; doch wie sie das mit den immer frischen, gebügelten, ordentlichen Kleidern hinbekamen, habe ich nie begriffen. Wir wollen nicht bei meinem Haar verweilen (das hätte gar keinen Sinn); und jahrelang gab es in meinem Leben praktisch kein Make-up. Aber ich habe wirklich versucht, einen Tag durchzustehen, ohne vollgepinkelt, vollgekackt und vollgespuckt zu sein. Doch da gab es zwei Unfälle durch undichte Gummihöschen; und ich versuchte, auf dem Fußboden des Badezimmers eine schmutzige Windel zu wechseln, während das andere Kind, das lernte, aufs Klo zu gehen, dabei war in eben dieses zu fallen. Wenn man dann das ertrinkende Kind zu greifen versucht, bekommt man ein wenig Windelinhalt an den Ärmel, den man erst bemerkt, wenn man abends todmüde aufs Bett fällt. Aber die Spucke – es gab in den ersten drei Jahren nicht einen Tag, an dem ich nicht Erbrochenes auf meiner Bluse hatte. Wie machen diese Frauen das? Wie kann irgend jemand mit einem Neugeborenen irgend etwas anderes als einen Fetzen tragen? Erbrochenes auf Seide – da stimmte was nicht. Ich war verwirrt.

Diese Frauen schienen alles auf der Reihe zu haben, und ich drehte durch. Ich hatte das Gefühl, nichts richtig zu machen, aber ich wußte: Meine Kinder waren gesund, glücklich und wurden sehr geliebt.

> *Mein demütigendster privater Moment kam, als meine dreijährige Tochter mich in meinen Bauch stupste und sagte: »Mammy, du mußt dich mehr bewegen, du bist immer noch dick.«*
>
> LISA, Ione, Washington

Gegen zwei Uhr nachts war ich meistens verrückt vor Angst. Das ist heute nicht mehr der Fall, diese Zeit erlebe ich jetzt völlig anders. Die Nacht war immer eine sehr schwierige Zeit, weil ich so unglücklich war. Es war eine Zeit der Stille, die ich nicht aushalten konnte. Es war eine Zeit quälender Einsamkeit. Ich war mir schmerzhaft bewußt, wie kurz die Zeit sein würde, bis eins der Kinder wieder aufwachen und etwas von mir wollen würde. Und ich hatte das Gefühl, ihnen nichts geben zu können. Das hilflose Kind, das einen so verzweifelt braucht, und die Mutter, die nichts zu geben hat – dieser Schmerz kann nicht erklärt werden, den begreift nur eine Mutter, die nachts um zwei an diesem Punkt gewesen ist.

Ich war dick, unglücklich und verängstigt, und das Baby würde weinen und etwas von mir brauchen. Nacht für Nacht ging ich zum Kinderbettchen, hoffend, daß das andere Kind nicht aufwachen würde, und wußte nicht, woher ich die Kraft nehmen sollte, diesem kleinen Wesen zu geben, was es brauchte. Es wiegen, ihm etwas vorsingen, geduldig mit ihm sein, wenn es zahnte oder das Fieber wieder hochging.

Das Wort ›Angst‹ beschreibt nicht, was ich in solchen Momenten gefühlt habe, auch ›Erschöpfung‹ nicht. Es war jenseits jeder Definition; es war, als sei ich eine wandelnde Tote. Völlig leer, aber mich bewegend.

Es gab niemanden, der sich um meine Bedürfnisse gekümmert oder mich festgehalten hätte, wenn ich weinte oder mich fürchtete. Das einzige, was ich damals hatte, waren die Wut und der Schmerz über das Wissen, daß mein Mann – wir waren damals erst kurz getrennt – friedlich schlief oder mit seiner neuen Freundin Liebe machte, und daß er nicht vorhanden war für zwei kleine Kinder, die ihn brauchten – weder jetzt, noch am nächsten Tag, noch beim nächsten Besuch.

Die Wut und der Schmerz schlugen dann oft über mir zusammen und beherrschten mich. Ich sang das Lied, wiegte das Bettchen, bis das Kind wieder schlief; dann ging ich zurück zu meinem leeren Bett und dem Schmerz.

Aber das war es nicht allein, was die Zeit um zwei Uhr nachts so unerträglich machte. Mich selbst zu erleben, wie ich aussah und mich fühlte, mein Leben zu sehen – das war das Schwierigste von allem. Es war leicht, mich in Gedanken über den Prinzen zu verlieren, aber es war unmöglich, von mir selbst wegzukommen.

Ganz gleich, wie wütend ich über den Prinzen war oder wie sehr ich glaubte, daß er mich verletzt hatte – was ich mir selbst jeden Morgen antat, wenn die Sonne aufging: Damit konnte ich kaum leben. Doch der Teufelskreis, der mit jedem neuen Tag wieder einsetzte. Die Freßorgie. Das Versprechen und der Glaube an die nächste Sofortdiät. Das Schuldgefühl und der Selbsthaß, wenn sie nichts brachte. Das ständige Nachdenken über Essen, Diät, Schlankwerden. Die Hoffnung, daß ich es diesmal schaffen würde, und die Furcht vor dem Scheitern, die mit jedem Versuch einhergingen.

Ich habe niemals einen Tornado erlebt, aber ich weiß, wie es sich anfühlen muß. Wenn ich an den *Zauberer von Oz* denke, dann sehe ich einen enormen Sturm vor mir, strömenden Regen und eine sich im Kreis drehende Energie, die einen nicht von der Stelle kommen läßt: Man kann niemals dem Griff dessen entkommen, was um einen herum passiert. Man ist einer Kraft ausgeliefert, die so stark ist, daß man sich nur noch hilflos fühlt.

Genauso fühlte ich mich jeden Morgen um zwei Uhr.

Damals waren meine Lösung und mein Trost, daß ich aß.

Ich habe mich nicht aus der Wut, dem Schmerz und dem selbstzerstörerischen Verhalten gelöst, indem ich mich selbst genügend liebte, um dem Prinzen und seiner Prinzessin verzeihen zu können. So weit bin ich nie gekommen; nennen Sie mich deswegen ruhig unreif oder simpel.

Ich habe mich gesund gemacht, während ich mit der Wut und dem Schmerz lebte. Allmählich wurde ich schlank, kräftig und gesund – und erstaunliche Dinge begannen zu passieren. Zunächst fing ich an, besser zu schlafen. Ich glaube, jeder, der die Macht der Schlaflosigkeit kennt, versteht, was auch nur ein paar Stunden gesunden Schlafs für Körper, Geist und Seele bedeuten können.

Dann, während ich langsam gesund wurde, begann ich darüber nachzudenken, was ich für mich selbst tun könnte. Morgen kann ich spazierengehen. Für manchen mag das nach wenig klingen, aber es ist etwas Großes und bedeutet eine gewaltige Alternative, wenn man geglaubt hat, es gäbe keine Alternativen. Ich begann zu begreifen: Wenn ich den Kuchen jetzt nicht aß oder mich nicht auf den Prinzen und die Prinzessin konzentrierte, würde ich schlafengehen und mein Leben weiter gestalten können.

Die Dinge begannen sich zu verändern, als ich meine Kraft und meine Herz-Kreislauf-Belastbarkeit wiedererlangte und das Körperfett reduzierte, das mir das Gefühl gab, ohne Ausweg in einer Falle zu sitzen, gefangen in einem Tornado.

Wissen Sie, was ›zwei Uhr morgens‹ heute für mich bedeutet?

Die Jungs, jetzt neun und zehn Jahre alt, schlafen besser. Gott sei Dank. Normalerweise schlafe ich tief und fest um diese Zeit, weil ich einen so anstrengenden Tag habe, daß ich mich praktisch in einem Koma befinde. Aber wenn ich noch wach bin, dann weil ich schreibe oder weil ich mit meinem Mann Liebe mache (denn das ist die einzige Zeit, wo wir unter der Woche dazu kommen...). Vielleicht lese ich auch etwas, mache mir Gedanken über meine geschäftlichen Probleme (von denen ich weiß Gott genug habe) oder esse eine Kleinigkeit zwischendurch, weil ich nicht schlafen kann.

Das hat heute nichts mehr mit Einsamkeit zu tun, sondern mit Essen – und das ist ein großer Unterschied. Heute esse ich gern etwas zwischen den Mahlzeiten, und allein zu sein ist jetzt ein Luxus für mich. Manchmal stehe ich nur auf, hole mir etwas zu essen, gehe ins Wohnzimmer, ordne meine Gedanken und bereite mich auf den nächsten Tag vor, der voller Herausforderungen und Möglichkeiten sein wird.

Es gibt Nächte, in denen ich noch wach bin, und mein Mann kommt, um nachzusehen, ob alles in Ordnung ist. Sagen Sie's nicht weiter, aber es ist mir wichtig geworden, daß jemand, der mich liebt für das, was und wie ich bin, sichergehen will, daß ich okay bin. Das heißt nicht, daß es mich aufwertet oder mich ganz macht – das mache ich schon selbst. Es bedeutet nur, daß es jemanden gibt, der mich liebt; und wieder ins Bett zu gehen, die Hand auszustrecken und jemanden zu haben, der einen festhält, ist schön.

Manchmal wache ich immer noch auf und mache mir Sorgen über die Kinder, denke über den Prinzen nach – schließlich ist er der Vater unserer Kinder, und wir haben sehr unterschiedliche Ansichten – und brauche ein wenig Trost. Der große Unterschied zu früher ist, daß mir so viele andere Möglichkeiten offenstehen, mit diesen Gefühlen und Ängsten umzugehen, mit denen wir alle zu tun haben, und auch so viele unterschiedliche Wege, mit allem fertigzuwerden – einfach deshalb, weil ich fit bin. Ich fühle mit gut mit meinem Aussehen und meinem Befinden. Es ist wirklich sehr, sehr einfach.
Ich werde Ihnen niemals weiszumachen versuchen, daß ich jeden Morgen um zwei Uhr leidenschaftlich Liebe mit meinem Mann mache (obwohl mir das gefallen würde); aber um zwei Uhr morgens werden Sie mich immer mit etwas völlig anderem als in früheren Zeiten beschäftigt finden, als ich fett und nicht fit, einsam und verängstigt war.
Es ist die gleiche Zeit: zwei Uhr morgens; es ist die gleiche Person: Susan Powter. Aber jetzt ist alles eine ganz andere Wirklichkeit. Heute ist es eine Zeit, um Liebe zu machen, etwas zu lesen oder auch nur meine Gedanken zu ordnen; sie bedeutet nicht mehr Angst, Einsamkeit und unkontrolliert fressen. Ich bin nicht länger verängstigt, weil ich die eine Grundlage für ein Wohlbefinden habe, die mir niemand nehmen kann. Ich habe sie aufgebaut, und ich lebe mit der Freude, die sie mir bringt. UND DAS KÖNNEN SIE AUCH.

Meine Arbeit ist körperlich sehr anstrengend, und wenn die eigene Kleidung zu eng ist, um sich darin bewegen zu können, dann ist es sehr schwierig, seine Arbeit gut zu machen.
Früher trug ich meist einen Kittel, damit niemand sehen konnte, wieviel Gewicht ich zugenommen hatte.
BILLIE, eine Klientin

Wenn mir jemand vor ein paar Jahren gesagt hätte, daß ich im ganzen Land über Wohlbefinden sprechen, ein Buch schreiben, das beste Fitneßstudio im Land betreiben und im Fernsehen auftreten würde, hätte ich ihm vermutlich erzählt, daß er in seiner Vergangenheit zu viele bewußtseinserweiternde Drogen genommen habe und besser daran täte, Vorhersagen bleibenzulassen.

Damals war alles, was ich wollte, daß der Prinz mir helfen würde, ein Dach über dem Kopf zu behalten. Die Rechnungen waren nicht groß – Windelservice, Arztrechnungen, Strom- und Gasrechnung. Ich brauchte nicht viel im Monat für Kleidung, und Ausgehen war auch kein Problem: Ich hatte keine Kontakte. Was ich brauchte, war der Prinz, der seinen Teil der Abmachung erfüllte. Jemand sollte mir helfen, die Regeln einzuhalten, die wir gemeinsam aufgestellt hatten; doch der Prinz hatte Schwierigkeiten, sich daran zu erinnern, daß er zwei kleine Kinder zu Haus hatte, die essen mußten.

Das scheint oft zu passieren. Die Prinzen dieser Welt laufen fort, finden eine Freundin und entwickeln diesen speziellen Gedächtnisschwund – einmal im Monat, wenn der Scheck an die Exfrau und die Kinder fällig wird.

Die Armen. Es muß schwerfallen, sich an die Verantwortlichkeiten zu erinnern, die sie selbst geschaffen haben, wenn es so viele andere Dinge gibt, über die sie nachdenken müssen: ihre breiten Schultern, die Bedürfnisse der neuen Freundin, die neue Familie, die so viele von ihnen gründen. (Was für eine Idee: Sie sind nicht in der Lage, sich um ihre erste Familie zu kümmern? Machen sie's noch mal, zeugen sie ein paar neue Kinder mit einer neuen Frau, und wenn das nicht funktioniert – versuchen sie's ein drittes Mal!) Und dann das wichtigste Bedürfnis ... ihre kleinen Pimmelchen.

Ja, es sind ihre Bedürfnisse und Wünsche, die vor allem anderen berücksichtigt werden müssen. Nun, der kleine Pimmel, die Freundin und die breiten Schultern rangierten viele Male vor mir und den Kindern. Das ständige Kämpfen und Betteln um Geld kam zu meiner Depression und Wut noch hinzu. Die Rechnungen waren am Monatsersten fällig, und bis zum sechsten oder siebenten waren die Angst und die Wut zum Ersticken. Zu wissen, wie beschäftigt er mit seinem Pimmel, seiner Freundin und seinen breiten Schultern war, milderte

nicht die Explosion, die stattfand, wenn der Scheck schließlich am zehnten, elften oder zwölften des Monats ankam. Er brachte ihn vorbei, und ich explodierte.
Dann schaute er mich immer an, als ob ich die unvernünftigste, verrückteste Frau auf Erden sei, und fühlte sich in seiner Entscheidung, mich zu verlassen, bestätigt. Ich konnte ihn richtig denken hören: Kein Wunder, daß ich weggegangen bin, sie ist völlig durchgedreht. Ich wußte wirklich nicht, was ich tun sollte. Wie sollte ich zu Haus bleiben, die Mutter sein, die die Kinder verdienten, und die Rechnungen bezahlen, ohne jeden Monat betteln zu müssen?
Also dachte ich mir, ich würde eine von diesen kreativen, zu Hause bleibenden Müttern werden, die anscheinend alles schaffen: geschäftlich erfolgreich sind, gut aussehen und die beste Mutter der Welt sind.
Mein erster Versuch: Babysitten in den eigenen vier Wänden. Das war genau das, was ich brauchte. Ich hatte
keine Energie ...
keine Kraft.
Ich war unglaublich dick ...
alleinstehende Mutter zweier Kinder ...
schwer depressiv ...
einsam.
Ein wenig überfordert bei dem Gedanken, morgens aufstehen zu müssen ...
Jawoll! Ich werde auf zwölf weitere Kinder aufpassen und ein paar Dollar pro Kind einnehmen. Das würde funktionieren: ich als Tagesmutter. Wollte ich schon immer machen. Aber, nicht wahr, ich hatte gar keine wirkliche Alternative; der Prinz hatte sie. Ich tat alles mögliche, nur um zu überleben. Der Prinz lebte sehr gut, möchte ich hinzufügen, und ich versuchte zu überleben. Warum? Das ist die Frage, die mich ein wenig durchdrehen ließ. Warum? Ich warte immer noch auf eine Antwort. Aber eines Tages werden wir sie bekommen. Einstweilen ging es darum, meinen Lebensunterhalt zu verdienen und die Kinder großzuziehen, ohne irgendwann verrückt zu werden. Tages-

mutter zu sein, war keine Lösung für mich. Ich wollte nicht noch isolierter sein, mehr Streß haben und immer noch nicht genug verdienen, um über den Monatsersten hinauszukommen, ohne betteln zu müssen.

Also versuchte ich es mit Kochkursen.

Ja, ich kann gut kochen. Also: Warum nicht Kochkurse geben? Ein großartiger Gedanke, von dem ich begeistert war, bis ich meine erste Gruppe unterrichtete: vier Frauen, die mich dafür bezahlten, daß ich ihnen ein paar Dinge zeigte, während zwei Kinder durch die Küche liefen. Wenn Sie einmal Streß in seiner höchsten Form erleben wollen, dann versuchen Sie, mit zwei Kindern um sich herum irgend etwas in der Küche zu erledigen. Natürlich, der Prinz mußte über so etwas nie nachdenken, denn es war ja für alles gesorgt, damit Vati arbeiten konnte, denn Vatis Arbeit war wichtig. Mutti, die nicht wußte, wie sie überleben sollte, schien von geringerer Bedeutung zu sein als Vati.

Viele gute Geschäftsideen kommen von alleinstehenden Frauen, die ihre Kinder großziehen und dabei ums Überleben kämpfen. Aber meine Unternehmungen kamen niemals richtig in Gang. Ich war zu sehr am Ende, um die Präsidentin von Susan's Baking Company sein zu können. Wenn Sie einmal Ihr Selbstbewußtsein so richtig knicken wollen: Jeden Monat Geld von den Prinzen dieser Welt zu erbetteln, ist ein guter Weg. Wenn sie das gleiche tun müßten, würden sie vielleicht verstehen, weshalb ihre ›verrückten Exehefrauen‹ so verrückt sind. Bis also der Prinz und ich uns auf die monatliche Unterstützung einigten, tat ich alles, um über die Runden zu kommen. Freunde liehen mir Geld, meine Eltern halfen mir: großartig! Ich werde diesen Mann heiraten, Kinder haben und mein eigenes Leben leben, vielen Dank – und am Ende müssen sie mich unterstützen. Das Kind in uns allen. Das warf mich wieder auf den Zustand einer Zehnjährigen zurück, die um Vatis Erlaubnis bittet. Wenn man von Leuten Geld bekommt, damit man leben kann, wie man lebt, dann haben sie das Recht erworben, an den Entscheidungen teilzuhaben, die man trifft. Wenn ich eine neue Karre kaufte, meinte ich, dies rechtfertigen zu müssen; ich erklärte, weshalb ich dieses spezielle Modell gekauft hatte, und zeigte meinen Eltern die Rechnung. Es war nicht so, daß meine Eltern mir tatsächlich dies Gefühl der Abhängigkeit gaben (obwohl meine Mutter die Fähigkeit hatte, mich innerhalb weniger Minuten ganz klein zu machen). Es war eher das Gefühl, das ich selbst dabei hatte. Wie auch immer: In dieser Lage zu sein, war Gift für meine Seele. Es brachte mich um, es tat mehr weh als all die Schmerzen, die man hat, wenn man dick und nicht fit ist. Es war schlimmer als die dunkle Wolke der Depression, die über meinem Kopf hing. Es ließ mich den Prinzen verachten.

Ich bin eine geschiedene Mutter von zwei Kindern.
Ich war ständig deprimiert, weil ich allein war.
Aber jetzt scheint es nicht mehr so wichtig zu sein. Ich habe mich niemals in meinem Leben gesünder gefühlt.

LINDA, Dallas, Texas

Nachdem die Geldfrage geregelt war, gab mir der monatliche Scheck ein paar Gramm Unabhängigkeit. Damit war das Betteln jedoch noch nicht vorüber, denn es ist erstaunlich, wie oft die Prinzen der Welt vergessen, den Scheck auszustellen, oder sagen, daß sie ihr Geld für Wichtigeres ausgeben müssen, und daß sie niemals den richtigen Betrag abliefern können oder dieser immer zu spät kommt. Also mußte ich weiterhin betteln, aber ich konnte leben.

Die Veränderung von 118 Kilo Gewicht zur Inhaberin eines Fitneßstudios geschah natürlich in mehreren Schritten. Aber einer davon war, gesund zu werden. Ich fing nicht an, Spaziergänge zu machen, damit ich abnehmen würde, um ein Studio zu eröffnen; ich machte Spaziergänge, um besser auszusehen als die Freundin des Prinzen. Ich brauchte eine Arbeit. Ich habe in der Vergangenheit so viele verschiedene Jobs gehabt, daß ich genau weiß, was ich kann und was nicht. Nennen Sie mich ruhig ›nicht teamfähig‹, wenn Sie wollen, aber es hat mich immer geärgert, wenn ich für Bob die Sekretärin spielte, alle Unterlagen tippte, seine Rechtschreibung korrigierte, alles so zusammenstellte, daß es Sinn und Verstand hatte – um dann zu hören: »Gratuliere, Bob, hervorragend geschriebenes Exposé, hat uns wirklich weitergebracht. Sehr gut!«

Gut gemacht, Bob? Ohne eine hervorragende Sekretärin hätte Bob als das dagestanden, was er war: ein überbezahltes, sexistisches Schwein, der etwa so gut Exposés schreiben wie fliegen konnte. Überflüssig zu erwähnen, daß ich mich nicht lange als Sekretärin hielt... Dabei tippe ich neunzig Wörter in der Minute, was sehr praktisch ist, wenn man ein Buch über Gesundheit und die Wiedererlangung von Selbstbestimmung schreibt. (Na, wenn das nicht die Vorsehung war ...)

Ich bin als dicke Frau und als schlanke, kräftige und gesunde Frau auf Arbeitssuche gegangen, und ich sage Ihnen, auch wenn Sie das vielleicht nicht gern hören: Es ist etwas völlig anderes. Diskriminierung findet in großem Umfang (entschuldigen Sie bitte das Wortspiel) statt. Niemand sollte diskriminiert werden, wir sollten alle gleich sein, es sollte eine vollkommene Welt sein – ist es aber nicht. Als ich mich zum ersten Mal auf Arbeitssuche machte, hatte ich zwei Nachteile: Ich war dick, und ich war eine Frau.

Serviererin: Ich habe mich als dicke Frau beworben und beworben und beworben. Außer in Schnellimbissen und für die Schicht von Mitternacht bis sieben will einen niemand. Wenn Sie sich als schlanke Frau bewerben: Kein Problem, wenn man den richtigen Körper hat.

Was sonst? In einer Bücherei arbeiten? Schlecht bezahlt und laaaangweilig! Model werden war ganz und gar unmöglich; nicht einmal die Mode für dicke Frauen, die es damals immer mehr gab, war auf dieses dicke Mädchen aus Garland vorbereitet.

Angesichts meiner Abhängigkeiten und Prioritäten war es an der Zeit zu entscheiden, wie ich meinen Lebensunterhalt verdienen sollte, ohne aufzugeben, was für mich wichtig war. Ich wurde fit, veränderte meinen Körper, fühlte mich besser und sah besser aus und brachte wieder ein wenig Sinn und Verstand in mein Leben. Und dann traf ich eine Entscheidung, die viele von Ihnen völlig verrückt finden werden.

Ich hatte die Benachteiligungen im Leben von Frauen erlebt. Die Regeln des Prinzen waren andere als meine. Ich besah mir das System und beschloß: Wenn das so ist, dann werde ich nicht nur einfach mitspielen, sondern ich werde sie in ihrem eigenen Spiel schlagen.

Warum Kellnerin, wenn ich viel öfter bei den Kindern zu Haus sein und sehr viel mehr Geld mit Tanzen verdienen kann?

Oben-ohne-Tanzen.

Ich gebe Ihnen eine Minute, wieder zu Atem zu kommen, dann werde ich es erklären.

Es geht weiter ... Sind Sie bereit?

Ich wußte, wenn ich mich jemals an den eigenen Haaren aus dem Sumpf ziehen wollte, brauchte ich Geld. Nachdem ich erlebt hatte, wie es war, wegen des Prinzen Pimmel um Geld betteln zu müssen, wurde finanzielle Unabhängigkeit etwas ungeheuer Wichtiges für mich. Außerdem wußte ich, daß ich zu Hause bleiben und meinen Kindern Dumbo vorlesen und mit ihnen in den Park gehen wollte – was sehr viel einfacher ist und sehr viel mehr Spaß macht, wenn man dabei Shorts und ein Top trägt. Ich wollte eine Arbeit, die wenig Engagement und Zeit erforderte, die mir statt dessen Zeit für mich und meine Kinder gab und jede Menge Geld einbrachte.

Ich war vielleicht keine dicke Frau mehr, aber ich war immer noch eine Frau auf Arbeitssuche, die eine Menge Dinge zu berücksichtigen hatte ... Überall stieß ich auf Benachteiligung. Es ist kein Klagen, wenn ich sage: Es gab keine große Auswahl – es ist die Wirklichkeit. Kellnerin war eine Möglichkeit; Oben-ohne-Tanzen war eine bessere.

Aber bevor ich mich an meine neue Karriere machen konnte, mußte jemand aus meiner Familie Bescheid wissen für den Fall, daß mir etwas zustieß. Ich rief meinen Vater an, bat ihn, zu mir zu kommen, und unterhielt mich mit ihm. Es war nicht einfach, aber ich erläuterte ihm, wie wichtig es für mich war, daß er und meine Mutter nicht bis zu meinem Lebensende oder bis die Jungs im College waren – je nachdem, was zuerst eintraf – mein Einkommen aufbesserten, und wie schwierig meine Situation für mich war. Ich erzählte es ihm, weil ich ihm mit meinem Geheimnis am meisten traute (wer konnte schon wissen, daß ich eines Tages in einem Buch darüber schreiben würde?), und ich nahm an, daß er von allen in der Familie (gemeint war meine Mutter) am besten damit würde umgehen können.

Zunächst reagierte er, wie die meisten Väter vermutlich reagieren würden: Er war besorgt um meine Sicherheit und Gesundheit. Er stellte ein paar Fragen, und nachdem er die Antworten gehört hatte, wußte er, daß ich mir alles gut überlegt hatte und daß es bei näherer Betrachtung einigermaßen vernünftig war.

Als zweites mußte ich sicherstellen, daß mich, wenn ich mit den Kindern irgendwo unterwegs war, niemand wiedererkennen würde, der mich am Abend zuvor als die Oben-ohne-Tänzerin auf der Bühne gesehen hatte. Ja, Frauen, ich sage euch: Viele eurer Ehemänner gehen in solche Clubs. Ihr könnt euch nicht vorstellen, wie viele Männer ich seitdem – in Restaurants, Kinos, auf Partys – wiedergesehen habe, von denen ich weiß, daß sie ihr Geld für Oben-ohne-Tänzerinnen ausgeben. Mir tun die Ehefrauen oder Freundinnen, die ich bei ihnen sehe, immer leid; sie haben keine Ahnung, was die Männer an ihrer Seite so treiben.

Also kaufte ich mir eine Perücke. Macht viel Spaß, wenn Sie mit Ihrem Haar noch nie zufrieden waren. Ich setzte jede Perücke in dem Laden auf, bis ich die richtige gefunden hatte. Sie stand mir großartig; Sie würden angenommen haben, daß ich mit dieser tollen langen, blonden Mähne geboren worden sei.

Drittens mußte ich eine Babysitterin finden, die meine Kinder mochten und die ein Teil unserer Familie werden würde. Nach mehreren Wochen und vielen Gesprächen fand ich sie: Sie war das ehrlichste, wahrhaftigste und vertrauenswürdigste Mädchen, das Sie sich vorstellen können, und sie und die Jungs mochten einander.

Das war's. Jetzt wurde es Zeit, arbeiten zu gehen.

Die Jungs und die Babysitterin würden schon zurechtkommen. Ich verabschiedete mich, stieg ins Auto und fuhr zur Arbeit. Niemand sah die Tasche auf dem Rücksitz, in der sich die Perücke, einige Kleider, die String-Tangas und alles mögliche Zeug für die Haare (Fön,

Haarspray, Lockenwickler und -stab sowie Schleifen) befanden; diese Perücke in Form zu halten, kostete einen Haufen Geld.
Ich hielt auf dem Parkplatz eines Restaurants in der Nähe des Clubs, setzte die Perücke auf (nicht einfach in einem kleinen Auto), bürstete sie durch, damit sie natürlich aussah, und ging zur Arbeit. Niemand sah mich jemals ohne diese Perücke, zumindest nicht im Club. Für die anderen Mädchen, die Manager und die Besitzer war ich Bernadette mit den langen, blonden Haaren.
Es fällt mir nicht leicht, über diesen Teil meines Lebens zu schreiben, weil er viel mehr für mich bedeutete, als nur meine finanzielle Zukunft zu sichern und das Loch nach der Explosion wieder aufzufüllen. Ich meine die Not, die ich sah, die jungen Frauen, die dieses Leben lebten. Und andererseits die netten, gesellschaftlich anerkannten Männer, die in ihren behaglichen bürgerlichen Häusern sitzen, jeden Sonntag zur Kirche gehen und dann in Scharen an einen Ort zu laufen wie dem, wo ich arbeitete – aber die Frauen, die dort ihr Geld verdienten, verurteilen ... Viele dieser jungen Frauen haben das Gefühl, keine Alternative zu haben, und die Entscheidungen, die sie treffen, bestimmen ihr ganzes restliches Leben. Doch all das ist ein Buch für sich.
Ich tanzte oben ohne, und ich verdiente eine Menge Geld, aber ich paßte mich dieser Lebensweise niemals an. Einmal von der moralischen Seite abgesehen, die darin besteht, daß ich für Geld meinen BH auszog, gab es ein paar praktische Dinge, die mir auffielen, als ich zu tanzen begann.
Die Lebensweise war mörderisch – und das meine ich wörtlich. Das ständige Trinken, Geld so schnell ausgeben, wie es verdient worden war, Drogen nehmen und Partys feiern mit den Männern, die sie an diesen Orten trafen – all das brachte die Mädchen um. Sie verließen sich auf die Männer, denen sie dort begegneten, anstatt ihr Leben selbst zu definieren und zu planen. Ich hatte einige dieser Fehler schon hinter mir; einige hatte ich in meiner Jugend gemacht, einige in vollem Vertrauen auf den Prinzen. Also war ich entschlossen, sie nicht ein zweites Mal zu machen. Ich tanzte meine Acht-Stunden-

Schicht, las, zahlte Rechnungen, sprach mit den Mädchen, bis sie dafür zu betrunken waren, und machte ansonsten zwischen den Auftritten, was ich wollte.

Es gab vier Bühnen in diesem Club. Zum ersten Song tanzte man auf der Hauptbühne, das Kostüm bestimmte man selbst. Ich trug immer ziemlich lange Kleider, das war ein weiterer wohlüberlegter Teil meines Plans. Alle anderen trugen enge, schwarze und sehr sexy Sachen – achtundzwanzig Mädchen, und alle sahen gleich aus. Wenn ich dann in einem langen, gekräuselten, hübschen rosa Kleid auf die Bühne kam, hatte ich sofort die Aufmerksamkeit aller Männer. Danach ging man hinter die Bühne, und zum nächsten Song hatte man den ersten Oben-ohne-Auftritt. Hauptbühne, oben ohne und nur mit einem Tanga-Slip bekleidet. Tanzen auf der Hauptbühne, dann zur Bühne Nummer zwei für die nächsten zwei Songs. Das gleiche auf den Bühnen Nummer drei und vier. Die einzigen Auftritte, die man völlig in der Hand hatte, waren die ersten beiden Songs auf der Hauptbühne; die Idee dabei war, daß die Hauptbühne im Mittelpunkt der Aufmerksamkeit stand, und dort mußte man das Interesse derjenigen wecken, die das Geld in der Hand hatten: der Männer. Ich betrachte Oben-ohne-Tanzen als ein sehr ehrliches Beispiel dafür, was das Leben für die meisten Frauen tatsächlich bedeutet. Wir stellen unsere Waren vor den Augen aller Männer aus, diese glotzen und bewundern und bezahlen in bar. Sie suchen diejenige aus, die sie wollen, und wir gehen mit ihnen und glauben, wir hätten Sicherheit gefunden. Wo ist der Unterschied zwischen Oben-ohne-Tanzen und dem, was die meisten von uns tun, um einen Mann zu angeln? (War nur so ein Gedanke.) In dieser Zeit meines Lebens erinnerte ich mich an einen Satz aus einem Film, den ich einmal gesehen hatte: Er handelte von einem ›gutbürgerlichen Mädchen‹, das beschloß, eine Prostituierte zu werden. Sie war verantwortungsvoll, sauber, hielt sich gut, zahlte ihre Rechnungen, war eine gute Staatsbürgerin – aber sie war der Meinung, es sei in Ordnung, wenn sie ihren Lebensunterhalt auf diese Weise verdiente. Ihre Eltern wollten sie vor Gericht für unzurechnungsfähig erklären lassen, weil keine ›normale‹ Person eine solche Entscheidung treffen würde. Vor Gericht wurde sie befragt und sagte: »Sie glauben, ich sei verrückt, weil ich fünfhundert Dollar für oralen Sex bekomme? Ich kenne Frauen, die für einen Pelzmantel durch die Scheiße kriechen würden.«

Das ist vielleicht ein etwas starkes Stück in einem Buch über Wohlbefinden; aber wenn wir schon über die Beendigung des Irrsinns reden, dann kann es vielleicht nicht schaden, nebenher den anderen Irrsinn zu erwähnen, mit dem wir es zu tun haben. Nun, ich hatte damit zu tun, und weil dieses Buch von meinem Leben handelt, muß ich es sagen: Jenes ›gutbürgerliche‹ Mädchen hatte so unrecht nicht. Wollen Sie wissen, wie ich über das Tanzen denke? Ich genoß es. Ich haßte es. Es war mir widerwärtig, es tun zu müssen. Ich habe sehr viel dabei gelernt. Es war sehr nützlich für mich und meine Kinder. Ich ging verantwortungsbewußt damit um. Ich bin heute sehr froh, daß ich da raus bin und ganz andere Möglichkeiten habe. Und vor allem bete ich, daß all die Mädchen, die ich dort traf, etwas anderes in ihrem Leben gefunden haben als Tanzen und Männer – denn keines von beiden hält ewig.

Meine Tanzkarriere dauerte eine ganze Weile. Zwischendurch machte ich eine Pause und versuchte etwas Neues, das aber nur eine Weiterführung des Tanzens war. Ich traf einen Mann. Einen reichen Mann. Ja, ich traf ihn im Club, aber ich war nicht so naiv zu glauben, er sei der Märchenprinz. Er war ein sehr netter Mann, der nicht oft in solche Clubs ging (oh, natürlich nicht!) und der mich mochte. Anderthalb Monate lang kam er, nur um mich zu sehen, bevor ich mich darauf einließ, ihn außerhalb des Clubs zu treffen.

Nun, da gab es allerdings eine Komplikation, nicht wahr? Er kannte Bernadette, die langhaarige Tänzerin. Nicht Susan, die kurzhaarige Mutter zweier Kinder. (Ich glaube, ich habe eine der verrücktesten Perückengeschichten der Welt, aber die kann in dem Buch übers Oben-ohne-Tanzen erzählt werden.) Nennen wir ihn den Halbprinzen, denn ich glaubte nicht mehr an Prinzen. Aber er war nett und hatte einige sehr angenehme Eigenschaften. Eine davon war, mich aus dieser gräßlichen Umgebung herausholen zu wollen und mich zu retten. Typisch männlich – und natürlich hatte er eine Frau und Kinder, die nicht wußten, was er so trieb, nämlich Oben-ohne-Fräulein in Not zu retten.

Zum Zeitpunkt unserer Verabredung kreuzte ich also im Restaurant als Susan, die kurzhaarige Mutter zweier Jungs, auf, und ihm verschlug es den Atem, milde ausgedrückt. Ich erzählte ihm die ganze Geschichte, er war sehr verständnisvoll, und es wurde ein sehr schöner Abend. Nachdem wir uns ein paar Wochen lang regelmäßig getroffen hatten, erzählte er mir, daß er verheiratet sei, kurz vor der Scheidung stehe, von seiner Frau getrennt lebe und wolle, daß ich mit dem Tanzen aufhöre.

Verheiratet? Wie sehr war er verheiratet – diese Frage mußte als erstes geklärt werden. Ich hörte, wie schrecklich seine Demnächst-Exehefrau sei – eine Geschichte, die der Prinz seinen Freundinnen zweifelsohne auch erzählt hatte. Die Tatsache, daß er wohl unglücklich verheiratet und ausgezogen war, beruhigte mich. Sie hatte nichts mit der Beziehung zu tun, die dabei war zu beginnen, und das letzte, was ich hören wollte, war eine Scheidungsgeschichte – ich hatte meine eigene. Nicht tanzen zu sollen, war eine andere Sache; da ging es um mein Einkommen. Ob es ihm nun gefiel oder nicht, interessierte mich nie. Ich verdiente meinen Lebensunterhalt, und er hatte keinen Einfluß darauf. Ende der Durchsage.

Wir trafen uns weiterhin, und er lernte meine Familie kennen. Alle mochten ihn, und alles war in Ordnung. Zum ersten Mal mit jemand anderem als dem Prinzen Liebe zu machen, war schwierig genug. Ich versuche hier nicht, die unschuldige Jungfrau zu spielen, aber ich war noch niemals zuvor verheiratet, geschieden und so dick gewesen und jahrelang ohne Sexualleben ausgekommen. Nennen Sie mich ruhig sentimental, aber es bedurfte einiger Gewöhnung. Nachdem ich 118 Kilo schwer gewesen war und meinen Körper gehaßt hatte, war es wunderbar, absolut wunderbar, daß jemand mich für attraktiv hielt. Der Halbprinz mochte, wie ich aussah. Er sagte mir immer wieder, wie sexy und wie schön ich sei, und es warf mich einfach um. Ich bat ihn, es immer wieder zu sagen, weil ich es immer wieder hören wollte. Er kannte mich nicht als die dicke, ungelenke, unglückliche Frau, die ich gewesen war. Ich hatte ihm vom Prinzen erzählt, von der Scheidung, davon, wie dick ich gewesen war – aber die dicke Frau auf den Fotos sagte ihm nichts. In leidenschaftlichen Augenblicken sagte er nur, daß der Prinz verrückt gewesen war, eine Frau wie mich zu verlassen – ich konnte dem nur zustimmen. Ansonsten war ich nur damit beschäftigt, mit dem neuen Halbprinzen in meinem Leben Liebe zu machen – etwas, das ich schrecklich vermißt hatte. Seltsam, wie guter Sex nach Jahren der Entbehrung den eigenen Standpunkt verändert: Über meine Gedanken zum Thema ›Dicksein und Gesundwerden‹ sprach ich nie mit ihm, warum auch? Ihm war es gleichgültig, und ich fühlte mich zum ersten Mal seit Jahren geliebt und begehrt, warum also über Vergangenes reden? Ich hatte mit der Gegenwart genug zu tun – jemand hielt mich für schön und sexy. Alles andere zählte nicht.

Die ganze Zeit trainierten wir, aßen ballaststoffreiche, fettarme Kost, wohin wir auch gingen, und mein bisheriges Leben sowie seine Demnächst-Exehefrau hatten mit alledem nichts zu tun. Er hatte zwei Söhne, ich hatte zwei Söhne, wir machten zusammen mit den Kindern Ausflüge und genossen die gemeinsame Zeit. Er sah gut aus, war intelligent und reich – was konnte man mehr verlangen? Abgesehen von der Tatsache, daß seine Freundin in einem Strip-Lokal arbeitete, waren wir einfach nur zwei Leute, die sich regelmäßig trafen. Nach ein paar Monaten sagte er, er würde mir gern ein Geschenk machen, einen Pelzmantel. Wenn irgend jemand je den Wunsch haben sollte, mir etwas zu schenken, dann möchte ich hier und jetzt feststellen: keinen Pelzmantel, bitte! Ich würde einen Pelzmantel so wenig tragen, wie ich fliegen konnte, aber das Geld, das er gekostet hätte, brauchte ich dringend. Also sagte ich ihm: Statt mir den Mantel zu kaufen, gib mir das Geld. Das tat er. Ich ging damit zum Zahnarzt – seit langer Zeit brauchte ich zwei Wurzelkanalfüllungen, konnte sie mir aber nicht leisten – und kaufte eine Waschmaschine und einen Geschirrspüler. Und so machten wir es jedesmal, wenn er mir ein Geschenk machen wollte, und das war oft der Fall. Dieser

Mann war Frauen gewöhnt, die regelmäßig viele Geschenke brauchten, um glücklich zu sein. Ich wollte die Geschenke nie, aber ich nahm gern das Geld. Ich ließ die Küche renovieren, kaufte neue Schränke und einen neuen Kühlschrank, zahlte die Rechnungen und hörte schließlich zu arbeiten auf, weil es nicht mehr nötig war. Eines Abends holte er mich ab und gab mir ein Päckchen, in dem eine Handtasche voller Geld war. Nun, da war das Geld, um eine Weile das Märchenschloß bezahlen zu können, warum also weiterhin tanzen? Ich kündigte nicht etwa – in dem Geschäft kündigt man nicht. Die Mädchen kommen und gehen – manchmal zu den seltsamsten Zeiten –, also kündigte ich auch nicht. Ich ging einfach sehr lange nicht mehr hin.

Alle mochten den Halbprinzen, und der Halbprinz, und ich hatten Freude aneinander. Das war alles, nicht mehr und nicht weniger. Was wir miteinander hatten, war eine gesellschaftlich anerkannte Form der Prostitution. Wir trafen uns, schliefen miteinander, und er gab mir Geld. Das war es, und niemals, nicht eine Sekunde lang, machte ich mir vor, es sei etwas anderes.

Sie werden vielleicht wissen wollen – ich weiß, die Skandalpresse will es gewiß wissen –, wie ich so ein Leben führen konnte. Ich meine, daß ich ehrlich mit meiner Situation umging: Ich glaubte nicht mehr an Märchen, und meine Wirklichkeit waren eine Hypothek und zwei Kinder, mit denen ich so viel Zeit wie möglich verbringen wollte. Dafür brauchte ich das Geld, und wenn er mir das Geld gab, anstatt mir Ringe zu kaufen, was war daran falsch? Aber es war Prostitution – wenn Sie es also so nennen wollen, dann tun Sie das. Ich bin dick und ungelenk gewesen, depressiv und eine Prostituierte – das klingt wie ein Ausschnitt aus der ›Geraldo‹-Show, ist aber die Wahrheit über mein Leben.

Mit dem Halbprinzen zusammenzusein, war schön. Aber es gab eine Menge, was ich der Aerobic-Industrie und all den dicken Leuten da draußen zu sagen hatte, auch wenn der Halbprinz sich nicht dafür interessierte.

Ich denke mal, man könnte sagen, daß meine Aerobic-Karriere begann, als ich die einzige dicke Frau in einem Raum voller fiter Leute war, die mich um Rat fragten. Unterrichten ist Informationen (mit)teilen, und genau das tat ich: (mit)teilen, was ich gelernt hatte. Der erste Kurs, den ich hielt, fand in einem Club statt, einem großen, schicken Fitneßclub, wo man sehr von sich überzeugt war (und immer noch ist). Ich hatte keine Vorstellung, was ich tun würde – und ich meine keine Vorstellung. Der Aerobic-Koordinatorin gefiel meine Geschichte, und sie heuerte mich an, Kurse abzuhalten. Wir arbeiteten zusammen eine Vorgehensweise für den Kurs aus – sie glaubte, wir beiden teilten uns einen Unterricht, aber in Wirklichkeit stahl ich alles, was sie mir zeigte, und versuchte verzweifelt, einen Ablauf für den ersten Kurs zu finden, den ich unterrichten sollte.

> *Während wir Liebe machten, sagte mein Mann*
> *zu mir: »Ich kann fühlen, wie dein Hintern fester wird.«*
> *Es tat mir gut, das zu hören.*
>
> ANDRA, eine Klientin

Was man zum Leiten eines guten Aerobic-Kurses braucht, ist gute Musik (die ich am Tag vor Kursbeginn noch nicht hatte), einen guten ›Ablauf‹ (den ich mir eine Woche vorher stahl und weiter ausbaute), die Haltung einer gelangweilten Darstellerin, einen ordentlichen Körper (Sie glauben nicht, wie viele untrainierte Aerobic-Trainer den Leuten beibringen wollen, wie man fit wird) – und weiter nichts. Um jedoch ein guter Aerobic-Lehrer zu sein, muß man den ausdrücklichen Wunsch haben, die Leute fit zu machen und ihnen etwas Neues anbieten zu wollen. Mein Kursprogramm war vielleicht nicht das beste. Es war einfach, gradlinig und leicht zu bewältigen – was sich später als sehr praktisch erwies. Meine Musik war in Ordnung – ich hatte die Kassette einer anderen Kursleiterin kopiert, und so klang sie dann auch. Ich war total konzentriert, und vor einer Menge Leute zu stehen, bereitete mir eine Menge Spaß, nachdem ich jahrelang keinen gehabt hatte.

Aber die Klientinnen sagten mir, daß mein Unterricht völlig verschieden von dem war, was sie sonst kannten, weil sich jeder Person im Raum die ganze Energie und Leidenschaft mitgeteilt hatte. Ich überschüttete die Leute mit Informationen, wie sie sich bewegen sollten, auf welcher Intensitätsstufe, wie sie Übungen verändern konnten, wie sie atmen, atmen, atmen sollten. Alles, was ich immer hatte wissen wollen und worauf ich in all den Kursen, in denen ich gewesen war, niemals eine Antwort bekommen hatte, teilte ich den Leuten in jedem Kurs, den ich leitete, mit. Das mache ich heute noch. Die Leiter des Clubs fanden, das sei alles zu streng und böte zu wenig ›Spaß‹, und sie sagten, ich solle meine Methode ändern, aber den Klientinnen gefiel es. Hunderte von Leuten sagten mir, dies sei der einzige Kurs, in dem sie jemals etwas gelernt hätten. Zum ersten Mal, seit sie vor zwölf Jahren mit Aerobic angefangen hatten – unter ihnen waren einige sehr ernsthafte, reiche Frauen –, erlebten sie, wie ihr Körper sich veränderte.
Zu dieser Zeit gab es einen Umbruch in meinem Leben. (Ein neuer Tag, eine neue Veränderung – das sollte mein Motto sein.) Der Halbprinz und ich kamen nicht mehr so gut miteinander aus. Ich hielt Aerobic-Kurse ab, manchmal vier oder fünf am Tag; die Jungs waren gesund und glücklich – aber ich fühlte mich eingeengt. Ich wollte mehr: weniger Halbprinz und mehr mich selbst. Also traf ich eine Entscheidung, die den Halbprinzen wütend machte und sich als eine der wichtigsten Entscheidungen meines Lebens herausstellen sollte: Ich erklärte meine Unabhängigkeit und sagte ihm, ich würde wieder zu tanzen anfangen. Einfach so. Ich würde ein paar Nächte in der Woche tanzen, das Geld sparen, am Tage Aerobic-Unterricht geben und mir eine Karriere aufbauen. Ich hatte noch keine Ahnung, was für eine Karriere das sein würde, aber eine Laufbahn als Freundin wollte ich nicht, und eine Ehe würde in meinem Leben nie wieder stattfinden. Also tanzte ich wieder. Nur eine Nacht. Und in dieser schicksalhaften Nacht, während meines letzten Auftritts – Hauptbühne, zweiter Song – schüttete einer der Männer, die da saßen, Bier auf die Bühne. Während ich tanzte, rutschte ich auf dem Bier aus

und fiel von der Bühne. Ich machte einen Salto durch die Luft und landete auf meinen Füßen, die auf elf Zentimeter hohen Absätzen standen.

In Stripclubs fallen ständig irgendwelche Mädchen. Sie fallen von Tischen, Stufen, Balkonen, Bühnen. Also ist eine Tänzerin, die hinfällt, nichts Besonderes. Mein Sturz jedoch war etwas völlig anderes. Die Geschäftsführer kannten mich, sie wußten, ich nahm keine Drogen und hatte einen anderen Lebensstil. Und als sie mich fallen sahen, waren sie innerhalb weniger Sekunden bei mir. Und das war auch gut so, denn als ich auf meinem linken Fuß landete, brach ich ihn mir auf jede nur erdenkliche Weise. Im nächsten Augenblick passierte das gleiche mit dem rechten Fuß. Die Geschäftsführer ergriffen mich unter den Armen und trugen mich so schnell davon, daß ich mich nur wundern konnte.

In dem ganzen Chaos tat ich etwas Lustiges mit meiner Perücke: Während ich von der Hauptbühne fiel, konnte ich an nichts anderes denken, als daß meine Perücke nicht herunterfallen durfte. Niemand wußte, daß ich eine trug, und ich hatte nicht vor, mein Geheimnis während meines fußbrechenden Saltos zu lüften. Man stelle sich vor: Ich bin halbnackt – und für eine ehemals 118 Kilo schwere Frau sehe ich sehr gut aus –, falle von der Bühne und halte dabei meinen Kopf fest, als ob ich einen Hut aufhätte. Niemand merkte etwas, denn in dieser Umgebung bemerkt niemals jemand etwas – sie ist nicht gerade voller aufmerksamer, intelligenter, Anteil nehmender Leute.

In der Notaufnahme des Krankenhauses – zwei Uhr morgens, ich mit zwei gebrochenen Füßen und jeder Menge Schmerzen – mußte ich meinen Vater anrufen. Ganz gleich, wie alt man ist: Bei so einem Zwei-Uhr-Morgens-Anruf hat man immer das Gefühl, ein Idiot zu sein, der sein eigenes Leben nicht im Griff hat; doch gleichzeitig war ich enorm erleichtert. Auf dem Weg zum Krankenhaus und während ich all diese Formulare ausfüllte, war ich ganz in Ordnung; aber in dem Augenblick, als mein Vater ins Zimmer kam, löste ich mich völlig auf und fing an zu weinen. Was haben Eltern nur an sich, das einen innerhalb weniger Sekunden in ein Kind zurückverwandelt?

Nun, während sie mich für die Operation vorbereiteten, blieb er die ganze Zeit bei mir; und am Ende saß ich monatelang in einem Rollstuhl mit zwei Beinen bis zu den Knien in Gips. Das ist meine Beinbruchgeschichte, und aus diesem Grund konnte ich Bills Problem verstehen – und das Problem, das jeder hat, der im Sitzen trainieren muß. Bill und ich: Wir haben uns unsere Verletzungen auf verschiedene Weise zugezogen, aber wir hatten beide unseren Unfall während der Arbeit, und beide wollten wir weitertrainieren.

Meine gebrochenen Füße zwangen mich, ein für allemal darüber nachzudenken, wie ich übers Tanzen dachte: Es war damit vorbei. Nicht, weil ich meinte, daß es falsch sei, aber diese Umgebung war nicht der Ort, an dem ich sein wollte. Ich hatte etwas sehr Positives, das ich den Menschen mitteilen konnte, und es war an der Zeit, daß ich mehr Vertrauen zu mir selbst bekam und das anfing, was ich wirklich tun wollte: anderen zeigen, daß Fitneß für alle da ist; die Leute erreichen, die die Aerobic-Industrie nicht erreichte, d. h. jene, von denen sie meinte, es fehle ihnen an Motivation, die Leute, die angeblich an Fitneß nicht interessiert sind. Ich wollte sie erreichen und ihnen erklären, wie es geht. Eine große Aufgabe für eine Aerobic-Trainerin, Ex-oben-ohne-Tänzerin mit beiden Beinen in Gips.

> *Ich fühle mich richtig sexy.*
> *Meine Unterwäsche sieht besser an mir aus. Alles ist besser.*
> Kommentar einer Klientin

Also hatte ich einen Plan: Ich wollte, sobald ich aus diesem Rollstuhl raus war, die Fitneßindustrie umkrempeln. Bis ich wieder gesund war, hielt ich meine Aerobic-Kurse im Rollstuhl ab, während ich gleichzeitig eine Möglichkeit überlegte, meine Botschaft herauszubringen.

Ein Teil der Veränderung in meinem Leben bestand darin, ein paar Dinge zu tun, die ich schon immer hatte tun wollen. Was macht mir Spaß? Was würde ich gern tun? Welches sind meine Interessen? Fragen, die ich mir nie gestellt hatte. Meine frühen dreißiger Jahre waren eine großartige Zeit in meinem Leben. Ich bin nicht sicher, daß wir alle durch diese gleichen Veränderungen gehen, ob es mit den Hormonen zu tun hat oder was sonst der Grund ist. Ich kann Ihnen nur sagen, daß ich zum ersten Mal in meinem Leben meine Bedürfnisse, Ziele und Träume definierte und daß ich die Kraft hatte, die notwendigen Schritte zu tun.

Meine Kraft kam aus drei Quellen, und diese waren unerschöpflich. Meine Kinder gaben mir den Mut, die Muster meines Lebens zu verändern, die in meiner völlig funktionsgestörten Familie an mich weitergegeben worden waren. Diese Funktionsstörungen breiten sich aus wie ein Pilz, und wenn man ihn nicht beseitigt, Licht und Luft hereinläßt, damit er nicht weiterwachsen kann und eine Umgebung schafft, in der er eingeht, wird er immer größer. Meine Liebe zu meinen Söhnen hilft mir, die Entscheidungen zu treffen und innerhalb meiner Familie die Grenzen zu setzen, in denen ich wachsen und weiterhin eine gesunde, funktionsfähige Familie schaffen kann.

Die zweite Quelle war die physische Stärke, die ich aufgebaut hatte und die jeden Tag mehr wurde. Von einer 118-Kilo-Hausfrau war ich zu einer fettarmen Maschine geworden. Mein Stoffwechsel funktionierte auf einer so hohen Stufe, daß ich von der Minute des Aufstehens bis zum Schlafengehen auf Hochtouren lief – was sich später als praktisch erweisen sollte. Und was mir diese unglaubliche Menge an Kraft gab, waren der Schmerz und das Leiden, durch die ich wegen des Prinzen während der Explosion meines Lebens gegangen war.

Und schließlich begann ich zu verstehen, was meine Freundin mir mitten in der Hölle gesagt hatte: Nämlich daß jede negative Erfahrung einen Zweck hat und ein positives Ergebnis hervorbringen kann. Ich müßte lügen, wenn ich behaupten wollte, daß ich damals froh gewesen sei, das alles durchgemacht zu haben, denn es war immer noch eine frische Wunde. Obwohl der Prinz und ich uns nicht jedesmal, wenn wir uns sahen, stritten, liebten wir uns nicht gerade. Was mir die Kraft gab, war mein Schwur, daß ich niemals, niemals, niemals wieder in meinem Leben für meine finanzielle, emotionale oder äußerliche Sicherheit von jemand anderem abhängig sein würde. Ich bezog aus dieser Erfahrung Kraft, aber ich bezweifle, daß ich freiwillig noch einmal durch all das gegangen wäre – ganz gleich, wie stark es mich gemacht hätte. Der Prinz repräsentierte immer noch den Schmerz, also gab es mir immer noch einen Stich, wenn ich ihn sah.

Also gut: Ich habe jede Menge Kraft und Ziele, keinen Gips mehr und bin bereit, mein Leben zu leben. Zu den Dingen, die ich schon immer hatte tun wollen, gehörte Gitarre spielen zu lernen und zu singen. Ich habe eine gute Stimme und hatte in meiner Vergangenheit ein wenig gesungen. Ich wußte: Wenn ich mich selbst auf der Gitarre würde begleiten können, konnte ich meinen Protest in Liedform zu den Massen bringen. Meine Fitneßprotestlieder. Alles, was ich brauchte, war Gitarrenunterricht. Ich hatte mich immer als so eine Art Joan-Baez-Typ gesehen: Wir haben beide kurzes Haar, wir stehen beide für eine Sache ein, haben vermutlich eine ähnliche Haltung, und das einzige, was mir – mal abgesehen von der engelsgleichen Stimme – fehlte, war Gitarrenunterricht. Also ging ich zum Gitarrenladen im Ort.

Mit meiner neuentdeckten Unabhängigkeit, Stärke und Entschlossenheit sagte ich zu dem Kerl hinter dem Tresen, daß ich eine unabhängige, starke Frau sei, die ihre erste Gitarrenstunde haben wolle. Der Typ hatte vielleicht tagelang nicht mehr geschlafen oder war einfach nur hirntot – jedenfalls war es ihm völlig gleichgültig, was ich sagte. Er starrte mich nur an. Ich stand also vor diesem hirntoten Tresenmenschen, schaute an ihm vorbei und sah hinter ihm, am Ende des Ladens, einen Mann, der die schönste Jazzgitarre spielte, die ich je gehört hatte. Es wäre nicht so schlimm gewesen, wenn das einzige in der Ecke nur die Musik gewesen wäre; aber der Mann hatte ein Gesicht, das wie aus Stein gemeißelt war. Er hatte ein vollkommenes Gesicht, sehr sexy. Ich tat so, als sähe ich ihn nicht – das fehlte mir noch in meinem Leben: ein gutaussehender, gitarrespielender Mann –, und ging zur ersten Gitarrenstunde zur Verwirklichung meines Traums.

Das Problem war: Als ich herauskam (nachdem ich wieder zu Verstand gekommen war), war er immer noch da und stand direkt neben dem Ausgang. Ich sage Ihnen: Meine Knie wurden weich. (Hätten Sie nicht angenommen, daß nach alldem, was ich erlebt hatte, weiche Knie jenseits meiner Möglichkeiten liegen würden? Ich hatte es gedacht.) Aber wenn ich glaubte, daß ich nur vom Hinsehen weiche Knie bekam, dann war ich auf das, was jetzt kam, überhaupt nicht gefaßt: Er stand bei der Ladentür und betrachtete eine Gitarre. Der Geschäftsführer sagte irgend etwas über Gitarren – schließlich war das ja noch vor einer Stunde der Grund meines Kommens gewesen – erst zu mir und dann zu ihm, und wir fingen an, miteinander zu reden. Wenn ihn anzusehen schon erregend war, dann machen Sie sich keine Vorstellung, wie es war, mit ihm zu reden. Er war intelligent. Witzig (sehr wichtig für mich). Er hatte die großartigsten Augen und Zähne, die ich je gesehen hatte. Sein Lächeln haute mich um. Wir standen stundenlang da und unterhielten uns; mit seinem Gesicht und seiner Unterhaltung hielt er mich drei Stunden lang fest, bevor ich wieder an mein Leben dachte. Die Kinder, das Haus, die neue Entschlossenheit – zum Teufel damit, ich schaute so verzückt und dämlich drein, wie man sich nur vorstellen kann. Anscheinend kann ich gar nicht anders, als mich rettungslos zu verlieben.

Ich riß mich aus unserer Unterhaltung los, doch bevor ich wegfuhr, lud er mich zu einem Auftritt am kommenden Sonntagabend ein. Ich stieg in mein Auto und fuhr los mit einem Gefühl, als hätte mir jemand mit einem Baseballschläger auf den Kopf gehauen. Wissenschaftler, die das Phänomen ›Liebe‹ untersucht haben, haben das Verzückt-und-dämlich-Dreinschauen mit einer hormonellen Explosion in Verbindung gebracht. Aber als ich den tollen gitarrespielenden Mann in dem Laden traf, gab es nicht schon in jeder Zeitschrift, die man in die Hand nahm, Artikel mit Erklärungen für das, was ich gerade fühlte. Damals war ich eine Frau, die gerade ihr Leben aus dem Dreck gezogen hatte und sich allein durchschlug; ich mußte über meine Söhne nachdenken und mich um sie kümmern – und jetzt ging ich wie vor den Kopf geschlagen durch die Gegend und dachte über diesen Mann nach. Stand in der Kälte auf Parkplätzen herum und sprach mit einem schönen, jüngeren Mann (o ja, das ist Dauerthema Nr. 103: jüngere Männer; wahrscheinlich müssen wir mal wieder das alte Psychologiebuch aus dem College hervorholen und nach einer Erklärung für all diese schiefgegangenen Dinge in meinem Leben suchen), verlor meine Schlüssel, zahlte an der Kasse und ließ meine Einkäufe stehen und wartete ungeduldig auf den Sonntag. Das waren nicht gerade die Dinge, die ich in meinem Leben brauchte oder wollte ...

Als der Sonntag kam, hatte ich mich wieder so weit zur Vernunft gebracht, daß ich eine Freundin mitnahm. Ich hatte fest vor, den schönen Gitarrenspieler und sie zu verkuppeln und aus der ganzen Angelegenheit rauszugehen. Wir gingen zu dem Auftritt, meine Freundin und der Gitarrenspieler sprachen miteinander – schließlich drückte ich sie ihm förmlich ins Gesicht. Dann ging ich unter irgendeinem Vorwand nach Haus und ließ die beiden allein zurück. Vergiß ihn, es ist vorbei. Schon möglich, daß er schön ist; aber ich werde mich nicht mehr Hals über Kopf in einen Prinzen verlieben. Das war's. Mein Leben geht weiter. Zurück zu meinen Plänen und Vorhaben.

Alles ganz prima – bis zur nächsten Gitarrenstunde. Ich laufe wieder ein, und da ist er. HILFE, GEFAHR, GEFAHR! Er stand im Laden. Ich glaubte, ich würde einen Herzanfall bekommen.

Es heißt, ich hätte schnell gelernt. Wer soll das wissen? Ich nahm nur vier Stunden, denn ich hatte bald meinen eigenen privaten Gitarrenlehrer, wenn Sie verstehen, was ich meine. Unter dem Vorwand, eine musikalische Frage zu haben, bat ich ihn eines Tages, herüberzukommen. Fügen wir noch die Details hinzu, nämlich daß es an dem Tag einen Schneesturm gab (sehr selten in Dallas), daß die Kinder beim Prinzen waren (sehr selten in meinem Leben), daß das Haus perfekt geputzt war und ich umwerfend aussah. Natürlich, wir dachten nur an Musik. Er fuhr durch den Schneesturm, um diese meine musikalische Frage zu beantworten ... Er war einfach sehr engagiert, nicht wahr? Und das war's. Ich hatte mich verliebt, Hals über Kopf verliebt.

Sechs Wochen, nachdem wir uns begegnet waren, fragte er, ob ich ihn heiraten würde.

»Kannst du vegetarische Pizza machen?« fragte er.
»Ja, die beste in der Stadt«, antwortete ich.
»Kannst du vegetarische Lasagne machen?« fragte er.
»Ja, besser als die Leone-Familie«, antwortete ich.
»Willst du mich heiraten?« fragte er.
»Ja«, antwortete ich.
»Morgen?«
»Absolut«, antwortete ich.
Am nächsten Tag wurden wir vom Friedensrichter getraut, in Anwesenheit von zwei stummen Zeugen, die wir uns draußen im Flur geschnappt hatten. Niemand wußte etwas, niemand wurde eingeladen. Können Sie sich vorstellen, wie seine konservative Familie in Dallas sich fühlte, als er anrief und sagte: »Mutter, Vater, ratet mal, was passiert ist! Erinnert ihr euch an die Frau, die ihr vor ein paar Wochen kennengelernt habt – die ohne Haare, mit zwei Söhnen, älter als ich? Wir haben gerade geheiratet.«

Wenn man ein positiveres Bild von sich hat, genießt man es einfach mehr. Manchmal fühle ich mich sogar attraktiver, weil ich weiß, daß mein Körper sich verändert. Schade ist nur, daß ich manchmal länger durchhalte als mein Freund.
Kommentar einer Klientin

Nun, Liebe ist Liebe, aber wir alle wissen, daß Ehe Ehe ist. Was die Wissenschaftler in ihrer Untersuchung über die Liebe herausgefunden haben, ist, daß die hormonelle Explosion und das wundervolle Gefühl der Benommenheit nur ein paar Monate andauern. Isses wahr, Jungs? Gebt mir die Million Dollar, die ihr für die Untersuchung ausgegeben habt – das hätte ich euch auch erzählen können. Um diese Ehe gab es keinen weißen Lattenzaun. Von diesem Prinzen wollte die Prinzessin mehr. Ich war durch den Dreck dahin gekrochen, wo ich jetzt war.
Die Regeln waren jetzt andere.

Es gab nur ein paar Dinge, die ich von dieser Beziehung wollte: Unterstützung, Liebe und Intimität. Wirkliche, erwachsene, tiefe Intimität.

Mein schönster persönlicher Augenblick kam, als mein Mann und ich im Bett waren und intim wurden und er sagte: »Oh, du fühlst dich anders an, was ist los? Ich kann deine Taille wieder fühlen.« Das gab mir wirklich das Gefühl, als hatte ich es geschafft. Ich war das Fett losgeworden! Und ich würde es nie wieder zurückbekommen!

JOANNE, Ellington, Connecticut

Intimität setzt Vertrauen voraus, Selbstvertrauen und inneren Frieden. Die Themen ›Vertrauen‹ und ›Innerer Friede‹ werde ich noch nicht einmal mit einer fünf Meter langen Stange berühren. Wenn ich das hier diskutieren würde, müßte ich eine Ledercouch haben und hundert Dollar pro Stunde bekommen.

Worüber ich ein wenig weiß und worüber ich zu Tausenden von Frauen gesprochen habe, ist das Selbstvertrauen, das Voraussetzung für Intimität ist, die ihrerseits wieder mit Sexualität zusammenhängt. Dieses Selbstvertrauen hat sehr viel mit der Frage zu tun, wie wir uns mit unserem Körper fühlen.

Dicke Frauen haben nicht oft Verabredungen.

Bevor jetzt alle Gruppen zur Verteidigung der Rechte dicker Menschen bei ihrem nächsten Treffen dieses Buch verbrennen, möchte ich doch sagen, daß ich nur selten mit einem Mann verabredet war, als ich 118 Kilo wog. Mein Sexualleben existierte nicht. Der Grund war nicht, daß kein Mann etwas mit mir zu tun hatte – auch wenn sie nicht eben an meiner Tür Schlange standen. Es hatte jedoch sehr viel damit zu tun, wie ich mich fühlte.

Den allergrößten Teil der Zeit befand ich mich in einer Art wandelndem Koma. Wenn Sie krank sind, ist das letzte, woran Sie denken, Sex. Wenn Sie dick sind, ungelenk und höllisch müde, wird Sex in Ihrem Leben ziemlich unbedeutend. Zwei Kinder um sich herum zu

haben, ist auch nicht eben hilfreich. Sagen Sie einfach: »Ich habe zwei Kinder«, und: »Schau mal, wer da rennt!«
Ich haßte, wie ich aussah, ich fühlte mich scheußlich und sah in den meisten meiner Kleider grotesk aus; also standen alle Chancen gegen ein gutes, starkes, gesundes Sexualleben. Und wenn Sie sich dann noch fragen, weshalb viele dicke, unbeholfene Frauen praktisch kein Sexualleben haben, dann denken Sie nur, wie wenige Männer gern mit schwergewichtigen Damen zu tun haben und wieviel Frauen dick sind, und Sie erhalten eine sehr traurige statistische Aussage über ihre Chancen für ein aktives Sexualleben. Das ist die Wahrheit. Es ist die Wirklichkeit für Millionen dicker Frauen.
Das Problem war, daß ich mein Aussehen und mein Befinden haßte. Der Raum hätte schwarz wie eine Grotte sein können und voller Männer, die darum bettelten, Sex mit mir zu haben, ich hätte mich doch vor niemandem ausgezogen.
Wenn Sie dick sind, stolz und bei jeder sich bietenden Gelegenheit nackt herumlaufen, dann sind Sie eine erwachsenere, reifere Person, als ich es bin oder jemals sein werde. Ich ziehe meinen Hut vor Ihnen. Es ist wunderbar. Aber ich fühlte mich nicht so, und es ist auch nicht das was andere Frauen mir erzählen. Ich habe niemals behauptet, wir müßten dem Playboy-Barbie-Image entsprechen, um uns sicher fühlen zu können, wenn wir vor jemand anderem, der uns liebt, die Kleidung ablegen. Ja, Liebe ist Liebe, und wie man aussieht, sollte weniger wichtig sein als die Gefühle, die man füreinander hat. Ja, zum Liebe machen gehört mehr als nur die Frage, wie Ihr Körper aussieht; es sollte tiefer gehen als nur das körperliche Erlebnis und sollte die Grenze zum Geistigen und Seelischen überschreiten. All das ist richtig und wirklich; aber ich werde Ihnen sagen, was noch richtig ist und mich dabei selbst als Beispiel nehmen.
Eine 118 Kilo schwere, ungesunde, schwer depressive Frau (oder ein ebensolcher Mann) ist nackt kein schöner Anblick. Glauben Sie mir, es macht Sie nicht eben an, ob Ihr Sinn für Sexualität nun vom Playboy verzerrt worden ist oder nicht. Es sieht nicht gut aus, wie auch immer Sie es betrachten wollen.

Ich bin wohl manches: eine ehemalige Stripperin, eine zweimal verheiratete, ehemals fette Frau; aber Sie wissen, daß ich so ehrlich bin, wie es nur möglich ist. Und so bin ich nicht eine schamlose Lügnerin, die Ihnen weismachen will, daß es mir keinen Spaß macht, in diesen hübschen Höschen und BHs herumzulungern, die ich jetzt aus dem Katalog bestellen kann, die mir tatsächlich passen und in denen ich fantastisch aussehe. Wenn ich die schwarzen, oberschenkellangen Strümpfe anziehe, dazu den Stütz-BH und die schwarzen Stilettoabsätze – kurz bevor ich das Kleid anziehe und mit meinem Mann ausgehe – und zu ihm hinüberschaue und sehe, wie ihm das Kinn herunterfällt, und ich jede einzelne Sekunde dabei enorm genieße... wenn all dies für eine verzerrte Sexualität steht, dann soll es ruhig so sein. Ist mir recht. Halten Sie mich ruhig für sexuell verbogen. Denn es ist ein großartiges Gefühl, und ich genieße jeden Augenblick dabei. Es ist herrlich, in diesen sexy Sachen herumzustolzieren; und allen Feministinnen der Welt, die dieses Buch vielleicht lesen, sage ich: Ich mache es nicht für ihn, ich mache es für mich selbst. Es macht mir einen Heidenspaß, und deshalb mache ich es.
Ja, mein Sexualleben ist jetzt besser, denn:

1. Es findet statt.
2. Ich fühle mich stark, sexy und wohl mit mir selbst.
3. Ich mache gern Liebe.
4. Ich liebe meinen Mann.
5. Während wir großartigen Sex haben, bauen wir dieses tiefe, intime Gefühl auf; und es macht eine Menge Spaß, dorthin zu gelangen.

Ich kenne Frauen, die fünf Kilo zunehmen und sich nicht ausziehen wollen. Vielleicht kommt das von einer verzerrten gesellschaftlichen Definition von Vollkommenheit – dem Barbie-oder-nichts-Denken –, aber das ist etwas völlig anderes als 118 Kilo schwer zu sein und sich nicht sexy oder entspannt genug zu fühlen, um nackt im Zimmer her-

umzulaufen. Wovon ich rede, ist, wie ich mich fühlte, nicht nur, wie ich äußerlich war, sondern wie ich mich innerlich fühlte.
Ich zeigte meinem Mann einmal meine ›Vorher‹-Bilder und fragte ihn, ob er versucht hätte, mit mir anzubandeln. Er war sehr ehrlich und sagte mir, daß er mich wohl sehr gemocht hätte und mit mir befreundet gewesen wäre, weil er mich witzig und intelligent findet und gern mit mir zusammen ist; aber er hätte niemals mit mir geschlafen, weil er sich körperlich nicht zu mir hingezogen gefühlt hätte. Wenn das falsch ist, dann betrachten Sie uns beide als sexuell gestört. Ich bin lieber seine Freundin und schlafe mit ihm, als nur seine Freundin zu sein. Bei seinem Gesicht... jedesmal, wenn ich ihn sehe, möchte ich mit ihm schlafen – auch wenn ich wütend auf ihn bin.

> *Seit Jahren untersuchen wir wissenschaftlich die Aufzucht und Pflege von Pflanzen und Tieren; aber wir lassen es zu, daß Säuglinge vor allem von der Tradition erzogen werden.*
> EDITH BELLE LOWRY, *Falsche Bescheidenheit*, 1912

Intensität? Davon habe ich reichlich gehabt. Aber eine der intensivsten Erfahrungen war, Kinder zur Welt zu bringen. Es ist nur der Gnade Gottes zu verdanken, daß Schwangerschaft in meiner alles andere als vollkommenen Jugend niemals ein Thema war. Bis ich über beide Ohren verliebt und verheiratet und dann unerwartet schwanger war, hatte ich nie darüber nachgedacht. Ein bißchen sehr naiv von mir, finden Sie nicht?
Kurz nacheinander zwei Kinder zu bekommen, ist nicht die einfachste Sache für eine Ehe. Aber das war nicht der Grund, weshalb der Lattenzaun in die Luft flog. Der Prinz und ich hatten einfach nicht die Voraussetzungen für eine gesunde, funktionierende Beziehung; aber ich mußte schnell lernen, eine gute Mutter zu sein. Erst explodierte der Lattenzaun, dann machten die Kinder und ich uns auf die gemeinsame Reise. Wir haben eine Menge durchgemacht. Wir haben alle drei gelitten, und wir alle sind dabei gewachsen. Eine Zeitlang hat-

ten sie eine arm- und beinamputierte Mutter, und ich lebte mit dem Schuldgefühl, zu meinen Babies ›keine Beziehung zu finden‹ und nicht jede Sekunde ihres Daseins zu genießen.

Meine Söhne haben beobachtet, wie ich mein Leben verändert habe; und sie sind für mich der Mittelpunkt von alledem gewesen. Ohne sie macht es keinen Sinn. Meine Kinder haben mich Disziplin gelehrt, Ehrlichkeit und Einsatzwillen; und sie haben mir gegeben, wonach ich mein ganzes Leben lang geschrien habe: bedingungslose Liebe. Sie lieben mich. Wie ich bin. Mich. Meine Söhne haben meinem Leben die Unschuld und Reinheit zurückgegeben, die ich vor langer Zeit verloren hatte. Sie haben mich wütender, glücklicher und ängstlicher gemacht, als ich es je zuvor in meinem Leben gewesen war. Ein Leben ohne sie kann ich mir nicht vorstellen. Ich habe noch niemals jemanden so geliebt.

Beide Jungs sind hübsch, intelligent und die besten Kinder der Welt. Sie haben jetzt eine Mutter, die gesund und glücklich ist. Wir sitzen nicht beieinander und reden über die Veränderungen an meinem Körper und in meinem Leben während der letzten Jahre. Es ist einfach ein Teil ihres Lebens, und sie akzeptieren es. Vor kurzem fragte mich ein Reporter, was meine Söhne davon hielten, daß ihre Mutter im Fernsehen auftritt. Absolut nichts – außer daß sie es lästig finden, daß ich jede Woche nach Los Angeles fliege. Sie denken nicht darüber nach.

Natürlich, ich verbrauche sehr viel Energie damit, die ganze Spezies zu verstehen. Ich meine die Männer. Mit einem Exehemann, einem Ehemann und zwei Söhnen bin ich von einer Spezies umgeben, die ich nicht verstehe. Warum können diese Kerle, wenn die Spüle voller Geschirr steht, nicht einen Schwamm in die Hand nehmen, Spülmittel beigeben und abwaschen? Sie wissen schon: diese kreisförmige Bewegung, mit der man das Geschirr säubert. Socken und Unterwäsche auf dem Fußboden? Wie wär's mal, wenn sich jemand bücken, sie aufheben und in den Wäschekorb werfen würde? Zu erklären, daß die Lösung des Problems nicht darin besteht, über Socken, Unterwäsche, Handtücher und anderem Zeug hinwegzulaufen, verbraucht einen Großteil meiner Energie.

Eines Abends kam ich nach Haus, sehr, sehr müde und sehr, sehr kurz vor meiner Periode. Der Prinz, die Jungs und der Ehemann (keine Sorge, ich werde noch erklären, wieso der Prinz auch anwesend war) waren oben und wollten Baseball spielen gehen. In der Küche türmte sich der Abwasch, auf dem Fußboden lagen Kleidungsstücke verstreut, das Badezimmer sah aus, als ob sie Zirkustiere in der Wanne abgeschrubbt hätten – und ich explodierte. Ich hatte den ganzen Tag hart gearbeitet und geschwitzt; wenn ich also sage, ich explodierte, dann wissen Sie, was ich meine: Ich sah Sterne tanzen.

»Warum bin ich die einzige in diesem Haus, die irgend etwas saubermacht?«

Ich habe den ganzen Tag hart gearbeitet.

Die Rechnungen sind bezahlt.

Das Geschäft läuft wunderbar.

Das Buch ist beinahe fertig.

Ich bin eine Frau; ich bin stark; ich bin alles, was ich sein möchte.

»Warum, warum« – die Tränen liefen mir das Gesicht herunter –, »warum muß ich in ein Zuhause kommen, das so aussieht? Ist es, weil ich eine ... habe?«

Die Männer und Jungs starrten mich an, als ob ich endlich und endgültig, ein für allemal meinen Verstand verloren hätte und es keine Hoffnung gäbe, daß ich jemals wieder normal werden würde. Langsam bewegten sie sich zur Tür hin, und auf ihren Gesichtern standen Erschütterung und Angst. Alle vier, Ehemann, Exehemann und die beiden Söhne, zogen sich Schritt für Schritt von dieser offensichtlich wahnsinnigen Frau zurück.

Männliche Wesen zwischen acht und dreißig Jahren starrten mich mit großen, furchtsamen Augen an, während ich meine Fragen herausschrie.

»Warum bin ich die einzige, die den Abwasch machen kann?

Die einzige, die begreift, wie man eine Waschmaschine bedient?

Ist es, weil ich eine ...?«

Bevor ich den Satz beenden konnte, sagte mein hübscher, intelligen-

ter älterer Sohn: »Mama, erzählst du uns jetzt wieder die Geschichte mit der Gebärmutter?«
»Gebärmutter? Ist das der Grund, weshalb ich diese Dinge kann, und ihr könnt sie nicht? Ich sage nur, daß das nicht angeboren ist, ich mußte alles lernen, und das könnt ihr auch ...«
Sie verließen das Haus, ich hatte meinen Ausbruch gehabt, und mein Abend konnte beginnen. Später kamen Ehemann und Söhne ins Schlafzimmer, ganz langsam, und sagten, daß sie – obwohl sie keine Gebärmutter hätten – sich Mühe geben und die Sachen aufheben und abwischen und alles Erreichbare fegen und im Haushalt helfen würden, damit ich nicht die einzige wäre, die das Haus sauberhielte, und sie die Gebärmuttergeschichte nie wieder hören müßten. So viel zum Thema Energieverbrauch ...
Vor einigen Monaten kam ich nach einer wirklich guten Sendung nach Hause (wieder kurz vor meiner Periode). Ich rief die ganze Familie im Wohnzimmer zusammen. Noch ein Familientreffen. Weinend sagte ich:
»Jede Woche mache ich einen Teil meiner Arbeit im Fernsehen vor Millionen Menschen. Das ganze Land sieht, was ich mache, und ich bekomme Antworten von Tausenden von Fremden.
Meine Familie jedoch schaut niemals zu, hat keine Ahnung, was in den Sendungen passiert und reagiert überhaupt nicht.
Was ist los? Ich würde es sehr schätzen, anerkannt zu werden, vielen herzlichen Dank ...«
Alle Jungs saßen mir gegenüber und hatten diesen Blick, der sagt: »Sie ist eine Verrückte.« Und sie versprachen, die Sendungen in Zukunft anzusehen und mich mordsmäßig anzuerkennen. Dann fragten sie, ob anerkannt zu werden das einzige sei, was ich brauchte, denn sie hätten jetzt auswärts etwas zu tun, das etwa so lange dauern würde, wie ich brauchte, um mich wieder zu beruhigen.
Ab jetzt schauen sich die Jungs die Sendungen an; wir nehmen sie per Video auf, damit sie sie nach der Schule sehen können, denn ich habe ihnen gesagt, daß mir das wichtig ist. Nicht weil es sie beeindruckt, daß ihre Mutter im Fernsehen ist; das bedeutet ihnen nichts.

Zu dem, was ich an den Kindern besonders mag, gehört, daß sie so wenig beeindruckt sind. Meine Kinder lieben mich, und ich liebe sie – ganz gleich, wie ich aussehe und mich fühle. Ich weiß das; aber es ist schon großartig, daß ihre Mutter Energie hat, sich gut fühlt und an ihrem Leben teilnimmt. Es ist wunderbar, mit Mutter in Urlaub zu gehen, und sie kann im ›Banana-Boat‹ mitfahren. (Warnung an alle Mütter der Welt: Für uns ist das ›Banana-Boat‹ alles andere als toll. Ich fürchtete um mein Leben, um das der Besatzung und der anderen Passagiere – es waren die Kinder, die das Ganze ein ›cooles‹ Erlebnis nannten.) Mouutainbike fahren und Tauchen ist ebenfalls ›cool‹. (Und auch hier muß ich anmerken, daß das Meer und ich nicht besonders gut miteinander zurechtkommen. Wer möchte im selben Gewässer baden, in dem diese riesigen Meeresschildkröten herumschwimmen oder lange, spitzige Dinger, die aussehen, als würden sie einen stechen, oder Krabben und all die anderen knallbunten Lebewesen? Ich jedenfalls nicht – es sei denn, ich bin mit den Kindern zusammen.)
Ich sage Ihnen, was toll ist: Wenn ich an die depressive, müde, kranke, 118 Kilo schwere Mutter denke, mit der meine Kinder leben mußten, und das mit der Energie, Liebe, Zuneigung und den Möglichkeiten vergleiche, die unsere neue Zukunft für uns bereithält... das ist toll.
Aber die Probleme, Entscheidungen, Befürchtungen und Ängste des Lebens sind immer noch da. Ob man nun fit oder fett ist. Aber wenn ich heute durchdrehe, habe ich nicht zusätzlich die Last von mehr als 60 Kilo Gewicht; statt dessen habe ich Kraft und kann mich bewegen, ohne nach Atem ringen zu müssen. Ich fühle mich immer noch wie die schlechteste Mutter der Welt, bereit, den Notruf für mißhandelte Kinder zu wählen, wenn ich die Geduld mit den Jungs verliere. Wenn ich eine dumme geschäftliche Entscheidung treffe und mir als Präsidentin von irgendwas wie ein Witz vorkomme, möchte ich immer noch sterben. Ich bin zum zweitenmal verheiratet, und ich habe immer noch nicht gelernt, eine richtige Ehefrau zu sein. Was glauben Sie wohl, wie ich mich dabei fühle? Wir hören nie auf, uns zu verän-

dern und erwachsener zu werden. Ohne Schmerzen gibt es keine Geburt, und die Schmerzen hören niemals auf.
Nach wie vor gibt es Druck von allen Seiten. Der einzige Unterschied ist, daß ich heute einen starken und gesunden Körper habe, der mir hilft, mit all dem Mist fertigzuwerden, mit dem wir leben müssen, ob uns das nun gefällt oder nicht. So ist das Leben. Aber wahr ist auch, daß es sehr viel einfacher ist, von einem Problem zum nächsten zu gehen, wenn man fit und gesund genug ist, um durchzukommen. Das ist es, was die Veränderung meines Körpers für mich und meine Familie bedeutet. Ja, es ist ›cool‹, daß ich Fernsehen mache, Bücher schreibe, Vorträge halte und ein sehr erfolgreiches Geschäft führe; aber es ist noch sehr viel ›cooler‹, daß ich jetzt alles in der Hand habe und Entscheidungsmöglichkeiten besitze. Das ist mein Motto: Ganz schön gut und immer besser. Das heißt: Ganz schön stark und immer stärker, ganz schön eng zusammen und immer stärker gemeinsam, ganz schön schlau, aber ständig dazulernend, sehr glücklich und immer glücklicher.

> *Meine Kinder, meine Mutter und mein Mann sind meine besten Verbündeten. Meine Mutter und mein Mann klopfen mir ständig für meine erfolgreichen Bemühungen auf die Schulter.*
>
> ANDRA, eine Klientin

Es ist an der Zeit, noch einmal vom Prinzen zu reden. Schließlich hatte er ja mein Leben ruiniert, mich mit zwei kleinen Kindern in Garland, Texas, sitzengelassen. Seinetwegen war ich aus den Fugen geraten. Aber mit mir und meinem neuen Mann passierte etwas, das schließlich die ganze Prinzengeschichte bereinigte.
Mein neuer Ehemann und ich landeten dort, wo wir alle landen, wenn eine neue Ehe auf die Wirklichkeit trifft – bei der Eheberatung. Es lief nicht gut. Ich hatte das Gefühl, daß er nicht genug mit mir kommunizierte, daß er mich mehr unterstützen und besser verstehen, mir seine tiefsten, dunkelsten Gefühle und Bedürfnisse mitteilen

sollte und daß er nicht begriff, wovon ich sprach, und mich statt dessen für verrückt hielt.

Klingt das bekannt? Wir lieben einander und fühlen uns dieser Ehe verpflichtet. Dies sind die neunziger Jahre. Also gehen wir zur Therapie, um alles auf die Reihe zu bekommen.

Nachdem ich eine Weile erklärt, geweint und diskutiert hatte, weshalb ich so wütend auf meinen Mann war, der nicht begriff, was ich in dieser Ehe brauchte – schließlich hatte ich das alles schon einmal mitgemacht und diesmal weniger Geduld als beim ersten Mal –, schaute die Therapeutin mich an und sagte: »Susan, Sie sind nicht wütend auf Ihren Mann. Sie haben eine Wut auf sich selbst. Sie haben Ihre Wertvorstellungen verraten, Sie leben nicht so, wie Sie leben wollen, und daher sind Sie wütend auf sich selbst.«

Als ich ging, dachte ich, daß sie verrückt sei und offensichtlich auch nichts begriffen hatte. Mein Mann führte sich auf wie Fred Feuerstein. Deshalb waren wir hier. Daß ich auf mich selbst wütend war, hatte doch nichts mit dem Problem zu tun.

Dann traf es mich.

Auf dem Parkplatz.

Sie hatte recht. Aber ich dachte nicht an meine derzeitige Beziehung, es war der Prinz, an den ich dachte. Sofort begann ich loszureden – oder mitzuteilen, wie wir in der Therapie sagen – und meinem Mann alles zu erklären, was mir durch den Kopf ging. Diese ganze wundervolle, einleuchtende Information über den Prinzen und mich.

Nicht der Prinz hatte mein Leben ruiniert. Ich war es selbst gewesen. Er war nicht dafür verantwortlich, daß ich dick geworden war. Er hatte mich nicht mitten in der Nacht zwangsernährt – er war viel zu sehr damit beschäftigt, mit seiner Freundin Sex zu haben.

Oh – Entschuldigung! Schön, schön, ich war noch nie wirklich erwachsen und werde es auch nie sein.

Ich hatte jedesmal die Wahl gehabt, ich hatte die Entscheidungen getroffen, und nur ich war dafür verantwortlich, daß ich meine Ansprüche heruntergeschraubt und die Folgen zu tragen gehabt hatte. Ich mußte ihm verzeihen.

Bevor Sie jetzt mit Tränen in den Augen dem Prinzen einen teilnahmsvollen Brief schicken, vergessen Sie bitte nicht, daß er sich auch nicht so toll verhalten hatte. Zu seinem zweimonatlichen Treffen mit den Kindern aufzukreuzen und seine Freundin mitzubringen, war nicht eben taktvoll. Wir wollen bitte nicht übertrieben erwachsen werden und ihm alles verzeihen.

Da stehe ich also auf dem Parkplatz der Therapeutenpraxis, wohin mein Mann und ich gegangen waren, um die Probleme unserer Ehe zu lösen, und ich rede und überhäufe ihn mit Erklärungen über den Prinzen und mich. Er begriff den ganzen Zusammenhang überhaupt nicht und war überzeugt, daß ich dringend stationärer Behandlung bedurfte und daß die ganze Situation nur noch schlimmer werden konnte.

Ich war es, die die Entscheidungen getroffen hatte.

Sie können es auch.

Sie haben mehr Entscheidungsmöglichkeiten als ich, denn als ich versuchte, alles zu begreifen, gab es keine kahlköpfige Frau, die schrie: »Beendet den Irrsinn!«

Sie haben eine Menge Wahlmöglichkeiten.

Die Lösung Ihrer Probleme sind nicht die Hungerkuren. Sie besteht nicht in Pillen, Shakes, Drinks oder Formeln. Sie finden sie nicht in Fitneßclubs, Aerobic-Kursen, in der Leuchtfarbenwelt der Fitneßindustrie. Die Antworten sind hier in dem Buch, das Sie in Händen halten. Es handelt davon, wie Sie die richtigen Informationen bekommen und diese in Ihrem Leben, auf Ihr Fitneßniveau und Ihre körperlichen Besonderheiten anwenden und wie Sie schlank, kräftig und gesund werden.

Denken Sie daran: Wenn Sie die Kraft haben, morgens aufzustehen, ist es sehr viel einfacher, sich durchs Leben zu schlagen. Wir leben alle unter Bedingungen und in Situationen, die uns das Gefühl geben, in der Falle zu sitzen, und die uns zu selbstzerstörerischem Verhalten veranlassen. Das wird sich nie ändern. Wir werden alle den Rest unseres Lebens damit zubringen, die Schmerzen und das Fehlverhalten in unserer Kindheit aufzuarbeiten. Aber jeden Tag müssen Entscheidungen getroffen werden, Entscheidungen über Kinder, die Ehe, das Geschäft... die Aufzählung geht immer weiter und hört hoffentlich niemals auf.

Den Irrsinn in Ihrem Leben zu beenden bedeutet, sich dieses Leben zu erleichtern. Wenn ich gewußt hätte, daß Joggen nicht die einzige Möglichkeit ist, fit zu werden, und statt dessen spazierengegangen wäre, wenn ich meine Kalorien erhöht hätte, anstatt mich zu Tode zu hungern, wenn ich das Fett in meinem Leben verringert und statt dessen Muskelkraft aufgebaut hätte, dann hätte ich mir eine Menge Schmerzen ersparen können. Ich wäre in der Lage gewesen, schneller aus meinen Problemen herauszukommen, anstatt ein noch tieferes Loch zu graben und hineinzufallen.

Während der letzten Jahre habe ich all dies immer wieder von Klientinnen und anderen Frauen gehört, denen ich begegnet bin. Es ging um Schicksale, die sehr verschieden von dem meinen sind. Um Hintergründe und seelische Probleme, die so verschieden sind wie Tag und Nacht. Ich gehe mit Leslie durch die Straßen von New York. Peggy erzählt mir, daß sie die Kraft gefunden hat, sich von ihrem gewalttätigen Ehemann zu lösen, mit dem sie die letzten zwanzig Jahre ihres Lebens verbracht hat. Sie fragt sich, weshalb sie als Dame aus den Südstaaten niemals schwitzen durfte und warum erst eine Brustamputation notwendig war, bevor sie anfing, über ihre Gesundheit nachzudenken. Und die liebe, süße Jill beginnt zu begreifen, wie schön, sexy und klug sie ist und wie sie alles sein kann, was sie sein will, ohne sich jeden Tag übergeben und ängstigen zu müssen.

Ich sehe und höre all diese Dinge, und sie sagen mir, daß wir alle gleich sind. Wir sind alle verbogen, haben Angst und Millionen Probleme, die gelöst werden müssen; und es gibt auf der Welt keine Person, die nicht gut aussehen und sich nicht gut fühlen möchte.

Den Irrsinn im Hinblick auf den Körper zu beenden, ist der erste Schritt der Heilung, die sich den ganzen Rest Ihres Lebens fortsetzen wird. Der wichtigste erste Schritt besteht darin, daß Sie richtig essen, atmen und sich bewegen und so zu einer Quelle des Wohlbefindens kommen. Es ist leicht, billig und zu schaffen. Was wollen Sie mehr? Es

macht das Lösen der Probleme, die Sie aus Ihrer Vergangenheit mitschleppen, der Probleme Ihrer Gegenwart und der Zukunft sehr viel einfacher.
All dies hat sehr viel mehr zu tun als nur mit Abnehmen. Den Irrsinn zu beenden, bedeutet die Wiedergewinnung Ihrer physischen Stärke und Ihrer Gesundheit ... Es bedeutet, gesund zu werden.

Ich bin durch meine eigenen Handlungen an diesen extremen Punkt meines Lebens gekommen. Wo ich bin, ist es nicht auszuhalten. Deshalb muß ich aufhören zu tun, was ich bisher immer getan habe.

ALICE KOLLER, *Eine unbekannte Frau,* 1982

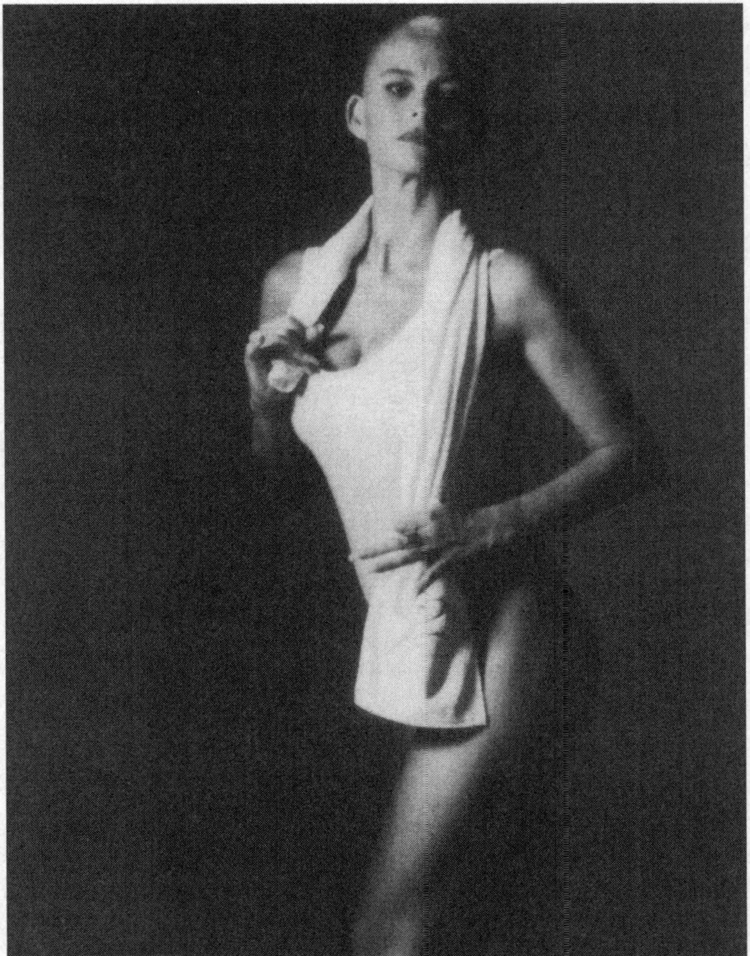

Dies ist das offizielle Susan-Powter-Foto. Der Gymnastikanzug stammt aus meiner Kollektion, auf dem Handtuch ist Susan Powter eingestickt, und ich sehe aus wie die Fitneß persönlich, nicht wahr? Aber es ist keins meiner Lieblingsfotos. Das bin nicht ich – das Bikini-und-hohe-Absätze-Foto kommt der Wirklichkeit viel näher. Dies hier ist... ich weiß nicht, zu steif, zu kommerziell, zu eigenartig. Das ist es: ein merkwürdiges Foto.

10 Leben auf der anderen Seite

Männer: Ihre Rechte und nicht mehr.
Frauen: Ihre Rechte und nicht weniger.

Susan B. Anthony

Liebe Freunde!

Mein Leben heute, von Susan Powter.

Bis vor kurzem fühlte ich mich moralisch verpflichtet, für den Rest meines Lebens den Prinzen für das zu quälen, was er mir angetan hatte.

Ich bin seitdem erwachsener geworden – gereift, wenn Sie so wollen –, und auch wenn ich mich manchmal noch vertue, habe ich dem Prinzen doch verziehen.

Da ich gesund bin, den Körper habe, den ich haben möchte, ein erfolgreiches Geschäft leite und, natürlich, dieses Buch schreibe (jeder Schriftsteller, den ich jemals in einem Interview gesehen habe, sagt, daß das Schreiben seines Meisterwerks eine Art innerer Reinigung gewesen sei; nun: Betrachten Sie mich als gereinigt), gehen die Dinge recht gut. Die Kinder sind gesund, intelligent und schön, und ich weiß, daß ich mein eigenes Leben schaffen kann und werde. Also gehe ich kein Risiko ein, wenn ich Ihnen erzähle, daß meine Aussöhnung mit dem Prinzen keine Angelegenheit des Siegs des Geistes über die Materie oder der Selbstliebe war – und auch niemals sein wird. Den Irrsinn zu beenden bedeutete, meine Herz-Kreislauf-Belastbarkeit zu erhöhen, Muskelkraft wieder aufzubauen, Körperfett zu reduzieren, Beweglichkeit zu erhöhen und meine Gesundheit wiederzuerlangen. Wenn Ihr Körper nicht gesund ist, wie soll es dann Ihr Kopf sein? Das gleiche Blut und der gleiche Dreck, die durch Ihren Körper fließen, erreichen auch Ihren Kopf; je gesünder es ist, um so besser sind Sie dran. Mental klar genug zu sein, um bessere Entscheidungen treffen zu können, hat mir mehr geholfen, als jede Bestätigung dies je hätte tun können. Wenn der Prinz mich heute wütend macht, baue ich den Ärger ab und löse das Problem. Damals, im Schloß, hatte ich diese Möglichkeit nicht; die Wut begrub mich einfach unter sich.

Wenn ich beobachte, wie andere Frauen gesund werden, sehe ich, wie sich die gleiche Ruhe und innere Stärke, der gleiche innere Frieden – oder wie immer Sie das sonst nennen wollen – einstellt. Sie müssen ihn nicht einmal herbeirufen, er ist einfach da. Es ist eine emotionale Kraft, die sich parallel zur physischen Stärke entwickelt.

> *Vergessen Sie nicht, daß – verglichen mit einem Erwachsenen – jeder Säugling ein Genie ist. Denken Sie an seine Lernfähigkeit, die Frische, das Temperament, den Willen eines wenige Monate alten Säuglings.*
>
> MAY SARTON, *Mrs. Stevens hört die Meerjungfrauen singen,* 1965

Da ich meine schmutzige Wäsche vor der ganzen Welt gewaschen habe, möchte ich dieses Buch beschließen – diese ergreifende Saga, diesen durchgedrehten romantischen Roman –, indem ich Ihnen erzähle, wie sich alles so ergeben hat. Wir beginnen am besten bei den Kindern.

Meine Kinder sind vollkommen.

Sie verdienen, was immer sie vom Leben brauchen, folglich verdienen sie einen Vater. Beide Eltern sind wichtig, und obwohl der Prinz einige prinzliche Eigenschaften schmerzlich vermissen ließ, ist er doch ein sehr guter Vater. Der gutkatholische Junge aus einer großen Familie wuchs auf mit dem Anblick einer ohne Unterbrechung stillenden Mutter, er hat 20 Millionen Vettern und Kusinen, Tanten und

Onkel und kommt mit dieser ganzen Familiengeschichte besser zurecht als ich.

Eines Nachts hatten der Prinz und ich ein Gespräch. Wir saßen bis morgens um vier draußen auf dem Bürgersteig vor dem Haus meines Vaters. Wir sprachen nicht über die Vergangenheit (wir wissen alle, wer die versaut hat), wir diskutierten die Zukunft. Ich sagte ihm, daß wir für die nächsten zwanzig Jahre eine Beziehung haben würden – ob uns das nun gefiele oder nicht. Wir hatten gemeinsame Kinder, und es lag voll und ganz bei uns – den Eltern, den Erwachsenen in dieser Situation –, wie diese Beziehung aussehen und wie sie unsere beiden Kinder für den Rest ihres Lebens beeinflussen würde.

Ich glaube, es gibt wohl niemanden, der nicht die tiefe Beziehung zwischen Eltern und Kindern begreift. Die Liebe unserer Eltern bedeutet uns mehr als alles andere. Ganz gleich, wie fürchterlich, gemein oder dämlich unsere Eltern waren: Wir verbringen den Rest unseres Lebens damit, ihr Wohlwollen zu erringen. Aber ich würde das meinen Kindern nicht antun. Wenn sie jemals eine Chance haben sollten, ein gesundes, verantwortungsvolles und erfülltes Leben zu leben, dann müßten sie dies irgendwo lernen. Man kann reden und reden, bis man im Gesicht blau anläuft – aber nur von dem, was man tut und wie man lebt, lernen die Kinder etwas.

Nun, der Prinz und ich hatten noch eine Menge Arbeit vor uns, bevor wir Reife weitergeben konnten. Es gab eine Menge Zorn, der aufgearbeitet werden mußte, bevor wir Liebe lehren konnten. Es gab und gibt immer noch bestimmte Themen, die ausdiskutiert werden mußten bzw. müssen. Eltern-Lehrer-Treffen für die nächsten sieben, acht Jahre. High-School-Abschluß, College-Abschluß – der Prinz glaubt, ein akademischer Grad sei das Wichtigste auf der Welt; ich halte das für einen Haufen Mist. (Hinaus in die Welt und bei jemandem in die ›Lehre‹ gehen, verkaufen lernen – so altmodisch wie aus dem 18. Jahrhundert sehe ich das.) Aber sagen Sie nur ›College‹ zum Prinzen, und er glaubt, eine erfolgreiche Zukunft sei einem gewiß. Sehen Sie den Widerspruch? Sogar gedruckt schreit es: »Ihr habt noch eine Menge Arbeit vor Euch!« Es gibt Ereignisse – Feste, Ge-

burten, Todesfälle, Erfolge –, denen wir noch auf lange Zeit gemeinsam begegnen werden, und es ergibt überhaupt keinen Sinn, wenn wir so tun, als seien wir keine Familie, und alles getrennt machen.
Morgens um vier auf dem Bürgersteig stimmte der Prinz zu, wir sollten unsere Kinder gemeinsam erziehen. Wir einigten uns, daß ich arbeiten gehen würde, und er würde die Schulbrote machen und die Kinder von der Schule abholen. Er wollte auch zur Schule – zur medizinischen Fachhochschule. Sein Traum ist es, Arzt zu werden. Diese Aufteilung harmoniert prächtig mit dem Zeitplan der Kinder – es sind die gleichen Unterrichts- und Ferienzeiten, alles ist gleich, alle machen jeden Nachmittag ihre Hausaufgaben. Als Plan: großartig. Aber wie setzen wir das alles um?
Wenn jemals meine Behauptung bewiesen werden konnte, daß es einen Zusammenhang zwischen körperlicher Gesundheit und mentaler Stabilität gibt, dann sind der Prinz und ich und unsere ziemlich ungewöhnliche Lebenssituation während der letzten Jahre ein sehr eindringliches Fallbeispiel. Die Tatsache, daß wir dies geschafft haben, wäre Beweis genug. Die Kinder ständig von einem Haus zum anderen hin und her zu karren, war auf Dauer unzumutbar für alle – ich denke, die meisten von Ihnen werden das verstehen. Also – zog ich mit meinem Exehemann zusammen. Hier ist die Lösung, Amerika: Wohnt einfach zusammen.
Dies ist keine neue Modemasche aus Texas (davon haben wir wirklich genug gehabt); es ist die praktische Lösung eines verzwickten Problems.
Ich mietete ein Doppelhaus – eine Wohnung mit drei Schlafzimmern oben, eine Wohnung mit drei Schlafzimmern unten – in derselben Straße, in der auch die Schule der Jungs lag, und auf der anderen Straßenseite gab es ein öffentliches Schwimmbad und einen Park, das ganze zehn Minuten von meiner Arbeit entfernt; das Einkaufszentrum befand sich am Ende des Wohnblocks. Wir zogen ein: Der Prinz wohnt unten. Der Mann und ich wohnen oben. Die Kinder wohnen in beiden Wohnungen. Die Feuerleiter führt zu beiden Wohnungen, und die Jungs ziehen hin und her.

Ich bezahle das alles. Das ist mir lieber so, vielen Dank. Was ich nämlich auch noch vom Leben gelernt habe, ist, daß Geld von einem Mann zu nehmen sehr teuer ist. Am Ende hat es mich immer mehr gekostet, als ich bekam. Wenn ich zahle, ist es einfacher, und ich fühle mich besser dabei. Während ich dies hier tippe, schlafen meine Söhne in ihrem Zimmer. Es ist fünf Uhr morgens (fleißig, fleißig, nicht wahr?). Um sieben Uhr werde ich sie wecken, dann gehen sie nach unten. Ich gehe zur Arbeit. Der Prinz macht die Jungs fertig für die Schule, bereitet ihre Schulbrote und bringt sie hin. Jeden Morgen kontrollieren wir den Wochenplan, den er jedesmal auf den neuesten Stand bringt: Wer muß zum Zahnarzt, wo und wann finden die Basketballspiele statt, welches Buch aus der Bücherei ist fällig? Wenn es eine Frage oder eine Veränderung gibt, ruft einer den anderen an, um es zu besprechen.

Der Prinz holt jeden Tag um halb vier die Jungs von der Schule ab, es sei denn, ich habe zwischen Geschäftsbesprechung, Fototermin, Interview – keuch, keuch –, Vortrag oder was ich sonst so mache, ein wenig freie Zeit. Ich versuche, ein paarmal in der Woche rechtzeitig für die Hausaufgaben und einen Happen zwischendurch zu Haus zu sein. Andernfalls komme ich jeden Abend zwischen fünf und spätestens sieben nach Haus. Einmal im Monat bin ich eine Woche außer Haus. Kommenden Montag beginnt diese Woche wieder, und Sie sollten einmal sehen, was ich alles hineingepackt habe. Mein Terminplan geht buchstäblich von Stunde zu Stunde, Flüge spätabends, damit ich bis zum frühen Morgen in der nächsten Stadt sein kann, um dort wieder den ganzen Tag unterwegs zu sein.

Das sind dichtgedrängte Wochen, aber ich mache das mit Absicht: Wenn ich ein Geschäft leiten, eine Fernsehshow machen, Bücher schreiben und mich um meine Familie kümmern soll, muß alles so organisiert werden, daß es erledigt werden kann, ohne daß die Kinder darunter leiden. Außer zu den Zeiten, als ihre Mutter eine Oben-ohne-Tänzerin war, haben die Jungs nie viel Zeit mit einer Babysitterin verbracht. Immer war Mutter oder Vater bei ihnen. Mindestens einmal am Tag reden der Prinz und ich über die Kinder, über ihren

Stundenplan oder was sonst in ihrem Leben wichtig ist. Zu allen Schulfeiern und -veranstaltungen gehen wir gemeinsam: die beiden Jungs und der Prinz, der aussieht, als wäre er einem Ralph-Lauren-Inserat entsprungen, frisch, sauber, sehr konservative beigefarbene Hose, himmelblaues Hemd (Sie wissen schon: diese ganze Polo-Masche), und der Ehemann, der – obwohl es allmählich besser wird – aussieht, als ob er irgend etwas aus der untersten Schublade hervorgezogen und sich übergeworfen hätte – und genauso macht er's ja auch. Was Muttern betrifft, wissen Sie, wie sie aussieht: sehr wenig Haar und Sportkleidung. Das ist die Familie bei Schulfeierlichkeiten, Geburtstagsfeiern, Hochzeiten oder Grillfesten.
Das wichtige Wort in diesem Zusammenhang ist ›Familie‹. Ich habe gelernt – und meine Familie sollte mich das, weiß Gott, gelehrt haben –, daß es nicht darauf ankommt, wie man aussieht, sich verhält oder was man zu sein scheint, sondern darauf, was in der Familie als Einheit abläuft. »Man ist nur so krank wie die Geheimnisse, die man hat«, sagte mal jemand. Und von meiner Familie – den Jungs, dem Prinzen und dem Ehemann – kann ich sagen, daß es nicht viele Geheimnisse gibt (und nach der Veröffentlichung dieses Buches gar keine mehr).
Letzte Woche gingen der Prinz und ich zu einer Besprechung mit den Lehrern der Jungs und dem Rektor ihrer Schule. Wir sprachen über viele verschiedene Dinge, und am Ende der Besprechung sagte der Rektor: »Was immer Sie auch tun, Sie und Nic« – oha, jetzt habe ich den Namen des Prinzen genannt; das letzte Geheimnis ist gelüftet: er heißt Nic, und er ist und wird immer sein der Vater der beiden wichtigsten Menschen in meinem Leben –, »was immer Sie und Nic auch tun und wie auch immer Sie Ihr Leben leben – Sie müssen etwas richtig machen. Ihre Söhne sind zwei der höflichsten, zuvorkommendsten Jungs an dieser Schule.« Nic und ich sahen einander an, und beide schwollen wir an wie Kugelfische – so stolz waren wir auf unsere Jungs und aufeinander. Das haben wir gut hinbekommen. Wir haben hart daran gearbeitet, eine gesunde Familie zu sein, und wir sind eine geworden. Und darauf bin ich sehr stolz.
Jetzt wissen Sie also, weshalb der Prinz in der oberen Wohnung war,

als ich meinen prämenstruellen Wutanfall bekam. Er wollte etwas Sojasoße borgen und die Uniformen der Jungs aus dem oberen Wäscheraum holen.

> Mama ermahnte ihre Kinder bei jeder Gelegenheit, ›zur Sonne hochzuspringen‹. Wir würden vielleicht nicht auf der Sonne landen, aber zumindest würden wir auch nicht auf der Erde stehen.
>
> ZORA NEALE HURSTON, *Staubspuren auf der Straße*, 1942

Während ich mich um alles kümmere und an dieser Beziehung mit dem Vater der Kinder arbeite, gibt's da oben noch jemanden. Den Mann. So nenne ich ihn, und so nennen ihn auch allen anderen, die ich kenne: der Mann. Er nennt mich Frau, ich nenne ihn Mann. Fragen Sie mich nicht, warum; das war von Anfang an so.

Diese Sache mit den Männern verwirrt mich unglaublich. Ich sage das als erwachsene Frau, in deren Leben es jetzt mehr Männer gibt, als die meisten Frauen ein ganzes Leben lang haben. Aber mit einem Exehemann, einem Ehemann und zwei Söhnen zusammenzuleben, hat diese Verwirrung keineswegs gemindert.

Ich mag Männer. Ich scheine sie zu sammeln. So wie Liz. Liz Taylor ist vielleicht schöner als ich, aber was Ehen betrifft, folge ich ihr direkt auf den Fersen, ich liege nur sechs Ehen hinter ihr. Die erste in einem Raum voller Menschen, die als erste zugeben würde, daß ich diese Ehefrauenrolle nicht besonders gut spiele, bin ich selbst.

Dieses zweite Mal ist alles anders. Die Regeln sind sehr verschieden. Ich kann mir nicht vorstellen, wie die Regeln beim siebenten Mal wären. Man stelle sich vor ... Vielleicht wäre es dann vollkommen. Aber wer kann das schon wissen – außer Liz.

Jeden Tag seines Lebens mit mir frage ich meinen Mann: Wenn wir einander nicht unterstützen, wenn wir keine Liebe, Nähe und eine sehr enge Beziehung für- und miteinander haben, warum, ach warum, sollte ich dann verheiratet sein? Ich habe den Mann geheira-

tet, weil er das intelligenteste menschliche Wesen ist, dem ich je begegnet bin. Sein Denken fordert mich ständig heraus. Ich behaupte nicht, daß wir den ganzen Tag herumsitzen und anspruchsvolle Brettspiele spielen – ich meine (und liebe) seine Art und Weise, Dinge zu betrachten. Was von einigen, die ihn kannten, lange bevor ich ihm begegnete, als eine verzerrte Sicht- und Deutungsweise der Welt angesehen wird, ist meiner Meinung nach genial und paßt sehr gut mit meiner Sicht der Dinge zusammen. Er ist unglaublich witzig. Wir lachen sehr viel miteinander.
Und dann ist da noch dieses Gesicht. Ich finde es gut, daß ich jedesmal, wenn ich das Gesicht meines Mannes sehe, den Wunsch habe, mit ihm ins Bett zu springen ... In diesem streßigen Leben nur einen Zweiminutenblick zum Aufwärmen zu brauchen, wenn Sie verstehen, was ich meine, ist oft sehr praktisch. Mir gefällt der Gedanke, ein Leben mit jemandem aufzubauen und achtzig Jahre später zusammen auf der Veranda zu sitzen und zu reflektieren (klingt, als seien wir zwei Metallplatten, die da auf der Veranda in der Sonne sitzen; aber Sie verstehen, was ich meine: all die wunderbaren Augenblicke zu reflektieren). Alles das ist sehr schön. Der Irrsinn fängt nur da an, wenn Sie mit Liz und mir und all den Wissenschaftlern darüber sprechen, wie lange die Liebe anhält – ein paar Monate –, ehe man anfängt darüber nachzudenken, wieviel Arbeit getan werden muß, bevor man endlich auf der Veranda reflektieren kann.
Ich glaube, wir sind nicht sehr ehrlich, was die Ehe betrifft. »Es ist sehr viel Arbeit«, sagt nicht annähernd die Wahrheit über das, worauf man sich einläßt, wenn man sagt: »Ich will.« Die Rechnungen, die Kinder, die Arbeit, die fehlende Zeit, das alte Gepäck, das wir alle mit uns herumschleppen. Türmen Sie das auf jede x-beliebige Ehe, und sie wird es sehr schwer haben. Wir arbeiten alle hart daran, ein Leben mit jemandem aufzubauen, mit dem wir dies für möglich halten. Der Zauber und das Geheimnisvolle verblassen schnell, und die Wirklichkeit stellt sich ein. Unsere Wirklichkeit ist, daß in der unteren Wohnung ein Exehemann wohnt, mit dem ich unsere Kinder erziehe. Der Vater ist der Vater, und der Stiefvater ist der Stiefvater,

und das sind zwei sehr unterschiedliche Rollen. Der Mann und ich sind beide berufstätig, eine Menge Rechnungen sind zu bezahlen, und wir haben sehr wenig Zeit. Und außerdem habe ich diesmal ein paar Anforderungen. Ich möchte und werde nur die engste Verbindung, die am besten funktionierende Arbeitsbeziehung und den besten Sex auf Erden akzeptieren. Genau das. Nicht weniger. Andernfalls sehe ich keinen Grund, verheiratet zu sein.

Ich brauche dein Geld nicht, ich will deinen Namen nicht (ich habe meinen eigenen, vielen Dank), ich will keine Geschenke, Häuser, Autos (kann ich mir selbst kaufen). Das einzige, was ich von dir und mit dir will, ist etwas, das ich mit niemand sonst haben kann. »Werd erwachsen oder geh«, ist mein Motto. Wenn ich ein weiteres Kind will, werde ich eins gebären. Ich will keinen weiteren Mann erziehen. Ich will einen, der schon erwachsen ist – oder bereit ist, hart daran zu arbeiten, sehr schnell erwachsen zu werden, damit wir weiter in Richtung Gleichheit, Liebe und Nähe gehen können, aus denen eine Ehe bestehen sollte.

Mein Mann und ich haben die schönsten und die schlimmsten Zeiten erlebt. Es gibt niemanden, mit dem ich lieber alt werden oder zumindest Sex haben möchte als mit ihm, dem Mann. Wenn ich bereit bin, weiterhin mit Nic zu arbeiten, können Sie sich dann vorstellen, wie sehr ich bereit bin, an meiner jetzigen Ehe zu arbeiten?

Ich muß es noch einmal sagen: Es wäre völlig unmöglich, weiterhin an dieser Ehe und der Exehe, an meinem Beruf und den Kindern und mir selbst zu arbeiten, wenn ich nicht die körperliche Kraft dazu hätte. Wenn ich immer noch körperlich krank wäre, ginge das nicht. Ich hätte die Möglichkeit nicht.

Die Kinder, Nic, der Mann und ich arbeiten hart. Jeden Tag treffen wir Entscheidungen, die unsere Situation verbessern oder verschlechtern, leichter oder schwerer machen können. Wir entwickeln uns, wachsen und entwerfen unser Leben. All das machen wir zusammen – und dann habe ich noch mein eigenes Leben. Ich bin Teil von allen Teilen, und ich bin auch getrennt davon.

»Sagen Sie, Susan, wie fühlt man sich so erfolgreich? Wie hat das Ihr

Leben verändert?« Die Reporterin, die mir diese Frage stellte, wußte mit der Antwort, die ich ihr gab, nichts anzufangen. Abgesehen davon, daß ich meine Rechnungen bezahlen kann, ist das einzige, was der Erfolg mir gebracht hat, die Tatsache, daß ich die Dinge jetzt auf meine Art machen kann.

> *Während der Arbeit denkst du an die Kinder, die du zu Haus gelassen hast. Zu Haus denkst du an die Arbeit, die du unerledigt gelassen hast. In dir selbst findet ein Kampf statt. Dein Herz ist zerrissen.*
>
> GOLDA MEIR, 7973

Freiheit. Das hat er mir gegeben. Die Freiheit, eine Meinung auszudrücken, die von den Leuten gelesen wird. Sehr schön. Die Freiheit zu unterrichten – ob es nun ein Aerobic-Kurs ist, ein Vortrag über Essen und Fett im Fernsehen, das Schreiben eines Buches oder was auch sonst. Wer könnte mehr verlangen? Die Freiheit, ein Leben zu entwerfen, das zu mir paßt, und Informationen weiterzugeben. All das ist sehr, sehr aufregend. Ich kann fast nicht glauben, daß ich für das, was ich tue, bezahlt werde. Ich weiß, Sie hören das von jedem, der im Fernsehen interviewt wird, nachdem er gerade einen riesigen Kassenerfolg abgedreht hat; aber ich kann wirklich nicht glauben, daß man mich bezahlt für das, was ich tue. Und daß ich die Gelegenheit bekommen habe, das, was ich gelernt habe, mit so vielen anderen Frauen zu teilen und einen Einfluß auf ihr Leben auszuüben. Es ist nicht das Geld allein – es ist die Wertschätzung, die ich erfahre, wenn mir jemand erzählt, wie sehr ihr meine Videobänder gefallen, daß sie die ›Home‹-Show gesehen und etwas gelernt hat, daß sie die Informations- und Werbesendung einfach bis zum Ende sehen mußte, dann zu einem Vortrag kam und, als sie nach Haus ging, wußte, wie sie anfangen könnte, ihr Leben zu verändern.
Vielleicht bin ich einfach nur das verlorene Kind auf der Suche nach Liebe, das im Innern verletzte Kind, das Zuneigung braucht – nun,

ich habe sie bekommen, nicht wahr, und es ist ein sehr gutes Gefühl, wenn all die Frauen, denen ich begegne, mir diese Anerkennung, Achtung und Liebe geben. Auch das gehört zu den Dingen, die der Erfolg mit sich bringt – wenn das, was man verkauft, herstellt oder weitergibt, gut ist. Ich war kürzlich in der Show ›Good Morning America‹, in der es um Informations- und Werbesendungen ging. Ich war sehr stolz auf das Produkt, das ich verkaufe; ich liebe meine Videos, und das ist ein gutes Gefühl. Ich würde es hassen, wenn man mich irgendwo wiedererkennen würde als die schmierige Verkäuferin von Dreck, die damit ein Vermögen gemacht hat. Es ist wichtig für mich, stolz sein zu können auf das, was ich mache. Erfolg, der nur in Geld gemessen wird, ist nichts. Das Geld ist ganz schön, ohne Zweifel; aber daran messe ich nicht den Erfolg in meinem Leben.

Es gibt in meinem Leben mehr als nur ein ›Vorher/Nachher‹. 118 Kilo schwer im Bett zu sitzen und später den kleinen schwarzen Bikini zu tragen, ist nicht die einzige Veränderung, die ich hinter mir habe. Die Verwandlung einer Oben-ohne-Tänzerin in die Inhaberin eines Unternehmens, ist auch keine Kleinigkeit. Den Zorn und den Schmerz loszuwerden, nachdem mein weißer Lattenzaun in die Luft geflogen war, und zu lernen, mich der Wirklichkeit einer Ehe zu stellen, ohne meine Ansprüche aufzugeben – das war wirklich schwierig. Allein schon meine Ansprüche zu definieren, war völlig neu für mich. Keine gesellschaftlichen Regeln oder Vorschriften, kein altes Gepäck, keine Angst, kein Nachdenken über den Ehemann bestimmten mich – nur ich allein. Was wollte ich? Dann die Antworten akzeptieren. Akzeptieren, wer ich bin und was ich will, war eine der ersten und schwersten Ketten, von denen ich mich je befreit habe. Und es paßt alles zusammen: Das vorläufige Ergebnis – denn ich weiß, es ist noch nicht zu Ende und wird es auch niemals sein – ist, daß ich mich an diesem Punkt meines Lebens auf der besten, der schönsten Stufe befinde.

Ich erzähle die Wahrheit über mein Leben ohne Scham, Angst oder Gefühle der Schuld und Peinlichkeit. Wenn eine Frau Erfolg hat, wird als erstes ihre Moral in Frage gestellt – in der Hoffnung, daß andere

Frauen sich angewidert von ihr abwenden und man sie fertigmachen kann. Die Skandalpresse hat es bereits versucht und nicht geschafft.
Ich wußte nicht, daß ich eines Tages im Fernsehen auftreten oder ein Buch schreiben würde. Ich veränderte meinen Körper und begann Aerobic-Kurse abzuhalten. Das ist alles. In meinen wildesten Träumen konnte ich mir nicht vorstellen, daß die Welt eines Tages erfahren würde, daß ich oben ohne getanzt hatte. Ich war auf den Haß, den Neid und die Raffgier nicht vorbereitet, mit der einige Leute reagierten, als meine Karriere in Gang kam. Einige ›alte Freunde‹, ein Familienmitglied und einige ›neue Freunde‹ fielen wie Piranhas über mich her, als die Presse Bargeld für ein wenig Schmutzwäsche bot. Das tat weh, und um das durchstehen zu können, mußte ich mich auf den erwachsenen Teil von mir stützen, den ich in jahrelanger Arbeit entwickelt hatte.
Meine geniale, liebe Freundin, Agentin und Managerin Rusty Robertson, sagte mir neulich: »Suse« – sie halbiert die Namen aller Leute –, »du bist zur Hölle und wieder zurückgegangen, und alles, was du durchgemacht hast, hat einen Wert, weil du bereit bist, es ehrlich mit anderen Frauen zu teilen und es in etwas Positives zu verwandeln. Dies wird die beste Zeit in deinem Leben werden.«
Und genauso ist es. Ich bin jahrelang durch den Dreck gewatet. Ich habe nicht immer die richtigen Entscheidungen getroffen und tue es nach wie vor nicht.
Eine der anderen Veränderungen in meinem Leben ist die Verwandlung des verwirrten Teenagers in jemanden mit klarem Blick. Das Mädchen, das glaubte, keine anderen Möglichkeiten als Sex, Drogen und Rock 'n' Roll zu haben und das sich neue Möglichkeiten schuf. Die Frau, die furchtsam und durcheinander war und sich immer fehl am Platz fühlte und die jetzt ohne Furcht lebt – und welch eine Freiheit ist das! Die jetzt sehr konzentriert und klar ist und jeden Morgen mit einem tiefen Frieden in der Seele aufwacht. Nach diesem Frieden habe ich mein ganzes Leben gesucht. Es gibt nichts, was ich getan habe, als ich aus dem Dreck hochkletterte, worüber ich lügen oder was ich rechtfertigen müßte. Je mehr Menschen ich begegne, je wei-

ter ich aus meiner eigenen kleinen Welt herausgehe, um so deutlicher sehe ich, daß wir alle gleich sind. Und niemand von uns kann es sich leisten, im Glashaus einen Stein in die Hand zu nehmen.

Es ist beängstigend, als Frau hinauszugehen, zu reden, zu arbeiten und eine Wirkung erzielen zu wollen. Wir werden völlig anders beurteilt als die Männer: sehr streng. Wenn all dies morgen in die Luft fliegt, werde ich immer noch mein Studio in Dallas haben, meine Kurse abhalten und es genießen.

Die letzten Jahre haben mich gelehrt, daß es nichts umsonst gibt. Zusammen mit dem Erfolg kommt der knappe Zeitplan, der Mangel an Zeit für irgend etwas anderes. Ganz gleich, wie gut ich meine Zeit einteile: Wenn der Ehemann ein romantisches Wochenende organisiert (was an sich schon eine anerkennenswerte Leistung ist) und ich mitten im Essen bei Kerzenschein einschlafe, dann schafft das einige Probleme. Wenn Sie glauben, Sie hätten sich unter Druck gefühlt, als Sie Ihre Abschlußarbeit oder die Doktorarbeit abzuliefern hatten: Versuchen Sie es mal mit dem Abgabetermin für einen Verlag, der Ihnen eine Menge Geld für diesen ganz besonderen Aufsatz über Ihr Leben bezahlt hat. Jeden Morgen um fünf Uhr schwitze ich Blut und Wasser, achte darauf, daß ich alles gesagt habe, was gesagt werden muß, und daß zumindest ein Teil davon für Sie einen Sinn ergibt; das ist nicht ganz einfach.

Und wenn Sie sich jemals Sorgen gemacht haben, ob Ihre Kinder auch genügend Aufmerksamkeit, Fürsorge und Anleitung bekommen, dann fügen Sie dem noch allwöchentliche Reisen durchs ganze Land hinzu, die Verpflichtung, bei jeder Versammlung dabeizusein und den großen Jungs nicht erzählen zu können, daß Sie jetzt aber gehen müssen, weil Ihr Sohn eine Warze an der Fußsohle hat, die entfernt werden muß.

Neulich rief ich meinen Vater an und machte ihm etwas klar. Ich sagte ihm, daß ich Kinder aufziehe, die Rechnungen (alle) zahle, ein Geschäft leite – genauso, wie er dies auch tut. Nur bekomme ich ein Drittel Anerkennung.

Wann immer Vater von einer Geschäftsreise nach Haus kam, wußten wir alle, daß er schwer gearbeitet hatte und erst einmal Zeit brauchte, um sich auszuruhen, bevor wir ihn mit Familienangelegenheiten bombardierten. Aber wenn ich von einer Geschäftsreise nach Haus komme, bin ich weg gewesen und muß die Zeit, in der ich nicht da war, wieder ausgleichen. Das Haus ist ein Saustall – ich muß saubermachen. Die Kinder haben drei oder vier Tage lang nichts Ordentliches gegessen – also muß ich erst einmal kochen. Und natürlich braucht auch der Mann ein wenig Aufmerksamkeit. Niemand holt meine Sachen von der Reinigung. Niemand packt meine Tasche. Niemand achtet darauf, daß alles in Ordnung ist, so daß ich meine Arbeit machen kann. Ich bin finanziell verantwortlich für eine fünfköpfige Familie. Ich entspreche dieser Verantwortung und achte auf die richtige Reihenfolge der Prioritäten (die Kinder, ich, die Arbeit, der Mann), und darauf bin ich stolz.

Es gibt jetzt in meinem Leben viel mehr Annehmlichkeiten, als ich mir jemals habe träumen lassen. Es gibt sehr viel mehr Verantwortung, Arbeit und Herausforderungen, als ich mir jemals zugetraut habe. In einen Laden zu gehen und in alles zu passen, was mir gefällt, ist sehr, sehr schön. In einem Restaurant wie ein Scheunendrescher zu essen und nicht verurteilt, sondern für meinen Stoffwechsel bewundert zu werden, ist großartig. Im ganzen Land herumreisen und die wunderbarsten Frauen der Welt treffen zu können, ist besser als alles, was ich mir jemals vorgestellt habe. Fernsehen ist eine erstaunliche Sache – die Kraft dieses Mediums und die Reaktionen, die ich bekomme, hören niemals auf, mich zu verblüffen. Anerkennung ist wunderbar.

Aber die beiden Dinge, die für mich die wichtigsten Ergebnisse der letzten Jahre sind, sind meine Freiheit und meine Gesundheit. Ich weiß, daß ich jedem, den ich treffe, erzähle, daß es hier nicht um Gesundheit im engeren Sinn geht, und so ist es auch. Denn je älter und klüger ich werde und je länger ich das Leben aufbaue, das ich leben möchte, um so deutlicher erkenne ich, wie kostbar dieses Leben ist. Wie dankbar ich bin, für jeden Tag, der mir gegeben wird. Ich möchte 150 Jahre alt werden. Ich möchte Babysitterin für meine

Enkel und danach für meine Urenkel sein; und um das erreichen zu können, muß ich gesund sein. Wenn Sie erkennen, daß Sie viel zu verlieren haben – und ich rede nicht von Geld, ich rede von Ihrem Ich –, dann fangen Sie an, Ihrem genialen Körper zu geben, was er zum Leben braucht. Sie haben viel zu verlieren – Ihre Gesundheit und Ihre Selbstachtung. Aber diese sind einfach wieder zurückzugewinnen, und dieses Buch wird Ihnen helfen zu tun, was Sie nie für möglich gehalten haben. Sie können nicht scheitern. Es handelt nicht von Hungerkuren, es handelt vom Essen. Es handelt davon, wie Sie es richtig machen müssen, um Ihr Leben zu verändern. Es handelt von dem Sauerstoff, den Sie wieder in einen Körper fließen lassen, der lange Zeit Mangel daran hatte. Es handelt von der Kraft, die Sie verloren haben, und den Schmerzen, unter denen Sie leiden, weil Sie diese Kraft verloren haben, die Sie jedoch wiedererlangen werden.
Ja, in uns allen lebt ein verletztes Kind, wir sind alle verletzt, süchtig, furchtsam und unvollkommen. Je verletzter Sie sind, um so weniger funktionieren Sie. Je weniger Sie funktionieren, um so dringender brauchen Sie die Grundlage für Ihr Wohlbefinden.

> *Wir haben zu viele wohlklingende Worte und zu wenig Taten, die mit ihnen übereinstimmen.*
>
> ABIGAIL ADAMS, *Brief an John Adams,* 1774

Für mich fing alles damit an, daß ich gesund wurde. Es hat sich sehr gut weiterentwickelt, und dafür bin ich dankbar. Aber ich hätte auf jeden Fall Energie aufwenden müssen, ob ich nun in demselben Kreis, in den ich hineingeboren wurde, immer weiterlief oder ob ich aus ihm ausbrach und meine eigene gerade Linie nach vorwärts fand. So oder so: Sie werden für den Rest Ihres Lebens Energie aufwenden; es ist schön, wenn man sie zum Verbrennen hat. Es ist sehr schön, wenn man wählen kann; und wenn das Ergebnis dann Ihre kühnsten Hoffnungen übertrifft, rufen Sie mich an: Dann halten wir einen Schwatz.
Gerade eben hat meine Freundin Ruth angerufen. Ruth und ich sind

uns vor Jahren begegnet. Ich, die dicke, gerade eben geschiedene, zornige alleinerziehende Mutter zweier Kinder, und Ruth, die vollkommene, kinderlose, glückliche, liebevolle Ehefrau des Pastors in spe und bedeutenden Wiedergeborenen Christen.

Ich war aus dem Schloß ausgezogen und lebte in einer Wohnung, die ein Fünftel des fantastischen ehemaligen Heims groß war. Da ich immer das Alte und Originelle dem Neuen und Praktischen vorzog, war ich in eine der oberen Wohnungen eingezogen. Sehr praktisch mit zwei Säuglingen. Der Sturz aus dem hinteren Fenster in den Hof hätte einen Erwachsenen töten können, von einem Kleinkind ganz zu schweigen. Ich zahlte eine Miete, die ich mir nicht leisten konnte, und mußte die Kinder wegen der unteren Nachbarn ruhighalten: Das waren Ruth und ihr werdender Pastor Jeff.

Das Haus wurde von einem wunderbaren Mann vermietet, der auch ein Wiedergeborener Christ war und der nur an solche Leute vermietete. Vielleicht hatte er in meinem Fall Hoffnungen; aber ich war die einzige Mieterin, die nicht zu den täglichen Bibeltreffen im Garten-Eden-Hinterhof ging, den dieser Mann geschaffen hatte.

Am Tag, als ich einzog, kochte Ruth ein Südstaatenessen mit Maisbrot, Soße und allem für den Ehemann. Ich zog also allein mit zwei Kindern in die obere Wohnung ein; den ganzen Tag schleppte ich Sachen. Irgendwann kam Ruth, um nachzusehen, was los war und wer da einzog und um eine Kaffeepause anzubieten. Das einzige, was wir gemeinsam hatten, waren die Kinder, die ich hatte, und die Familie, die sie und ihr Mann zu gründen beabsichtigten. Also war Geburt das Thema unserer Unterhaltung. Ich schlug einige Bücher, Kassetten und Kurse vor, die mir geholfen hatten, lieh ihr die Bücher zu dem Thema, die ich schon ausgepackt hatte, und meine neue Nachbarin ging wieder.

Nach wenigen Minuten stand Mr. Ruth – so nannte ich ihn, als er wutschnaubend bei mir aufkreuzte – an meiner Tür: »Ich will solches Zeug nicht in meinem Haus haben, und ich will nicht, daß meine Frau es liest«, sagte er.

Meine Antwort, die einer frisch Geschiedenen, lautete etwa so: »Seit wann entscheiden Sie, was ein anderer Erwachsener liest? Sie sind ein selbstgerechtes Schwein und eine Gefahr für Frauen und die Gesellschaft. Wegen Männern wie Sie sind Frauen in der Situation, in der sie heute sind.« Und ich hörte auf mit einem: »Ich hasse Sie, und ich denke, Ihre Frau sollte Sie auch hassen.« Es war, um es vorsichtig auszudrücken, ein bewegter Beginn; aber heute, Jahre danach, sind wir alle gute Freunde und haben Respekt und Sympathie füreinander, die mit den Jahren und den Kindern (sie haben drei) nicht weniger geworden sind.

Ruth hatte keine Ahnung, was in den letzten Jahren mit mir und den Kindern passiert war. Sie war damit beschäftigt gewesen, drei Kinder großzuziehen, also war es völlig verständlich, daß dies an ihr vorbeigegangen war. Sie rief an, um zu fragen, wie es mir und den Kindern ging. Während unserer Unterhaltung – wie so oft, wenn ich mit diesen wunderbaren Frauen rede – sprachen wir auch davon, wie wir uns fühlten und was in unserem Leben so passierte. Wie es uns ging – abgesehen von Ehemann, Kindern, Beruf und Verantwortungen.

Sie machte eine Bemerkung, die mich faszinierte. Sie sagte: »Susan, du hast immer gewußt, was du wolltest. Als ich dich am ersten Tag traf und wir uns über Kinder unterhalten haben, ging ich von dir weg und fühlte mich stark und voller Energie. Du hast mich motiviert und mir klargemacht, was ich als nächstes tun mußte. Du bist immer eine Lehrerin gewesen.«

Sie hatte recht. Ich mache heute das gleiche, was ich schon immer gemacht hatte – nur wußte ich nicht, was ich da tat oder daß, was ich tat, irgendeine Bedeutung hatte. Der ganze Unterschied besteht darin, wie ich heute über mich denke.

Mein Glaube an mich selbst ist stärker. Der Weg von der 118 Kilo schweren Frau zu der Person, die ich heute bin, hat mir ganz sicher geholfen zu glauben, daß ich alles erreichen kann.

Meine Gesundheit ist besser geworden... Wir sind sozusagen ein Herz und eine Seele.

Während unserer Unterhaltung machte ich Ruth klar, daß sie motiviert worden war und ihre Entscheidung gegründet hatte auf den Rat von jemand, der körperlich, seelisch und geistig ausgelaugt war. Nicht vorhanden. Tot.

Es gibt Millionen von Büchern auf dem Markt, die geschrieben worden sind, damit wir uns selbst finden. Selbsthilfebücher zuhauf, jedes mit einer Antwort. Dieses Buch hier ist kein Selbsthilfebuch. Es ist die Wahrheit über das, was Ihr Körper zum Funktionieren braucht. Es wurde geschrieben, damit Sie verstehen, wie Sie diese grundsätzlichen Informationen in Ihrem Leben anwenden können, damit Sie auf Ihrem Fitneßniveau und im Rahmen Ihrer körperlichen Möglichkeiten damit arbeiten können, damit Sie wieder gesund werden. Unser Schulsystem ist voller Tests, die uns helfen sollen herauszufinden, welches unsere Begabungen sind und womit wir uns befassen sollten oder nicht. Gott sei Dank habe ich es niemals so weit gebracht. In den Kommentaren meiner Lehrerinnen stand immer (in dieser perfekten Nonnenhandschrift): »Susan könnte sehr viel besser sein, wenn sie sich Mühe geben und nicht so viel reden würde.« Die Mutter einer meiner besten Freundinnen, während einer der turbulenten Zeiten meiner Jugend, sagte einmal: »Susan, wenn man sich mit Reden sein Brot verdienen könnte, du wärst Millionärin.« Also, Schwester Maria, was halten Sie davon? Weshalb ich damals nicht sofort von der Schule abgegangen bin, den Rat der Mutter meiner Freundin befolgt habe und Rednerin geworden bin, ist mir schleierhaft. Ich habe mein ganzes Leben lang geredet. Als ich geboren wurde, redete ich schon. Als ich diese Informations- und Werbesendung machte, stand ich auf einer Bühne vor 1500 Leuten, fünf Kameras, hielt einen Live-Vortrag und war völlig friedlich. Ich war genau dort, wo ich hingehörte. Später am selben Abend sagte ich zu Rusty, daß ich direkt aus dem Mutterleib auf diese Bühne gekommen sei, so sehr fühlte ich mich dort am richtigen Ort.

Mit Ruth über Geburt sprechen oder meine Erfahrungen, wie aus einer dicken Person eine gesunde wird, mit Ihnen zu teilen, ist das gleiche. Ich rede und teile meine letzten fünfunddreißig Jahre und Millionen von Fehlern mit Ihnen. Die Tatsache, daß der beste Verleger

im Lande mich dafür bezahlt, daß ich über all dies schreibe, ist eine der großen Veränderungen in meinem Leben. Abgesehen davon mache ich heute dasselbe, was ich mein ganzes Leben lang gemacht habe.
Ruth und ich hatten eine wunderbare Unterhaltung über einige der Dinge, die sie gern tun würde. Ihre Träume, ihre Ziele. Die Kinder wachsen dank der Energie, Liebe und Hingabe ihrer Eltern zu prächtigen Menschen heran. Ihr Mann hat den Beruf, den er haben möchte – dank der Unterstützung, Ermutigung und Liebe von Ruth. Heute sieht sie sich mehr als Mutter denn als Ehefrau. Sie denkt über Ruth nach, die Person, die sie losgelöst von den anderen Rollen ist. Was sie möchte: die anderen Dinge in ihrem Leben, die wichtig für sie sind.
Damals, als ich wieder gesund wurde, stellte ich mir dieselben Fragen und fand die Antworten. Was kann ich gut? ›Reden‹ ist die auf der Hand liegende Antwort. Was mache ich gern? Unterrichten erfüllt mich. Es nährt mich. Die Information in Portionen teilen und erklären. Dazu ist keine Zauberkraft oder ein Genie notwendig. Ich lese etwas, begreife es und erkläre es – was ist daran so schwierig? Gesund zu werden war die Voraussetzung dafür, daß ich zu fragen begann, mich konzentrierte auf das, was ich gern tat, und es dann in die Tat umsetzte. Glauben Sie mir: Nichts von dem, was in den letzten Jahren passiert ist, war leicht, und ich habe mich für alles, was ich erreichte, fast zu Tode geschuftet. Aber meine Träume sind Wirklichkeit geworden, und wer könnte mehr verlangen als das?

> *Der Körper wird geformt, diszipliniert, geehrt, und*
> *im Laufe der Zeit vertraut man ihm auch.*
> MARTHA GRAHAM, *Blutserinnerung,* 1991

Ruth singt gern. Sie singt sehr schön. Sie liebt Singen. He, Ruth, werde gesund und verlege dein Singen von der Dusche auf die Bühne. Denk daran: Es gibt keine unrealistischen Ziele.

Am Anfang ging es nur um Fitneß. Ich hielt Aerobic-Kurse in meinem Studio ab und sagte allen, die es hören wollten, sie sollten sich auf ihrem Fitneßniveau bewegen, ihre Herz-Kreislauf-Belastbarkeit verbessern, ihre Arm-, Bauch- und Beinmuskeln kräftigen – und daß Fitneß für alle da sei. Wohin ich auch ging, ich sah so viele Leute, die nicht wußten, wie sie ihr Aussehen und Befinden ändern sollten. Mein Ziel war es immer, diese Informationen an so viele Menschen wie möglich weiterzugeben.

Die Bettys, Cynthias, Carols, Sheryls, Janes, Jennys, Thelmas, Louanns, Jills, Debbies und all die anderen Frauen, die von den Toten wiederauferstanden sind, indem sie lernten, richtig zu essen, zu atmen und sich zu bewegen, haben mich mehr gelehrt, als ich ihnen jemals habe beibringen können. Diese Frauen haben mit ihrer Erfahrung und ihrem Mut meinen Glauben an den menschlichen Geist erneuert.

Sie kamen aus allen Altersgruppen.

Allen Gewichtsklassen.

Hatten alle Arten körperlicher Beschwerden.

Sie gaben mir etwas, indem sie ihr Fitneßziel definiert und auch erreicht haben. Indem sie gesund geworden sind und sich jetzt besser fühlen. Indem sie neue Entscheidungen getroffen und ihr Leben verändert haben. Ich hatte die große Ehre, Teil dieses Prozesses zu sein.

Die Energie und die Leidenschaft, die ich in den letzten Jahren habe aufbringen müssen, wären unmöglich gewesen, wenn ich nicht gewußt hätte, wie ich über den Tag kommen soll. Hätte ich vor ein paar Jahren gewußt, was da auf mich zukam, ich hätte es möglicherweise nicht angefangen. Es hätte mich zu Tode erschreckt: Monat für Monat in meinem Studio sitzen, steif vor Angst, weil ich die 25 000 Dollar nicht verdient hatte, die ich brauchte, um das Geschäft am Laufen zu halten; Löhne und Gehälter, die ich mir nicht leisten konnte; die Kurse waren zu schwach besucht, aber ich konnte sie wegen der zwei oder drei Leute, die kamen, nicht schließen (als ich meinen ersten Kurs anfing, nahmen drei Leute teil). Monatelang arbeiteten wir zusammen, ich kniete mich voll rein, und sie arbeiteten sich das Fett runter. Der Schweiß lief uns in Strömen herunter, und es lohnte sich.

Gestern hielt ich einen Kurs ab mit vierzig Leuten, die noch niemals Aerobic gemacht hatten. Sie bezeichneten sich selbst als fett, nicht fit und unbeholfen. Sie hätten das sehen sollen: vollkommene Haltung, Widerstand, Erweiterung, und jede änderte die Übungen aus dem einen oder anderen Grund ab. Wir tobten. Es hat sich nicht viel geändert. Um ans Ziel zu kommen, brauchte es Blut, Schweiß und Tränen und sehr viel Arbeit; doch gestern, mit diesen Leuten, war jede Sekunde der Arbeit der Mühe wert. Die Frauen, die meine Mitarbeiterinnen sind, gehören zu den engagiertesten, die ich je getroffen habe. Rusty Robertson, meine Managerin und Freundin: Niemand könnte fester entschlossen sein, an die Welt weiterzugeben, was sie für die wichtigste Information hält, die Frauen über Gesundheit und Wohlbefinden bekommen können. Was ich geschafft habe, hat sie mitgemacht. Die Frauen würden diese Informationen nicht bekommen und auch nicht ihr Leben verändern, wenn es da nicht Rusty mit ihrem Verstand und ihrem Telefon gäbe. Wenn wir uns also auf dem Flughafen, im Supermarkt oder auf einem Parkplatz über den Weg laufen: die Rothaarige, die Sie vom Telefon kennen, ist diejenige, die Sie um ein Autogramm bitten sollten – sie ist der Star.

Rusty und ihre Familie haben viele Opfer gebracht, damit diese Botschaft hinausgeht. Meine Familie hat auch einen Preis bezahlt: die Zeit und Energie, die ich für den Aufbau dieses Geschäfts aufgewendet habe; all die Reisen, das Schreiben und das Entwickeln von Projekten, waren Zeit und Energie, die ihnen genommen wurden.

Neulich, nachdem ich wochenlang auf Hochtouren gelaufen war, holte ich die Jungs von der Schule ab und ging ins Einkaufszentrum, um ›ein wenig Geld auszugeben‹. Sie wissen schon: Das Gefühl des Geldausgebens an sich – ob es nun fünf Mark sind oder hundert, die man für irgend etwas ausgibt, das man gar nicht braucht, sondern nur möchte – macht einfach Spaß –, ganz gleich, wie man's auch betrachtet. Manchmal, zum Beispiel wenn dieses Kleid da Ihren Namen ruft, können Sie gar nicht anders.

Wir gehen also ins Einkaufszentrum – nicht aus schlechtem Gewissen meinerseits, weil ich sie vernachlässigt hatte, sondern aus Spaß an der Freud. Zunächst kamen wir an den Laden für Unterwäsche – ich mußte einfach dieses Outfit haben, das ich im Katalog gesehen hatte. Wirklich wichtig für mein Leben! Wenn ich nicht genügend Zeit für die Kinder hatte, können Sie sich vielleicht vorstellen, wieviel Zeit für den Mann und unser Sexualleben blieb! Sex ist das erste, was zu kurz kommt, wenn ich Millionen Dinge auf einmal zu erledigen habe... aber vielleicht hilft ja das kleine Outfit. Wie auch immer: Ich mußte es einfach haben.

Dann kamen wir zum Spielzeugladen. Die Jungs füllten ihre Taschen mit den neuesten Lärmerzeugern und Videospielen, und ich tat noch ein paar erzieherische Spielsachen hinzu, die immer hinten im Regal stehen und nie angefaßt werden.

Während wir mit unseren Taschen voller nutzlosem Zeug das Einkaufszentrum verließen, dachte ich an die Zeiten, als ich mir die Krankenversicherung nicht leisten konnte – ganz zu schweigen von einem Videospiel für 60 Dollar. Wir haben alle einen Preis bezahlt, aber der Gewinn, das Wachstum, die Erfüllung, der Spaß, das Wissen überschreiten meine wildesten Träume.

Mein Ziel war es, diese Botschaft an so viele Frauen wie möglich weiterzugeben. Es gibt viele Frauen, die sie immer noch nicht haben. Eine Frau in dem Kurs, den ich gestern abhielt, fragte mich – nachdem sie anderthalb Stunden mitgemacht und alles verstanden hatte (ich sah, wie die Lichter angingen) –, warum man ihr diese Informationen nicht nach ihrer Herzoperation gegeben hatte oder als ihr Brustkrebs operiert wurde oder jetzt, wo man beobachtete, wie die Knoten ihre zweite Brust zu füllen begannen. Mit Tränen in den Augen sagte sie, daß es ihr nach anderthalb Stunden schon besser ginge. »Ich könnte all dies mit Leichtigkeit machen und mein Leben wieder ein wenig in den Griff bekommen. Etwas unternehmen, damit es mir besser geht – und ich würde mich wieder wie ein menschliches Wesen fühlen.«

Sie ist achtundvierzig Jahre alt, sie ist schön, und sie stirbt – innerlich und äußerlich. Was sie sagt, gilt für Millionen von Frauen. Dabei müssen Sie nicht einmal eine Herzoperation hinter sich oder Brustkrebs haben. Ich fühlte mich damals, als läge ich im Sterben; und als ich den Irrsinn in meinem Leben beendete, bekam ich die Möglichkeit, mich wieder wie ein menschliches Wesen zu fühlen. Es gab mir etwas, an das ich mich halten und mit dem ich arbeiten und so aus meinem täglichen Elend herauskommen konnte, nämlich dem Gefühl, keine Kontrolle zu haben, dem Gefühl der Angst und körperlich seelisch krank zu sein. Ich werde das, wofür ich bekannt geworden bin, nicht fortsetzen und als ›Fitneßexpertin‹ gelten.

Ich bin keine.

Ich möchte auch nicht für eine ›Diätexpertin‹ gehalten werden.

Ich bin keine.

Wissen Sie was? Die Ärzte, die Diätleute und die Ernährungswissenschaftler würden mich gar nicht haben wollen. Ich bin eine Hausfrau, die sich alles selbst zurechtgelegt hat. Rufen Sie mal Nic an und fragen Sie ihn: »Nic, welches ist das gefährlichste Tier auf Erden?«

Nic wird Ihnen sagen, daß das gefährlichste Tier auf Erden eine intelligente, zornige Frau ist. Die Frau, die MADD gründete, Mothers Against Drunk Driving (Mütter gegen Trunkenheit am Steuer), wurde zornig, als ihr Kind getötet wurde und niemand etwas unternahm. Sie veränderte die Gesetze in diesem Land. Nun, Diät- und Fitneßindustrie, paßt auf, die Frauen Amerikas sind euch auf den Fersen; wir wissen, wie's geht, wir wissen, daß man uns belogen und uns unser Geld gestohlen hat, wir sind zornig, und wir treffen jetzt bessere Entscheidungen – also packt eure Koffer und schert euch zum Teufel!

Ich werde immer noch wütend, wenn ich sehe, wie einfach und effektiv es ist zu lernen, wie man richtig ißt, atmet und sich bewegt – und wenn dann irgendein Idiot aus der Industrie sagt, daß dies zu sehr vereinfacht ist und Frauen die Verantwortung nicht übernehmen wollen; daß sie nicht intelligent genug sind, eine Formel anzuwenden; daß sie mit Mathematik nichts anzufangen wissen. Man gebe ihnen lieber irgendein Spielzeug, das mögen sie. Und man solle seine Zeit nicht mit dicken Frauen vertun, sie hätten nicht, worauf's ankommt...

Ja, ich werde sauer, wenn die Großkopfeten der Industrie solche Sachen sagen, ohne mit der Wimper zu zucken. Nachdem ich einige Zeit auf Kongressen gewesen bin und dort Verhandlungen geführt habe, wo dieses Denken herkommt. Es beginnt bei den Männern in den Machtpositionen, die die Entscheidungen darüber treffen, was Sie und ich brauchen, und es sickert von da aus nach unten weiter, bis es bei uns ankommt. Nachdem es verpackt und aufgehübscht worden ist, schreit es immer noch: »Du bist nicht schlau genug, deine Entscheidungen selbst zu treffen – also, iß das hier, deine Instant-Diät, die wir für dich hergestellt haben. Wir treffen die Entscheidungen für dich. Denk nicht nach, Schätzchen, mach einfach nur, was wir dir sagen!«

Nun, Jungs, die Zeiten haben sich geändert. Ich sage den Frauen Amerikas: Wenn ihr euer schwer verdientes Geld für eine Diät ausgebt, dann stellt der Firmenberaterin ein paar Fragen. Nehmt dieses Buch mit, und wenn ihr nicht die Antworten bekommt, die ihr braucht, um eure Entscheidung zu treffen, dann geht wieder weg.

Wenn eine Flüssigkur nicht funktioniert, dann probiert keine weitere aus. Probiert etwas Neues – Essen. Es funktioniert.

Wendet eure Fettformel an und laßt den Supermarktleiter und die Hersteller wissen, was ihr von ihren Lügen haltet, von denen sie geglaubt haben, ihr wärt zu dumm, ihnen auf die Spur zu kommen. Hört auf, euch zu fühlen, als hättet ihr die Dinge nicht im Griff. Ihr habt mehr Kontrolle, als ihr wißt, und eine Menge mehr Macht. Wendet diese Informationen an, werdet gesund und helft mir, mit dem weiterzumachen, was ich zu tun versuche.

Ich sage euch jetzt, weshalb ich es tue:

Ich glaube, daß Frauen die am weitesten entwickelte Spezies auf Erden sind. Wir sind die Heilerinnen und Ernährerinnen.

In unserer heutigen Welt gibt es Luft, die man nicht atmen kann, Wasser, das man nicht trinken kann. Und in jeder Gemeinde dieses Landes sterben Kinder auf den Straßen.

Unsere Welt braucht Hilfe.

Heilung und Ernährung.

Organisation und Wiederaufbau.
Wenn Sie jeden Morgen aufwachen und nicht genügend Sauerstoff haben, um funktionieren zu können, wie sollen Sie dann leisten, was Sie leisten müssen? Wenn Ihr Körper mit Fett beladen ist, dann ist es schwierig, etwas zu tun. Wenn Sie Kraft verlieren, können Sie sich nicht aufrechthalten – ganz zu schweigen vom Heilen und Ernähren der Welt.
Als ich 118 Kilo wog, depressiv und elend war, hat mich die Ozonschicht einen Dreck gekümmert. Was interessierte mich schon ein Loch im Himmel, wenn ich Mühe hatte, bis zum Mittag durchzuhalten? Die Flüsse und Meere sind verdreckt? Was soll's? Unsere Städte verkommen – laß sie doch verkommen. Die Wale – ja und?
Weshalb ich tue, was ich tue? Damit die Frauen in diesem Land gesund werden und die Welt übernehmen.
Werdet gesund, macht die notwendigen Veränderungen in eurem Leben, indem ihr ganz einfach eurem Körper gebt, was er zum Leben braucht. Ihr werdet überrascht sein, wie viele Menschen ihr dadurch beeinflussen werdet. Ich selbst bin die am meisten überraschte Person der Welt. Sie werden zu Ihrem Erstaunen feststellen, für wie viele Dinge Sie sich interessieren werden, wenn Sie erst einmal aus Ihrem innersten Kreis herausgetreten sind, weil Ihr Körper und Ihr Geist gesund werden. Ich weiß, daß es Sie nicht sehr überraschen wird festzustellen, was Sie alles erreichen können, wenn Sie es sich nur vorgenommen haben; denn als Frauen wissen wir bereits, wie erfolgreich wir sein können, wenn es darauf ankommt. Nichts wird Ihnen mehr Glück, Seelenfrieden und Stolz vermitteln, als schlank, kräftig und gesund zu werden. Es gibt meiner Meinung nach nichts, das wichtiger ist oder in das zu investieren sich mehr lohnt. Sie können alle Autos, Häuser, Kosmetika und Juwelen kaufen, die Sie wollen; aber wenn Sie jeden Tag aufwachen und hassen, wie Sie sich fühlen und aussehen, dann bedeutet es nichts. Es ist sinnlos. Wenn Sie Ihre Gesundheit verlieren, haben Sie nichts mehr.
Glauben Sie niemandem (damit meine ich auch mich); glauben Sie

der Energie, die Sie in dem Augenblick fühlen, in dem Sie Ihrem Körper Sauerstoff geben; der Kraft, die Sie wiedergewinnen, sobald Sie beginnen, Ihre Muskeln wieder zu benutzen, die wabblig und weich geworden sind; dem herrlichen Gefühl, daß Sie schlanker werden, wenn Sie das Fett abbauen, das Sie aufgebaut und in Ihrem ganzen Körper gespeichert haben; der Klarheit und dem Seelenfrieden, wenn Sie diese Informationen auf Ihr Leben anwenden und wissen, daß Sie alles im Griff haben und die Entscheidungen selber treffen, die Ihr Leben auf immer verändern werden. Genießen Sie den Vorgang, er macht sehr viel Spaß.
Gesundheit und Glück für euch alle.

Susan Powter

PS. Vor ein paar Wochen war ich in New York wegen einer Reihe von Treffen, die von morgens früh bis abends spät kurz aufeinanderfolgten. Am dritten und letzten Tag flog ich am späten Nachmittag von New York nach Oklahoma. Ich sollte im sehr großen, sehr eindrucksvollen und gutgeführten medizinischen Zentrum einen Vortrag halten. An einem Tag von New York nach Oklahoma zu fliegen, ist für die meisten Leute sowieso schon ein Kulturschock; aber für eine Frau mit sehr wenig Haar und ausgefallenen Ansichten über die Verantwortung der Mediziner für die Gesundheit übergewichtiger Frauen ist es ein noch größerer Schock.
Wenn ich jemals mit dem aufhören sollte, was ich zur Zeit mache, oder wenn die Diät- und Fitneßindustrie versuchen sollte, mich mit einem an meine Füße gebundenen Betonblock von der nächsten Brücke zu werfen, würde ich gern für das Touristikbüro von Oklahoma arbeiten. Ich bin mir nicht sicher, ob das den Leuten dort gefallen würde, aber ich würde großartige Arbeit leisten. Ich könnte allein wegen der freundlichen Menschen, die ich im medizinischen Zentrum traf, den ganzen Staat an den Mann bringen.
Meine Begrüßung hätte sehr leicht typisch südstaatlich ausfallen können, etwa so: »Schön, daß Sie für kurze Zeit da sind, hoffentlich wollen Sie nicht länger bleiben, denn dann wären Sie uns weniger sym-

pathisch.« Aber so war es nicht. Die Leute in Oklahoma waren wunderbar, und wir haben uns großartig amüsiert.

Ich kam spät an, ging ins Bett und begann meinen nächsten Tag um sieben Uhr früh mit einem Aerobic-Kurs. Er fand in einem Fitneßstudio statt, das dem medizinischen Zentrum angeschlossen ist – jede Menge Ärzte, Diätexperten und Aerobic-Kursleiter waren dort beschäftigt. Diese Einrichtung war in der Hauptsache für Herz-Kreislauf-Rehabilitation eingerichtet; also hatte ich sowohl Herzpatienten aller Altersgruppen als auch Leute im Kurs, die einfach nur Fett verbrennen wollten. Ich bereitete mich darauf vor, eine Gruppe zu unterrichten, die mich noch niemals zuvor gesehen hatte. Während ich aufbaute, kamen sie nacheinander herein, und ich schaute mir die unterschiedlichen Fitneßstufen an, die da hereinspazierten. Einige der fitesten Aerobic-Leute waren gekommen, um zu sehen, was ich da angeblich anders und Besonderes mache – man kann diese Haltung sofort auf den Gesichtern der Leute aus der Branche erkennen, sie zeigt sich in diesem blasierten, intoleranten Ausdruck, den ich jedesmal zu sehen bekomme. Und daneben waren da die völlig untrainierten, sehr dicken Leute, die aus den richtigen Gründen gekommen waren, und einige, die sich irgendwo dazwischen befanden. Sie alle machten sich fertig für diese frühe Stunde mit dieser Frau-die-keinerkennt.

Ich beginne meinen Unterricht immer mit einer Musik, die viel langsamer ist als alles, was man sonst in Aerobic-Studios zu hören bekommt. Es ist das alte Prinzip, nach dem die Intensitätsstufe erhöht wird durch Erweiterung der Bewegung und nicht durch Erhöhung des Tempos. Sie wissen, was ich meine – es ist die Aerobic-Industrie, die es noch nicht kapiert hat. Wie auch immer: Die Musik begann langsam, und die ›Superfiten‹ sahen zu Tode gelangweilt aus und verdrehten die Augen. Es gab keine schicke Choreographie – noch ein Grund, diesen albernen Kurs langweilig zu finden. Kein Springen von einer Bewegung zur anderen, kein Gehabe – die Gruppe wurde tatsächlich unterrichtet. Die Teilnehmer bekamen eine Instruktion; das war für diese Aerobic-Leute nicht einfach zu begreifen.

Kann sein, daß ich die Superfiten einen Augenblick lang verloren habe; doch sie kamen sehr schnell drauf, als ich vorschlug, die Bewegungen ein paar Zentimeter weiter, höher und mit mehr Kraftaufwand auszuführen. Aber die Mittelmäßigen und die Anfänger, die mich nicht besser kannten als ein Loch in der Wand, leuchteten auf wie Weihnachtsbäume, und die Konzentration, die Arbeit und die Energie in diesem Raum voller Fremder mitten in Oklahoma waren fantastisch.

Toller Unterricht.

Sehr viel Spaß.

Beginn eines großartigen Tages. Zurück zum Hotel. Riesiges Frühstück: zwei Schalen Haferflocken, vier Vollkornbrötchen, jede Menge Erdbeermarmelade, eine Kanne Orangensaft und die unverzichtbare Kanne Kaffee. Der Kellner war drauf und dran, den *National Enquirer* anzurufen: EHEMALS FETTE FRAU FEIERT FRESSORGIE IN HOTEL IN OKLAHOMA.

Nach diesem Frühstück ging ich noch einmal meine Rede durch, die ich ein paar Stunden später halten sollte. Ein heißes Bad, anziehen und das Make-up ins Gesicht! Nach drei Tagen unterwegs, jeder Menge künstlicher Luft im Flugzeug, wenig Schlaf, ohne Kinder, die ich sehr vermisse, erscheine ich mir wie fünfundachtzig. Doch nach mehreren Lagen nicht an Tieren getestetem, sündhaft teurem Make-up sehe ich fantastisch aus. Es wird Zeit, ins medizinische Zentrum zu gehen und über Gesundheit, Wohlbefinden, Fitneß und den Prinzen zu reden.

Sollte ich jemals krank werden und in ein Krankenhaus müssen, werde ich zum Baptist Medical Centre in Oklahoma kriechen und mich dort in die Frauenabteilung legen. Was für eine großartige Einrichtung! Eine Ärztin führte mich herum und erklärte mir die Pflege und die Organisation. Sehr beeindruckend. Falls und sobald ich euch brauche, Leute, werde ich da sein. Nach der Führung wurde ich nach unten in den Speisesaal gebracht, der hübsch dekoriert und vollgepackt mit Leuten war, die auf meine Rede warteten.

Ein ungewöhnliches Publikum. Überall sah ich weiße Kittel, die eifrig

Notizen machten; soll das heißen, Leute, ihr wißt das alles nicht? Ein wenig beängstigend. Überall medizinische Profis, die darauf warteten, mich in Stücke zu reißen: der gleiche Gesichtsausdruck wie bei den Leuten aus der Aerobic-Branche, dieser gelangweilte, Werglaubst-du-daß-du-bist-Blick; ansonsten lauter Frauen, die (mir zu Ehren, vielen Dank!) ihr fettarmes Mittagessen zu sich nahmen.

In der ersten Reihe, direkt vor mir, saß eine Frau, die überhaupt nicht glücklich schien, mich zu sehen. Von ihren Ohrläppchen hingen christliche Fische herab. Nun sind Fische völlig in Ordnung, und ich werde – zur Vermeidung von Höllenstrafen – auch niemals etwas gegen sie sagen. Aber, und Sie dürfen mich ruhig frevlerisch oder modeverrückt nennen, ich bin mir nicht sicher, ob sie jemals dazu bestimmt waren, von Ohrläppchen herunterzuhängen. Ein Paar Ohrringe? Ich weiß es nicht. Die Fisch-Ohrringe, die Körpersprache (Arme fest vor der Brust verschränkt) und der Gesichtsausdruck (dünne Lippen und ein haßerfüllter Blick): Ich hatte das Gefühl, sie würde die erste sein, die mich den Löwen vorwerfen und meine Verspeisung bei lebendigem Leib beobachten würde.

Wenn Sie eine Rede halten, und direkt vor Ihnen sitzt jemand mit einem Blick voller Verachtung, dann ist das schon nicht einfach. Wenn Sie darüber hinaus in ein Meer weißer Kittel schauen, die allesamt eifrig Notizen machen, dann kann das nervenzerfetzend werden.

Aber wenn die Kittel dann anfangen, zustimmend zu nicken, wenn die Frauen im Publikum darauf reagieren, daß Sie von Schmerzen und Frustration und von dem Gefühl sprechen, man habe die Dinge nicht im Griff und sei völlig ungesund, wenn Sie alle über den Irrsinn der Diät- und Aerobic-Branche lachen hören, wenn alle sich einig sind, daß die Dinge anders werden müssen, dann wissen Sie, daß alles in Ordnung ist.

Wir sind alle gleich.

Wir kämpfen alle mit den gleichen Problemen.

In Oklahoma, New York, Dallas, Los Angeles und überall.

Wir sind alle Schwestern im Wohlbefinden.

Wir sind alle Schwestern in der Gesundheit.
Wir sind alle Schwestern in dem Wunsch, besser auszusehen und uns besser zu fühlen.
Wir sind alle Schwestern in dem Wunsch, uns zu verändern.
Das klingt wie eine religiöse Erweckung. Nun, das war's in etwa auch – einmal abgesehen von dem Feuer, das mir aus den Augen der Schwester-in-religiösem-Ohrschmuck in der ersten Reihe entgegenschlug. Ganz gleich, wie viele Leute in diesem Raum reagierten: Sie würde sich nicht erweichen lassen. Sie würde sich keinen Zentimeter von der Stelle rühren. Von ihr würde ich kein Lächeln bekommen, keine Anerkennung oder das Gefühl, daß irgend etwas von dem, was ich sagte, für sie auch nur ein Gramm Sinn ergab.
Die Rede ging zu Ende, und es war großartig. Wir waren uns alle so einig, Hunderte von Frauen, die bereit waren, sich für ihr Wohlbefinden einzusetzen, die begriffen, wie man richtig Essen, Atmen und Sich-Bewegen in seinem Leben anwendet und für immer stark und gesund ist – außer, natürlich, unserer Freundin am ersten Tisch. Ich laufe zu Hochform auf, rede mir die Seele aus dem Leib, beende meinen Vortrag – und die Augen der Fischfrau verschwimmen; einen Augenblick lang verschwand der wütende Blick. Dann tat sie etwas, das mich verblüffte.
Sie hob die Hand, und die Frau, von der ich geglaubt hatte, sie haßte mich leidenschaftlich und ich hätte sie überhaupt nicht erreicht, machte eine sehr einfühlsame, erwachsene und hilfreiche Anmerkung:
Sie erzählte uns, sie hätte endlich begriffen: Wenn sie ihrem Körper jeden Tag das geben würde, was er zum Funktionieren brauchte, sie anfangen könnte, die Selbstachtung wiederaufzubauen, die sie vor Jahren verloren hatte. Und damit würde auch ihr Stolz wieder zurückkommen. Ihr Stolz war etwas, das sie verzweifelt vermißte, und die Möglichkeit, daß sie die Furcht loswerden könnte, die während der letzten zehn Jahre ihr Leben bestimmt hätten, überwältige sie. Vor all den Frauen stand die Fischfrau auf, dankte mir für mein Kommen und nahm mich in den Arm.

Oha. Fischfrau. Schick mich zurück zu den Konventen und Beichtstühlen meiner Kindheit.
Segne mich, Vater, denn ich habe gesündigt.
Meine letzte Beichte legte ich vor zwanzig Jahren ab – damit bin ich in vorderster Reihe auf dem Weg zur Hölle, und dies sind meine Sünden.
Die Liste ist wirklich sehr, sehr lang; aber die jüngste und größte Sünde ist mein Fehlurteil über die Fischfrau.
Ich beurteilte sie von oben herab, und sie antwortete darauf, indem sie mich mehr lehrte, als ich sie jemals in einem Gesundheitsvortrag hätte lehren können. Ich stand da wie vom Blitz getroffen.

Wir haben so viele Worte für Geisteszustände und so wenige für Zustände des Körpers.

Jeanne Moreau, 1976

Nachwort
Skandalblatt Nr. 101

Aus der Last des Tuns
in den Frieden des Getan-Habens.

Julia Louise Woodruff,
Eingebrachte Ernte, 1910

Es ist nicht einfach, Leute. Wirklich. In einer Limousine zu Linda Bloodworth-Thomasons Büro zu fahren – Sie wissen schon: Hillarys Freundin –, und der Fahrer hat keine Ahnung. Ich komme fünfundvierzig Minuten zu spät. Das ist doch mal eine Gelegenheit, zu der man gern zu spät kommt: Die größten Produzenten Hollywoods werden dort sein. Klar doch: Wir kommen einfach zu spät und geben dem Fahrer die Schuld.

Ich erzähle dies nicht, damit Sie mit lauter Oh's und Ah's bewundern, wie weit ich es doch gebracht habe. Sondern weil dieses Erlebnis der Tropfen war, der nach einer höllischen Woche das Faß zum Überlaufen brachte.

Diese Woche lernte ich Groschenblatt Nr. 101 kennen. Jawoll, sie haben mich rangekriegt.

Es war nicht die Tatsache, daß sie um mein Haus, mein Geschäft und die Schule der Kinder herumschnüffelten – auch wenn das schwierig genug war. Was mich wirklich fertiggemacht hat, war, daß ein Mitglied meiner Familie sich an die Schmierblätter verkauft hatte. Wir haben alle das eine oder andere verhaltensgestörte Familienmitglied, das ständig schreiende Kind, und wir kennen das Leiden, das damit einhergeht. Aber was die meisten von Ihnen wohl niemals erleben werden, ist, gezwungen zu sein, die schmutzige Familienwäsche im Fernsehen auszubreiten oder in den Seiten jener großartigen Blätter, die der Welt mitteilen, daß »Flipper versucht, sich das Leben zu nehmen«, daß fremde Wesen in New Jersey gelandet sind oder daß jeder mit allen anderen ein Verhältnis hat. Stellen Sie sich vor, ein naher Verwandter ginge zu diesen Groschenblättern, die wie ein Schwamm solchen Dreck aufsaugen, und erzählte dort alles, was Sie jemals getan, gesagt oder gedacht haben – wobei alles jeweils aus dem Zusammenhang gerissen wird. Können Sie sich vorstellen, wie Sie sich fühlen würden? Wie soll man sich gegen Unterstellungen verteidigen, die jeder Grundlage entbehren?

Wie wird der Rest der Familie mit dem Schmerz fertig, über all das reden zu müssen, weil eines der Mitglieder Probleme mit sich selbst hat?

Wir sind noch nicht durch alles hindurch. Verteidigen und erklären zu müssen, was wir nicht verstehen oder worüber wir noch nicht gesprochen haben, war sehr, sehr schwierig.

Ich sage Ihnen: Wenn Sie glauben, daß die Dynamik in Ihrer Familie Ihre Eßstörung verursacht hat, dann kann ich Ihnen eine richtige Störung zeigen.

All das ist mir passiert. Und ich sage Ihnen – als gesunde, erfolgreiche Frau, die sich an den eigenen Haaren aus dem Sumpf gezogen hat –, daß ich mit der ganzen Angelegenheit nicht sehr gut umgegangen bin. Was eine zehnminütige Unterbrechung in meinem Zeitplan hätte sein können (ein Fernsehinterview, das ich nicht geben wollte, ein Zeitungsartikel, auf den ich nicht reagieren wollte, Anschuldigen beantworten, die ich durch keine Antwort hätte rechtfertigen dürfen), entwickelte sich zu einer schmerzhaften, ungeschickt gehandhabten, viertägigen Quälerei. Die Sorgen, der Streß, die Wut und der Schmerz, die ich in dem Augenblick fühlte, als ich erfuhr, was mein Bruder getan hatte, warfen mich aus der Bahn.

Auch daß meine Verwandtschaft in die Stadt kam, um auf seine Behauptung zu antworten, ich sei niemals dick gewesen, warf mich um. Verwandtschaftsbesuche haben sowieso diese Eigenschaft. Als ich meine Schränke durchsuchte und mir jedes Bild anschaute, das jemals von mir gemacht wurde, als ich dick war, wurde ich auf eine

Reise in die Vergangenheit geschickt, die ich lieber nicht gemacht hätte. Stellen Sie sich das Bild vor: Meine Kinder und ich sitzen auf dem Wohnzimmerfußboden, umringt von Fotoalben, überall sind Bilder verstreut, und wir versuchen, solche mit Datum zu finden, damit ich beweisen kann, daß ich einmal dick war; und die Kinder fragen: »Mammy, warum gucken wir uns die alle an?«

Ich mußte es ihnen erklären – ohne Zorn, denn ich möchte in meinem Leben keinen Zorn mehr haben: »Weil Onkel Mark zum Fernsehen gegangen ist und gesagt hat, ich sei niemals dick gewesen, und jetzt muß ich beweisen, daß ich es doch war.«

Mein Ältester sah mich an und sagte: »Mammy, ich gehe zum Fernsehen und sage denen, wie dick du warst. Du warst wirklich sehr, sehr dick, denn mein Kopf ist immer in deinem Körper versunken, und ich bin mir ganz sicher.«

Und dann: »Mammy, warum weinst du?«

»Weil ich dich liebe. Onkel Mark hat mir sehr weh getan. Ich will hier nicht sitzen und all das anschauen, und es bricht mir das Herz.«

So verbrachte meine Familie die nächsten Tage. Ich wußte, daß ich einem sechsminütigen Interview oder einer Hexenjagd entgegensah – das war es nämlich – und erklären mußte, warum all dies geschehen war; und ich freute mich nicht gerade darauf.

Nachdem ich mir die Fotos angesehen hatte, rauchte ich erst einmal eine Zigarette – was ich schon jahrelang nicht mehr getan hatte. Es ist erstaunlich, wie schnell man sich wieder an die alten, tröstenden Gewohnheiten klammern kann. Ich verbrachte die Nacht mit Weinen und Rauchen – großartig. Die unbeantworteten Fragen, nicht ausgedrückten Gefühle und die ziellose Wut – nehmen Sie all dies zusammen, und Sie finden sich möglicherweise genauso aus der Bahn geworfen, wie ich es in den nächsten Tagen war.

Ich hörte auf zu trainieren. Ein paar Tage lang Zigaretten und kein Training – und ich erlebte wieder das Gefühl, das ich ganz vergessen hatte: Ich fühlte mich wie ein verdreckter Kamin, schlampig und unfähig zu atmen – ein Gefühl, das ich vermißt hatte wie die Pest. Fügen Sie noch jede Menge Essen hinzu, das ich in mich hineinstopfte – fettarm, aber in wirklich großer Menge –, und Sie werden verstehen, daß ich nach diesen Tagen ein verletztes Kind war, das einen Wutanfall hatte und verzweifelt versuchte, sich zu beruhigen. Mir Essen, Zigaretten, Drogen (keine Angst, so weit kam es nicht) oder was sonst zur Verfügung steht in den Mund zu schieben – das war schon immer meine Art gewesen.

Erstaunlich, wie wenig sich verändert hat. Es machte keinen Unterschied, daß ich, als all dies passierte, schlank war. Daß ich ein erfolgreiches Geschäft betrieb, war das letzte, woran ich dachte. Die Menschen, die mich lieben und unterstützen, waren jetzt in den Hintergrund gerückt, und der emotionale Vorschlaghammer, der mir auf den Kopf schlug, war das einzige, was ich fühlen oder hören konnte. Als ich beschloß, daß es jetzt aber genug sei, mußte ich mich wieder aufbauen. Bei Null anfangen und wieder aufbauen. Zugegeben: Ich hatte letzte Woche nicht so viel aufzubauen wie als 118 Kilo schwere, depressive und ungesunde Hausfrau und Mutter zweier Kinder; aber man kann das nur schwer mit der Situation vergleichen, in der fünfunddreißig Jahre Verhaltensstörung im Fernsehen ihren Gipfel erreichen. Was ist schlimmer? Fragen Sie mich nicht, beides ist scheußlich. Nachdem ich mich tagelang wie in der Hölle gefühlt hatte, riß ich mich zusammen und trainierte wieder. Es war das letzte, wozu ich Lust hatte – wie der Spaziergang Jahre zuvor –, aber ich machte es. Danach konnte ich mich wieder sehr gut erinnern, warum ich das Rauchen aufgegeben hatte. Tun Sie mir einen Gefallen: Rauchen Sie ein paar Tage und machen Sie dann einige Übungen, die Ihren Kreislauf stark belasten – mein Gott, es ist ein grauenhaftes Gefühl. Danach versuchte ich mir ganz bewußt zu geben, was mich tröstet und heilt: Zeit mit den Kindern, gute Musik, ein gutes Buch, eine Massage, Zeit für mich allein und gutes Essen. Hochwertige, ballaststoffreiche Kost. Ich baute mich wieder auf, kam wieder ins Gleis. Ich war die einzige, die es machen konnte: Ich mußte mich selbst wieder auftanken und weitermachen. Das ist alles, was wir von uns selbst erwarten können. Zum Teufel mit der Vollkommenheit. Einfach weitergehen und lernen. Wenn Sie glauben, daß Sie nie wieder ins Rutschen kommen, fragen Sie mich einfach: Das können Sie vergessen! Solange Sie sich weiterhin vorwärtsbewegen, wachsen und lernen, geht es Ihnen besser als den meisten anderen. Jetzt würde ich gern noch etwas meinem Bruder Mark sagen. Der einzige Schmerz, der übrigbleibt, nachdem alles gesagt worden ist, ist der schlimmste Schmerz von allen.

Was immer dich auch zu diesem Zorn, dieser Wut und Rache getrieben hat, hat mir einen Bruder genommen, der die witzigste, intelligenteste, bestaussehende und begabteste Person war, die ich jemals kannte. Ich liebe meinen Bruder, und ich werde seine Verrücktheit nicht dadurch rechtfertigen, daß ich mich wehre. Ich mußte die Fragen beantworten und mich verteidigen, Mark, aber du kennst die Wahrheit, und du weißt, daß falsch war, was du getan hast. Doch damit wirst du leben müssen, nicht ich oder meine Kinder.

Diese Fahrt in der Limousine gab mir den Rest.

Als ich bei den MTM-Studios in Hollywood ausstieg, war ich völlig aufgelöst – so wie damals, als der Prinz den Scheck nicht rechtzeitig schickte und ich zu Hause saß und mit zwei kleinen Babys wartete.

Die Angst, die ich fühlte, als ich zum wichtigsten Treffen, zu dem ich jemals eingeladen worden war, fünfundvierzig Minuten zu spät kam, war ähnlich der Angst, die Stromrechnung für das Schloß oder, in den Anfangstagen des Studios, die Gehälter nicht bezahlen zu können. Diese kalte Furcht, die einem durch die Adern rinnt. Ich hatte keine Angst vor den Leuten, die fünfundvierzig Minuten lang auf mein Erscheinen gewartet hatten (obwohl jede normale Person genau daran gedacht haben würde) – ich hatte Angst, ich könnte zusammenbrechen und mich wie ein Volltrottel aufführen, weil ich so überdreht war. Genauso fühlte ich mich nach dieser Woche und dieser Autofahrt: Stellt mir eine Frage, und ich fange an zu heulen.

Es hat sich nicht viel geändert in den letzten Jahren. Nervös? Fragen Sie mich lieber nicht! Frustriert? Sehr. Wütend, überanstrengt – alles zusammen. Ich verschluckte mich fast an meiner Angst. Der einzige Unterschied zwischen dieser Gelegenheit und der Situation vor vielen

Jahren war, daß ich mich sehr viel schneller wieder fing. Wie ein starkes, gut trainiertes Herz brauchte ich nicht mehr so lange, bis ich mich wieder erholt hatte – von der Angst, ausgelöst durch den Fahrer, der keine Ahnung hatte, wo er sich befand, und das Telefon, das nicht funktionierte, so daß man nicht Bescheid sagen konnte, daß ich zu spät kommen würde. Wieder erholt hatte von dem Schuldgefühl, weil ich den Wunsch hatte, einen neunzig Jahre alten Fahrer zu erwürgen, der sich redlich Mühe gab; dem Angriff meines Bruders, dem Familientreffen, den Tränen, der Angst und den Schmerzen. Diesmal brauchte ich nicht so lange, bis ich meine Fassung wiedergefunden hatte und in das Treffen gehen konnte, wie in den Tagen, als ich mich aus der Tragödie mit der Skandalpresse herausgezogen hatte und meine Arbeit tun konnte.

Wenn Sie einen schlanken, starken, gesunden Körper haben, dann ist da etwas, auf das Sie zurückgreifen können. Sie können sich in Zeiten der Belastung, der Angst, Furcht oder Verwirrung auf etwas verlassen. Die Kraft und die Ausgeglichenheit, die sich mit einem durchtrainierten Körper einstellen, helfen Ihnen, sich zu konzentrieren. Der Sauerstoff, der durch einen gesunden Körper gepumpt wird, gibt Ihnen die Energie und den Brennstoff, die Sie brauchen, um sich in kürzerer Zeit wieder zu fangen. In der Vergangenheit waren es andere Dinge, die mich aus der Bahn warfen, weil die Umstände andere waren. Eine Fahrt in einer Limousine war damals so weit von meiner Wirklichkeit entfernt wie Geld, das vom Himmel regnete. Aber Angst ist Angst, Wut ist Wut, und aus der Bahn geworfen werden ist aus der Bahn geworfen werden – ganz gleich, was Sie wirft. Sie sind raus; aber wieder hineinzukommen, gelingt rascher, wenn Sie schlank, kräftig und gesund sind. Rascher – nicht immer leichter. Es dauert einfach nicht mehr so lange, bis man sich wieder gefangen hat. Ich sage Ihnen, was ein großartiges Gefühl war: zu wissen, daß ich die Fähigkeit habe, in Ordnung zu sein, daß ich es schaffen kann – egal, was als nächstes auf mich wartet. Den Kampf zu gewinnen und mit beiden Handschuhen oben im Boxring herumzutanzen – so fühle ich mich heute. Vor Jahren schien es, als würden der Schmerz, der Zorn und die Verwirrung niemals aufhören; heute hole ich mir ein paar blaue Augen, und dann bin ich wieder da.

Der ganz große Unterschied ist, wohin ich zurückkomme. Mein Leben ist, nach Jahren harter Arbeit, ein gutes Leben. Ich bin stark, gesund und fair – und fähig, zu lernen und zu wachsen.

Ich bin keine Betrügerin. Ich war eine 118 Kilo schwere Frau, und heute bin ich fit und gesund. Ich liebe meine Arbeit, meine Kinder, meinen Ehemann, meinen Exehemann, und ich habe ein sehr gesundes, funktionierendes Familienleben; und niemand kann mir das nehmen, nicht einmal die Verwandtschaft, die mich innerhalb weniger Sekunden völlig durcheinanderbringen konnte. Das ist vorbei. Mein Leben hat begonnen, und ich liebe es.

Ich fange mich immer rascher, nicht leichter, und das wird auch bei Ihnen so sein. Vielleicht wird es eines Tages nicht mehr weh tun? Ach was... es wird immer weh tun, weil ich meinen Bruder liebe. Mein Leben ist heute gesund und glücklich, weil ich den Kreislauf aus Wut, Schmerz und Irrsinn, in dem ich erzogen wurde, durchbrochen habe.

Mark, ich hoffe, du findest den Frieden, der mit der Heilung und Gesundung einhergeht, die wir erleben müssen, bevor wir den Kreislauf durchbrechen können.

Er ist ein so großes Geschenk.

Anhang: Fettgehalte von Nahrungsmitteln

	Portion	*Fettgehalt (g)*	*Kalorien*
Brot und Mehlprodukte			
Vollkornbrötchen	1 mittleres	1,4	163
Weißbrot	1 Scheibe	1,1	70
Rosinenbrot	1 Scheibe	1,0	70
Sauerteigbrot	1 Scheibe	0,5	68
Weizenvollkorn, gekauft	1 Scheibe	1,1	61
Weizenvollkorn, selbstgemacht	1 Scheibe	1,6	67
Croissant	1 mittleres	11,5	167
Toastbrot			
gekauft	1 Scheibe	6,0	139
selbstgemacht	1 Scheibe	10,7	172
Pfannkuchen			
Blaubeer, aus der Packung	3 mittlere	15,0	320
Buchweizen, aus der Packung	3 mittlere	12,3	270
Buttermilch, aus der Packung	3 mittlere	10,0	270
selbstgemacht	3 mittlere	9,6	312
›leicht‹, aus der Packung	3 mittlere	2,0	130
Käse			
Mozzarella			
teilentrahmt	28,35 g	4,5	72
teilentrahmt, trocken	28,35 g	4,9	79
Vollmilch	28,35 g	6,1	80
Vollmilch, trocken	28,35 g	7,0	90
Parmesan			
geraspelt	1 EL	1,5	23
im Stück	28,35 g	7,3	111
Fertiggerichte			
Pizza, Käse	1 Stück	10,1	183
Käsebaguette, tiefgefroren	ca. 145 g	13,0	330

	Portion	*Fettgehalt (g)*	*Kalorien*
Thunfischsalat			
in Öl, mit Mayonnaise	½ Tasse	16,3	226
in Wasser, mit Mayonnaise	½ Tasse	10,5	170

Schnellimbisse/Restaurants (alle Angaben beziehen sich auf die in den jeweiligen Lokalen üblichen Portionen – außer dort, wo dies ausdrücklich angegeben wird)

Burger King			
Brötchen mit Speck	1	20,0	378
Brötchen mit Speck & Ei	1	27,0	467
Brötchen mit Würstchen	1	29,0	478
Cheesburger	1	15,0	318
Cheesburger de Luxe	1	23,0	390
Hühnchensandwich	1	40,0	685
Chicken Tenders	1 Portion	13,0	236
Hamburger	1	11,0	272
Hamburger de Luxe	1	19,0	344
McDonald's			
Brötchen mit Würstchen und Ei	1	34,5	520
Cheesburger	1	13,8	310
McChicken	1	28,6	490
McLean	1	10,0	320
McLean mit Käse	1	14,0	370
Viertelpfünder	1	20,7	410
Viertelpfünder mit Käse	1	29,2	520
Wendy's			
Folienkartoffeln, einfach	1	2,0	270
Folienkartoffeln mit Käse	1	15,0	420
Big Classic	1	33,0	570
Cheeseburger, einfach	1	34,0	580
Cheeseburger, doppelt	1	48,0	800
Hühnchensandwich	1	19,0	430

Fleisch (ohne Fettzusatz zubereitet – außer dort, wo dies ausdrücklich angegeben wird)

Rindfleisch, normal			
Fehlrippe	ca. 100 g	23,9	327
Hackfleisch, normal	ca. 85 g	19,6	286

	Portion	*Fettgehalt (g)*	*Kalorien*
Rindfleisch, fettreich			
Brust, mager & marmoriert	ca. 100 g	30,0	367
Hochrippe	ca. 100 g	30,0	367
Querrippe	ca. 100 g	38,8	440
Steak	ca. 100 g	30,0	389
Wurstwaren			
Fleischwurst,			
Rind/Rind & Schwein	ca. 28,35 g	8,0	85
Hot Dogs			
Rind	1	13,2	145
Huhn	1	8,8	116
Truthahn	1	8,1	102
Milch und Joghurt			
fettarme Milch			
1 % Fett	1 Tasse	2,6	102
2 % Fett	1 Tasse	4,7	121
entrahmte Milch			
flüssig	1 Tasse	0,4	86
fettarmes Milchpulver	1/4 Tasse	0,2	109
Vollmilch			
3,5 % Fett	1 Tasse	8,0	150
Milchpulver	1/4 Tasse	8,6	159
Joghurt			
Kaffee/Vanille, fettarm	1 Tasse	2,8	194
tiefgefroren, fettarm	1/2 Tasse	3,0	115
tiefgefroren, fettfrei	1/2 Tasse	0,2	81
mit Früchten, fettfrei	1 Tasse	2,6	225
ohne Zusätze			
fettarm	1 Tasse	3,5	144
fettfrei (entrahmt)	1 Tasse	0,4	127
Vollmilch	1 Tasse	7,4	139

Nudeln und Reis (alle Maßangaben gelten für gekochte Lebensmittel – außer dort, wo dies ausdrücklich angegeben wird)

Makkaroni			
Grieß	1 Tasse	0,7	159
Vollweizen	1 Tasse	0,6	183

	Portion	*Fettgehalt (g)*	*Kalorien*
Nudeln			
Eiernudeln	1 Tasse	2,4	200
Reisnudeln	1 Tasse	0,0	140
Reis			
braun	½ Tasse	0,6	116
gebraten	½ Tasse	7,2	181
Langkorn & wilder Reis	½ Tasse	2,1	120
weiß	½ Tasse	1,2	111
Spaghetti, angereichert	1 Tasse	1,0	159
Geflügel			
Huhn			
Brust			
mit Haut, fritiert	½ Brust	10,7	236
ohne Haut, fritiert	½ Brust	6,1	179
mit Haut, gebraten	½ Brust	7,6	193
ohne Haut, gebraten	½ Brust	3,1	142
Brathähnchen			
mit Haut, fritiert	ca. 100 g	17,4	289
ohne Haut, fritiert	ca. 100 g	11,1	237
mit Haut, gebraten	ca. 100 g	13,6	239
ohne Haut, gebraten	ca. 100 g	7,4	190
Truthahn			
Brust			
gegrillt	ca. 100 g	5,0	135
im Ofen gebraten	ca. 100 g	3,0	115
dunkles Fleisch			
mit Haut, gebraten	ca. 100 g	11,5	221
ohne Haut, gebraten	ca. 100 g	7,2	187
Gemüse			
Artischocken, gekocht	1 mittlere	0,2	53
Avocados			
Kalifornien	1 (ca. 170 g)	30,0	306
Florida	1 (ca. 310 g)	27,0	339
Brechbohnen, gekocht	½ Tasse	0,5	99
Mais			
aus der Dose	½ Tasse	0,4	93
tiefgefroren, gekocht	½ Tasse	0,2	67

	Portion	*Fettgehalt (g)*	*Kalorien*
tiefgefroren, mit Buttersoße	½ Tasse	2,6	105
ganze Körner, gekocht	½ Tasse	1,1	89
Mais vom Kolben	1 mittlerer	0,9	83
Kartoffeln			
Folienkartoffel	1 mittlere	0,2	220
Pommes frites			
tiefgefroren	10 Stück	4,4	111
selbstgemacht	10 Stück	8,3	158
Kartoffelpüree	½ Tasse	10,9	163
Kartoffelpfannkuchen	1	12,6	495
doppelt gebacken mit Käse	1 mittlere	9,9	180
Sojabohnen, gekocht	½ Tasse	7,7	149
Süßkartoffel in der Folie	1 mittlere	0,1	118
Salate			
gemischter Salat, ohne Anchovis	1 Tasse	7,2	80
Kohlsalat			
mit Mayonnaise-Dressing	½ Tasse	14,2	147
mit Sauce Vinaigrette	½ Tasse	5,5	77
Kartoffelsalat			
mit Essig und Öl	½ Tasse	3,5	140
mit Mayonnaise	½ Tasse	11,5	189